Hefte zur Zeitschrift „Der Unfallchirurg"

Herausgegeben von:
L. Schweiberer und H. Tscherne

284

Hefte zur Zeitschrift „Der Unfallchirurg"

Herausgegeben von:
L. Schweiberer und H. Tscherne

Springer

Berlin
Heidelberg
New York
Hongkong
London
Mailand
Paris
Tokio

66. Jahrestagung

der Deutschen Gesellschaft
für Unfallchirurgie e.V.

13.–15. November 2002, Berlin
Abstracts

Herausgegeben von
K. E. Rehm · K. M. Stürmer · A. Prokop

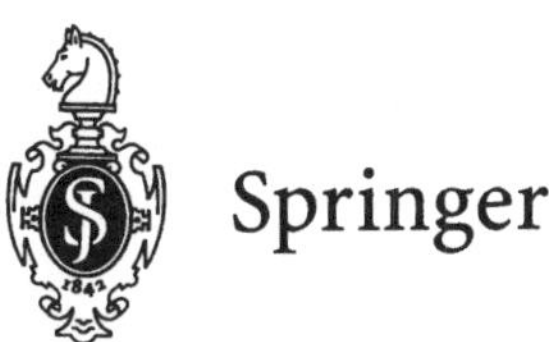 Springer

Bandherausgeber

Professor Dr. med. K. E. Rehm (Direktor)
Priv.-Doz. Dr. A. Prokop
Klinik und Poliklinik für Chirurgie
Abt. für Unfall-, Hand-
und Wiederherstellungschirurgie
Joseph-Stelzmann-Str. 9

50931 Köln

Professor Dr. med. K. M. Stürmer
Direktor der Klinik für Unfall-, Plastische
und Wiederherstellungschirurgie
Universitätsklinikum Göttingen
Robert-Koch-Straße 40

37075 Göttingen

Reihenherausgeber

Professor Dr. med. Leonhard Schweiberer
Direktor a. D. der Chirurgischen Universitätsklinik München Innenstadt
Nußbaumstraße 20, 80336 München

Professor Dr. med. Harald Tscherne
Direktor a. D. der Klinik für Unfall- und Wiederherstellungschirurgie,
Medizinische Hochschule Hannover, Carl-Neuberg-Straße 1, 30625 Hannover

Deutsche Gesellschaft für Unfallchirurgie e. V.
Geschäftsführender Vorstand 2002:
Präsident: Prof. Dr. K. E. Rehm
1. Vizepräsident: Prof. Dr. P. Kirschner
2. Vizepräsident: Prof. Dr. H. Siebert
3. Vizepräsident: Prof. Dr. A. Wentzensen
Generalsekretär: Prof. Dr. A. Rüter
Schatzmeister: Prof. Dr. A. Ekkernkamp
Schriftführer: Prof. Dr. K. M. Stürmer

ISSN 0945-1382
ISBN-13:978-3-540-44028-4

Die Deutsche Bibliothek – CIP-Einheitsaufnahme
Deutsche Gesellschaft für Unfallchirurgie: … Jahrestagung der Deutschen Gesellschaft für Unfallchirurgie e. V. – 56 (1993). –
Berlin ; Heidelberg ; New York ; Hong Kong ; London ; Mailand ; Paris ; Tokio : Springer, 1993
(Hefte zur Zeitschrift „Der Unfallchirurg" ; …)
Früher u. d. T.: Deutsche Gesellschaft für Unfallheilkunde: … Jahrestagung der Deutschen Gesellschaft für Unfallheilkunde e. V.
ISSN 0947-5869
66. 13.–15. November 2002, Berlin: Abstracts. – 2002 (Hefte zur Zeitschrift „Der Unfallchirurg" ; 284)
ISBN-13:978-3-540-44028-4   e-ISBN-13:978-3-642-59437-3
DOI:10.1007/978-3-642-59437-3

Springer-Verlag Berlin Heidelberg New York
ein Unternehmen der BertelsmannSpringer Science+Business Media GmbH
http://www.springer.de/medizin

Herstellung: PRO EDIT GmbH, 69126 Heidelberg
Umschlaggestaltung: design & production, 69121 Heidelberg
Satzherstellung: K. Detzner, 67346 Speyer

Gedruckt auf säurefreiem Papier   SPIN: 10887991   24/3130hs   5 4 3 2 1 0

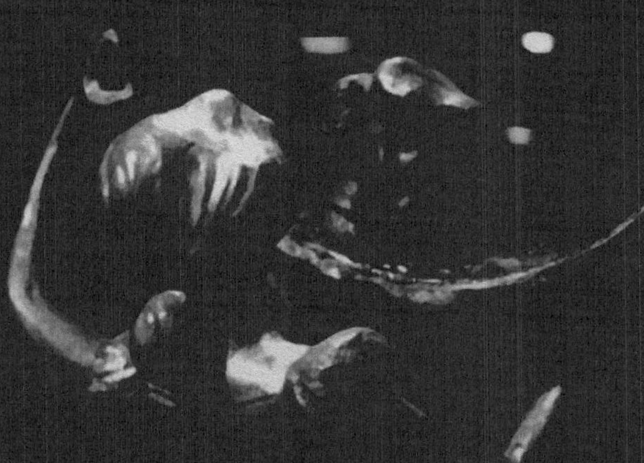
ABSTRACTS

IM SPIEGEL
DER SYMMETRIE

66. JAHRESTAGUNG 2002
DEUTSCHE GESELLSCHAFT FÜR UNFALLCHIRURGIE

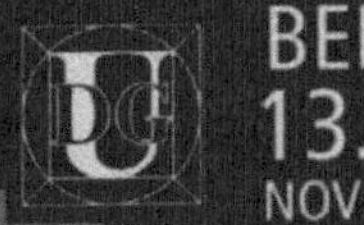
BERLIN
13.-15.
NOVEMBER

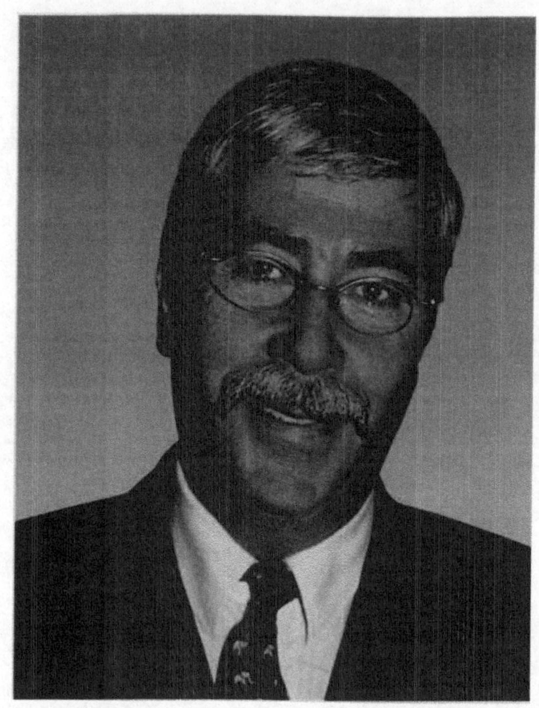

Prof. Dr. med. K. E. Rehm

Vorwort

Liebe Kolleginnen und Kollegen,

nichts liegt näher, als der 66. Jahrestagung 2002 das Motto zu geben, das uns diese Zahlen vorgeben: Wir betrachten einmal die Unfallchirurgie im Spiegel der Symmetrie.

„Symmetrie, ob man ihre Bedeutung weit oder eng fasst, ist eine Idee, vermöge derer der Mensch durch die Jahrtausende seiner Geschichte versucht hat, Ordnung, Schönheit und Vollkommenheit zu begreifen und zu schaffen." schreibt Hermann Weyl, ein bedeutender deutscher Mathematiker 1955.

Erst in genau in 770 Jahren wird sich wieder eine solche Gelegenheit ergeben, vorausgesetzt allerdings, dass die Deutsche Gesellschaft für Unfallchirurgie bis dahin regelmäßig ihre Jahrestagung abhält, die dann im Jahre 2772 die 636. wäre. Dass das eher unwahrscheinlich ist, wird unterstrichen durch die Tatsache, dass wir bereits im nächsten Jahr einen gemeinsamen (überlappenden) Kongress mit den Orthopäden haben werden.

Noch einmal liegt Ihnen der Abstractband in der Form vor, wie er die letzten Jahre üblich war. Dieser soll eher als ausführliche Speisekarte für die wissenschaftlichen Sitzungen und zum späteren Nachschlagen nützlich sein. Daneben ist eine CD-Version verfügbar, die für Suchende leichteren Zugang bieten wird. Ein Register ist in der Druckversion somit entbehrlich.

Den Autoren danke ich für Ihre Beiträge, die auf eine Seite zusammengefasst Zeugnis über oft langwierige und mühsame wissenschaftliche Bemühungen ablegen, die endlich zum erfolgreichen Abschluß gelangt sind. Beraten von zwischen 6-9 erfahrenen Scorern wurden sie am besten bewertet, was für sich allein schon eine Auszeichnung darstellt. Auch den Autoren, deren Anmeldungen vielleicht wegen eines halben Score-Punktes nicht aufgenommen werden konnten, danke ich hier ausdrücklich und möchte Sie auffordern, sich nicht als Verlierer zu fühlen und deshalb den Mut zu verlieren. Es waren auch dabei ausgezeichnete Arbeiten angeboten werden, die sicher an anderem Ort oder zu anderer Zeit ihren Weg machen werden. Irgendwann ist aber der verfügbare Zeitrahmen gefüllt und es soll auch noch Gelegenheit zur Diskussion bleiben. Eingedenk dieser Problematik ist der Auswahlvorgang auch durch das Organisationsteam bis zur definitiven Plazierung im Programm ohne Kenntnis der Namen erfolgt und es hat außer Aufforderungen zu einleitenden Vorträgen keine weiteren Eingriffe gegeben. Nur die Sitzungsleiter selbst hatten einen zusätzlichen Gestaltungsspielraum erhalten.

Ein erheblicher Teil der nicht aufgenommenen Arbeiten konnte noch zur Poster-
präsentation gewonnen werden, von denen bei Zustimmung auch eine Version ins
Internet gestellt werden kann. So ist eine zunehmende Verbreitung weit über die Kon-
gresstage hinaus möglich.

Abschließend möchte ich noch den Mitarbeitern und Studenten danken, die an der
Erstellung und Korrektur des Abstractbandes mit großem Einsatz mitgewirkt haben.

Köln, im September 2002

Univ.-Prof. Dr. K. E. Rehm

Inhaltsverzeichnis

Referentenverzeichnis

A Haupt-/Plenarthemen

A 1 Wiederherstellung der Symmetrie

Wie symmetrisch sind die Beine?

W. Strecker (Bamberg)

Beingeometrie (messen – planen)

P. W. Keppler (Ulm)

Intraoperative Beinlängen- und Torsionsmessung mit Iso-C3D-Datensätzen

S. M. Heining (München), E. Euler, S. Wassermann, S. Wirth, W. Mutschler

Fragestellung

Mit dem neuen Iso-C3D-Bildverstärker (Siemens Medical Solutions) können dreidimensionale Datensätze intraoperativ in quasi-Echtzeit erhoben werden. Verausgegangene Studien der Autoren untersuchten den Einsatz des Systems in der Gelenk- und Wirbelsäulentraumatologie. Die Messung von Beinlänge und Torsionswinkeln scheint möglich unter Verwendung der DICOM-Datensätze des Siremobil Iso-C3D in Kombination mit einem Entfernungsmeßgerät. Eine experimentelle Leichenstudie zur Prüfung der Anwendbarkeit und der Genauigkeit der neuen Methode wurde durchgeführt.

Methoden

Ein Iso-C3D Bildverstärker mit Standard-Bildverarbeitungs-Werkzeugen wurde zur Datenerfassung der Gelenkregionen an der unteren Extremität von 12 formalinfixierten Leichenpräparaten verwendet. Die Scanzeit und damit die applizierte Strahlendosis wurde im Verhältnis 2:1 variiert. Daten für die z-Koordinate wurden unter Verwendung eines handelsüblichen laserunterstützten Ultraschall-Entfernungsmessers erhoben. Die DICOM-Datensätze der Hüft-/Knie-/OSG-Region wurden jeweils von 6 Beobachtern (3 Traumatologen, 3 Radiologen) analysiert. Dabei kam ein Standard-Algorithmus basierend auf den Bildverarbeitungswerkzeugen der Syngo-Benutzeroberfläche zur Anwendung. Zum Vergleich wurden Beinlängen-und Torsions-CT als Goldstandard ausgewertet.

Ergebnisse

Der Mittelwert der Differenz (Iso-C3D-CT) für die Torsionsmessung betrug 3.2° [0°–8°]. Der Mittelwert der Differenz (Iso-C3D-CT) für die Beinlängenmessung betrug 4mm [0–10mm]. Kein relevanter Unterschied konnte für unterschiedliche Scan-Parameter (50/100 Einzelbilder) erhoben werden.

Schlussfolgerung

Die intraoperative Messung von Beinlänge und Torsion mit Iso-C3D-Datensätzen und einem zusätzlichen Entfernungsmeßgerät ist präzise und reproduzierbar. Die beschriebene Methode ermöglicht die intraoperative Anwendung in der Traumatologie und bei Korrektureingriffen und ist dem Goldstandard CT gleichwertig. Strahlendosis kann durch Anpassung der Scan-Parameter drastisch reduziert werden.

Dr. med. Sandro-Michael Heining/LMU München, Chirurgische Klinik und Poliklinik/ Nussbaumstrasse 20/80336 München/Deutschland/Tel.: +49-89-5160-2511/ Fax: +49-89-5160-4437/E-Mail: heining@ch-i.med.uni-muenchen.de

Die perfekte Extremitätenkorrektur mit voll implantierbaren Distraktionsmarknägeln – Symmetrie als Zielvorgabe?

R. Baumgart (München), P. Thaller, S. Hinterwimmer, W. Mutschler

Fragestellung

Geometrie, Biomechanik und Funktionalität sind wichtige Kriterien jeglicher Korrekturmaßnahmen. Zielvorgaben, leiten sich aus epidemiologischen Normalverteilungen, vektoriellen Belastungsanalysen und ganzheitlichen Betrachtungen des muskuloskelettalen Systems ab. Was kennzeichnet demnach die perfekte Korrektur?

Methoden

Der voll implantierbare „Münchner" Distraktionsmarknagel mit kabellos, percutan eingekoppelter Energie ermöglicht eine komfortable, vollautomatische Distraktion bei minimalem Infektrisiko, da nicht nur auf eine externe Fixation, sondern auch auf jegliche Verbindung nach aussen verzichtet werden kann. Mit zwei Ausführungsformen konnte in den letzten Jahren das Indikationsspektrum erheblich erweitert werden. Ein modulares System mit einteiligem Langlochmarknagel ermöglicht neben der Verlängerung auch bei antegrader Implantation am Femur die vollständige Korrektur suprakonylärer Fehlstellungen und den knöchernen Aufbau langstreckiger Defekte. Die Implantation einer zweiteiligen Teleskopvariante, retrograd am Femur und antegrad an der Tibia ermöglicht die simultane Ober- und Unterschenkelverlängerung über nur einen einzigen 2,5cm langen Hautschnitt unterhalb der Patella. Neben moderner Technik ist eine auf diese Implantate abgestimmte Korrekturplanung essentiell. Beginnend mit einer exakten Datenerhebung durch lange Röntgenaufnahmen im Stehen über CT-Diagnostik zur Längen- und Torsionswinkelbestimmung und computergestützte Planungstechniken bis hin zur kontrollierten intraoperativen Umsetzung ist jeder Schritt präzise auf die Leistungsfähigkeit der Implantate abgestimmt und nachvollziehbar.

Ergebnisse

Bei 63 von 65 bisher operierten Patienten (48×Femur, 17×Tibia) konnte das Korrekturziel erreicht werden. Nach anfänglichen kleineren technischen Problemen haben sich die Implantate als sehr zuverlässig erwiesen. In keinem Fall kam es zu ernsthaften Komplikationen wie Markrauminfektionen, Embolien oder Thrombosen. Am Femur wurden Verlängerungen bis 8 cm und an der Tibia bis 6 cm durchgeführt, größere Strecken bedingen einen Systemwechsel. Vorliegende Achsen oder Torsionsfehlstellungen wurden in allen Fällen vollständig mitkorrigiert. Posttraumatisch und nach Tumorresektion wurden Defektaufbauten bis 12 cm realisiert. Die Ergebnisse wurden in langen Standbeinaufnahmen und im CT quantitativ kontrolliert.

Schlussfolgerung

Die perfekte Korrekturplanung an der unteren Extremität misst sich hinsichtlich der Länge an der Symmetrie zur Gegenseite, hinsichtlich der Achse und der Torsion aber an biomechanischen Belastungsvorgaben und der Funktionalität. Die voll implantierbaren „Münchner" Marknagelsysteme bieten ideale Voraussetzungen diese Qualitäten intraoperativ umzusetzen. Simultane Verlängerungstechniken an Ober- und Unterschenkel sind über einen einzigen Zugang vorteilhaft möglich und verkürzen die Behandlungszeit, beidseits bieten sie neue Perspektiven auch in der kosmetischen Chirurgie.

PD Dr. med. Rainer Baumgart/Ludwig-Maximilians-Universität München, Chirurgische Klinik Innenstadt/Nußbaumstrasse 20/80336 München/Deutschland/Tel.: 089-51602511/ Fax: 089-51604786/E-Mail: baumgart@ch-i.med.uni-muenchen.de

Leistungsfähigkeit des Ilizarov Verfahrens bei der Korrektur der posttraumatischen Defektsituation am Bein

A. Karabasi (Patras, Greece), N. Vandoros, D. Giannikas, E. Lambiris

Fragestellung

Wir berichten anhand einer retrospektiven klinischen Untersuchung, über unsere Erfahrung bei der Behandlung von posttraumatischen Knochendefekten der unteren Extremitäten, nach dem Ilizarov Verfahren und stellen die Frage, ob und wann ein Verfahrenswechsel vom Ringfixateur zur Marknagelung erforderlich ist.

Methoden

In der Zeit von 1990 bis 2000 wurden 83 Patienten mit Knochendefekt an Femur (n=26) und Tibia (n=57) mit einem Durchschnittsalter von 38 Jahren behandelt. Ursache waren in 60% (n=50) zweit- bis drittgradig offene Brüche, während bei 40% (n=33) der Patienten Infekt und Pseudarthrosenentstehung zur Segmentresektion führte. Der entstehende ossäre Defekt betrug im Durchschnitt 8,5cm (4–20cm). Die Objektivierung der funktionellen Ergebnisse und Lebensqualität wurde entsprechend dem Nottingham Health Profile bewertet.

Ergebnisse

Die Nachuntersuchungszeit lag zwischen 8 und 48 Monate. Die Anlagedauer des Fixateurs betrug 40 Tage pro cm Distraktion. Die Ergebnisse wurden nach A.S.A. M.I. als ossäre und funktionelle eigeteilt. Bei 48 Patienten (58%) kam es zu einer verzögerten Heilung der docking site. (Tibia 33, Femur 15). Ein Verfahrenswechsel erfolgte mit Einbringen eines Verriegelungsnagels bei 13 Patienten (15,5%). Der Verfahrenswechsel erfordert einen geschlossenen und reizlosen Weichteilmantel. Bei den übrigen 35 Patienten erfolgte eine Kompressions-Distraktions Behandlung der Anschlussstelle. Dreimal (3,5%) kam es zu einem Ermüdungsbruch im Bereich der docking site. Achsenfehlstellungen von mehr als 70° sind bei 13 (15,5%) der Patienten eingetreten und eine Korrekturosteotomie erfolgte bei 7 davon. Infektrezidive traten bei 3 Patienten auf (3,5%). Entsprechend dem Score von N.H.P. zeigten 65% der Patienten das beste Resultat in Bezug auf funktionelle Endergebnisse und Lebensqualität.

Schlussfolgerung

Bei einer korrekten Durchführung des Ilizarov Vorgehens lassen sich knöcherne Heilung, Infektsanierung und achsengerechte Situation erreichen. Nach abgeschlossener Distraktion empfiehlt sich alternativ zur weiteren Fixateurbehandlung der Verfahrenswechsel auf eine statische Verriegelungsmarknagelung, wodurch sich die langen Behandlungszeiten für den Patienten angenehmer gestalten lassen, und die Anzahl an

Komplikationen im Bereich der docking site reduziert werden können. Die Indikationen zum Verfahrenswechsel müssen jedoch individuell kritisch analysiert werden.

Dr. med. Angelika Karabasi/Uniklinik Patras/Rio Patras/26500 Rio Patras, Greece/ Griechenland/Tel.: 0030610999555/Fax: 0030610994579/E-Mail: spasky@pat.forthnet.gr

Ist die konservative Behandlung der isolierten kindlichen Femurschaftfraktur noch zeitgemäß? – Darstellung von Langzeitergebnissen

M. Fuchs (Göttingen), A. Losch, E. Noak, K. M. Stürmer

Die Femurschaftfraktur ist im Kindesalter die zweithäufigste Fraktur an der unteren Extremität. Wenngleich operative Maßnahmen als „Elastische stabile intramedulläre Nagelung" (ESIN) für ältere Kinder propagiert werden, besteht laut Jahres-Bericht 2000 der Sektion Kindertraumatologie Konsens darüber, dies nicht als Standard auf Kinder unterhalb des Schulalters auszuweiten.

Fragestellung

Retrospektive Analyse der Ergebnisse konservativ behandelter Femurschaftfrakturen bei Kleinkindern und Kindern bis zum Schulalter.

Methoden

Von 1988–1999 wurden 50 Kinder mit isolierter Femurschaftfraktur (31× Spiral-, 5× Schräg-, 14× Querfraktur) behandelt. 27× (8 weibl., 19 männl., Alter ⌀ 19,9 Monate, 4–36) „Overhead"-Extension sowie 23× (4 weibl., 19 männl., Alter ⌀ 46 Monate, 32–78) Weber-Tisch. Dauer der Extension: „Overhead": ⌀ 16,8 Tage (8–24), anschließend Becken-Bein-Gips(BBG) ⌀ 22,4 Tage (11–36); Weber-Tisch: ⌀ 21 Tage (17–26), anschliessend BBG für ⌀ 21 Tage (15–40). Dauer der Gesamt-Behandlung: „Overhead": stationär ⌀ 17,4 Tage (10–27), ambulant ⌀ 32 Tage (16–119), „Rooming-in" ⌀ 13,8 Tage (0–27). Weber-Tisch: stationär ⌀ 21 Tage (17–26), ambulant ⌀ 41 Tage (17–85), „Rooming-in" 19 Tage (0–32). Nach ⌀ 85 Monaten (28–148) erfolgte eine klinische Nachuntersuchung einschliesslich Beurteilung der medizinischen und psychosozialen Aspekte der Behandlung durch die Eltern anhand einer Analogskala von 1–6.

Ergebnisse

Konsolidierung aller Frakturen, keine Infektion, kein Behandlungsabbruch oder sekundäre Osteosynthese. Bisher sind 25 Kinder (15× „Overhead", 10× Weber-Tisch) nachuntersucht. Beinlänge: ⌀ +3,6 mm (–5 bis +20), Hüftgelenk-Rotation: 5× vermehrte Aussenrotation ⌀ 12°, 9× vermehrte Innenrotation ⌀ 10,5°. Keine Abweichung der Femurschaftachse in der Frontal- oder Sagitalebene. Keine Limitierung der körperlichen Aktivitäten durch direkte oder indirekte funktionelle Beeinträchtigungen oder Beschwerden. Noten-Beurteilung: medizinische Aspekte ⌀ 2,1 (2–3), psychosozial ⌀ 3,3 (2–5).

Schlussfolgerung

Die klinischen und funktionellen Ergebnisse der konservativen Behandlung der Femurschaftfraktur im jungen Kindesalter sind gut. Wenn bei Kleinkindern keine primäre Behandlung im BBG ambulant möglich ist, stellen die „Overhead"-Extension und der Weber-Tisch eine gute Behandlungs-Methode dar. Diese Behandlung mit Vermeidung von zwei Operationen und 2 stationären Aufenthalten, wie sie bei der ESIN erforderlich sind (Osteosynthese und Materialentfernung) mit Vermeidung des allgemeinen und speziellen Op- und Narkose-Risikos sowie der sicher nicht vernachlässigbaren Strahlenbelastung wird durch höhere Kostenintensität (verstärkt durch „Rooming-in") und möglichweise stärkere psychosoziale Belastung der „Patienten-Familie" erkauft. Beinlängendifferenzen über das „Phänomen der verschieden langen Beine" hinaus resultieren nicht.

Dr. med. Michael Fuchs/Klinik für Unfallchirurgie, Plastische und Wiederherstellungschirurgie, Universitätklinikum Göttingen/Robert-Koch-Str. 40/37075 Göttingen/Deutschland/ Tel.: 0551-392462/Fax: 0551-398991/E-Mail: dr.mafuchs@gmx.de

Ergebnisse von Korrekturosteotomien am Unterschenkel

A. Kaminski (Bochum), E. J. Müller, M. Graf, G. Muhr

Fragestellung

Posttraumatische Fehlstellungen werden in der Mehrzahl der Fälle durch mechanische Faktoren und iatrogen verursacht. Komplexe Trümmerbrüche sind für die Entwicklung von Fehlstellungen prädisponiert. Eine Vielzahl von operativen Verfahren findet Anwendung. Die Transparenz der Behandlungsergebnisse ist gering, der bislang publizierte Datenbestand eher spärlich.

Methoden

42 Patienten in einem Durchschnittsalter von 43 Jahren (14–69) wurden nach einer operativen Unterschenkelkorrektur in einem Zeitraum von mindestens 18 Monaten (Mittel 20 Monate, range 18–36) klinisch und radiologisch nachuntersucht.

Ergebnisse

Es handelte sich in 9 Fällen (21%) um Fehlstellungen im proximalen epi- oder metaphysären Bereich, 19 mal (45%) war die Diaphyse und 14 mal (33%) die (supra)malleoläre Region betroffen. Der Anteil an offenen Brüchen betrug bei den Ausgangsverletzungen 34%. Bei 8 Patienten (19%) waren transferierte Latissimus-dorsi-Lappenplastiken erforderlich. Abzüglich der Primärversorgung und des Korrektureingriffs wurden bei den Patienten im Mittel 3 (range 0–19) Revisionseingriffe durchgeführt. Es handelte sich überwiegend (71%) um mehrdimensionale Fehlstellungen. Auffallend häufig zeigte sich die Konstellation aus Varus und Retrokurvation (9 Fälle, 21%). Verkürzungen waren in 22 Fällen (52%) zu verzeichnen, davon 7 korrekturpflichtig (>2 cm). Der Zeitraum zwischen Trauma und Korrektur betrug im Mittel 23 Monate (range 1–240). Im Rahmen der Korrektur wurden in 10 Fällen (24%) eine schräge, je 7-mal (17%) eine keiladditive und substraktive sowie 7 mal (17%) eine quere Osteotomie durchgeführt. Insbesondere in den Gelenkregionen waren hingegen häufig Rekonstruktionen und Osteotomien des alten Bruchspaltes erforderlich (6 Fälle, 14%). Bei den übrigen 5 Patienten (12%) war bei zusätzlich vorliegender Pseudarthrose keine der oben genannten Osteotomien erforderlich. Im Verlauf wurden 5 OSG-Arthrodesen durchgeführt. Die Beweglichkeit des OSG war zum Zeitpunkt der NU in 30 Fällen (71%) eingeschränkt. Die Mehrzahl der Patienten zeigte sich mit der Behandlung zufrieden.

Schlussfolgerung

Korrekturosteotomien sollen am Scheitelpunkt der Fehlstellung vorgenommen werden. Eine Ausnahme stellen kontinuierliche Verlängerungen dar, mit Einstellung in der proximalen, weichteilummantelten Tibia. Der Zeitpunkt der Korrektur sollte so früh wie möglich erfolgen. Eine wesentliche Voraussetzung für den optimalen Heilungsverlauf ist die Wiederherstellung eines strukturtragenden Weichteillagers. Auch mehrdimensionale Fehlstellungen lassen sich in der Regel einzeitig korrigieren. Verlängerungen >1 cm sind durch die limitierenden Weichteile am besten mit kallusdistraktiven Verfahren zu bewältigen. Im Hinblick auf die Nachbehandlung ist die Osteosynthese mit einem gebohrten Marknagel von wesentlichem Vorteil. Die Nachbehandlung muss als ein zentraler Pfeiler der Therapie Beachtung finden.

Dr. med. Andrzej Kaminski/Chirurgische Universitätsklinik Bergmannsheil Bochum/
Bürkle-de-la-Camp-Platz 1/44789 Bochum/Deutschland/Tel.: 0234-3020/
E-Mail: akaminski@t-online.de

Rechtfertigt der hohe Anspruch der Patienten an die Schultergürtel-Symmetrie die operative Rekonstruktion des luxierten Schultereckgelenkes?

E. K. Folwaczny (Göttingen), R. Talaulicar, K. M. Stürmer

Fragestellung

Der Anspruch der Patienten an den behandelnden Arzt und das Behandlungsergebnis nimmt ständig zu. Erfüllt die Therapie die funktionelle Erwartung des Patienten und ist er schmerzfrei, so erwartet er auch ein kosmetisch ansprechendes Ergebnis. Das luxierte Schultereckgelenk stört die Symmetrie des Schultergürtels und das Muskelrelief der betroffenen Schulter. Da die Therapie der Wahl dieser Verletzung im Konsens weder operativ noch konservativ ist, stellten wir die Frage, wie die optische Zufriedenheit der Patienten nach operativer Rekonstruktion des Schultereckgelenkes ist.

Methoden

Alle Patienten mit Schultereckgelenksprengung Typ Tossy III werden in unserer Klinik über die operativen und konservativen Behandlungsoptionen aufgeklärt. 44 Patienten (38 Männer, 6 Frauen; mittleres Alter 33 Jahre) wurden durchschnittlich 32.2 Monate nach operativer Rekonstruktion des Schultereckgelenkes klinisch und sonographisch nachuntersucht. Bei 15 retrospektiv erfaßten Patienten wurde eine korakoklavikuläre Cerclage aus Draht oder PDS-Kordel eingesetzt; 29 prospektiv erfaßte Patienten wurden mittels Balser-Platte stabilisiert. Die Operation erfolgte nach ⌀ 6.3 Tagen; sie dauerte ⌀ 22.7 Min. Komplikationen: 5× oberflächliche, nicht revisionspflichtige Wundinfektionen, 2× Reluxationen nach Cerclagenriß, 1× Hämatombildung, 1× Rotatorenmanschettenirritation.

Ergebnisse

34 Patienten waren völlig schmerzfrei. 37 Patienten hatten keine Bewegungseinschränkung der verletzten Schulter. Keiner hatte eine Muskelminderung. Bei 8 Patienten bestand optisch eine Stufenbildung des Schultereckgelenkes ohne Stabilitätsverlust. Sonographisch akromioklavikuläre Stufenbildung: nach Cerclage durchschnittlich 4.66 mm ohne und 5.15 mm mit 10 kg Belastung; nach Balser-Platte 1.66 mm bzw. 2.7 mm. Beurteilung des Behandlungsergebnisses mit den Scores nach Taft, nach Boenisch und einem eigenen Score. Zusammenfassend rund 50% sehr gute, ein Drittel gute und 12.1% befriedigende Ergebnisse. In der subjektiven Bewertung zeigten sich die o.g. 8 und 2 weitere (junge) Patienten (22.7%) – trotz Gelenkstabilität und Schmerzfreiheit – mit dem Behandlungsergebnis unzufrieden. Sie bemängelten das asymmetrische Schulterrelief, die (Keloid-)Narbe und eine gestörte Integrität und Funktionalität der Schulter, jedoch ohne klinisches Korrelat.

Schlussfolgerung

Bei unseren Patienten spielt bei der Entscheidung zur anatomischen, operativen Schultereckgelenkrekonstruktion auch der Wunsch nach symmetrischer Wiederherstellung des Schultergürtels eine wesentliche Rolle. Insbesondere junge Patienten stellen nach der Verletzung immer häufiger die Frage: Bleibt das so? – und meinen die Prominenz der luxierten Klavikula. Die optische Zufriedenheit mit dem Behandlungsergebnis wirkt sich auch entscheidend auf die subjektive Bewertung des Gesamtergebnisses aus: Sie haben das Gefühl, die Umwelt registriert ihren „Makel" und sie registrieren auch die geringsten Residuen ihrer Verletzung.

Dr. med. Ewa Klara Folwaczny/Klinik für Unfallchirurgie, Plastische und Wiederherstellungschirurgie, Universitätsklinikum Göttingen/Robert-Koch-Str. 40/37075 Göttingen/Deutschland/Tel.: 0551-392462/Fax: 0551-398991/E-Mail: ewa@med.uni-goettingen.de

Asymmetrie des M. quadrizeps bei postoperativer Immobilisation – Analyse mit MRT

S. Hinterwimmer (München), M. Krötz, M. Krammer, R. Baumgart, K.-H. Englmeier, F. Eckstein

Fragestellung

Mehrwöchige Teilbelastung eines Beines führt zur Atrophie der vorderen Oberschenkelmuskulatur. Die Magnetresonanztomographie (MRT) ermöglicht es, diese Veränderungen zu messen. Die funktionelle Nachbehandlung einer operativ versorgten Sprunggelenksfraktur mit Entlastung des verletzten Beines und Mehrbelastung der gesunden Extremität stellt somit ein ideales Modell für die MRT-basierte Quantifizierung der sich dadurch ergebenden muskulären Asymmetrie des M. quadriceps femoris dar.

Methoden

Es wurden 10 Patienten (Durchschnittsalter 37,2±10,5 J.) mit Sprunggelenksfraktur TypB in einem Impact MRT Gerät (1.0 T) untersucht. Voraussetzung für die Aufnahme in die Studie war, daß mit Ausnahme dieser Sprunggelenksfraktur keine weiteren Vorerkrankungen an beiden Extremitäten vorlagen. Die erste Untersuchung erfolgte zwei Tage (Spannbreite 1–5d) nach Trauma. Die zweite Untersuchung wurde 6,8±1,2 Wochen nach Verletzung bei postoperativer Minderbelastung des operierten Beines (funktionelle Nachbehandlung mit maximal 20kg Teilbelastung) und erhöhter Belastung des kontralateralen Beines (Mobilisation an Unterarmgehstützen) durchgeführt. Mit dem MRT-Localizer wurde die Mitte des Oberschenkels als die Hälfte der Strecke zwischen Trochanter major und distalem lateralem Femurende bestimmt. Auf dieser Höhe wurde ein transversales MRT-Bild (T1 gewichtet, Matrix 512x512) beider Oberschenkel angefertigt. Die Querschnittsfläche des M. quadriceps wurden auf einer workstation nach interaktiver Segmentierung berechnet.

Ergebnisse

Auf der operierten Seite kam es im Laufe der Minderbelastung zu einer signifikanten (p<0.001) Abnahme der Muskelquerschnittsfläche um –11%±5,7% (Spannweite –4,4% bis 20,8%). Auf der kontralateralen Seite wurden dagegen keine signifikanten Veränderungen (–0,7%±3,3%; p=0.54) festgestellt.

Schlussfolgerung

Die Untersuchung zeigt, daß die Asymmetrie des M. quadriceps nach einseitiger Entlastung und Mehrbelastung der kontralateralen Extremität auf eine Atrophie des teilentlasteten Beines zurückzuführen ist. Auf der Seite der unterstellten Mehrbelastung ist dagegen kein Zeichen für eine funktionelle Anpassung der Muskulatur nachweisbar. Die muskuläre Atrophie bei Teilentlastung fällt interindividuell sehr unterschiedlich aus. Die MRT könnte daher u.U. zur Objektivierung des Bedarfs bzw. zur Spezifizierung der postoperativen Rehabilitation herangezogen werden.

Dr. med. Stefan Hinterwimmer/Chirurgische Klinik und Poliklinik, Klinikum Innenstadt, Ludwig-Maximilians-Universität München/Nußbaumstraße 20/80336 München/Deutschland/Tel.: 089-5160 2511/E-Mail: stefan.hinterwimmer@ch-i.med.uni-muenchen.de

Symmetrie der Rumpfrotatoren – Normwertbestimmung am linearen isokinetischen System Moflex®

M. Schierl (Marburg), P. Lückert, P. Klein, L. Gotzen, H. Felder

Fragestellung

Ziel der hier demonstrierten Studie war die Erzeugung von Normwerten rotatorischer Kraftparameter der Rumpfmuskulatur am linearen isokinetischen System Moflex®, um die Rehabilitation nach Wirbelsäulenverletzungen, aber auch bei chronischen Wirbelsäulensyndromen zu verbessern. Verletzungen der BWS und LWS liegen häufig im Bereich der relativ größten Rotationsfähigkeit des Rumpfes, dem thorakolumbalen Übergang. Dennoch liegen in der Literatur für die Rumpfrotation lediglich isometrische und dynamische Kraftwerte vor, an rotatorischen isokinetischen Systemen gewonnene Werte existieren lediglich für Extension, Flexion und die Seitneigung, die Messung der Kraftparameter der Rumpfrotatoren ist mit diesen Systemen nicht möglich.

Methoden

54 gesunde, beschwerdefreie männliche Probanden im mittleren Alter von 29,8 Jahren wurden untersucht. Die durchschnittliche Körpergröße betrug 181 cm, das Gewicht 82,6 kg. Am linearen isokinetischen System Moflex® wurde mit einer Geschwindigkeit von 0,3 m/s über einen Weg von je 60 cm konzentrisch und exzentrisch über 6 Bewegungszyklen getestet und die Parameter Maximalkraft, Arbeit und Leistung sowie die Verhältnisse Konzentrik zu Exzentrik und Rechtsrotation zu Linksrotation mit Hilfe der geräteinternen Software und SSPS® untersucht. Durch eine Messwiederholung wurde die Reliabilität und Korrelation der Messungen bestimmt.

Ergebnisse

Die Maximalkraft der Rechtsrotation beträgt konzentrisch 222,5 N (±51), exzentrisch 217,0 N (±49). Dies entspricht im Mittel 2,7 N bzw. 2,6 N/kg Körpergewicht. Die Linksrotation ist sowohl konzentrisch (225,9 N), als auch exzentrisch (215,6 N) gleich stark ausgeprägt. Die Arbeit über sechs Bewegungszyklen beträgt 599,4 W (±152) konzentrisch rechts, 589,4 W (±156) links. Exzentrisch liegen die entsprechenden Werte bei 557,5 W (±145) rechts und 538,2 W (±141) links. Die Leistung beziffert sich auf 56,5 J

(±18) bezgl. der Konzentrik der Rechts-, 55,5 J (±18) der Linksrotation. Das Verhältnis Rechtsrotation zu Linksrotation liegt für alle Werte zwischen 0,98 und 1,02 im Mittel, die Standardabweichungen liegen zwischen 0,16 und 0,21. Die Indices Konzentrik/Exzentrik betragen rechtsseitig 1,03 für die Kraft, 1,09 für die Arbeit und 1,35 für die Leistung. Alle Werte sind normalverteilt (Kolmogorow-Smirnow-Test). Im Student's T-Test zu den Zeitpunkten T0 und T1 ergibt sich eine gute Reliabilität der Messungen. Die Pearson'sche Korrelationskoeffizienten liegen zwischen 0,65 und 0,89.

Schlussfolgerung

Die lineare isokinetische Messung der Kraftparameter der Rumpfrotatoren erweitert die Diagnostik chronischer Rückenbeschwerden und die Evaluation des Rehabilitationsstatus nach Verletzungen insbesondere des thorakolumbalen Übergangs. Sie liefert objektive, reliable und valide Ergebnisse und liefert durch den Vergleich der Seiten und der Konzentrik mit der Exzentrik Hinweise für muskuläre Defizite und entsprechende therapeutische Massnahmen.

Dr. med. Mathias Schierl/Klinik für Unfall-, Wiederherstellungs- und Handchirurgie Philipps-Uni Marburg/Baldinger Str./35043 Marburg/Deutschland/Tel.: 06421-2866216/Fax: 06421-945454/E-Mail: schierl@post.med.uni-marburg.de

Prinzipien und Planung von Extremitätenverlängerungen und Deformitätenkorrekturen

J. Pfeil (Wiesbaden)

Komplikationsmanagement bei Deformitätenkorrektur

G. Suger (Ulm)

Minimalinvasive Technik zur Korrektur von Torsionswinkelabweichungen am Femur

O. Gonschorek (Leipzig), C. Lerch, G. O. Hofmann, V. Bühren

Fragestellung

Torsionswinkelabweichungen stellen gerade nach Femurmarknagelungen eine relativ häufig auftretende Komplikation dar. Zugleich bietet sich in diesen Fällen aber auch die Option der minimalinvasiven Korrektur unter Zuhilfenahme der Innenraumsäge und eines torsionsstabilen intramedullären Osteosyntheseverfahrens an. Die Zuverlässigkeit dieser Technik soll im Rahmen einer prospektiven Studie anhand von 2-Jahres-Nachuntersuchungsergebnissen überprüft werden.

Methoden

Von April 1995 bis Januar 1999 wurden insgesamt 34 Patienten (23 m, 11 w, Alter 35± 14 Jahre) prospektiv erfasst, bei denen eine Derotationsosteotomie und anschließende Stabilisierung mit einem Kompressionsmarknagel durchgeführt wurde. In 11 Fällen wurde ein offenes Vorgehen gewählt, da gleichzeitig Osteosyntheseplatten entfernt werden mussten. Bei 23 Patienten mit vorangegangener Marknagelung bzw. bereits entferntem Osteosynthesematerial konnte komplett minimalinvasiv vorgegangen werden. In diesen Fällen wurde die Osteotomie mit einer Innenraumsäge vorgenommen. Die Kompressionsmarknagelung diente als rotationsstabile, intramedulläre Osteosynthese, additive Plattenosteosynthesen waren nicht erforderlich. Ein Rotationswinkel-CT wurde präoperativ und nach Ausheilung durchgeführt. Eine Nachuntersuchung erfolgte zwischen 24 und 60 Monate postoperativ. Es kamen die Scores nach Merchant bzw. Neer zur Anwendung.

Ergebnisse

Die durchschnittliche zu korrigierende Torsionswinkelabweichung betrug 29,6°±8,1°. Die Kontroll-CTs konnten eine erfolgte Korrektur von 28,1°±11,4° nachweisen. Die Ausheilung wurde in allen Fällen innerhalb 6 Monaten beobachtet, wobei 5mal eine Nachkompression und in einem Fall eine sekundäre Dynamisierung erfolgte. In 31 Fällen wurden sehr gute und gute, dreimal befriedigende Nachuntersuchungsergebnisse registriert. Die komplett minimalinvasiv durchgeführten Korrekturen zeigten dabei ein gleich gutes Nachuntersuchungsergebnis und eine zuverlässige Korrektur (Torsionswinkelabweichung 29,1°±7,3°, Korrektur 28,6°±12,3°).

Schlussfolgerung

Derotationsosteotomien bei Torsionswinkelabweichungen können mit dem Kompressionsmarknagel zuverlässig stabilisiert werden. Eine zusätzliche Plattenosteosynthese ist, wie bei anderen Methoden beschrieben, nicht erforderlich. Wenn zusätzlich die Innenraumsäge zur Anwendung kommt, können Drehfehler am Femur so komplett minimalinvasiv korrigiert werden.

Dr. med. Oliver Gonschorek/Klinik für Unfall- und Wiederherstellungschirurgie, Universität Leipzig/Liebigstr. 20a/Leipzig/Deutschland/Tel.: 0341-9717311/Fax: 0341-9717319/ E-Mail: drgon@medizin.uni-leipzig.de

Torsionsdeformitäten nach Marknagelosteosynthesen von Ober- und Unterschenkel

S. Oehler (Bamberg), M. Nettelmann, H. Parbus, W. Strecker

Fragestellung

Schaftfrakturen von Ober- und Unterschenkel werden beim Erwachsenen heute bevorzugt durch verriegelte Marknagelung stabilisiert. Ein grundlegendes Problem ist hierbei die unbefriedigende intraoperative Torsionskontrolle. Inzidenz und klinische Relevanz posttraumatischer Torsionsabweichungen nach Marknagelosteosynthesen sind daher zu analysieren.

Methoden

In einem 5-Jahreszeitraum wurden bei 272 Patienten 129 Femur- und 178 Tibiafrakturen durch Verriegelungsmarknagelung (VMN) stabilisiert. 180 nicht selektierte Patienten mit diaphysären Frakturen entsprechend der AO-Klassifikation 32 und 42 wurden in eine prospektive Studie eingeschlossen. Neben der AO-Klassifikation wurde zusätzlich der Frakturtyp nach Winquist sowie der Weichteilschaden bestimmt. Bei 80 Patienten mit Oberschenkel- (OS) und 100 Patienten mit Unterschenkelfrakturen (US) erfolgte – ebenfalls nicht selektioniert – eine computertomographische oder sonographische Analyse der Längenverhältnisse und der Torsionswinkel.

Ergebnisse

Verkürzungen von 0,5–1,0 cm traten bei 24% aller OS-VMN und 30% aller US-VMN auf. Verkürzungen von 1,0–1,5 cm hatten 1,3% der OS-VMN und 7% der US-VMN, Verkürzungen >1,5 cm 1,3% der OS-VMN und 1% der US-VMN. Verlängerungen von 0,5–1,0 cm wurden nach OS-VMN in 9%, nach US-VMN in 1% beobachtet, Verlängerungen >1,5 cm in 2,6% nach OS-VMN. Außentorsionsabweichungen im intraindividuellen Seitenvergleich von 10–15° traten jeweils in 10% nach OS- und US-VMN auf, von 15–20° nach 8,8% der OS- und 2% der US-VMN und von >20° nach 16,3% der OS-VMN und 4% der US-VMN. Innentorsionsabweichungen von 10–15° wurden in jeweils 5%, von 15–20° in 2,5 bzw. 3% und >20° lediglich in 1% der US-VMN gemessen. Torsionsabweichungen boten keine statistisch signifikanten Korrelationen zu einer der gewerteten Frakturklassifikationen. Verkürzungen hingegen waren nach „instabilen" Frakturen häufiger (Typ C nach AO, Schweregrad IV nach Winquist), jedoch ohne statistische Signifikanz.

Schlussfolgerung

Torsionsabweichungen >15° traten nach 28% aller OS-VMN und nach 10% aller US-VMN auf. Hierbei waren Außentorsionsabweichungen nach 25% aller OS-VMN und

6% aller US-VMN besonders häufig. Das Ausmaß der postoperativen Torsionsdeformitäten nach Marknagelosteosynthesen an Femur und Tibia ist von erheblicher klinischer Relevanz. Die intraoperative Torsionskontrolle bei Marknagelosteosynthese ist verbesserungsbedürftig.

Dr. med. Stephan Oehler/Chirurgie II, Klinikum Bamberg/Buger Straße 80/
96049 Bamberg/Deutschland/Tel.: 0951/503-2200/Fax: 0951/503-2205/
E-Mail: chirurgie 2@klinikum.bamberg.de

Winkelplatte versus retrograder Marknagel in der Korrektur distaler Femurdeformitäten

W. Strecker (Bamberg), M. Nettelmann, H. Parbus, S. Oehler

Fragestellung

Deformitäten des distalen Femur werden meist suprakondylär korrigiert. Die Osteotomie erfolgt hierbei in „klassischer Technik" mit oszillierender Säge, die Osteosynthese mittels Winkelplatte (WP). Als weniger invasive Alternative bietet sich eine suprakondyläre Knochendurchtrennung mittels Domosteotomie bzw. Bohrlochosteoklasie und nachfolgender retrograder Marknagelung (RMN) an. In einer vergleichenden Untersuchung waren daher Vor- und Nachteile dieser Korrekturverfahren ebenso zu klären, wie deren jeweiliges indikatorisches Spektrum.

Methoden

In einer prospektiven Studie wurden 80 Patienten mit suprakondylären Femurdefomitäten eingeschlossen, 60 wurden „klassisch" mit WP korrigiert, 20 „alternativ" mit RMN. Bei allen Patienten erfolgte prä- und postoperativ eine umfassende Analyse der Beingeometrie. Ebenso erfaßt wurden Schmerzen, Funktion, Arbeitsfähigkeit und Röntgenmorphologie entsprechend dem Score nach Neer (maximal 100 Punkte) sowie Zeitpunkt der knöchernen Heilung und Komplikationen.

Ergebnisse

34 der 60 WP-Patienten wurden eindimensional korrigiert, 15 zweidimensional, 6 drei- und 5 vierdimensional. Bei den 20 RMN-Patienten waren 4 Korrekturen zweidimensional, 6 dreidimensional, 2 vierdimensional und 8 fünfdimensional mit konsekutiver Femurverlängerung durch Kallusdistraktion mittels unilateralem Distraktionsfixateur. Der präoperative Neer-Score war im WP-Kollektiv 43, im RMN-Kollektiv 28 Punkte. Nach einem Nachuntersuchungszeitraum von 29 (7–50) Monaten verbesserte sich der Neer-Score auf 79 (WP) bzw. 73 RMN Punkte. Das präoperativ definierte Korrekturziel wurde bei 53 der WP- und 17 der RMN-Patienten erreicht. In der WP-Gruppe traten keine Pseudarthrosen und Infektionen auf. 2 Pseudarthrosen und 1 Markraumphlegmone in der RMN-Gruppe heilten nach je einer operativen Revision aus.

Schlussfolgerung

Einfachere – bis dreidimensionale – Deformitäten des distalen Femur bleiben der „klassischen Winkelplatten-Technik" vorbehalten. Für höhergradige Deformitäten, insbesondere mit gleichzeitiger Knochenverlängerung durch Kallusdistraktion, ist die RMN mit unilateralem Distraktionsfixateur eine vielversprechende Erweiterung des operativen Spektrums. Beide Verfahren sind als komplementär zu betrachten.

PD Dr. med. Wolf Strecker/Chirurgie II, Klinikum Bamberg/Buger Straße 80/
96049 Bamberg/Deutschland/Tel.: 0951/503-2200/Fax: 0951/503-2205/
E-Mail: chirurgie 2@klinikum.bamberg.de

Zusammenhänge zwischen Dynamisierung, Bolzenbrüchen und Pseudarthrosen bei unaufgebohrten Tibiamarknägeln

P. Verheyden (Leipzig), C. Schwarz, C. Stockmar, C. Josten

Fragestellung

Der unaufgebohrte Tibianagel UTN führte im Rahmen einer prospektiven Studie zu einer sehr geringen Pseudarthroserate bei einer hohen Anzahl von Bolzenbrüchen. Im Rahmen eines Wechsels auf ein Nagelsystem mit stabileren Bolzen fiel eine erhöhte Rate von verzögerten Frakturheilungen und Pseudarthrosen auf. Dies gab Anlass zur Erarbeitung eines Dynamisierungsprotokolls.

Methoden

In einem 5-Jahreszeitraum 94–98 wurden als prospektive Beobachtungsstudie alle Tibiaschaftfrakturen (n=136) bei denen Indikation zu einer Marknagelung bestand mit einem unaufgebohrten UTN (Synthes) versorgt. 96 konnten komplett dokumentiert und nachuntersucht werden. Ab 6/99 wurde im Rahmen einer prospektive Studie der Sirusnagel (Sulzer Medica) benutzt. Es wurden 78 unaufgebohrt genagelte Patienten aufgenommen, 46 wurden bisher komplett nachuntersucht.

Ergebnisse

In der UTN-Studie fanden sich 2 verzögerte Knochenbruchheilungen und 1 Pseudarthrose, aber 19,8% Bolzenbrüche. 24% waren primär dynamisch verriegelt, 76% statisch. Sekundäre Dynamisierungen bei 15,6%. In der Sirus-Studie primäre Vollbelastung bei 64%. Primär wurden 23 Frakturen dynamisch, und 58 statisch verriegelt. Sekundäre Dynamisierungen bei 14 Patienten. 2 Pseudarthrosen und 1 verzögerte Frakturheilung wurden festgestellt und sekundär aufgebohrt genagelt. 5 Bolzenbrüche, einer davon nach dynamischer Verriegelung. In allen 3 Fällen von Frakturheilungsstörungen und bei 4 der 5 Bolzenbrüche wäre retrospektiv eine Dynamisierung indiziert gewesen.

Schlussfolgerung

Frakturen mit stabilem Kortikaliskontakt sollten primär dynamisch verriegelt werden. Alle Frakturen, bei denen eine Verkürzung unter Belastung droht, sollten primär statisch verriegelt werden. Trümmerfrakturen zeigen in der Regel gute Kallusbildung. Findet sich bei Schräg- und Mehrfragmentfrakturen in der postoperativen Röntgenkontrolle kein guter Knochenkontakt, ist nach 6 Wochen eine Dynamisierung indiziert. Um Komplikationen zu vermeiden, ist die ambulante Weiterbehandlung beim primär behandelnden Unfallchirurgen dringend notwendig.

PD Dr. med. Peter Verheyden/Unfall- und Wiederherstellungschirurgie Universität Leipzig/
Liebigstr. 20a/Leipzig/Deutschland/Tel.: 0341-9717300/Fax: 0341-9717309/
E-Mail: ConstanzeSchwarz@gmx.de

Zur Anwendung des Ringfixateurs versus AO-Fixateur bei der Distraktionsosteogenese am Unterschenkel – klinische Ergebnisse

S. A. Esenwein (Bochum), F. Kutscha-Lissberg, C. Schumann, C. Josten, G. Muhr

Fragestellung

Das Verfahren der Kallusdistraktion stellt bei exakter Indikationsstellung eine erhebliche Erweiterung der therapeutischen Optionen zur Behandlung von segmentalen Knochendefekten, Beinlängendifferenzen und Achsfehlstellungen am Unterschenkel dar. In der vorliegenden retrospektiven Studie wurde die Anwendung des AO-Fixateurs und des Ringfixateurs zur Distraktionsosteogenese am Unterschenkel vergleichend gegenübergestellt, um Vor- und Nachteile des jeweiligen Verfahrens herauszuarbeiten.

Methoden

Während eines 6jährigen Zeitraums wurde bei insgesamt 53 Patienten eine Distraktionsosteogenese am Unterschenkel durchgeführt. In 34 Fällen erfolgte die Behandlung mittels AO-Fixateur, in 19 Fällen wurde ein Ringfixateur verwendet. Zum Zeitpunkt der Operation waren die Patienten im Mittel 34,1 Jahre (Range von 15 bis 58 Jahre) alt, davon waren 83% (n = 44) Männer. 92,4% der Indikationen zur Behandlung waren posttraumatisch. In 11 Fällen kam als therapeutisches Verfahren eine isolierte Distraktionskortikotomie und in 42 Fällen ein Segmenttransport zur Anwendung. Bei 16 Patienten erfolgte begleitend eine Achskorrektur am Unterschenkel. Die durchschnittliche Transportstrecke betrug 7,5cm (Range von 3,0cm bis 18cm), in einem Fall erfolgte die Durchführung eines bimetaphysären Transportes. Distraktionsbeginn war im Mittel 6,3 Tage nach Durchführung der Kortikotomie bei einer durchschnittlichen Transportgeschwindigkeit von 1,0mm/Tag (Range von 0,6 bis 1,5 mm/Tag).

Ergebnisse

Im Vergleich zeigte der AO-Fixateur eine langsamere knöcherne Konsolidierung bis zur Entfernung des Systems als der Ringfixateur. Im Falle der Segmenttransporte betrug die Konsolidierungszeit bei Anwendung des AO-Fixateurs durchschnittlich das 2,9fache, bei Anwendung des Ringfixateurs das 1,8fache der Distraktionszeit. Der Heilungsindex nach Paley betrug 44,5 Tage für den AO-Fixateur und 41,9 Tage für den Ringfixateur pro cm Distraktionssstrecke, wobei die gefundenen Ergebnisse eine signifikante Unterschiedlichkeit aufwiesen (p<0,05; t-Test für unverbundene Stichproben). Mit zunehmender Transportstrecke verringerte sich die Konsolidierungszeit pro cm Regenerat, wobei im Mittel bei beiden Fixateursystemen von einer durchschnittlichen Konsolidierungszeit von etwa 6 Wochen pro cm gebildetem Regenerat ausgegangen werden kann.

Schlussfolgerung

Der AO-Fixateur führt im Vergleich zum Ringfixateur zu einer längeren knöchernen Konsolidierungszeit relativ zur Distraktionszeit. Ferner gestaltet sich bei Anwendung des AO-Fixateurs insbesondere bei längerstreckigen Distraktionen das Docking in manchen Fällen als schwierig, da im Falle fehlender Parallelität zwischen Fixateursystem und Tibiavorderkante das Regenerat aus der Schaftachse zu laufen droht. Als Vorteile des unilateralen Fixateursystems können der hohe Tragekomfort für den Patienten, die einfachere Bedienung während der Transportphase und das bessere Handling im Falle noch anstehender Sekundäreingriffe angesehen werden.

Dr. med. Stefan A. Esenwein/Berufsgenossenschaftliche Kliniken Bergmannsheil – Chirurgische Universitätsklinik/Bürkle-de-la-Camp-Platz 1/44789 Bochum/Deutschland/ Tel.: (02 34) 3 02-0/Fax: (02 34) 33 07 34/E-Mail: Stefan.A.Esenwein@ruhr-uni-bochum.de

Therapie der beidseitigen Fersenbeinfraktur

R. Eberl (Bochum), A. Kaminski, E. J. Müller, G. Muhr

Fragestellung

Die Therapie von beidseitigen Fersenbeinfrakturen stellt besonders hohe Anforderungen an den Behandelnden. Die zentrale Besonderheit besteht anfangs in der Gefahr einer hochgradigen Immobilität mit den ihr innenwohnenden Komplikationen. Die Wiederherstellung einer funktionellen Restitutio ad integrum stellt ein weiteres Problem dar. Es werden im folgenden Behandlungsergebnisse von 55 Patienten mit beidseitiger Fersenbeinfraktur vorgestellt.

Methoden

110 Fersenbeinfrakturen bei 55 Patienten wurden in dem Zeitraum von 1996 bis 2000 an unserer Klinik behandelt. 41 Patienten (74,5%) konnten in einem Beobachtungszeitraum von mindestens 1 Jahr (range 12–61 Monate) nachuntersucht werden.

Ergebnisse

Es handelte sich um 104 (94,6%) geschlossene und 6 (5,4%) offene Verletzungen. 88 Frakturen (80%) zeigten eine intraartikuläre Beteiligung. Im Patientenkollektiv überwog quantitativ mit 82% (45 Patienten) das männliche Geschlecht. Das Durchschnittsalter betrug zum Zeitpunkt des Unfalls 43 Jahre (range 12–76). Jeder Patient wies im Mittel eine weitere Verletzung auf (range 0–8). Insgesamt waren 11 Brüche des thorakolumbalen Übergangs als Begleitverletzung zu verzeichnen. Davon zeigten 7 Frakturen eine neurologische Beteiligung. 21 Fersenbeinfrakturen (19,1%) wurden konservativ, 84 (76,4%) mittels ORIF und 5 (4,5%) mittels Fix. ext. behandelt. Jede offene Reposition erfolgte vom lateralen Zugang aus. 38 Frakturen (34,5%) wurden unter Rückfußentlastung in einer Settner-Orthese, 33 Frakturen (30%) im Gips und 34 (30,9%) in einer Allgöwerschiene nachbehandelt. Bei den übrigen 5 Frakturen (4,5%) handelte es sich um die mit Fix. ext . versorgten Verletzungen. Wundkomplikationen waren in insgesamt 19 Fällen (23%) zu verzeichnen. Im Rahmen der funktionellen Beurteilung konnten bei den in der Settner- und Allgöwerschiene nachbehandelten Patienten in Anlehnung an den FOA nach Thordarson überwiegend gute Ergebnisse festgehalten werden, wohingegen die im Gips ausbehandelten Patienten in der Mehrzahl nur mittelmäßige Behandlungserfolge zeigten. Dieser Unterschied war statistisch signifikant (p<0,05).

Schlussfolgerung

Die ORIF stellt ein Standardverfahren bei intraartikulären Fersenbeinfrakturen dar. Postoperativ ist jedoch die Gipsruhigstellung bei der Behandlung von beidseitigen Fersenbeinfrakturen zu vermeiden. Hinsichtlich des Trage- und des Pflegekomforts ist die Settner-Orthese hervorzuheben. Auch in Bezug auf den Kostenfaktor, ist die Settner-Orthese gegenüber der Allgöwerschiene von Vorteil. Die Wiederherstellung einer funktionellen restitutio ad integrum ist bei beidseitiger Fersenbeinfraktur nur selten realisierbar. Das chirurgische Vorgehen ist durch einen hohen Anteil an postoperativen Wundheilungsstörungen der vulnerablen Region gekennzeichnet.

Dr. med. Robert Eberl/Chirurgische Universitätsklinik Bergmannsheil Bochum/
Bürkle-de-la-Camp-Platz 1/44789 Bochum/Deutschland/Tel.: 0234-3020/
E-Mail: akaminski@t-online.de

Wiederherstellung der Symmetrie am Unterschenkel – Wieviel Lappen ist wirklich nötig?

V. Heppert (Ludwigshafen), A. Wentzensen

Fragestellung

Nach wie vor ist es unklar, welche Lappenplastik bei Weichteilproblematik am Unterschenkel die sinnvollste Therapieform darstellt. Aus einem großen traumatologischen Krankengut werden in dieser retrospektiven Studie Strategien und Lösungen versucht zu erarbeiten, die Patient und Kostenträger nutzen können.

Methoden

Analysiert wurden die Daten von 339 Patienten, die in den letzten 7,5 Jahren eine Lappenplastik am Unterschenkel erhalten haben. 84 freie Lappen (Lat.dorsi n=56, Parascapular n=11, Unterarmlappen n=12, Kombinierte „Mega-flaps" n=5) wurden verglichen mit 255 lokalen Lappenplastiken (Gastrocnemius n=105, fasciocutaner Gastrocnemius n=19, Soleus n=39, Zehenstrecker-/beuger n=14, Suralis n=61, Extensor dig. Breve n=17. Entsprechend der Godina Klassifikation wurden 2 Gruppen gebildet, je nach Zeitpunkt der Lappentransplantation.

Ergebnisse

Die durchschnittliche OP Zeit betrug bei freien Lappen 245 min, bei lokalen Lappen 49 min. Die Erfolgsrate freier Lappen lag bei 94,1%, die der lokalen bei 92,2%. Freie Lappen zeigten keinen Unterschied in der Überlebensrate egal ob innerhalb von 10 Tagen (frisches Trauma) oder nach >3 Monaten (Osteitis) transplantiert. Bei den lokalen Lappen fanden wir eine Nekroserate von 10,2% (frisches Trauma), aber nur von 1,5% bei sekundärer Indikation (Osteitis). Gastrocnemius, kurzer Zehenstrecker und Suralis waren absolut sicher in beiden Gruppen. Der Soleus ist beim Trauma kritisch zu werten und zeigt erhöhte Nekroserate.

Schlussfolgerung

Beim akuten Trauma wird auch die Muskulatur geschädigt. Fernlappen oder fasciocutane Lappen zeigen hier ihren eindeutigen Vorteil. Soleus und die kurzen Beuger/ Strecker sind dabei nicht sicher. Bei der Osteitis zeigen die lokalen Lappen eindeutige Vorteile. Schnell und einfach zu erlernen könnte eine breitere Anwendung in der Zukunft verhindern, dass viele Patienten unzählige frustrane Vakuumversiegelungen über sich ergehen lassen müssen, bevor es zur definitiven Weichteilsanierung kommt. Freie Lappenplastiken mit der erforderlichen Logistik verlieren insbesondere auch unter Einbeziehung der Ilisarov Technik an Wichtigkeit. Andererseits darf nicht vergessen werden, dass damit auch ein Trainingseffekt junger Ärzte verloren geht. Die Entscheidungskriterien sind unter verschiedenen Gesichtspunkten zu werten.

PD Dr. med. Volkmar Heppert/BG Klinik Ludwigshafen/Ludwig Guttmannstr. 13/ 67071 Ludwigshafen/Deutschland/Tel.: 0621-68102647/Fax: 0621-68102400/ E-Mail: vocalila.hep@t-online.de

Teilbelastung nach operativ versorgten Frakturen der unteren Extremität – Konzept und Wirklichkeit

A. Vasarhelyi (München), C. Fritsch, A. Ewert, T. Mittlmeier

Fragestellung

Die Teilbelastung eines Beins nach Verletzung oder rekonstruktiver Chirurgie ist ein allgemein anerkanntes Prinzip der rehabililtativen Nachbehandlungsphase. Experimentelle Daten belegen einen positiven Stimulationseffekt der Teilbelastung auf die Knochenheilung. Patienten mit operativ versorgten Frakturen der unteren Extremität werden zur Einhaltung einer Teilbelastung des betroffenen Beins für mindestens 6 Wochen nach osteosynthetischer Versorgung angewiesen. Gewöhnlich wird der Teilbelastungsgrad statisch auf einer Waage unter Anleitung eines Physiotherapeuten geübt. Bis heute sind keine validen Daten verfügbar, inwieweit statisch vorgegebene Teilbelastungsgrade während der dynamischen Gangphase eingehalten bzw. überschritten werden.

Methoden

Es wurden 10 gesunde Probanden, 10 jüngere Patienten (<60 Jahre) und 10 ältere Patienten (>60 Jahre) untersucht. Vor der Ganganalyse übten die Probanden ein Bein mit Hilfe von Unterarmgehstützen mit 200 N statisch auf einer Waage teilzubelasten. Die Ganganalyse bei Patienten mit operativ versorgten Frakturen der unteren Extremität erfolgte ab dem 3. postoperativen Tag nach Mobilisation unter Anleitung eines Physiotherapeuten. Das pedar mobile System (novel gmbh) stellt ein im-Schuh-Analysesystem zur Erfassung von dynamischen Sohlen-Druck-Verteilungsmustern dar. Die Datenerhebung und statistische Analyse erfolgte mit speziellen Softwareprogrammen (pedar-m Expert 8.2, novel database pro).

Ergebnisse

Überschreitungen der statisch vorgetesteten Teilbelastung von 200 N wurden bei allen dynamischen Messungen in jeder Gruppe und bei jedem Probanden beobachtet. Gesunde Probanden zeigten ein Sohlendruckmaximum von wenigstens 300 N des teilbelasteten Beins über mindestens 5 registrierte Gangzyklen. 2 Probanden erzielten dynamische Sohlendruckwerte von 550 bis 650 N während des gesamten Messzeitraums. Die individuellen Maximal-Sohlen-Druckwerte waren über alle gemessenen Zyklen konstant. Ein Übungseffekt wurde nicht beobachtet. Die Profile der Sohlendruckverteilung wiesen eine hohe interindividuelle Heterogenität in jeder Gruppe auf. Spitzendrücke traten hauptsächlich in der Fersen- und Vorfußregion auf. Patienten höheren Alters, mit geringem postoperativem Schmerzausmaß und guter Gelenkbeweglichkeit tendierten signifikant zu höheren Sohlendruckwerten des operativ versorgten Beins.

Schlussfolgerung

Das pedar mobile System kann erfolgreich für die dynamische im-Schuh-Messung von Sohlen-Verteilungs-Druckwerten herangezogen werden. Diese Studie wies regelmäßige Überschreitungen einer vorgegebenen Teilbelastung von 200 N der verletzten Extremität während wiederholter dynamischer Gangzyklen besonders beim älteren Patienten nach. Aufgrund dieser Ergebnisse muss das konventionelle Teilbelastungskonzept in der klinischen Praxis als ungültig betrachtet werden. Basierend auf dynamischen Sohlendruckverteilungen sollten neue aggressivere Belastungskonzepte in der postoperativen Rehabilition etabliert werden.

Dr. med. Attila Vasarhelyi/Universität Rostock, Abt. für Unfall- und Wiederherstellungschirurgie/Margaretenstr. 10/18057 Rostock/Deutschland/Tel.: 0381-2028914, 0381-4946051/ Fax: 0381-4946052/E-Mail: attvasa@yahoo.com

A 2 Neue Osteosynthesetechniken

Neue intramedulläre Osteosynthesetechniken am Oberschenkel

C. Krettek (Hannover)

Neue extramedulläre Osteosynthesetechniken am Oberschenkel

N. Haas (Berlin)

Kurz- bis mittelfristige Ergebnisse mit dem Kölner Behandlungsschema bei an Epiphyseolysis capitis femoris erkrankten Kindern

E. Nagel (Köln), J. Rütt, D. Schmidt

Fragestellung

In der Zeit von 1990 bis 2000 wurden an Epiphyseolysis capitis femoris erkrankte Kinder mit dem Kölner Behandlungsschema (beidseitige Lochgleitschraubenosteosynthese mit lateralem Überstand als Wachstumspotenz) therapiert. Untersucht werden sollten die mittelfristigen subjektiven und objektiven Ergebnisse der hier verwandten Methode im Vergleich zu dem sonst üblichen Osteosyntheseverfahren unter Verwendung von Kirschner Drähten.

Methoden

Die in dieser Zeit behandelten Patienten erhielten eine Fragebogen zur subjektiven Bewertung des Behandlungsergebnisses. Gefragt wurde hier im Besonderen nach der Belastbarkeit in Beruf und Sport, wie auch nach Problemen mit dem lateralen Schraubenüberstand. Des Weiteren wurden sie zu einem Nachuntersuchungstermin geladen, an dem der klinische und radiologische Befund von zwei unabhängigen Untersuchern erhoben wurde.

Ergebnisse

Es konnten 30 Patienten nachuntersucht werden. Hierbei zeigten sich bei 26 Patienten gute bis sehr gute Ergebnisse in der subjektiven Bewertung des Behandlungsergebnisses. Insbesondere konnte von den Patienten der gewünschte Beruf erlernt und auch schmerzfrei ausgeführt werden. Gleiches gilt für die Ausübung der gewünschten Freizeitsportart. Leistungssport mit einer Belastung von mehr als 8 Wochenstunden wurden jedoch von keinem der Patienten betrieben. Schmerzen im Bereich des lateral überstehenden Schraubenkopfes geben die Patienten sämtlich nur bei aufgebrauchtem Überstand an, sodass ein Schraubenwechsel vorgenommen werden mußte. Die klinischen Befunde konnten die subjektive Beurteilung im Wesentlichen bestätigen. Es zeigt sich eine freie Beweglichkeit beider Hüftgelenke bei 25 Patienten, 4 Kinder zeigten eine Einschränkung der Innenrotationsfähigkeit, ein Patient wies zusätzlich eine verminderte Abduktionsfähigkeit auf. Ein positives Trendelenburgzeichen Grad II, wie auch eine Beinverkürzung von bis zu 1 cm zeigten 3 Patienten. Diese Kinder hatten initial einen Abrutschwinkel von >30°. Die radiologische Untersuchung zeigte normal große Hüftköpfe und altersentsprechendem CCD-Winkel bei 90% der Patienten. Diskrete Präarthrosezeichen fanden sich lediglich bei den 3 Patienten, die initial einen erhöhten Abrutschwinkel aufwiesen.

Schlussfolgerung

Wir konnten zeigen, dass das hier bei an E.c.f. erkrankten Kindern angewandte Osteosyntheseverfahren im Vergleich zu in der Literatur befindlichen Methoden ausgesprochen komplikationsarm ist. Die häufig zu findende Osteosynthesematerialwanderung mit eventuell nachfolgenden Weichteilinfekten, Hüftkopfnekrose oder Irritation der Wachstumsfuge zeigten sich bei diesem Verfahren nicht. Durch das Lochgleitschraubensystem ist ein Materialwechsel bei aufgebrauchter Längenwachstumszugabe mit nur einem geringen Trauma verbunden. Wir halten daher diese Therapiemethode für ausgesprochen leicht und risikoarm durchführbar und darüber hinaus für die jungen Patienten sehr komfortabel.

Dr. med. Evelin Nagel/Klinik und Poliklinik für Orthopädie der Universität zu Köln/
Joseph-Stelzmann-Straße 9/50924 Köln/Deutschland/Tel.: 02214784616/
E-Mail: Evelin_Nagel@yahoo.de

Proximaler Femurnagel – Klinischer Vergleich der ersten und zweiten Nagelgeneration

A. Lenich (Augsburg), E. Mayr, A. Rüter

Fragestellung

Trotz weitgehend standardisierter Indikationsstellung und Implantatwahl bei Frakturen des proximalen Femurendes ergeben sich insbesondere bei osteoporotischen Knochen immer wieder komplizierte Verläufe. Bekannte Komplikationen des Proximalen Femurnagels (PFN) sind cut-outs oder Migrationen der Schrauben. Um diesem zu begegnen wurde die 1. Generation des PFN modifiziert, es entstand die 2. PFN-Generation. Unsere Probleme und Ergebnisse in der klinischen Anwendung beider Implantate werden dargestellt.

Methoden

Es handelt sich um eine prospektive Studie, von Januar bis Dezember 2001 mit insgesamt 100 Patienten, die eine hüftnahe Femurfraktur erlitten hatten. 60 Patienten wurden mit dem PFN der 1. Generation (1. PFN) und 40 Patienten mit dem PFN der 2. Generation (2. PFN) versorgt. Implantiert wurden der 1. PFN in Stahl und Titan mit einem Durchmesser von 10 bis 12 mm. Der 2. PFN wurde nur in Titan mit den Durchmessern 10 und 11 mm verwendet. Alle eingebrachten Schenkelhals- und Hüftgleitschrauben hatten eine Durchrutschsicherung am Schraubenkopf. Der modifizierte 2. PFN verfügt über ein Langloch für die Hüftgleitschraube, damit diese bei Druckbelastung von kranial um ca. 10° nach kaudal nachgeben kann. Das Instrumentarium und die Implantationstechnik sind bei beiden Nageltypen gleich.

Ergebnisse

Der Altersdurchschnitt lag in der gesamten Gruppe bei 84 Jahren (min. 45 Jahre/ max. 96 Jahre). Die Geschlechtsverteilung männlich zu weiblich war 1 zu 3. Nach der AO-Einteilung für hüftnahe Femurfrakturen ergaben sich in unserem Patientengut 82% A2- und in 18% A3-Frakturen. Die Patienten wurden postoperativ sowie nach 6 und 12 Wochen klinisch und radiologisch kontrolliert. Nach Implantation des 1. oder 2. PFN sahen wir bei 12% der Patienten Komplikationen. Bei Verwendung des 1. PFN zeigten sich in 3 Fällen ein cutting-out der Hüftgleitschraube, 2 mal Z-Effekte, eine Migration einer Hüftgleitschraube in den lateralen Oberschenkel, 3 Wundheilungsstörungen mit 2 operationspflichtigen Weichteilinfektionen und 2 revisionspflichtige Hämatome/ Serome. Nach Implantation des 2. PFN sahen wir 2 cutting-outs der Hüftgleitschraube, keinen Z-Effekt, eine Migration einer Hüftgleitschraube nach lateral, 4 Wundheilungsstörungen mit 2 operationspflichtigen Weichteilinfektionen und 2 revisionspflichtige Hämatome/Serome.

Schlussfolgerung

Die erste Generation des PFN ist ein gutes Implantat zur Versorgung hüftnaher Femurfrakturen. Die Komplikationsrate von 12% ist in Anbetracht des hohen Patienten-Durchschnittsalters von 84 Jahren und der großen Anzahl an Begleiterkrankungen akzeptabel. Eine Verbesserung der klinischen Ergebnisse durch den modifizierten PFN der 2. Generation sahen wir nicht. Eine endgültige Aussage wird die Auswertung der aktuellen Multicenterstudie erbringen.

Dr. med. Andreas Lenich/Klinikum Augsburg, Unfall- und Wiederherstellungschirurgie/ Stenglinstr. 2/86156 Augsburg/Deutschland/Tel.: 0821-4002651/Fax: 0821-4003313/ E-Mail: papandi@gmx.de

Die Versorgung instabiler trochantärer Femurmehrfragmentfrakturen – Ein Vergleich zwischen dem Proximalen Femurnagel (PFN) und der dynamischen Hüftschraube mit Trochanterabstützplatte (DHS mit TAP)

S. Nuber (Krumbach), S. Wagner, A. Rüter

Fragestellung

Ist der PFN bei instabilen trochantären Femurfrakturen beim alten Menschen der DHS mit TAP im frühen und späten Outcome überlegen?

Methoden

Im Rahmen einer gemischt retro/prospektiven klinischen Studie von 01/97 bis 10/98 wurden bei 129 durchschnittlich 81,5-jährige Patienten mit instabilen pertrochantären (A2.2- und A2.3-Frakturen) und per/subtrochantären Femurfrakturen (A3-Frakturen ohne reversed Frakturen) in 64 Fällen die DHS mit TAP und in 65 Fällen der PFN implantiert. Die geschlechts- und altersstrukturgleichen Patientengruppen wurden anhand einer frühen und späten ($\geq$3 Mon. postop.) Röntgenkontrolle in 2 Ebenen, intra- u. postoperativ aufgetretener allgemeiner und implantatspezifischer Komplikationen, der Vollbelastungsmöglichkeit, der stationären Mobilisierungsfähigkeit sowie einer klinischen Nachuntersuchung (6 Mon. postop.) hinsichtlich des frühen und späten Outcomes verglichen und die Ergebnisse unter Verwendung statistischer Tests sowie des Scores nach Merle d'Aubigné ausgewertet.

Ergebnisse

Eine signifikant kürzere OP-Dauer für alle Frakturtypen (44,3 zu 57,3 Min. p$\leq$0,019) und ein deutlich kürzerer stationärer Aufenthalt (18,6 zu 21,3 Tage) waren beim PFN zu verzeichnen. Bei gleich guten radiologischen Operationsergebnissen waren beim PFN, bedingt durch 3 sek. Implantatdislokationen u. 1 Wundinfekt 4-, u. bei der DHS mit TAP wegen 3 Wundinfekten, 2 sek. Impl.dislokationen u. 1 Hämatom 6 Revisionen nötig. Die sofortige postop. Vollbelastung war beim PFN in 97% u. bei der DHS mit TAP in 88% der Fälle möglich (per/subtr. Frakturen p=0,01). Die PFN-Patienten konnten stationär durchschnittlich schwerer mobilisiert werden (per/subtr. Frakturen p=0,009). Beim PFN waren 2 Harnwegsinfekte, 4 Pneumonien u. 1 Serom, bei der DHS mit TAP 3 Harnwegsinfekte, 2 Thrombosen, 1 Pneumonie u. 1 Hämatom aufgetreten. In der Nachuntersuchung hatten die PFN-Patienten deutlich weniger Schmerzen (A2-Frakturen P=0,05), obwohl die Hüftbeweglichkeit durchschnittlich schlechter ausfiel (A2.3-Frakturen p=0,037) u. die Gehfähigkeit beider Implantatgruppen fast gleich war. Die erzielten Score-Werte konnten in 95- bzw. 96% der Fälle als sehr gut und gut bewertet werden. Die subjektive Zufriedenheit fiel mit 92% beim PFN und 90% bei der DHS mit TAP ähnlich gut aus.

Schlussfolgerungen

Die Untersuchung von 129 instabilen pertrochantären und per/subtrochantären Femurfrakturen belegt die gute Eignung beider Osteosyntheseverfahren bei diesen Problemfrakturen. Bei fast gleichem frühen und späten Outcome kann keinem der beiden Implantate ein sicherer Vorzug gegeben werden. Aufgrund unserer Studienergebnisse mit signifikant kürzerer OP-Dauer, geringerem Weichteiltrauma mit resultierender Infektminimierung, sofortiger Vollbelastbarkeit in fast allen Fällen, einer fast 3 Tage kürzeren stationären Aufenthaltsdauer sowie einer deutlichen posttraumatischen Schmerzreduzierung, sehen wir den PFN im Vorteil.

Dr. med. Stefan Nuber/Klinik für Unfall- und Wiederherstellungschirurgie des Klinikums Augsburg/Stenglinstr. 2/86009 Augsburg/Deutschland/Tel.: 0821-400-2659/Fax: 0821-400-3313/ E-Mail: docnuber@hotmail.com

SINART®-Femurmarknagel – eine neue Philosophie der retrograden Marknagelung – Ergebnisse nach einem Jahr Beobachtung

B. Friemert (Ulm), L. Claes, H. Gerngroß

Fragestellung

Bei dem neu entwickelten retrograden Marknagelsystem SINART® ist es durch die Rendezvous-Technik möglich, einen proximalen Zielbügel zu montieren. Außerdem kann der Nagel antegrad entfernt werden und die Einschlagstelle mit einem osteochondralen Zylinder verschlossen werden. Es sollen hier die ersten 23 Einjahresergebnisse vorgestellt werden.

Methoden

Bisher konnten 50 Femurfrakturen mit diesem System versorgt und bei 23 Patienten die Ergebnisse nach 52 Wochen ausgewertet werden. Erfasst wurden die intraoperativen Daten der Implantation. Eine klinisch/radiologische Nachuntersuchung erfolgte am Entlassungstag sowie 6–12–26–52 Wochen post op. Erfasst wurden u.a.: Frakturtyp, Kniegelenkssymptomatik, Hüftgelenkssymptomatik, Achsfehlerbestimmung, Torsionsfehlerbestimmung, Leunert-Score, Tegner-Score.

Ergebnisse

Der mittlere Nachuntersuchungszeitraum beträgt in dieser Gruppe (n=23) 15 (11–22) Monate. Das durchschnittliche Alter bei der Operation betrug 34,1 Jahre (18–85 Jahre). Es handelte sich bei 20 Patienten um polytraumatisierte mit einem durchschnittlichen

ISS Wert von 27 (18–48). Im Wesentlichen handelte es sich um Frakturen des Typ B nach AO Klassifikation im mittleren bis distalen Femurdrittel. Fünf Patienten hatten eine offene Fraktur (I° n=1, II° n= 3, III° n= 1, Klassifikation nach Gustilo u. Anderson). Intraoperative Komplikationen sind nicht aufgetreten. Infektionen wurden nicht beobachtet. Die Frakturheilung zeigte bis auf einen Fall unauffällige Verläufe. Bei diesem musste wegen eines Nagelbruchs ein Implantatwechsel auf einen aufgebohrten Marknagel durchgeführt werden. Es handelte sich um eine Pseudarthrose aufgrund eines zu kurz gewählten Nagels. Bei einer Patientin mit Osteoporose kam es zu einer Durchwanderung des Nagels im proximalen Bereich. Der Leunert-Score zeigte einen durchschnittlichen Wert von 89 (68–97, max. 97), der Tegnerscore einen Wert von 4,4 (3–7). Die VAS Werte im Bereich des Kniegelenkes betrugen durchschnittlich 1,5 (0–8), im Bereich der Fraktur lagen sie bei 0,5 (0–9). Die Kniebeweglichkeit lag bei 122° (100°–145°, unverletzte Seite 134°), wobei ein Patient ein Streckdefizit von 10° aufwies. Dieses Streckdefizit resultierte aus Verklebungen der Oberschenkelmuskulatur im Bereich der Fraktur. Passiv konnte die Patientin voll strecken. Bei der Hüftbeweglichkeit zeigten sich nur geringe Abweichungen zur Gegenseite. Bei 4 Patienten ergab sich eine Außenrotationsfehlstellung von 5°, bei einem Patienten von 10° Innenrotation. Eine Patientin zeigte eine Beinverkürzung von 2cm. Viermal konnte der SINART® problemlos entfernt werden.

Schlussfolgerung

Der neue SINART®-Marknagel scheint sich als ein leicht und komplikationsarm zu implantierender Nagel zu erweisen. Nach einem Jahr zeigen sich gute klinische und radiologische Ergebnisse. Der SINART® verbindet die Vorteile der retrograden Marknagelung mit den Vorteilen der antegraden Explantation.

Dr. med. Benedikt Friemert/Bundeswehrkrankenhaus Ulm, Abteilung Chirurgie/
Oberer Eselsberg 40/89081 Ulm/Deutschland/Tel.: 0731 17100/
E-Mail: dr.benediktfriemert@t-online.de

LISS DF – allgemeines und erweitertes Indikationsspektrum

Th. J. Hockertz (Braunschweig), A. Gruner, H. Reilmann

Fragestellung

Das LISS findet seit 1998 in unserer Klinik Verwendung und hat seine Vorzüge bezüglich Weichteilprotektion und minimalinvasiver Applikationstechnik bei der Versorgung distaler sowie periprothetischer Femurfrakturen unter Beweis gestellt. Bei insgesamt 80 Anwendungen wurden in je 1/3 der Fälle eine AO 33 A+C Fraktur und peri/interprothetische Fraktur versorgt. In 25% der Anwendungen waren andere Indikationen gegeben, diese sollen vorgestellt werden.

Methoden

Anwendungen LISS (gesamt)	80
Frakturen (AO 33 A + C)	30
Peri- und interprothetische Frakturen	30
Korrekturosteotomien	4
Frakturen (AO 32 A-C) bei liegendem proximalen Implantat (DHS, PFN, etc.)	7
Segmentersatz Femur	1
Fraktur über frischer Kniearthrodese	1
Verfahrenswechsel bei Marknagelinfekt	3
Frakturen (AO 32 A-C) bei bestehender Kontraindikation für Marknagel	4

Alle Patienten mit Sonderindikationen wurden klinisch radiologisch nachuntersucht.

Ergebnisse

Liegendes proximales Implantat (n=7) Bei 7 Patienten fanden sich proximale Implantate (2 PFN, 2 DHS, 1 Gamma-Nagel, Classic-Nagel und Pohlsche Lasche). Sämtliche Frakturen heilten primär ohne Spongiosaplastik, Achsfehlstellungen traten nicht auf.

Korrekturosteotomien (n=4):
In zwei Fällen handelte es sich um posttraumatische Fehlstellungen, bei zwei weiteren um habituelle Varusdeformitäten (max. 22°). Diese wurden über eine geschlossene Corticotomie versorgt. Die Patienten wurden funktionell nachbehandelt, ein Korrekturverlust konnte im Verlauf nicht beobachtet werden.

Segmentersatz (n=1):
Im vorliegenden Fall wurde eine Defektlänge von 8,5 cm nach pathologischer Fraktur bei chronischer Osteomyelitis und Resektion des Infektes überbrückt. Bereits nach 3 Wochen konnte eine Kallusbrücke radiologisch nachgewiesen werden.

Einsatz bei Kontraindikation für Marknagelosteosynthese (n=4):
Bei je zwei Patienten mit COLD bzw. Polytrauma wurde ein LISS primär implantiert. Postoperativ wurden keine Veränderungen der Beatmungsparameter gefunden. Keine Infekte.

Einsatz bei Markraumphlegmone nach Marknagelosteosynthese (n=3):
Bei drei Patienten wurde nach Marknagelentfernung und zwischenzeitlicher externer Fixation, nach Normalisierung der Infektparameter die Fraktur durch Einsatz des LISS zur Ausheilung gebracht, bei einem Patienten unter Beinlängenverkürzung (2,5 cm).

Schlussfolgerung

Nach unseren Erfahrungen ist das LISS nicht nur für die Frakturversorgung der distalen Femurfrakturen (AO-Klassifikation 33 A+C) und der inter- und periprothetischen Frakturen geeignet, sondern bietet sich auch für die Behandlung sogenannter „Problemfrakturen" im Bereich des Oberschenkels an. Durch die weichteilprotektiven Eigenschaften können Infektsituationen besser beherrscht und Knochenheilungsstörungen vermieden werden. Ein Teil der bislang für den Fixateur externe bestehenden Indikationen kann vom LISS übernommen werden und dadurch die OP-Frequenz gesenkt, die postoperativen Lagerungsmöglichkeiten (Rotorestbett) verbessert und der Komfort für den Patienten gesteigert werden.

Dr. med. Thomas J. Hockertz/Städt. Klinikum Braunschweig, Unfallchirurgische Klinik/ Holwedestrasse 16/38118 Braunschweig/Deutschland/Tel.: 0531/5951257/Fax: 0531/5951462/ E-Mail: Andreas_Gruner@t-online.de

Das LIS-System zur Versorgung von periprothetischen Frakturen an Femur und Tibia. Prospektive Dokumentation von 14 Fällen

M. Schütz (Berlin), M. J. Kääb, J. Stefansky, M. Raschke, N. P. Haas

Fragestellung

Frakturen bei liegender Hüft- oder Knieendoprothese sind eine schwerwiegende Komplikation und stellen eine Herausforderung in der Alterstraumatologie dar. Zur oftmals aufwendigen Behandlung werden unterschiedliche Verfahren eingesetzt, um den alten Patienten möglichst frühzeitig wieder mobilisieren zu können. In einer ersten Serie wurden winkelstabile Implantate (Fixateur Intern Systeme) zur Stabilisierung der periprothetischen Frakturen eingesetzt und prospektiv der Heilverlauf bis 12 Monate postop verfolgt.

Methoden

Seit Oktober 1999 wurden 14 Patienten (11 Frauen, 5 Männer; Durchschnittsalter 80 Jahre) mit einer periprothetischen Fraktur operiert. Es handelte sich um 13 Femurfrakturen und 1 Tibiafraktur. 11 Patienten hatten eine Hüft-TEP und 4 Patienten eine Knie-TEP. 6 Patienten waren auf Grund der periprothetischen Fraktur extern bereits mehrfach voroperiert. Alle Frakturen wurden mit dem LIS-System größtenteils ohne breite Freilegung der Frakturzone stabilisiert. Im Prothesenbereich erfolgte eine monokortikale Verankerung der winkelstabilen Schrauben.

Ergebnisse

13 der 14 Patienten (93% Follow up) konnten nach 6 und 12 Monaten nachuntersucht werden. Alle Frakturen zeigten zum Zeitpunkt der letzten Nachuntersuchung eine radiologisch sichere Konsolidierung. In keinem der Fälle kam es zu einer verzögerten Heilung oder Pseudarthrose. Trotz monokortikaler Verankerung im Prothesenbereich kam es zu keiner Implantatlockerung. 12 Patienten haben das päoperative Aktivitätsniveau wieder erreichen können (10 Patienten mit uneingeschränkter Vollbelastung). 1 Patient ist nach dreimaliger Voroperation auf die Verwendung von Gehilfen angewiesen. Als Komplikation ist ein Implantatbruch 3 Monate postoperativ anzugeben. Es erfolgte eine Versorgung mit einer Langschaftprothese mit folgendem komplikationslosen Heilungsverlauf. Bei einem Patienten bestehen eine 15° Aussenrotationsfehlstellung und 2 cm Beinverkürzung. Desweiteren ist eine 5° Varusfehlstellung anzugeben.

Sekundäre Sinterungen wurden in keinem der Fälle beobachtet. Es mußten keine sekundären Spongiosaplastiken durchgeführt werden.

Schlussfolgerung

Der neue Fixateur intern LISS für Femur und Tibia bietet bei Verwendung minimal invasiver Technik eine stabile Versorgung komplexer periprothetischer Frakturen von Femur und Tibia. Eine langstreckige Freilegung des Femurschaftes ist oftmals dabei nicht erforderlich. Die klinischen Ergebnisse zeigen eine universelle Anwendbarkeit insbesondere bei osteoporotischem Knochen mit sicherer Frakturkonsolidierung und niedriger Komplikationsrate, bei gleichzeitigem Anspruch einer frühen Rehabilitation des alten Patienten.

PD Dr. med. Michael Schütz/Klinik für Unfall- und Wiederherstellungschirurgie, Charité, Humboldt Universität zu Berlin/Augustenburger Platz 1/13533 Berlin/Deutschland/ Tel.: 030 450 552007/Fax: 030 450 552905/E-Mail: michael.schuetz@charite.de

LISS als Stabilisierungstechnik bei kniegelenksnahen Frakturen

K. U. Mothes (Leipzig), O. Gonschorek, V. Hertel, C. Josten

Fragestellung

Überprüfung der Einsatzmöglichkeit des Less Invasive Stabilisation System (LISS) sowohl bei distalen Femurfrakturen und proximalen Tibiafrakturen als auch bei periprothetischen Frakturen und als Rekonstruktionsmodul bei vorliegenden Achsfehlstellungen und Pseudarthrosen.

Methoden

Von Juli 1999 bis Dezember 2001 wurden 39 LISS-Anwendungen bei distalen Femurfrakturen (18) sowie proximalen Tibiafrakturen (21), die häufig mit problematischen Weichteilverhältnissen vergesellschaftet waren, prospektiv erfasst. In 18 Fällen (10w, 8m, Alter 17–79 Jahre) lagen Zustände nach distalen Femurfrakturen (n=14) bzw. periprothetischen Frakturen des Femurs (n=4), in 21 Fällen (4w, 17m, Alter 21–81 Jahre) Zustände nach Tibiakopf- (n=11) und proximalen Tibiafrakturen (n=10) bzw. deren Kombination vor. Dabei erfolgte bei 4 Patienten nach distaler Oberschenkelfraktur und bei 5 Patienten nach proximaler Tibiafraktur eine Anwendung des LISS als Rekonstruktionsmodul. Die Revisionen umfassten sekundäre Rekonstruktionen aufgrund von Achsfehlstellungen bzw. Reosteosynthese nach Pseudarthrosenbildung mit Fehlstellung. Bei den periprothetischen Frakturen handelte es sich um Femurfrakturen bei liegender Hüft- oder Knie-TEP bzw. liegendem Gammanagel. Wesentlicher Vorteil ist die minimalinvasive Technik durch Unterschieben des Implantates unter Weichteile sowohl bei langstreckigem Frakturverlauf, großer Trümmer- und Defektzone als auch bei Weichteilschädigung. Die winkelstabile Komponente verhindert sekundäre Achsverluste.

Ergebnisse

Die Röntgenverlaufskontrollen zeigten in allen Fällen knöchern konsolidierte Frakturen. Bei insgesamt 10 Patienten wurden klinisch als auch radiologisch Achsfehlstellungen beobachtet. Es traten 4 Varusachsfehlstellungen bis 15° nach LISS-Tibia und 5 Valgusfehlstellungen bis 15° nach LISS-Femur auf. Ergebnisse wurden entsprechend des IOWA Knee, Neer und Lysholm-Score (Femur) und des IOWA Knee, Rassmussen 1+2 und Lysholm-Score (Tibia) bewertet. Entsprechend der unterschiedlichen Wichtung der einzelnen Score-Parameter wurden Ergebnisse von sehr gut bis schlecht erzielt. Bei 8 Patienten (20,5%) mussten aufgrund von Instabilitäten, fehlender Weichteildeckung bzw. aufgetretenen Infektionen operative Revisionseingriffe durchgeführt werden.

Schlussfolgerung

Das LISS hat sich als Osteosyntheseverfahren bei distalen Femur- und proximalen Tibiafrakturen bewährt. Die wesentlichen Vorzüge der minimalen Invasivität und der Winkelstabilität können auch bei Revisionsoperationen sowie bei periprothetischen Frakturen vorteilhaft eingesetzt werden. Gerade die oft problematischen langstreckigen Frakturen stellen eine gute Indikation für das LISS dar. Der Stellenwert des LISS bei der Versorgung von kniegelenksnahen Frakturen, als Rekonstruktionsmodul sowie die Verwendung bei periprothetischen Frakturen konnte anhand der vorliegenden Erfahrungen hervorgehoben werden.

Kai-Uwe Mothes/Unfall- und Wiederherstellungschirurgie Universität Leipzig/Liebigstr. 20 a/ Leipzig/Deutschland/Tel.: 0341-9717300/Fax: 0341-9717309/E-Mail: ConstanzeSchwarz@gmx.de

Der Fixion Nail – ein Marknagel mit rein intramedullär geführter Rotationsstabilität und optionaler Querverriegelung, je nach Frakturtyp

N. Pittlik (Werdohl), S. Berger T., Hartwig

Der Fixion Nail ist ein Marknagel mit Modifizierungsmöglichkeit. Er kombiniert langstreckige intramedulläre Schienung in Schaftmitte mit einer bedarfsweisen zusätzlichen prox. Querverriegelung bei gelenknahen Frakturen. Eine distale Querverriegelung entfällt.

Dieser Chrom-Nickel Stahl-Nagel existiert in gefaltetem Zustand mit einem Kleeblattprofil. In seiner Spitze sitzt ein sensibles Überdruckventil, über welches sich NaCl Lösung mit einem Druck von bis zu 70 bar in den Nagel pressen lässt. Der Nagel entfaltet sich und schmiegt sich dem Markraum individuell an. Äußere Längsrillen erzielen eine langstreckige Rotationsstabilität; der unterschiedliche Querschnitt bis zur Sanduhrform sichert die axiale Stabilität; ein nachteiliger Druck auf die innere Cortikalis und die Frakturfragmente entfällt. Bei gelenknahen Frakturen ist eine zusätzliche prox. Verriegelung möglich.

Methoden

Seit November 2000 führten wir im Johanniter-Krhs. Rheinhausen insgesamt 12 Versorgungen des Humerusschaftes und des prox. Femurs mit diesem Implantat durch. Das Durchschnittsalter der Patienten mit Humerusfrakturen betrug 81,2 Jahre (56–92 J.); alle Patienten waren weiblich. Bei den Patienten mit Femurfrakturen betrug das Durchschnittsalter 60,2 J. (16–81 J.); das Verhältnis weibl./männl. lag bei 3:2. Es wurden am Humerus 7 Patienten, davon 2 mit path. Fraktur und am prox. Femur bzw. Femurschaft 5 Patienten operiert. Die Humerusfrakturen wurden frühsekundär am 5.–6. Tag nach Trauma, die Femurfrakturen am Unfalltag bzw. am nächsten Morgen operiert. Ein Patient mit Femurschaftfraktur und 2 Patienten mit Humerusfraktur waren vor dem Trauma sportlich aktiv. Bei einer Patientin mit Pseudarthrose des Humerus erfolgte die Versorgung durch retrograde Nagelung ohne zusätzliche Verriegelung. Nahezu alle Patienten hatten deutliche osteopenische Veränderungen.

Die Patienten wurden vor Entlassung, sowie nach 6, 12 und 24 Wochen nach operativer Versorgung radiologisch und klinisch untersucht. Die Beurteilung erfolgte nach Bewegungsumfang und Kraft verglichen mit der Gegenseite, subjektivem Empfinden und Schmerzen, sowie radiologischer Konsolidierung. Bei den Femurfrakturen wurde zusätzlich die Beinlänge verglichen mit der Gegenseite gemessen. Neurologische Schäden oder Gefäßverletzungen traten unter der Behandlung nicht auf.

Ergebnisse

4 von 7 Patienten erlangten am Humerus eine gute Beweglichkeit. Die Kraft war im Vergleich zur Gegenseite vermindert, jedoch konnte die tgl. Arbeit ohne Probleme verrichtet werden. Die Sportlerin nahm ihren Kanusport 6 Monate nach Unfall wieder auf. Die Humeruspseudarthrose heilte nicht aus; hier erfolgte die sekundäre Versorgung durch Plattenosteosynthese mit Spongiosaplastik.

Schlussfolgerung

Die Femurfrakturen heilten mit guter Beweglichkeit und Wohlbefinden im Alltag der betagten Patienten aus; der junge Patient führt seinen Skatersport wieder aktiv aus. Nach 1,5 Jahren klinischer Anwendung halten wir den Fixion Nail für eine interessante Alternative der Marknagelosteosynthese.

Dr. med. Norbert Pittlik/Stadtklinik Werdohl/Schulstr. 25/58791 Werdohl/Deutschland/ Tel.: 02392/57-321/Fax: 02392/57-357/E-Mail: n.pittlik@web.de

Neue Osteosynthesetechniken an der Tibia

D. Höntzsch (Tübingen)

Vergleich der Osteosyntheseverfahren – „Less Invasive Stabilization System – LISS (PLT)" vs. „LCDCP" zur Versorgung der Mehretagenfraktur der proximalen Tibia mit/ohne Gelenkbeteiligung

A. Gruner (Braunschweig), Th. Hockertz, B. Kleine, H. Reilmann

Fragestellung

Die proximale Tibiafraktur als isolierte Verletzung oder in Kombination mit Tibiakopffraktur stellt die bisher verfügbaren Osteosyntheseverfahren vor große Probleme. Ziel der Versorgung ist die stufenlose Rekonstruktion der Gelenkflächen und Wiederherstellung der Unterschenkelachsen im Rahmen eines weichteilschonenden minimalinvasiven und primär definitiven Verfahrens. Die frühfunktionelle Nachbehandlung muß möglich sein. Diese Studie vergleicht das Outcome nach Osteosynthese bei proximaler Tibiafraktur mit/ohne Gelenkbeteiligung durch LISS (PLT) (Fa. Synthes) oder LCDCP.

Methoden

Wir haben im Zeitraum von Mai 1999 bis Februar 2002 25 Patienten (Alter 45,6 Jahre) mit proximalen Tibiafrakturen mit dem LISS (PLT) und 18 Patienten mit LCDCP (Alter 62,2 Jahre) versorgt. Davon konnten bislang 18 mit LISS und 14 mit LCDCP versorgte Patienten nachuntersucht werden.

Frakturart	LISS (PLT) n=25	LCDCP n=18
AO 41 C1–3	6	8
AO 41 C1–3 + 42 A1-C3	11	7
AO 42 A1-C3	8	3

Ergebnisse

Bei allen Patienten wurde ein gedecktes Verfahren mit geschlossener Reposition der Gelenkfläche und der Unterschenkelachse angewendet. Intraoperativ kam es zu keinen Komplikationen. Die mittlere OP-Zeit betrug (LISS/LCDCP) 1 h 44 min/1 h 20 min, die mittlere Bildverstärkerzeit 166/153 s. Bei den Patienten mit begleitender Tibiakopffraktur wurden in 8 (47%)/12 (80%) Fällen zusätzliche Spongiosaschrauben zur Sicherung der Gelenkflächenstellung eingebracht. Alle Patienten erhielten eine frühfunktionelle Nachbehandlung mit Physiotherapie und Mobilisation ab dem 2. post OP-Tag unter 15 kg Teilbelastung, soweit es das übrige Verletzungsmuster zuließ. Eine Zusammenfassung der klinischen und radiologischen Ergebnisse der nachuntersuchten Patienten zeigt die folgende Tabelle:

	LISS (PLT) n=18	LCDCP n=14
Spongiosaplastik	0	3 (21%)
Pseudarthrosen	0	0
Achsfehlstellungen	1 (6%)	5 (36%)
Beinlängendifferenzen	2 (11%)	4 (29%)
Infektion	0	0
Beugedefizit	2 (11%)	4 (29%)
OAK Score	12 sehr gut/gut (67%); 6 mäßig (33%)	7 sehr gut/gut (50%); 3 mäßig (21%); 4 schlecht (29%)
Rasmussen I Score	14 sehr gut (78%); 2 gut (11%); 2 mäßig (11%)	7 sehr gut (50%); 5 gut (36%); 2 schlecht (14%)

Zum Zeitpunkt der Nachuntersuchung haben alle Patienten der LISS-Gruppe beschwerdefreie Vollbelastung und radiologisch korrekte Gelenkflächenstellung erlangt. In der LCDCP-Gruppe wurde radiologisch in 7 (50%) Fällen Gelenkstufen >2mm ermittelt.

Schlussfolgerung

Das LISS (PLT) liefert bei Versorgung von proximalen Tibiafrakturen mit oder ohne begleitender Tibiakopffraktur unter Berücksichtigung der Verletzungsschwere und der biomechanischen Besonderheiten über einen knapp dreijährigen Zeitraum sehr gute Ergebnisse. Im Vergleich dazu kommt es in der Gruppe der LCDCP Patienten zu einer höheren Anzahl an Achsfehlstellungen, Beinlängendifferenzen und Gelenkstufen. Dieses kommt in den ermittelten klinischen und radiologischen Scores ebenfalls zur Darstellung. Dabei muss das deutlich höhere Alter der mit LCDCP versorgten Patienten beachtet werden.

Dr. med. Andreas Gruner/Städt. Klinikum Braunschweig, Unfallchirurgische Klinik/ Holwedestrasse 16/38118 Braunschweig/Deutschland/Tel.: 0531/5951257/Fax: 0531/5951462/ E-Mail: Andreas_Gruner@t-online.de

Neuartige Distanz- und Abstützplatte (c-plate) zur Stabilisierung der medialen Tibiakopfosteotomie. Klinische Anwendung und biomechanische Studie

G. Spahn (Eisenach), R. Wittig

Fragestellung

Entwicklung eines belastungsstabilen Implantates für die hohe Tibiakopfosteotomie (HTO) in der „opening-wedge-technique". Erste klinische Erfahrungen und biomechanische Untersuchung im Vergleich zu anderen Operationstechniken.

Methoden

Klinische Beobachtungen: 14 Patienten (9 Männer, 5 Frauen, Alter 43,2±8,6 Jahre) erfolgte die mediale HTO (durchschnittlich 10,7°). Biomechanische Untersuchung: Getestet wurde die axiale Belastbarkeit bei Verwendung verschiedener Implantate (c-plate, spacer-plate nach Puddu, AO-Tibiakopfplatte mit und ohne Beckenkammspan). Für die Tests wurde ein Osteotomiemodell (Unterschenkel weiblicher Hausschweine) entwickelt. Die axiale Belastbarkeit wurde in der Testmaschine Z2.5/TS1S (Zwick) geprüft.

Ergebnisse

Klinische Beobachtungen: Bei allen Patienten konnte bereits nach 1 Monat mit der unlimitierten Belastung begonnen werden. In allen Fällen war die Osteotomie nach 3 Monaten knöchern konsolidiert. Kein Implantatbruch wurde beobachtet. Der Ruheschmerz war zu diesem Zeitpunkt von 62,3 auf 24,1 Punkte (VAS) signifikant vermindert (p<0,05). Biomechanische Untersuchung: Unter moderater axialer Belastung zeigen verschiedenen HTO-Modelle (10°) keine Unterschiede. Die maximale axiale Belastbarkeit bei Verwendung der c-plate war mit 1975 N signifikant höher gegenüber der Platte nach Puddu (1647 N) und den AO-Tibiakopfplatten (1612 N ohne und 1583 mit Beckenkammspan), p<0,05. Während die maximale Belastbarkeit bei Verwendung der c-plate durch Infraktion der lateralen Tibia limitiert war, wurden bei den anderen Techniken Implantat-Versagen (Dislokation, Verbiegung) beobachtet. Bei Versuchen mit unterschiedlichen HTO-Winkeln (5–15°) korrelierte das ansteigende Ausmaß der Osteotomie mit einer Abnahme der axialen Belastbarkeit (R=0,875, p<0,05).

Schlussfolgerung

Seit den Arbeiten von Coventry ist die HTO eine etablierte Methode in der Therapie der Varusgonarthrose, aber auch bei komplexen Instabilitäten des Knies bei Varusmorphotyp. Die mediale HTO benötigt keine Fibulaosteotomie und minimiert den Weichteilschaden und die Gefahr für den N. peroneus. Nachteilig war jedoch bislang die im Vergleich zur lateralen Technik höhere Rate an Pseudarthrosen und sekundärem Korrekturverlust. Die ersten klinischen Erfahrungen mit dem neuentwickelten Implantat und die Ergebnisse der biomechanischen Versuche scheinen ermutigend, eine Technik zu Verfügung zu haben, die eine relativ frühzeitig Übungs- und Belastungsstabilität der medialen HTO gewährleistet. Die Tatsache, dass mit steigendem HTO-Winkel eine Abnahme der axialen Belastbarkeit einhergeht, muss dabei jedoch unbedingt beachtet werden. Über einem Korrekturwinkel von 15°, der jedoch nur selten erforderlich ist, liegen sicherlich die Grenzen der Methode.

Dr. med. Gunter Spahn/Praxisklinik Chirurgie-Unfallchirurgie Eisenach/Sophiestraße 16/
99817 Eisenach/Deutschland/Tel.: 03691-743912/Fax: 03691-743914/
E-Mail: Spahn.ESA@t-online.de

Möglichkeiten und Grenzen der Marknagelung proximaler Tibiafrakturen im Vergleich mit dem LISS

C. Schwarz (Leipzig), P. Verheyden, O. Gonschorek, C. Josten

Fragestellung

Obwohl die intramedulläre Marknagelung als 'golden standard' Behandlung der Tibiaschaftfrakturen gilt, ist das Indikationsspektrum bei sehr proximalen und distalen Frakturen unter anderem durch die eingeschränkten Möglichkeiten der Verriegelung begrenzt. Eine neue Anordnung der proximalen Verriegelungsbolzen soll dieses Spektrum erweitern, die anatomiegerecht veränderte Passform des Nagels das Einbringen erleichtern, bei gleichzeitiger Verminderung der intramedullären Druckerhöhung und Verringerung der konsekutiven Mediatoreneinschwemmung.

Methoden

Nach experimentellen und radiologischen Voruntersuchungen wurden 4 proximale Verriegelungsmöglichkeiten entwickelt, eine statische und eine dynamische in mediolateraler Richtung, zusätzlich dazu proximal gelegen 2 diagonale, welche gleichzeitig besetzt werden können. Im Zeitraum 06/1999–02/2002 wurden im Rahmen einer prospektiven Studie 81 Patienten mit dem neuen Marknagel bei frischen Frakturen, 23% offene und 77% geschlossene, versorgt. Davon waren 7 Frakturen in den proximalen 2/5 der Tibia gelegen. Diese Patienten wurden klinisch-radiologisch für 6 Monate nachuntersucht. Dabei wurde insbesondere auf den Zeitpunkt der möglichen Vollbelastung, postoperative Komplikationen, die knöcherne Konsolidierungszeit und das funktionelle Ergebnis geachtet. Dieses klinische Outcome wurde mit 6 proximalen Fällen, die bei vergleichbarer Lokalisation mit dem LISS versorgt und ebenfalls prospektiv erfasst wurden, verglichen.

Ergebnisse

Die Frakturen waren im ersten Fünftel (Nagel n=1, LISS n=2) bzw. im zweiten Fünftel (Nagel n=6, LISS n=4) lokalisiert. In der Nagelgruppe wurden in einem Fall zusätzliche Zugschrauben benutzt. Es ergaben sich keine intraoperativen Komplikationen, die Vollbelastung wurde bei 3 Patienten innerhalb der ersten Woche postoperativ, bei 4 Patienten nach 6 Wochen freigegeben. Es wurde keine verzögerte Knochenbruchheilung verzeichnet, alle 6 Frakturen waren nach 6 Monaten konsolidiert. Als einzige Komplikation gab ein Patient Schmerzen im Bereich der proximalen Verriegelung an. In der Gruppe der mit dem LISS versorgten Frakturen kam es zu 2 implantatbezogenen Komplikationen, persistierenden Schmerzen über 5 Monate und zu einem Beugedefizit von 20° in zwei anderen Fällen. Zwei Patienten gaben im Rahmen der Nachuntersuchungen keine Beschwerden und ein gutes funktionelles Ergebniss an.

Schlussfolgerung

Das neue Nageldesign erlaubt eine zuverlässige Stabilisierung auch instabiler Frakturen im Bereich des proximalen 2/5 der Tibia. Daher und aufgrund der wahrscheinlich besseren Ergebnisse sollte in Fällen, in denen eine Marknagelung möglich ist, diese auch vorgezogen werden. Bei Mehrfragmentfrakturen im proximalen 1/5 und möglicher ineffizienter Frakturstabilisation über einen Nagel sollten winkelstabile Plattensysteme wie das LISS eingesetzt werden.

Constanze Schwarz/Unfall- und Wiederherstellungschirurgie Universität Leipzig/
Liebigstr. 20a/Leipzig/Deutschland/Tel.: 0341–9717300/Fax: 0341-9771309/
E-Mail: ConstanzeSchwarz@gmx.de

Kombinationsverfahren sind zur Stabilisierung proximaler Tibiaschaftfrakturen besser geeignet als die alleinige Marknagelung

C. Eingartner (Tübingen), C. A. Müller, S. Rupp, K. Weise

Fragestellung

Frakturen des proximalen Schienbeinschaftes sind vergleichsweise selten, stellen durch die besondere biomechanische Situation jedoch ein spezifisches Problem dar. Hierzu sollen klinische und biomechanische Daten zur rational begründeten Verfahrenswahl vorgestellt werden.

Methoden

In einer retrospektiven Studie wurden 34 Patienten mit 35 Frakturen der proximalen beiden Fünftel des Schienbeinschaftes untersucht. Die Stabilisierung erfolgte mittels intramedullärer Nagelung (als alleiniges Verfahren oder mit einer Platte kombiniert), Plattenosteosynthese oder externer Fixation. Alle Patienten wurden nach einer Zeit von mindestens 12 Monaten nachuntersucht. Im biomechanischen Teil der Studie wurden in einem inkompletten Blockmodell an 30 Leichentibia-Paaren insgesamt 10 verschiedene Verfahren (UTN 8 mm, CTN 12 mm, Fixateur externe, Hybridfixateur sowie Abstützplatte und LISS jeweils als Monoimplantat, UTN in Kombination mit Tibiaverriegelungsplatte [3,9 mm und 4,9 mm], Pinless-Fixateur oder additiver 3,5 mm LC-DCP) im Hinblick auf die zu erzielende Gesamtstabilität (Steifigkeit und Festigkeit) sowie optoelektronisch im Hinblick auf die Relativbewegungen der Fragmente untersucht. Die statistische Auswertung erfolgte mit einer Varianzanalyse.

Ergebnisse

7der 8 Fälle, bei denen eine Reintervention wegen einer schwerwiegenden Komplikation notwendig war (4-mal Fehlstellung, 4-mal Pseudarthrose) waren primär mittels

alleiniger Marknagelung versorgt worden. Bei den Fällen, bei denen Kombinations-
verfahren (UTN plus LC-DCP oder Abstützplatte mit kleinem Fixateur externe) zur
Anwendung kamen, traten keine schwerwiegenden Komplikationen auf. In der biomechanischen Untersuchung zeigte sich eine deutliche Überlegenheit der Kombinations-
verfahren, insbesondere der Kombination des UTN mit einer LC-DCP gegenüber der
alleinigen Marknagelung. Die größte Krafteinleitung tolerierte der CTN (p<0,02). Als
im Hinblick auf die Relativbewegungen instabilsten Implantate ließen sich Abstützplatte und LISS identifizieren (p<0,02).

Schlussfolgerung

Kombinierte Osteosyntheseverfahren können für den biomechanisch problematischen proximalen Schienbeinschaftbruch empfohlen werden. Die Kombination des
UTN mit einer LC-DCP ist insbesondere bei Mehretagenfrakturen vorzuziehen, bei
einfachen Frakturen ist auch die Kombination einer Abstützplatte mit einem kleinen
Fixateur externe gut geeignet.

PD Dr. med. Christoph Eingartner/BG Unfallklinik, Eberhard-Karls-Universität Tübingen/
Schnarrenbergstr. 95/72076 Tübingen/Deutschland/Tel.: 07071 6060/Fax: 07071 606 1186/
E-Mail: christoph.eingartner@uni-tuebingen.de

Das maximalinvasive L.I.S.S. – Trendwende in der Osteitisbehandlung?

V. Heppert (Ludwigshafen), U. Glatzel, C. Wagner, A. Wentzensen

Fragestellung

Die Infektpseudarthrose langer Röhrenknochen ist eines der größten Probleme moderner Unfallchirurgie. Der Chirurg ist in einer Zwickmühle: Biomechanische Stabilität ist unverzichtbar, andererseits birgt jedes Implantat im Infekt ein hohes Risiko in
sich. Auch weiterhin gilt: „Metal and infection are poor partners".

Methoden

11 Patienten mit Infektpseudarthrose des Femur bzw. der Tibia wurden analysiert.
Vorausgegangen waren im Mittel 7,5 Operationen mit durchschnittlich 2,9 Implantaten und 2,8 Spongiosaplastiken. Bei persistierender Fistel wurden alle Patienten debri-
diert und mittels L.I.S.S. stabilisiert. Die Freilegung des infizierten Bereiches erfolgte
radikal, um ein sorgfältiges Debridement zu ermöglichen. Das L.I.S.S. wurde einfach
aufgelegt, ohne Tunnelierungen der Weichteile vorzunehmen.Bei 9 Patienten wurde
zusätzlich eine erneute Spongiosaplastik vorgenommen.

Ergebnisse

Bei 10 Patienten kam es zur problemlosen Ausheilung. Im Fall einer Patientin mit Tumoranamnese und Bestrahlung des Femur musste nach 19 Voroperationen zusätzlich eine Stabilisierung mit Fibulatransplantat vorgenommen werden. In keinem Fall kam es trotz frühzeitiger Belastung zur Auslockerung des Implantates.

Schlussfolgerung

Winkelstabile Implantate sind eine eindeutige Bereicherung therapeutischer Möglichkeiten. Obwohl dem Trend der Zeit folgend, L.I.S.S. als minimalinvasives Implantat angedacht wurde, sehen wir in der Osteitisbehandlung in der maximalinvasiven Anwendung, die ein wirklich radikales Debridement ermöglicht, eine echte Option für die Zukunft. Der Abstand des L.I.S.S. vom Knochen ist optimal für die Durchblutung und scheint eine Barriere für die Erreger zu bedeuten. Die Ergebnisse sind vielversprechend.

Dr. med. Volkmar Heppert/BG Unfallklinik Ludwigshafen/Ludwig Guttmann Str. 13/
67071 Ludwigshafen/Deutschland/Tel.: 0621-68102647/Fax: 0621-68102400/
E-Mail: vocalila.hep@t-online.de

Kann die Verwendung winkelsteifer Implantate die Infektraten bei problematischen Frakturen senken? Ein Vergleich konventioneller Osteosyntheseverfahren mit dem LISS bei Tibiakopffrakturen

J. von Recum (Ludwigshafen), S. Matschke, V. Heppert, A. Wentzensen

Fragestellung

Ziel der Untersuchung war es, bei bekannt problematischen Frakturen die Ergebnisse konventioneller Osteosyntheseverfahren mit modernen winkelsteifen Implantaten bezüglich der Infekthäufigkeit zu vergleichen.

Methoden

Die operative Versorgung von Tibiakopffrakturen ist aufgrund der Schwere des Traumas und der dünnen Weichteilbedeckung durch eine inakzeptabel hohe Infektrate gekennzeichnet. Von 09/98 bis 11/2001 wurden 54 Tibiakopffrakturen prospektiv erfasst und mittels LISS stabilisiert. Die Frakturform wurde nach der AO-Klassifikation, der Weichteilbefund nach TSCHERNE/OESTERN beurteilt.

Ergebnisse

Die Untersuchung des Patientengutes von 1/91 bis 12/97 hatte durchschnittlich 24,5% postoperative Infekte gezeigt. Die Analyse hatte Frakturen mit ausgedehnten metaphysären Defekten, einen initialen offenen oder geschlossenen Weichteilschaden sowie eine postoperativ verbliebene Instabilität als Hauptrisikofaktoren ergeben. Die Auswertung der mit LISS stabilisierten Patienten zeigte eine vergleichbare Verteilung der Frakturformen und des Weichteilbefundes. 48% (26/54) wiesen Mehrfachverletzungen auf, davon handelte es sich in 13 Fällen um polytraumatisierte Patienten. 20 Patienten wiesen einen schweren Weichteilschaden auf (12 G2/3, 8 O2/3). Postoperative Infekte fanden sich lediglich bei 7% (4/57)der Patienten. Hierbei handelte es sich jeweils um vollständige Gelenkfrakturen mit ausgedehntem metaphysären Defekt (41/C3 n AO) mit schweren Weichteilschäden (2 offene Frakturen, 2 geschlossene Weichteilschäden mit primärem Kompartmentsyndrom). Drei dieser Fälle konnten unter Dauerdrainage zur Ausheilung gebracht werden, in einem Fall waren bei schwerer Osteitis eine frühzeitige Metallentfernung und der Verfahrenswechsel auf gelenküberbrückenden Fixateur externe erforderlich. Zwei mal beobachteten wir einen Repositionsverlust durch sekundäre Sinterung.

Schlussfolgerungen

Winkelstabile Implantate scheinen insbesondere bei problematischen Frakturen mit höhergradigen Weichteilschäden und ausgedehnten metaphysären Defekten geeignet, die postoperativen Infektraten zu senken. Gründe hierfür sehen wir in der höheren primären Stabilität sowie der geringeren Störung der ossären Durchblutung gegenüber konventionellen Implantaten.

Dr. med. Jan von Recum/Berufsgenossenschaftliche Unfallklinik Ludwigshafen/ Ludwig-Guttmann Str. 13/67071 Ludwigshafen/Deutschland/Tel.: 0621 68100/ Fax: 0621 8610 2600/E-Mail: jan.von.recum@t-online.de

Versorgung von Tibiaschaftfrakturen mit dem Fixion Nail – Ergebnisse einer zweijährigen klinischen Studie

S. Berger (Rheinhausen), N. Pittlik, T. Hartwig

Fragestellung

Der Fixion Nail, ein aufpumpbarer Marknagel zur Versorgung von Schaftfrakturen langer Röhrenknochen, stellt durch seine individuell intramedullär geführte Rotationsstabilität eine neue Technik dar. Einfache Implantationsweise, geringe Durchleuchtungszeit, sowie anatomieorientierte Adaptation des Nagels an den Markraum kennzeichnen ihn als durchdachtes Verfahren. Hervorzuheben ist die frühe Belastbarkeit und hohe Komfortakzeptanz der Patienten.

Der Fixion Nail ist ein Chrom-Nickel-Stahl-Nagel mit flexiblem Durchmesserprofil. Er wird mit Kleeblattprofil in gefaltetem Zustand durch intraoperatives Entfalten langstreckig dem Markraumdurchmesser angepasst. Über typischen Zugang kann er optional gebohrt oder unaufgebohrt eingebracht werden. Ein hochsensibles Überdrucksystem läßt physiologische Kochsalzlösung bis max. 70 bar insufflieren und entfaltet den Nagel entsprechend der unterschiedlichen Markraumquerschnitte bis hin zur Sanduhrform. Eine ausreichende Rotationsstabilität wird erzielt; die axiale Stabilität bleibt erhalten. Zerstörerischer Druck auf die innere Cortikalis oder die Frakturfragmente wird vermieden. Die Querverriegelung mit späterer Dynamisierung entfällt.

Methode

Seit Juni 2000 wurden im Johanniter-Krhs. Rheinhausen 20 Patienten mit Tibiaschaftfrakturen, darunter eine path. Fraktur, mit Fixion Nail versorgt. Das Durchschnittsalter betrug 44 Jahre (16–71 J.); das Verhältnis weibl.-männl. lag bei 9:11. Außer dem Patienten mit pathologischer Fraktur waren alle Patienten vor ihrem Unfall sportlich aktiv. Die operative Versorgung erfolgte, wenn möglich, am Unfalltag; bei sechs Patienten fand die Operation frühsekundär am 4. bzw. 5. Tag nach Trauma statt. Die Mobilisation begann am 1. postop. Tag; die durchschnittliche stationäre Verweildauer betrug 11 Tage. Die Patienten wurden vor Entlassung, sowie nach 3, 6 und 12 Monaten klinisch und radiologisch untersucht. Kontrolliert wurden neben der radiologischen Konsolidierung die Funktion der betroffenen Extremität mit Beweglichkeit der angrenzenden Gelenke, die Belastungs- und Schmerzakzeptanz, das Allgemeinbefinden, sowie der Zeitraum des Funktionsausfalls und die Dauer der Arbeitsunfähigkeit. Die bisherigen Explantationen erfolgten nach 12 –15 Monaten problemlos.

Ergebnisse

Bei den Nachuntersuchungen sahen wir eine frühzeitige und intensive Callusbildung. Die Patienten sprachen schon während des stationären Aufenthaltes ihre Zufriedenheit aus und klagten kaum über Schmerzen. Eine Einschränkung der Beweglichkeit zur Gegenseite konnte nicht festgestellt werden. Der kosmetische Aspekt wurde von allen Patienten gelobt. Jüngere Patienten waren nach durchschnittlich 4 Monaten in der Lage, ihre bisherige berufliche Tätigkeit wiederaufzunehmen. Alle Patienten üben ihren zuvor durchgeführten Sport wieder aus. Probleme bzgl. der Rotationsstabilität sahen wir nicht.

Schlussfolgerung

Nach zwei Jahren klinischer Anwendung halten wir den Fixion Nail für eine interessante Alternative in der Marknagelung.

Dr. med. Susanne Berger/Johanniter-Krankenhaus Rheinhausen/Kreuzacker 1–7/
47228 Duisburg/Deutschland/Tel.: 02065971201/Fax: 02065971280/
E-Mail: vdhorst@johanniter-rheinhausen.de

Die dynamische Osteosynthese des MT I mit dem LINK® Hallux-Fixateur interne nach Stoffella zur Korrektur der Hallux Fehlstellungen

R. Stoffella (Wien), W. Scharf

Fragestellung

Die LINK® DC-Halluxspange wird zur Osteosynthese einer distalen MT-I-Osteotomie zur Korrektur der Hallux-Fehlstellungen verwendet. Das Osteosyntheseimplantat wird nach der subkapitalen Korrekturosteotomie mit den beiden Spangenschenkeln dynamisch im Markraum des MT-I verankert und die Spangenöse mit dem Metatarsalköpfchen verschraubt. Bei dieser Operationstechnik erfolgt die Stabilität der Osteotomie durch die Kompressionskräfte, die bei der Belastung des Fußes auftreten. Die Drehmomente können durch den Zuggurtungseffekt der dynamisch fixierten DC-Halluxspange und die Winkelosteotomie neutralisiert werden. Durch die fehlende Winkelstabilität bestand in der Horizontalebene die Möglichkeit einer valgischen Verkippung des Metatarsalköpfchens.

Methoden

Die LINK® DC-Halluxspange wurde modifiziert und eine winkelstabile Verbindung zwischen der Spangenöse und der Schraube entwickelt. Die Spangenöse umfasst einen kurzen Führungszylinder, der mit seiner Bohrung dem Schraubenkern entspricht. Die Drehmomente, die in der Horizontalebene auf das Metatarsalköpfchen einwirken, werden nun direkt über das Osteosyntheseimplantat aufgenommen und an den Metatarsalschaft weitergeleitet. Die Drehmomente in der Frontalebene werden wie bisher über die zentrale Verschraubung in die Winkelosteotomie umgeleitet. Das winkelstabile Implantat hat die Eigenschaft eines dynamisch in der Sagitalebene liegenden Fixateur interne, der die interfragmentäre Kompression über den Bodendruck erzielt und die Abscherkräfte kompensiert.

Ergebnisse

Es wurden 40 Patienten mit einer mittleren bis hochgradigen Halluxfehlstellung mit der Stoffella-Osteotomie und dem Hallux-Fixateur interne operiert. Die Nachuntersuchung erfolgte 12 Monate postoperativ. Die Ausgangswinkel betrugen im Durchschnitt: HV-Winkel 38° (25°–60°), IM-Winkel 16° (10°–22°). Postoperativ war der HV-Winkel zwischen 6° und 20° um durchschnittlich 22° und der IM-Winkel zwischen 4° und 10° um durchschnittlich 8° verbessert. Der Durchschnittswert des Vorfußscores nach Kitaoka war präoperativ 22 von 75 möglichen Punkten und postoperativ 66 Punkte. Ein valgisches Verkippen des Metatarsalköpfchens konnte in keinem Fall festgestellt werden.

Schlussfolgerung

Die Osteotomie nach Stoffella ist eine sichere Methode zur Korrektur von mittleren bis hochgradigen Hallux valgus Fehlstellungen. Die Stabilität der Osteosynthese ist durch die Entwicklung des Hallux-Fixateur interne auch in der Horizontalebene ungefährdet vorhanden. Die funktionelle Belastung des Fußes ist bei der dynamischen Osteosynthese mit dem Hallux-Fixateur interne ein wesentlicher Bestandteil der Operationstechnik und eine Innovation in der Stabilisierung einer Osteotomie.

Dr. med. Rudolf Stoffella/Privatspital Goldenes Kreuz Wien/Lazarettgasse 16–18/Wien/ Österreich/Tel.: +43 664 200 1157/E-Mail: stoffella@aon.at

Outcome der gering invasiven Schraubenosteosynthese versus offener Rekonstruktion mit Platte bei intraartikulären Kalkaneusmehrfragmentfrakturen

V. Sprich (Göttingen), E. K. Folwaczny, K. M. Stürmer

Fragestellung

Die häufig prekäre Weichteilschädigung und das hohe Infektionsrisiko bei Kalkaneusfraktur prädestiniert sie für eine gering invasive Osteosynthese. Der komplizierte dreidimensionale Aufbau mit den 4 unterschiedlichen Gelenkwinkeln des Calcaneus kann erst durch anatomische Rekonstruktion unter Sicht wiederhergestellt werden. Welche Methode ist der anderen langfristig überlegen?

Methoden

1995 bis 1997 wurde bei 62 Patienten (16 Frauen/ 46 Männer), Durchschnittsalter 44,5 Jahre, eine intraartikuläre Kalkaneusfraktur osteosynthetisch rekonstruiert. Nach modifiziertem Essex-Lopresti Score klassifiziert waren 7 Kalkaneusfrakturen Typ B (tongue type) und 55 Typ C (joint depression). 6 Frakturen waren I° offen, 4 Frakturen III° offen. 21 Calcanei wurden mit gering invasiver Schraubenosteosynthese stabilisiert: Über einen lateralen Zugang subperiostal erfolgt die direkte Verschraubung der mittleren Gelenkfacette und des Sinus tarsi unter Sicht, zusätzlich indirekte Reposition des Längsgewölbes und Längsverschraubung. 41 Frakturen wurden mit einer Platten-Osteosynthese, davon 4 Frakturen temporär zusätzlich mit einem Fixateur externe stabilisiert. Die postoperative Behandlung war gipsfrei und frühfunktionell mit Bodenkontakt-Belastung für 3 Monate postoperativ. Bei 3 Patienten (2× Platten- und 1× Schraubenosteosynthese) war sekundär eine Arthrodese des unteren Sprunggelenkes erforderlich.

Ergebnisse

Die Nachuntersuchung erfolgte durchschnittlich nach 31,5 Monaten. Berücksichtigt wurde das klinisch-funktionelle Ergebnis, das konventionelle Röntgen des Calcaneus, die Wertung im eigenen Score, sowie die subjektive Bewertung des Patienten. Dabei wurden mit der Schraubenosteosynthese 6 sehr gute (28.6%), 7 gute (33.3%), 7 befriedigende (33.3%) und 1 schlechtes Ergebnis (4.8%) erzielt. Bei der Plattenosteosynthese gab es 3 sehr gute (7.3%), 9 gute (21.9%), 23 befriedigende (56.1%) und 6 schlechte Ergebnisse (14.7%). Sekundär erforderliche Arthrodesen wurden als schlechtes Ergebnis gewertet. Bei der subjektiven Bewertung schnitt die Schraubenosteosynthese im Vergleich noch besser ab: Rund 81% (17 Patienten) bewerteten das Ergebnis sehr gut oder gut gegenüber 51.2% (21 Patienten) bei der Plattenosteosynthese.

Schlussfolgerung

Die gering-invasive Schraubenosteosynthese der Calcaneusfraktur scheint der offenen Platten-Osteosynthese überlegen zu sein, erfordert aber viel Erfahrung und hohes dreidimensionales Vorstellungsvermögen.

Volker Sprich/Klinik für Unfallchirurgie, Plastische und Wiederherstellungschirurgie, Universitätsklinikum Göttingen/Robert-Koch-Str. 40/37075 Göttingen/Deutschland/ Tel.: 0551-392462/Fax: 0551-398991/E-Mail: km.stuermer@med.uni-goettingen.de

Neue Osteosynthesetechniken am Oberarm

N. Südkamp (Freiburg)

Neue Osteosynthesetechniken am Unterarm

K. Weise (Tübingen)

Biomechanischer in vitro Vergleich expandierbarer Cages im thorako-lumbalen Korporektomiemodell

R. Pflugmacher (Berlin), F. Kandziora, M. Scholz, J. Schäfer, K. Ludwig, C. Khodadadyan-Klostermann, G. Duda, N. P. Haas

Fragestellung

Expandierbare Cages finden als Wirbelkörperersatz nach traumatischer, infektiöser oder tumoröser Destruktion von Wirbelkörpern zunehmende Verbreitung. Unklar ist derzeit die biomechanische Wertigkeit dieser Implantate. Ziel dieser Untersuchung war es demzufolge, expandierbare Cages biomechanisch in vitro mit einem nicht expandierbaren Cage in einem thorako-lumbalen Korporektomiemodell zu vergleichen.

Methoden

32 humane thorakolumbale Wirbelsäulenpräparate (Th 11–L3) wurden in Flexion, Extension, Rotation und Seitwärtsneigung mittels nicht-destruktiver Steifigkeitsmessung getestet. Die anguläre Beweglichkeit von TH 12 über L2 wurde mittels eines optischen Messsystems ermittelt. Nach Evaluation der intakten Präparate (n=32) wurde eine Korporektomie L1 vorgenommen. Der Wirbelkörperersatz wurde mit folgenden Implantaten durchgeführt: (1) Harmscage (DePuy Acromed, n=8); (2) Synex (Synthes, n=8) (3) VBR (Ulrich, n=8) (4) Spinal fusion carrier (DePuy Acromed, n=8). Anschließend wurde eine posteriore Stabilisierung (USS, Synthes) und anterior-posteriore Stabilisierung (USS, Synthes + LCP, Synthes) durchgeführt. Die Steifigkeit, der Bewegungsumfang, sowie die neutrale und elastische Zone wurden anhand von Last-Dislokationskurven ermittelt.

Ergebnisse

Im Vergleich zum intakten Bewegungssegment führte die Implantation aller Cages zu einer signifikanten (p<0.05) Reduktion der Steifigkeit und einer Zunahme des Bewegungsumfanges in allen Testrichtungen. Zwischen den verschiedenen Cages ergaben sich nur geringe (p>0.05) Unterschiede, die jedoch direkte Korrelation zum Cagedesign aufwiesen. Im Vergleich zum intakten Bewegungssegment führte die additive posteriore Stabilisierung zu einer signifikanten (p<0.05) Zunahme der Steifigkeit. Die höchste Steifigkeit und der geringste Bewegungsumfang wurde durch eine anterior-posteriore Stabilisierung erzielt.

Schlussfolgerung

Unter experimentellen Bedingungen ergeben sich für die verschiedenen expandierbaren Cages keine wesentlichen biomechanischen Unterschiede. Zusätzlich konnte kein biomechanischer Unterschied zwischen den getesteten expandierbaren und nicht expandierbaren Cages nachgewiesen werden. Die isolierte Stabilisierung mit Cages nach Korporektomie war nicht in der Lage, die Stabilität des intakten Bewegungssegmentes wieder herzustellen. Daher sind Cages als „stand-alone" Implantate nach Korporektomie ungeeignet.

Robert Pflugmacher/Unfall- und Wiederherstellungschirurgie, Universitätsklinikum Charité der Humboldt Universität Berlin/Augustenburgerplatz 1/13353 Berlin/Deutschland/ Tel.: 030450552413/Fax: 030450552901/E-Mail: frank.kandziora@charite.de

Multisegmentale dorsale Spondylodese
mit einem neuen polyaxialen Schrauben-Stab-System (Click'X®)

M. Schrödel (München), E. Stolpe, V. Braun, H. Hertlein

Fragestellung

Die multisegmentale dorsale Spondylodese ist bei mehrsegmentalen Instabilitäten, degenerativen Veränderungen oder neoplastischen Wirbelkörperdestruktionen ein etabliertes Verfahren. Diverse Schrauben-Stab-Systeme stehen dem Operateur zur Verfügung. Das Operationsverfahren ist bei mehrsegmentaler Versorgung durch die oft schwierige Anpassung/Biegung des Längsträgers an die implantierten Schrauben erschwert. Kann ein neueres polyaxiales, winkelstabil zu befestigendes Implantat das Operationsverfahren erleichtern, die Operationszeiten verkürzen und postoperative Komplikationen – insbesondere Materialbruch – verhindern?

Methoden

1051 dorsale Spondylodesen wurden im Zeitraum von Januar 1999 bis Dezember 2001 (36 Monate) von insgesamt vier Operateuren durchgeführt und dokumentiert.

Ergebnisse

184 von 1051 dorsalen Spondylodesen wurden mit dem Click'X® System (Synthes) durchgeführt. 22 (12%) Fusionen waren monosegmental, 107 (58%) bisegmental und 55 (30%) multisegmental. Die Indikation zum multisegmentalen Eingriff war in 20 Fällen eine instabile, multisegmentale Spinalkanalstenose, eine Torsionsskoliose in 8 Fällen, multisegmentale Instabilität bei vorangegangener Laminektomie lag in 12 Fällen, neoplastische Veränderungen in 5 Fällen und eine multisegmentale (Pseudo-) Spondylolisthesis lag in 10 Fällen vor. Die Implantationszeit des Click'X®-Systems bei multisegmentaler Spondylodese war gegenüber anderen Systemen (USS-Schanz-, USS-Pedikelschrauben) deutlich verringert. Postoperativ wurde im gesamten Kollektiv kein Materialbruch und keine Diskonnektierung des Systems gefunden. Die Erleichterung des Operationsverfahrens als subjektiver Parameter wurde von allen vier an der Untersuchung teilnehmenden Operateuren als deutliche Erleichterung eingestuft.

Schlussfolgerung

Die Vereinfachung und Beschleunigung des Operationsverfahrens wird durch einen polyaxial verstellbaren Schraubenkopf erzielt. Dieser Kopf kann je nach Bedarf der Richtung des Längsträgers angepasst und fixiert werden, so dass sich dieser den anatomischen und implantatspezifischen Vorgaben anpasst. Es kann somit eine spannungsfreie Fusion erzielt werden, die postoperativen Komplikationen – insbesondere Materialbruch – im untersuchten Kollektiv zuverlässig verhinderte.

Dr. med. Markus Schrödel/Abteilung für Unfall- und Wiederherstellungschirurgie, KH München-Harlaching/Sanatoriumsplatz 2/81545 München/Deutschland/ Tel.: 089/6210-2304/Fax: 089/6210-2303/E-Mail: markus.schroedel@web.de

Erste Erfahrungen mit einem winkelstabilen anatomisch vorgeformten Implantat für proximale Humerusfrakturen

M. J. Kääb (Berlin), M. Schütz, S. Zandi, T. Lindner, N. P. Haas

Fragestellung

Die Therapie der dislozierten proximalen Humerusfraktur ist problematisch und wird kontrovers diskutiert. Bei meist älterem Patientengut mit zum Teil ausgeprägter Osteoporose werden verschiedene Osteosyntheseverfahren favorisiert. Ziel dieser Studie ist, die Anwendbarkeit der anatomisch vorgeformten winkelstabilen Proximalen Humerus Platte (LPHP) zu untersuchen.

Methoden

Seit Oktober 2001 wurden 46 Patienten (Durchschnittsalter 66 Jahre, 28 J. bis 93 J.) mit proximalen Humerusfrakturen mit einer winkelstabilen LPHP versorgt und prospektiv dokumentiert. Alle Frakturen wurden über einen deltopectoralen Zugang operiert und das Kopffragment mit 4 winkelstabilen Schrauben fixiert. Folgende Frakturen wurden versorgt: nach AO: 9 A-, 24 B-, und 13 C-Frakturen. Nach der Neer-Klassifikation: 9 III/2, 22 IV/3, 1 V/3, 12 IV/4 und V/4 und 2 VI/4 Frakturen. Acht Patienten hatten noch weitere Frakturen oder waren polytraumatisiert.

Ergebnisse

In der laufenden Studie konnten 85% der Patienten klinisch und radiologisch untersucht werden. Drei Frakturen zeigten bei der Dreimonatskontrolle noch keine knöcherne Frakturkonsolidierung. Bisher kam es zu keinen radiologischen Humeruskopfnekrosen. In 4 Fällen lag eine Varus- (<10°) und in 2 Fällen eine geringe Rotationsfehlstellung vor ohne wesentlichen Einfluss auf das funktionelle Ergebnis. Im Constant-Score (Raw-Score ohne Korrekturfaktoren, 3 Monate postoperativ) ergab sich ein Mittelwert von 67 Punkten (Spanne: 31–95). In 3 Fällen waren Reoperationen erforderlich: in einem Fall kam es eine Woche postoperativ wegen OP-technisch falscher Schraubenverankerung zu einer Schraubenlockerung mit Implantatlösung; bei einer Patientin dislozierte 3 Monate postoperativ nach Sturz das Implantat und in einem Fall musste bei glenohumeralem Weichteilinfekt das Implantat entfernt werden.

Schlussfolgerung

Die vorläufigen Ergebnisse zeigen, dass der winkelstabile Fixateur intern eine sichere Stabilisierung von proximalen Humerusfrakturen ermöglicht. Das Operationsverfahren erlaubt eine frühfunktionelle Behandlung und zeigt auch bei älteren Patienten gute funktionelle Ergebnisse. Bislang konnte insbesondere bei osteoporotischem Knochen keine sekundäre Kopfdislokation bzw. Sinterung beobachtet werden.

Dr. med. Max J. Kääb/Klinik für Unfall- und Wiederherstellungschirurgie, Campus Virchow Klinikum, Charité, Medizinische Fakultät der Humboldt Universität zu Berlin/ Augustenburger Platz 1/13353 Berlin/Deutschland/Tel.: 030 450 552098/Fax: 030 450 52958/ E-Mail: max.kaeaeb@charite.de

Fixation von Humeruskopf-Frakturen mit gleit- und winkelstabilem antegraden Nagel

H. W. Stedtfeld (Nürnberg), W. Attmanspacher, K. Thaler, B. Frosch

Fragestellung

Als Entwicklungshypothese wurde formuliert,

1. daß ein antegrader Nagel mit anatomisch an den Protuberanzen der Tubercula eingebrachten winkel- und gleitstabilen Verriegelungsschrauben die Fragmente eines gebrochenen Humeruskopfes (HK) stabil fixiert;
2. daß eine die subkap. Frakturzone transfixierende Verriegelung Scherbewegungen und damit Pseudarthrosen verhindern kann;
3. daß zertrümmerte Tubercula mit einem zusätzl. Spike-Washer bis zur knöchernen Integration fixiert werden können und
4. daß durch behutsame Nahttechnik und frühzeitige aktive Bewegungsübungen der durch das antegrade Vorgehen gesetzte Op.-Schaden an Bursa subacr. und Rotatorenmanschette folgenlos gehalten werden kann.

Methoden

Ein nach dieser Vorgabe entwickeltes neues Nagel-System (Nagel und Schrauben aus Titan-Legierung [Ti-Al-Vn], HK-Fixationsschrauben mit Gewinde im Nagelloch fixiert) wurde zur Behandlung von disloz. HK-Frakturen eingesetzt. Die Behandlungsverläufe aller Pat. wurden in einer prospektiven Studie kontrolliert und erfaßt. Alle erreichbaren Pat. wurden nach 3, 6 und 12 Mon. nachuntersucht. Die Nachuntersuchung (NU) bestand in der Erhebung des Constant-Scores (CS) sowohl der Op.- als auch der Nichtop.-Seite, in einer Rö-Untersuchung des prox. Humerus in 2 Eb., in einer Fotodokumentation der Bewegungslimits und schließlich in einer Videodokumentation des Bewegungsablaufes.

Ergebnisse

Von Feb. 2000 bis Dez. 2001 wurden 120 Pat. mit frischen Frakturen, mit pathol. prox. Schaftfrakturen, mit HK-Schaft-Kombinationsbrüchen und sekundär mit Komplikationen nach Plattenfixationen insges. 121 mal versorgt. Bei 9 Pat. (7,4%) wurde das Verfahren entweder intraop. oder früh postop. aufgegeben zugunsten einer HK-Prothese. 7 Pat. sind vor einer Wiederaufnahme der Behandlung oder vor Erreichen des ersten NU-Termins verstorben. 27 Pat. konnten nicht mehr erreicht werden oder lehnten eine NU ab. Bei 19 Pat. war das festgelegte Zeitintervall zwischen Op. und 1. NU noch nicht verstrichen. Demnach verblieben 59 Pat. in der Studie: 44 Frauen (Altersmittel 70,7 J.) und 15 Männer (Altermittel 56,6 J.)mit 54 HK-Frakturen (NEER III: 15×; NEER IV-3S: 31×; NEER V-3S: 1×; NEER IV/V-4S: 6×; NEER VII-4S: 1×) und 5 Kombinations- bzw. Metastasenfrakturen. 59 Pat. erreichten nach 3 Mon. einen CS von 64,1 Pkt. (seitenvergl. 76%), 48 Pat. nach 6 Mon. einen CS von 74,6 Pkt.(seitenvergl. 83%) und 30 Pat. nach 1 J. einen CS von 79,8 Pkt. (seitenvergl. 86%). 1× (1,7%)versagte die Fixation und eine HK-Proth. wurde implantiert, desgl. 1× nach tiefem Infekt (1,7%). Irritationen durch Implantatüberstand führten 2× zur Teil- und 12× zur Kompl.-Entfernung (23,7%) und zu einem deutlich schlechteren Ergebnis (mittl. CS von 61,4 Pkt.) gegenüber den unkompliz. Fällen (mittl. CS von 86,9 Pkt.).

Schlussfolgerung

Hauptrisiko ist der Schrauben- und Nagelüberstand. Dieser läßt sich durch genaue intraop. BV-Kontrolle vermeiden. Das Verfahren ist sehr leistungsstark, die Implantatstärke adäquat.

PD Dr. med. Hans-Werner Stedtfeld/Klinik für Unfallchirurgie/Breslauer Str. 201/
90471 Nürnberg/Deutschland/Tel.: 0911-3982600/Fax: 0911-3982174/
E-Mail: stedtfeld@klinikum-nuernberg.de

Der intramedulläre Kraftträger (Targon-PH-Nagel) als Lösung für proximale Humerusfrakturen?

J. Maurer (Augsburg), F. Popp, E. Mayr, A. Rueter

Fragestellung

Hat der Targon-PH-Nagel seit der Einführung an unserer Klinik Ende 2000 zu einer Verbesserung des postoperativen Ergebnisses im Vergleich zu der bis dahin standardmäßig bei den proximalen Humerusfrakturen eingesetzten Kleeblattplatte geführt?

Methoden

In einer retrospektiven Studie wurden die vom 3.1.2001 bis 28.12.2001 operativ ausschließlich mit dem PHN versorgten proximalen 2-, 3-, und 4-Segment-Humerusfrakturen mit nach Frakturtyp und Patientenalter passenden Kleeblattplattenosteosynthesen vom 4.1.2000 bis 29.12.2000 verglichen und mit einer Matched-Pair-Statistik ausgewertet.

Ergebnisse

Von 44 mit dem Targonnagel versorgten Frakturen konnten 33 mit entsprechenden Kleeblattplattenosteosynthesen gepaart werden. Hierbei zeigte sich sowohl in der OP-Zeit, dem stationären Aufenthalt, der Häufigkeit von Komplikationen und dem postoperativ erzielten Caput-Collum-Winkel kein signifikanter Unterschied der beiden Op-Verfahren. Auch beim postoperativen ASES-Score (Mittelwert für beide Gruppen 67), ließ sich bislang kein Unterschied feststellen, allerdings ist hier die unterschiedlich lange Nachbeobachtungszeit (Targon 2–54 Wochen, Kleeblattplatte 54–106 Wochen) zu beachten.

Schlussfolgerung

Bislang konnte der Targon-PH-Nagel keine signifikant besseren Ergebnisse als die Kleeblattplattenosteosynthese bei der Versorgung proximaler Humerusfrakturen liefern.

Dr. med. Joachim Maurer/Klinik für Unfall- und Wiederherstellungschirurgie am Zentralklinikum Augsburg/Stenglinstr. 2/86156 Augsburg/Deutschland/Tel.: 0821/4002651/ E-Mail: maurer.sj@gmx.de

Die Verriegelungsnagelung von Frakturen der Unterarmknochen mit dem ForeSight™-Ulna/Radius-Nagel – ein neues Verfahren mit Zukunftsperspektive

Ch. Weißer (Würzburg), R. Wagner, A. Weckbach

Fragestellung

Die spezielle Anatomie und Biomechanik des Unterarmes ist Ursache dafür, daß sich die bei anderen Röhrenknochen aufgrund der biomechanischen Vorteile etablierte intramedulläre Osteosynthese trotz vielfacher Versuche wegen unzureichender Torsionsstabilität mit hoher Pseudarthrosenrate bislang nicht durchsetzen konnte. Als Standardverfahren gilt deshalb die Plattenosteosynthese. Mit dem ForeSight™-Nagel steht neuerdings ein Implantat zur statischen Verriegelungsnagelung von Frakturen des 2. bis 5. Schaftsechstels von Radius und Ulna zur Verfügung.

Methoden

Im Rahmen einer prospektiven klinischen Studie wurden von Juni 1997 bis März 2002 bei 47 Patienten (48 Unterarme) mit Frakturen eines oder beider Unterarmknochen insgesamt 59 ForeSight™-Ulna/Radius-Verriegelungsnägel implantiert, 36 an der Ulna, 23 am Radius (davon 11 an beiden Knochen). Die Nachbehandlung erfolgte mit Ausnahme der Galeazzifrakturen funktionell. Klinische und radiologische Kontrollen wurden nach 6, 12, 26 und bedarfsweise nach 52 Wochen durchgeführt. Ausgewertet wurden die mindestens 6 Monate zurückliegenden Versorgungen mittels klinischer und radiologischer Untersuchung sowie Erhebung des DASH-Scores, die Nachbeobachtungszeit beläuft sich auf 18,5 Monate (6–38 Monate), bei 21 Patienten mit 25 Nägeln beträgt sie mehr als zwei Jahre.

Ergebnisse

Die Reposition erfolgte in 34 Fällen geschlossen, in 4 Fällen perkutan mittels Repositionszange und für 21 Nägel offen über eine limitierte Freilegung der Fraktur. Der Markraum von 52 Knochen wurde mittels Handfräse aufgebohrt. Die durchschnittliche Operationszeit betrug 64 Minuten, die Durchleuchtungszeit 4,4 Minuten. Bisher konnten 39 Unterarme mit 46 Nägeln ausgewertet werden. Die Heilungsdauer betrug durchschnittlich 4,3 Monate, 90% verfügten über eine freie Funktion, bei 3 Unterarmen (Mehrfachverletzung des Armes; Brückenkallusresektion) verblieb eine Einschränkung der Vorderarmdrehbewegung. Der durchschnittliche DASH-Wert, erhoben nach 17,4 (6–33) Monaten, betrug 12,7 (76% ≤ 20). An Komplikationen waren eine Pseudarthrose (Überbeanspruchung des Implantats durch frühzeitige Arbeitsaufnahme), 2 verzögerte Frakturheilungen (ausgeheilt nach 10,2 bzw. 11,5 Monaten), 2 radioulnare Synostosen (Polytraumen mit SHT), sowie ein Frühinfekt (nach offener Reposition einer Unterarmfraktur) zu beobachten. Nach bislang 17 Implantatentfernungen trat keine Refraktur auf.

Schlussfolgerung

Der ForeSight-Nagel trägt der speziellen Anatomie des Unterarmes Rechnung; die statische Verriegelung stabilisiert alle Frakturtypen ausreichend, was eine funktionelle Nachbehandlung erlaubt. Die Operationstechnik ist anspruchsvoll; bei entsprechender Erfahrung sind mit diesem System jedoch der Plattenosteosynthese ebenbürtige Ergebnisse zu erzielen. Refrakturen nach Implantatentfernung oder implantatbezogene Komplikationen wurden nicht beobachtet, die kosmetischen Vorteile sind bei minimierter Invasivität überzeugend.

Dr. med. Christoph Weißer/Chirurgische Universitätsklinik, Unfallchirurgie/
Josef-Schneider-Str. 2/97080 Würzburg/Deutschland/Tel.: 0931 20131249/
E-Mail: christoph.weisser@mail.uni-wuerzburg.de

Plattenosteosynthese am distalen Radius: erste Erfahrungen mit den neuen „2.4mm Distal Radius Locking Plates"

D. A. Rikli (Luzern), K. Weller, R. Babst

Fragestellung

Das Konzept der dorsalen Doppelplatten-Osteosynthese am distalen Radius wurde 1996 von Regazzoni et al. aus Basel publiziert. Seither wurde diese Methode sowohl biomechanisch als auch anhand grösserer klinischer Serien validiert. Diese Erfahrungen haben zur Entwicklung neuer winkelstabiler Titanplättchen der Dimension 2.4 mm geführt, welche sowohl für dorsale wie auch für palmare Plattenosteosynthesen geeignet sind. Wir stellen eine erste prospektive klinische Serie vor, welche mit diesen Implantaten versorgt worden sind.

Methoden

24 Patienten im Alter zwischen 24 und 70 Jahren mit artikulären Frakturen (AO-Klassifikation B und C) wurden mittels dorsaler (15), palmarer (8) oder dorso-palmarer (1) Osteosynthese versorgt. Bei einem Patienten wurde eine Korrekturosteotomie von palmar vorgenommen. Die Patienten wurden mittels standardisiertem Protokoll (Röntgen, ROM, DASH-Score) nachkontrolliert. Das Follow-up ist mit im Mittel 9 Monaten (zwischen 6 und 12 Monaten) noch nicht abgeschlossen.

Ergebnisse

Es traten keine intraoperativen Komplikationen auf. Alle Frakturen heilten ohne sekundäre Dislokationen oder Infekt. Ein milder M. Sudeck heilte unter entsprechender Therapie ab. Einmal war eine Irritation des oberflächlichen Radialisastes zu verzeichnen. Ausser einem Patient mit zusätzlichem Eingriff am Carpus wurden alle frühfunktionell nachbehandelt. Bei allen Patienten konnte die Beweglichkeit abhängig von der Schwere der Verletzung zwischen 70 und 100% der Gegenseite wiederhergestellt werden bei insgesamt minimalen subjektiven Beschwerden oder Funktionsverlust im DASH-Score.

Schlussfolgerung

Design, Dimensionierung und Winkelstabilität der neuen 2.4mm Titanimplantate unterstützen das postulierte Drei-Säulen-Modell und die bisherigen günstigen Erfahrungen mit der Doppelplattenmethode konnten bestätigt werden. Dank Winkelstabilität kam es auch bei fehlender ossärer palmarer oder dorsaler Abstützung zu keiner sekundären Dislokation.

Dr. med. Daniel Rikli/Kantonsspital/Chirurgie A/Luzern/Schweiz/Tel.: 0041 41 205 23 31/
E-Mail: daniel.rikli@ksl.ch

Neues Versorgungskonzept distaler Radiusfrakturen mit dorsaler Trümmerzone: Die palmare, winkelstabile Radiusplatte

M. Arndt-Kolbeck (Berlin), M. Schütz, N. Haas

Fragestellung

Verschiedenste Behandlungskonzepte in der Versorgung distaler Radiusfrakturen mit dorsaler Abkippung und dorsaler Trümmerzone (AO 23 A2 und A3) zeigen die Schwierigkeit der Behandlung dieser Frakturen mit gutem funktionellem Ergebnis. Als häufig beim alten, osteoporotischen Knochen auftretende Fraktur werden bei den o. g. Verletzungen besondere Anforderungen an die Versorgung und die Implantate gestellt, zusätzlich ist die Möglichkeit einer frühfunktionellen Nachbehandlung wünschenswert. Die geschlossene Reposition und Kirschnerdrahtosteosynthese ist oft zu instabil, auch bei der Kombination von Kirschnerdrähten und Fixateur extern werden Frakturheilungen in Abkippungsfehlstellung nach dorsal beobachtet, zusätzlich ist in vielen Fällen zur guten Frakturreposition eine übermäßige Distraktion des Radiokarpalgelenkes und mindestens vierwöchige Ruhigstellung dieses Gelenkes notwendig. Die Stabilisierung dieser Frakturen mit Anlage einer dorsalen Platte und Spongiosaunterfütterung zeigt bessere knöcherne Ausheilungsergebnisse, jedoch eine höhere OP Morbitdität aufgrund der Spongiosaplastik und des Zuganges.

Methoden

Die Versorgung der o. g. Radiusfrakturen mit einer winkelstabilen, palmar angebrachten Radius T- Platte hat sich als stabiles Verfahren erwiesen, das eine frühfunktionelle Nachbehandlung des Handgelenkes ermöglicht und durch die Schraubenverankerung eine Spongiosaunterfütterung der Trümmerzone unnötig macht. Der operative Zugang wird über der Sehne des M. flexor carpi radialis längsverlaufend von ca. 7 cm Länge gewählt. Unter minimaler Darstellung der Frakturzone wird die Frakturreposition problemlos über die palmare Corticalis durchgeführt. Das distale Fragment wird durch das winkelstabile System ohne Spongiosaunterfütterung in Reposition gehalten. Es erfolgt eine frühfunktionelle Nachbehandlung der Handgelenke. Bisher wurden in unserem Haus 24 Patienten in die laufende Nachuntersuchung eingeschlossen.

Ergebnisse

Bei allen Patienten kam es zur Frakturheilung innerhalb von 6 Wochen. Es wurde kein Repositionsverlust beobachtet. Auch beim stark osteoporotischen Knochen erwies sich das Verfahren als stabil. Bei frühfunktioneller Beübung des frakturierten Handgelenkes wurde die Beweglichkeit von Hand und Handgelenk deutlicher schneller wiedererlangt als bei der Verwendung der bisherigen Verfahren.

Schlussfolgerung

Ausgehend von den bisherigen Ergebnissen scheint die palmare, winkelstabile Radius T- Platte eine sinnvolle Alternative der Osteosynthese bei distalen Radiusfrakturen AO 23 A2 und A3 zu Kirschnerdrähten, Fixateur externe, dorsaler Platte und Spongiosaplastik zu bieten. Gerade beim osteoporotischen, mit den o.g. Osteosynthesen schwer zu behandelnden Knochen, hat sich dieses Verfahren bewährt. In Einzelfällen kann diese Art der Osteosynthese auch bei intraartikulären distalen Radiusfrakturen angewendet werden.

Dr. med. Melanie Arndt- Kolbeck/Charité, Campus Virchow Klinikum, Klinik für Unfall- und Wiederherstellungschirurgie/Augustenburger Platz 1/13353 Berlin/Deutschland/ Tel.: 030/450-552032/E-Mail: melanie.arndt@charite.de

A 3 Rumpftrauma

Dringliche Eingriffe bei Thoraxtraumen

O. Trentz (Zürich)

Bauchtrauma: Damagecontrol-Konzept

L. Leenen (Uetrecht)

Gefäßchirurgische Notfallinterventionen beim Polytrauma

J. Brunkwall (Köln)

Paradigmenwechsel in der Notfallmedizin – Scoop and run?

B. Bouillon (Köln)

Korreliert die objektive Thoraxverletzungsschwere mit der subjektiven Einschätzung des Notarztes?

M. Aufmkolk (Essen), S. Ruchholtz, C. Waydhas, D. Nast-Kolb

Fragestellung

Die Einschätzung der Thoraxverletzungsschwere am Einsatzort ist durch die eingeschränkten Untersuchungsmöglichkeiten schwierig. Von der Einschätzung der Verletzungsschwere sind aber weitreichende therapeutische Konsequenzen abhängig, wie
z.B. die Intubation oder die Anlage einer Thorax-Drainage. Es stellte sich daher die
Frage, wie gut die subjektive Einschätzung des Notarztes mit der objektiven Verletzungsschwere im abbreviated injury scale (AIS) des Thorax korrelierte.

Methoden

Retrospektiv wurden aus der Datenbank der AG Polytrauma der DGU Patienten mit Angaben zur subjektiven Einschätzung des Thoraxtrauma durch den Notarzt ausgewählt, wobei die Verletzungsschwere des Thorax in 4 Kategorien (kein, leichtes, mittleres und schweres Thoraxtrauma) eingeteilt wurde. Als objektives Kriterium der Verletzungsschwere des Thorax wurde der AIS-Thorax bei Entlassung aus der stationären Behandlung gewertet und zum besseren Vergleich mit der subjektiven Einschätzung in ebenfalls 4 Kategorien (AIS 0: kein, AIS 1–2: leichtes, AIS 3 mittelschweres, AIS >= 4 schweres Thoraxtrauma) eingeteilt. Betrug die Differenz zwischen der subjektiven und der objektiven Verletzungsschwere zwei und mehr Stufen wurde eine grobe Fehleinschätzung angenommen.

Ergebnisse

Insgesamt erfüllten 2392 Patienten die Einschlusskriterien. Von den 2392 Patienten hatten nur 40% der Patienten keine Thoraxverletzung, wobei ein relevantes Thoraxtrauma (AIS >= 3) bei 1180 Patienten (49%) vorlag. Im Vergleich zwischen der objektiven Verletzungsschwere und der vermuteten Verletzungsschwere gelang eine richtige Einschätzung nur bei 49% der Patienten. Das Vorliegen eines objektiv fehlenden Thoraxtraumas wurde in 62%, das objektiv leichte Thoraxtrauma in 24%, das objektiv mittelschwere Thoraxtrauma in 40% und das objektiv schwere Thoraxtrauma in 46% vom Notarzt richtig erkannt. Andererseits bestätigte sich die vom Notarzt vermutete Diagnose kein Thoraxtrauma in 68%, bei leichtem Thoraxtrauma in 16%, bei mittlerem Thoraxtrauma in 28% und bei schwerem Thoraxtrauma in 66%. In 27% lag die vermutete Verletzungsschwere niedriger als die tatsächliche Verletzungsschwere im AIS und bei 24% über der tatsächlichen Verletzungsschwere. Die Schwere der Verletzung wurde vom Notarzt bei 20% der Patienten grob unter- und bei 17% grob überschätzt.

Schlussfolgerung

Aufgrund der häufigen Fehleinschätzung der Thoraxverletzungsschwere erscheint die Versorgung dieser Patienten problematisch. Um die Rate an Fehldiagnosen zu senken ist eine noch größerer Sorgfalt bei der Untersuchung schwerverletzter Patienten zu fordern. Invasive Maßnahmen sollten daher nur bei nachgewiesener Indikation bzw. Symptomen durchgeführt werden, um den Patient nicht durch Komplikationen einer nicht indizierten Therapie zu gefährden.

PD Dr. med. Michael Aufmkolk/Klinik und Poliklinik für Unfallchirurgie, Universitätsklinikum Essen/Hufelandstr. 55/45122 Essen/Deutschland/Tel.: 0201 723 1301/ E-Mail: michael.aufmkolk@uni-essen.de

Häufigkeit, Morphologie und Risikoprofil von Leberverletzungen bei Polytrauma: eine eingebettete Fall-Kontroll-Studie

G. Matthes (Berlin), D. Stengel, G. Rademacher, J. Seifert, S. Mutze, A. Ekkernkamp

Fragestellung

Sind Leberverletzungen beim Polytrauma durch bestimmte Verletzungsmechanismen oder klinisch faßbare Indikatoren gekennzeichnet?

Methoden

Als Instrument zur Beantwortung der Frage wurde eine in eine Kohortenuntersuchung eingebettete Fall-Kontroll-Studie (nested case control) gewählt. Aus der Polytrauma-Datenbank der Klinik wurden Patienten mit begleitender Leberverletzung (Fall) gewonnen und im Verhältnis 1:1 zu Patienten ohne Leberverletzung unter Kontrolle von Alter, Geschlecht und Injury Severity Score (ISS) gepaart (Kontrolle). Der diagnostische Goldstandard war in jedem Fall die Ganzkörper-Spiral-CT. Als Hauptzielkriterium wurde die ätiologische Bedeutung des Unfallmechanismus definiert. Nebenzielkriterien waren Indikatorverletzungen (u.a. Prellmarken, Pneumothorax), Anzahl und Volumen der Leberläsionen und Letalität. Die statistische Auswertung erfolgte mit bedingter logistischer Regression (maximum likelihood) unter Angabe von Chancen-Quotienten (odds ratios [OR]) mit 95% Konfidenzintervall [KI]. Die Verletzungs-Morphologie wurde deskriptiv analysiert.

Ergebnisse

Von insgesamt 157 Patienten wurden 55 Fälle (32 Männer, mittl. Alter Jahre 28 Jahre [95% KI 28–36 Jahre], mittlerer ISS 36 [95% KI 34–38]) mit (ausschließlich stumpfen) Leberverletzungen identifiziert. Es fanden sich 40 Kontusionen bzw. Hämatome des Leberparenchyms, 13 Kapseleinrisse und zwei Parenchymfrakturen. Operative Interventionen wurden in 15 Fällen durchgeführt. Die mittlere Anzahl der Läsionen lag bei 1.8 (95% KI 1.5–2.1), das mittlere Gesamtvolumen bei 63 ml (95% KI 21–105 ml). Am häufigsten wurden die Lebersegmente VI und VII verletzt (jeweils 45%). Zweiradfahrer wiesen vergleichsweise seltener Leberverletzungen auf (OR 0.6, 95% KI 0.1-0.8, Autounfälle: OR 1.4, 95% KI 0.8–3.6, Sturz aus großer Höhe: OR 1.7, 95% KI 0.6–3.5) Pneumothoraces waren als Begleitverletzungen häufiger in der Fall-Gruppe nachweisbar (OR 2.6, 95% KI 1.2–5.7); eine sonstige Assoziation fand sich nicht (Milzrupturen: OR 1.4, 95% KI 0.6–3.3, rechtsseitige Rippenfrakturen: OR 1.3, 95% KI 0.6–3.2). Abdominelle Prellmarken waren nicht eindeutig prädiktiv (OR 2.1, 95% KI 0.9–4.5); die Studie hat für diesen Endpunkt jedoch nur eine Power von 10%. Die Letalität war in der Fall-Gruppe nicht erhöht (OR 0.9, 95% KI 0.3–2.6).

Schlussfolgerung

Hämatome und Parenchymkontusionen der Leber sind häufige Befunde beim Polytraumatisierten, führen jedoch nicht zu einer höheren Letalität. Es kann nicht von einer klinisch relevanten Assoziation mit häufig propagierten Indikator- oder Begleitverletzungen ausgegangen werden.

Gerrit Matthes/Unfallkrankenhaus Berlin, Klinik für Unfall- und Wiederherstellungschirurgie/Warener Str. 7/12683 Berlin/Deutschland/Tel.: 030-5681-0/
E-Mail: gerrit.matthes@ukb.de

Langzeitergebnisse nach Plexusläsion bei komplexen Beckentraumata

T. Lübke (Köln), J. Andermahr, A. Prokop, K. E. Rehm

Fragestellung

Beckenfrakturen werden in der Literatur mit einer Inzidenz von 3–10% angegeben. Nach instabilen Beckenring- und Acetabulumfrakturen ist in etwa 50% der Fälle mit Nervenschäden zu rechnen. Die Schäden betreffen den Plexus lumbosacralis (am häufigsten die Segmente L4–S2). Die größte Bedeutung in der neurophysiologischen Diagnostik von Nervenschäden infolge Beckenverletzung hat die EMG, die die Differenzierung zwischen Nervenlähmungen und anders verursachten motorischen Funktionsbeeinträchtigungen erlaubt. Das Ziel der Untersuchung ist die Darstellung der Langzeitergebnisse nach Plexusschaden infolge von komplexen Beckentraumata.

Methoden

In unserer Klinik wurden in der Zeit von Januar 1987 bis Januar 1996 insgesamt 97 Patienten mit Becken- und Acetabulumfrakturen operativ behandelt. In einer retrospektiven Analyse wurden die Patienten mit Nervenläsionen klinisch anhand des Hüftscores nach Merle d'Aubigné, radiologisch und elektrophysiologisch nachuntersucht. Die klinischen Untersuchungsergebnisse wurden nach Fenzl, Fischer und Galle bewertet. Das mittlere Nachuntersuchungsintervall betrug 44±12 Monate.

Ergebnisse

30 Patienten erlitten eine reine Beckenfraktur, 43 eine Acetabulumfraktur und 24 eine kombinierte Verletzung von Becken und Acetabulum (Beckenfrakturen vom Typ C). Innerhalb dieses Patientenkollektivs traten bei 24 Patienten (24,7%) Nervenläsionen auf, die sich wie folgt zusammensetzten: 11× Plexus lumbosacralis, 10× N. peronaeus, 2× Cauda equina, 1× N. cut. fem. lat.. Als postoperative Komplikation traten 7 (7,2%)

Nervenläsionen auf (4 Plexusschäden, 2 Peronaeusparesen und eine Verletzung des N. cut. fem. lat.). Keine der traumatischen Plexusläsionen bedurfte einer operativen Revision. Von den 24 Patienten mit Nervenläsionen wiesen 19 Patienten (79,2%) gute oder sehr gute Ergebnisse und 5 Patienten (20,8%) mäßige oder schlechte Ergebnisse auf. Alle Paresen haben sich im Verlauf gebessert. 3 Peronaeusparesen haben sich im Nachuntersuchungsintervall vollständig zurückgebildet. 2 Patienten trugen bei der Nachuntersuchung noch eine Peronaeusschiene, bei den übrigen Patienten besteht nur noch eine geringe Fußheberschwäche.

Schlussfolgerung

Die primäre Plexusläsion nach Beckentrauma weist eine hohe Spontanheilungsrate auf. Die Regenerationszeit betrug im Durchschnitt 2,5 Jahre.

Dr. med. Thomas Lübke/Klinik und Poliklinik für Unfall-, Hand- und Wiederherstellungschirurgie der Universität zu Köln/Joseph-Stelzmannstr. 9/50931 Köln/Deutschland/
Tel.: 0221 4785001/E-Mail: thomas_luebke@yahoo.de

Interaktive Fallpräsentation Was würden Sie tun?

M. Bayef-Filloff (Rosenheim)

A 4 Polytrauma in Europa

Polytraumaversorgung in Österreich

V. Véscei (Wien)

Polytraumaversorgung in Deutschland

H. J. Oestern (Celle)

Polytraumaversorgung in Grossbritanien

K. Alpar (Mosley)

Qualitätsoffensive der DGU bei der Polytraumaversorgung. Das SPLS und ATLS Ausbildungskonzept

J. Sturm (Detmold)

Vergleich der Therapiekonzepte zweier europäischer Länder beim polytraumatisierten Patienten mit Thoraxtrauma

F. Hildebrand (Hannover), H.-C. Pape, P. Giannoudis, S. Ulmer, C. Krettek

Fragestellung

Das stumpfe Thoraxtrauma ist nach wie vor mit einer erhöhten Letalität und einer gesteigerten Komplikationsrate, wie ARDS und Multi-Organ-Versagen, assoziiert. Allerdings ist bisher nicht bekannt, ob regionale Unterschiede intensivmedizinischer Therapiekonzepte mit Unterschieden hinsichtlich des klinischen Verlaufs und des Outcome vergesellschaftet sind. In dieser retrospektiven Studie wurden Patienten mit Thoraxtrauma in England und in Deutschland miteinander verglichen.

Methoden

Als Grundlage dieser Studie dienten die Trauma Audit Research Network Datenbank aus Großbritannien und die Polytrauma-Datenbank der DGU. Die Aufnahme der Traumapatienten in beide Datenbanken erfolgte prospektiv. Neben demographischen Daten und dem Verletzungsmuster wurde der klinische Verlauf und das Outcome des Patienten dokumentiert. Aus diesen Datenbanken wurden Patienten mit folgenden Einschlußkriterien ausgewählt: ISS$\geq$16, AISThorax$\geq$3 und AISSchädel$<$2. Parametrische Daten wurden zuerst durch eine Varianzanalyse (ANOVA) überprüft. Danach wurden diese Werte dem Student's t-Test unterzogen. Um nicht lineare Parameter zu vergleichen, wurde der χ^2-Test verwendet. Signifikanzniveau: p$<$0,05. Die Daten in der Tabelle werden als Mittelwert der $\pm$ Standardfehler des Mittelwerts dargestellt.

Ergebnisse

Aus der deutschen Datenbank entsprachen 188 Patienten den Einschlußkriterien, aus der englischen Datenbank wurden 181 in die Studie aufgenommen. Im Vergleich der demographischen Daten ergaben sich nahezu identische Verhältnisse. Weitere wichtige Vergleichsdaten sind der folgenden Tabelle zu entnehmen. Die Liegedauer auf der Intensivstation setzt sich in England aus der Zeit des Patienten auf der Intensivstation und der Intermediate Care Station zusammen.

Vergleich der Daten bezüglich Verletzungsschwere und Behandlungsverlauf in England und Deutschland

Land	AIS-Thorax	ISS	Liegedauer-Intensivstation	Gesamt-liegedauer	Mortalität	ARDS-Inzidenz	ARDS-Mortalität
England	3,7±1,5	26,6±10,3	15,8±4,7	36,2±12,7	11,2%	9,0%	17%
Deutschland	3,6±1,2	28,7±8,2	5,4±3,7	24,4±11,2	19,2%	3,4%	50%

Beim Vergleich der Daten finden sich keine signifikanten Unterschiede. Der ISS der verstorbenen Patienten ist im Vergleich beider Länder nicht signifikant verschieden. Die Überlebenszeit der verstorbenen Patienten war in Deutschland doppelt so lang wie die der verstorbenen Patienten in England. Die Daten der Verstorbenen beeinflussen die Unterschiede bezüglich der Liegedauer auf der Intensivstation bzw. die Gesamtliegedauer nicht.

Schlussfolgerung

Trotz gleicher demographischer Daten und gleichem Verletzungsmuster ist die Behandlungsdauer in Deutschland deutlich länger, allerdings ist die Mortalität in England bei gleicher Verletzungsschwere um nahezu 8% höher. Um die Behandlung von diesen Patienten in beiden Ländern zu optimieren, sind weitere Studien nötig, die die Gründe der oben genannten Unterschiede genauer evaluieren. Mögliche Ursachen sind die Intubationsrate, die Rettungszeit oder die Menge der applizierten Blutersatzstoffe.

Dr. med. Frank Hildebrand/Unfallchirurgische Klinik, MHH/Carl-Neuberg-Straße 1/
30625 Hannover/Deutschland/Tel.: 0511/532-2050/Fax: 0511-5325877/
E-Mail: Hildebrand.Frank@mh-hannover.de

Interklinischer Qualitätsvergleich der Behandlung schwerverletzter Patienten im deutschsprachigen Europa – Wie zuverlässig ist die TRISS-Methode?

S. Ruchholtz (Essen), C. Waydhas, R. Lefering, D. Nast-Kolb, AG-Polytrauma der DGU

Fragestellung

Die TRISS-Methode stellt derzeit die am häufigsten verwendete Methode zum interklinischen Qualitätsvergleich der Behandlung schwerverletzter Patienten dar. Ziel der vorliegenden Analyse war es die TRISS-Methode auf Basis eines Kollektivs von im deutschsprachigen Europa versorgten Patienten (Deutschland, Österreich und Schweiz) zu validieren.

Methoden

Die Analyse basiert auf dem Traumaregister der Deutschen Gesellschaft für Unfallchirurgie. Die Validierung der TRISS-Methode erfolgte sowohl für das Gesamtkollektiv als auch für Subkollektive unter Berücksichtigung des Alters und des isolierten schweren Schädel-Hirn-Traumas (sSHT). Die Auswirkung der Klassifizierungsprobleme durch die TRISS-Methode wurde im anonymen interklinischen Vergleich aufgezeigt.

Ergebnisse

Von 4/1993 bis 12/2000 wurden 8057 Patienten im Traumaregister erfasst. Von 4847 konnte bei Direktaufnahme vom Unfallort der TRISS-Wert zuverlässig berechnet werden. Für dieses Patientenkollektiv lag die Letalität mit 16,4% signifikant unter der berechneten Letalität von 19,3% (Differenz 2,9%; $p<0,05$). Bei Patienten mit einem Alter über 70 Jahren (n=371) lag die tatsächliche Letalität mit 43,1% deutlich über der berechneten von 33,6% (Differenz 9,5%; $p<0,05$). Ebenso fand sich bei Patienten mit isoliertem sSHT (AIS=5; n=254) eine deutliche Unterschätzung der Letalität (TRISS= 38,8% vs. 50,2%; Differenz 11,4%; $p<0,05$) durch die TRISS-Methode. Bei anderen isolierten schweren Verletzungen (z.B. Thoraxtrauma) war dies nicht nach zuweisen. Zur Beurteilung der Auswirkung dieser Fehleinschätzung wurden im interklinischen Vergleich 8 anonymisierte Kliniken mit jeweils mehr als 100 TRISS-Patienten (range: 134 bis 580 Patienten) gegenübergestellt. Die Rangfolge basierte auf der Differenz zwischen tatsächlicher und anhand der TRISS-Methode berechneter Letalität (range: 6,8 bis −1,4%). Es zeigte sich, dass der Anteil an Patienten mit einem Alter über 70 Jahren bzw. isoliertem SHT unter den Kliniken zwischen 6 und 27% signifikant ($p < 0,001$) variierte. Wurden diese Problempatienten nicht berücksichtigt so änderte sich die Rangfolge der Kliniken in 5 Fällen (z.B. von 5. auf 1. Rang). Die Differenz zwischen berechneter und tatsächlicher Letalität änderte sich dabei um bis zu 4,5%.

Schlussfolgerung

Die TRISS-Methode unterschätzt die Letalität bei hohem Alter (>70 Jahre) oder isoliertem SHT deutlich. Bei einem interklinischen TRISS-Qualitätsvergleich ist diese Schwäche zu berücksichtigen, da die Kliniken in Abhängigkeit vom Anteil dieser Problempatienten zum Teil erheblich missklassifiziert werden.

PD Dr. med. Steffen Ruchholtz/Klinik und Poliklinik für Unfallchirurgie, Universitätsklinikum Essen/Hufelandstr. 55/45147 Essen/Deutschland/Tel.: 0201 723 1303/Fax: 0201 723 5936/ E-Mail: steffen. ruchholtz@uni-essen.de

Wie beeinflußt die Primärversorgung an Kliniken unterschiedlicher Versorgungsstufen den klinischen Verlauf polytraumatisierter Patienten?

B. Roetmann (Bochum), M. Wick, M.Köller, E. J. Müller, G.Muhr

Fragestellung

Im Rahmen einer retrospektiven Studie wurde der klinische Verlauf polytraumatisierter Patienten, die initial an einem unfallchirurgischen Zentrum behandelt wurden, mit dem von zuverlegten Patienten verglichen. Folgende Fragestellungen galt es zu beachten:

- Gibt es den „optimalen Verlegungszeitpunkt" für einen schwerverletzten Patienten?
- Welche therapeutischen Probleme birgt eine späte Verlegung?

Methoden

Insgesamt 77 Polytraumapatienten wurden vom 01.01.1998 bis 01.03.1999 konsekutiv erfaßt und in 3 Gruppen eingeteilt: Gruppe 1 (n=42) mit Primärversorgung an einem

Traumazentrum und Gruppe 2 (n=17) mit einem Verlegungszeitpunkt innerhalb von 24h nach dem Unfallereignis. Patienten aus Gruppe 3 (n=18) wurden zu einem späteren Zeitpunkt verlegt.

Ergebnisse

Hinsichtlich des ISS (Gruppe 1: 31,3; Gruppe 2: 25,9; Gruppe 3: 30,2) und dem Patientenalter (Gruppe 1: 37,1 Jahre; Gruppe 2: 41,8 Jahre; Gruppe 3: 44,6 Jahre) fanden sich keine signifikanten Unterschiede. Der Hauptgrund für eine Verlegung waren respiratorische Probleme. 5 Patienten aus Gruppe 2 und 7 Patienten aus Gruppe 3 waren bei Verlegung nicht intubiert. Die Beatmungsdauer in Gruppe 1 betrug 9,7 Tage, 12,8 Tage in Gruppe 2 und 18,3 Tage in Gruppe 3 (p<0,01). Die Dauer der intensivmedizinischen Behandlung war mit 12,4 Tagen in Gruppe 1 am niedrigsten gegenüber 22,5 Tagen in Gruppe 3 (p<0,05). Die Letalität in Gruppe 1 belief sich auf 7,1%, in Gruppe 2 auf 17,6% und in Gruppe 3 auf 27,7%. Haupttodesursache in allen Gruppen war das septische Multiorganversagen.

Schlussfolgerung

Die Ergebnisse der Studie zeigten nur marginale Unterschiede zwischen der Erstversorgung an einem Traumazentrum und einer Verlegung innerhalb von 24h nach externer Primärversorgung, während der klinische Verlauf der Patienten aus Gruppe 3 mit einer signifikant erhöhten Komplikationsrate vergesellschaftet war. Die Frühintubation polytraumatisierter Patienten verringert dabei signifikant das Auftreten potentieller Komplikationen im Rahmen der intensivmedizinischen Behandlung.

Dr. med. Bernd Roetmann/Chirurgische Klinik und Poliklinik, BG-Kliniken Bergmannsheil/ Bürkle-de-la-Camp Platz 1/44789 Bochum/Deutschland/Tel.: 0234–3020/Fax: 0234-330 734/ E-Mail: Coupe356A@aol.com

Was kostet die Behandlung eines Schwerstverletzten vom Unfallort bis zur Aufnahme auf die Intensivstation in Deutschland?

M. Grotz (Hannover), T. Schwermann, S. Rucholtz, R. Lefering, H. C. Pape, C. Krettek

Fragestellung

Ziel dieser Untersuchung ist es, eine Methodik zu entwickeln, mit Hilfe derer die Kosten für jeden Schwerstverletzten des Traumaregisters der DGU von der Primärrettung bis zur Aufnahme auf die Intensivstation ermittelt werden können.

Methoden

Aus dem Traumaregister der DGU (Datensatz von 2000 (8057 polytraumatisierte Patienten (ISS>16)) wurden folgende Variablen zur individuellen Kostenberechnung herangezogen: Rettungsdauer, verwendetes Transportmittel, Thoraxdrainage, Blutprodukte, Computertomographie, ICPM-Codierung der Operationen. Weitere Datenquellen: Primärrettung: Sozialministerium Niedersachsen/Christoph 4/Berufsfeuerwehr Hannover; Schockraum: Evaluation Uniklinik Essen (Personalkosten), Controllingdaten MH Hannover, GOÄ, BAT, DRK-Blutspendedienst; Operationssaal: Evaluation und Controllingdaten MH Hannover, GOÄ, BAT.

Ergebnisse

Primärrettung: Durchschnittswerte für einen Einsatz: RTH: 981 €, NEF: 196 €, RTW: 86 €; Schockraum: Personalkosten: 6,18 €/Minute, Festkosten (Röntgen, Labor, Verbrauchsmaterialien, Abschreibung, kalkulatorische Miete): 504 €/Patient, Blut-/ Volumenpräperate; Operationssaal: Personalkosten nach Zahl der Operateure: 6,06–7,38 €/OP-Minute, Verbrauchsmaterialien, Abschreibung, kalkulatorische Miete: 7,41€/OP-Minute, Zuschlüsselung der Implantate an ICPM Beispiel: Patient 1234 aus DGU Traumaregister: 49 Jahre, weiblich, ISS: 22 Pkt., stumpfes Thoraxtrauma, geschlossene Unterarmfraktur, Rettungsmittel RTH und RTW, Rettungsdauer: 20 Minuten, 7 Tage Intensivstation davon 3 intubiert, 20 Tage Gesamtaufenthalt. Primärrettung: 1175,49 €, Schockraum: 1064,40 €, OP: 2492,70 €. Gesamtsumme: 4732,59 €.

Schlussfolgerung

Mittels dieser Methodik können individuell für jeden Patienten des DGU Traumaregisters die tatsächlichen Kosten vom Unfallzeitpunkt bis zur Aufnahme auf die Intensivstation abgeschätzt werden. In der Folge sollen die Kosten durch einen entsprechenden Fragebogen auf die jeweils behandelnde Klinik individualisiert werden. Die Kostenabschätzung kann sowohl der eigenen Qualitätskontrolle als auch den Verhandlungen mit Kostenträgern dienen.

Dr. med. Martin Grotz/Unfallchirurgische Klinik, MHH/Carl-Neuberg-Str. 1/30623 Hannover/Deutschland/Tel.: 0511-5322026/Fax: 0511-5325877/E-Mail: grotz@t-online.de

Stellenwert der Luftrettung bei der Versorgung des Polytraumas

E. Stolpe (München)

Letalität nach Polytrauma – Vergleich der Ergebnisse der regionalen Versorgung vs. primäre Traumacenterzuführung durch die primäre Luftrettung

U. Aschenbrenner (Dresden), A. Biewener, M. Reuter, M. Holch

Fragestellung

Die flächendeckende Luftrettung ermöglicht die primäre Traumazentrumszuführung polytraumatisierter Patienten auch bei weit entferntem Unfallort. In der BRD werden aber nur etwa 1/3 der Polytraumen in Traumazentren behandelt, 2/3 in Krankenhäusern der Grund- und Schwerpunktversorgung. Eine vergleichende Studie beider präklinischen und klinischen Versorgungswege fehlt bisher.

Methoden

Retrospektive Behandlungs- und Outcomeanalyse polytraumatisierter Patienten der Jahre 98–99, die mittels regionalem Rettungsdienst versorgt und in 6 Krankenhäusern der Grund- und Schwerpunktversorgung behandelt wurden (n=87, im weiteren: NAW-Land). Vergleich mit Patienten, die mittels RTH primär (n=140) oder sekundär nach Erstversorgung regional (n=75) in ein Traumazentrum eingeliefert wurden (im weiteren RTH-UNI). Ausschlusskriterien: Patienten >75 Jahre, ISS $\geq$ 67. Statistik: Gesamtletalität und Letalität verteilt auf 4 Verletzungsschweregruppen nach Baker mittels Chi-Quadrat-Test/Fischers exaktem Test.

Ergebnisse

RTH-UNI-Patienten und NAW-LAND-Patienten waren hinsichtlich Alter, Geschlecht und mittlerer Verletzungsschwere (ISS 35,6±14,8 vs. 34,0±12,1) homogen. Die Letalität der NAW- LAND Patienten ist mit 41,4% signifikant (p<0,05) höher als bei RTH-UNI-Patienten (22,1%). Ursächlich sind ausgeprägte Ergebnisunterschiede bei mittlerer Verletzungsschwere (Schweregrad 4: 4,5% vs. 31,6%,p<0,05; Grad 5: 33,3% vs. 80,0%). Bei sehr hoher Verletzungsschwere (ISS >50) ist die Letalität bei beiden Versorgungswegen sehr hoch. Das Intervall vom Unfallzeitpunkt bis zum Eintreffen im Schockraum betrug 89,8±29,2 min (RTH-UNI) gegenüber 56,3±22,8 min (NAW-LAND). Sekundär zuverlegte Patienten hatten in den Verletzungsschweregraden 4 und 5 eine deutlich niedrigere Letalität als Patienten via NAW-LAND (Schweregrad 4: 6,5% vs. 31,6%; Schweregrad 5: 25,0% vs. 80%). Alle sekundär zuverlegten Patienten mit einem ISS >50 verstarben.

Schlussfolgerung

Der Einsatz des RTH zur primären Zuführung polytraumatisierter Patienten in ein Traumacenter resultiert in einer deutlichen Senkung der Letalität trotz deutlich verlängerter Rettungszeit. Ursächlich sind vergleichsweise schlechte Ergebnisse der regional versorgten Patienten mit mittlerer Verletzungsschwere, während bei einem ISS>50 keine signifikanten Unterschiede nachweisbar waren. Sekundär in das Traumazentrum verlegte Patienten weisen bei mittlerer Verletzungsschwere gute Ergebnisse auf, wohingegen Patienten bei einem ISS>50 (n=6) nicht profitierten. Die Einschränkung der technischen und personellen Vorhaltung kann die Versorgungsqualität in regionalen Krankenhäusern der Grund- und Schwerpunktversorgung reduzieren. Dies zeigt die Gefahr von Einsparungen im Gesundheitssystem. Es ist nicht möglich, alle polytraumatisierten Patienten primär einem Traumazentrum zuzuführen. Eine ausreichende Vorhaltung insbesondere personeller Ressourcen in Schwerpunktkrankenhäusern ist zur Verbesserung der Behandlungsergebnisse nötig.

Ulf Aschenbrenner/Uniklinik Dresden Unfallchirurgie/Plantagenweg 1/Riesa/Deutschland/
Tel.: 0172 599 39 49/E-Mail: u_aschenbrenner@yahoo.de

Intubation polytraumatisierter Patienten: Leitlinien, Scores und Intuition

J. Seifert (Greifswald), G. Matthes, A. Ekkernkamp, D. Stengel

Fragestellung

Welche physiologischen Parameter und Verletzungsmuster bestimmen die klinische Entscheidung zur Intubation Schwerstverletzter?

Methoden

Die nationalen und internationalen Fachgesellschaften haben zahlreiche Leitlinien zur Intubation polytraumatisierter Patienten herausgegeben, die durch anatomisch und physiologisch definierte Scores bestimmt werden. Wir stellten die Hypothese auf, dass nur wenige Kriterien wirklich entscheidend zur Intubations-Indikation beitragen. Zur Annäherung daran wurde durch Kliniker und einen klinischen Methodiker das sequential information delivery [SID] Konzept entwickelt, bei dem drei Notärzten an aufeinanderfolgenden Zeitpunkten (Latenzperiode: vier Wochen) verschiedene Informationen über 98 Polytrauma-Patienten aus der Trauma-Datenbank der Klinik angeboten und die Entscheidung für oder gegen eine Intubation erfragt wurden. Im vorliegenden Szenario waren dies: 1) Unfallmechanismus, Blutdruck [RR], Herzfrequenz [HF], GCS; 2) kategorielle (0=keine, 3=schwer) Einschätzung der Verletzung am Unfallort (Gesicht, Schädel, Thorax, Abdomen, Becken, untere Extremitäten); 3) Verletzungsschwere nach Primärdiagnostik (idem, Differenzierung in Hüft-, Kniegelenk, Ober-/Unterschenkel, zusätzlich Oberarm). Die Übereinstimmung der Testpersonen wurde mit kappa beschrieben. Die prädiktive Rolle der verschiedenen Variablen wurde mit schrittweiser logistischer Regression und ROC-Analyse (receiver operating characteristics) mit Bestimmung der Fläche unter Kurve (AUC) ermittelt.

Ergebnisse

Im post-hoc Vergleich mit der realen Situation hätten die Testpersonen 19% der intubierten Patienten (95% Konfidenzintervall [KI] 12% bis 29%) nicht intubiert und 2% der Nicht-Intubierten intubiert (95% KI 1% bis 4%). Die Beobachter stimmten in der ersten und dritten Phase substanziell überein (kappa=0.86 und kappa=0.63). In der zweiten Phase des Experiments konnte von einem Untersucher in 32% der Fälle keine Entscheidung getroffen werden (kappa=0.39). Der initiale GCS (<9) war die einzige prädiktive physiologische Variable für die Entscheidung für oder gegen eine Intubation (AUC 0.94 [95% KI 0.89-0.97]). Auch das logistische Modell unter Einschluß von RR, HF und Verletzungsmechanismus führte maximal zu einer AUC von 80% (Chi2=12.63, p=0.0004). Es fanden sich keine statistisch signifikanten Unterschiede zwischen dem einfachsten (nur GCS) und dem quasi-gesättigten (alle verletzten Regionen) logistischen Modell (AUC 0.96 [95% KI 0.88-0.98]).

Schlussfolgerung

Die Angabe komplexer physiologischer oder anatomischer Scores in Leitlinien scheint keine Entscheidungshilfe für die Indikation einer Intubation bei Polytraumaverletzung zu sein. Als wesentliches Kriterium hierfür dient der GCS.

Dr. med. Julia Seifert/Ernst-Moritz-Arndt-Universität Greifswald/Friedrich-Loeffler-Str. 23b/ 17489 Greifswald/Deutschland/Tel.: 03834-866012/Fax: 03834-866013/ E-Mail: seifertj@uni-greifswald.de

Präklinisches Management polytraumatisierter Patienten

E. Benning (Murnau), P. Brucker, A. Woltmann, V. Bühren

Fragestellung

In der DGU sind in dem Jahr 2000 85 Kliniken gemeldet. 80% dieser Kliniken liegen in Ballungszentren. Unterscheidet sich die präklinische Versorgung polytraumatisierter Patienten in Traumazentren der DGU auf ländlichem Gebiet von der präklinischen Versorgung polytraumatisierter Patienten anderer Kliniken der DGU in Ballungszentren?

Methoden

228 Patienten sind in einer prospektiven Studie während des Jahres 2000 innerhalb der Polytraumastudie der DGU (Deutsche Gesellschaft für Unfallchirurgie) untersucht worden. Es erfolgt ein Vergleich der präklinischen Daten dieser Patienten mit den Daten aus der präklinischen Phase des Gesamtdatensatz der DGU.

Ergebnisse

Im Jahr 2000 sind 228 (DGU: 2425) schwerletzte Patienten aufgenommen worden. Von den 228 Patienten sind 62,7% primär versorgt worden (DGU: 70,1%). 74,6% waren männlich (DGU: 71,3%), die Patienten hatten ein Durchschnittsalter von 44,6 Jahren (DGU: 39,0). Die Patienten wiesen bei Aufnahme einen ISS 25,9 (DGU: 23,8) auf, wobei 39,4% ein Schädelhirntrauma (DGU 33,9%) hatten. Die Dauer zwischen dem Unfallereignis und der Klinikaufnahme betrug 65±18 min (DGU: 71±39 min) Die durchschnittliche Zeit bis zum Eintreffen des Notarztes am Unfallort nach dem Unfallzeitpunkt betrug 15 min, er verbrachte durchschnittlich 33 min am Unfallort und brauchte 17 min um die Klinik zu erreichen. Folgende Unfallarten waren vertreten: Sturz: 35 (14,5%, DGU: 11,1%), Suizid: 3 (1,3%, DGU: 4,6%), angefahrene Fußgänger 14 (12%, DGU: 12,5%), PKW/LKW-Unfall: 70 (52%, DGU: 59,3%), Zweiradunfall: 44 (36%, DGU: 28,2%) und sonstige Unfallarten 54 (21,9%, DGU: 21,3%), der BG-Anteil betrug 49 Patienten. Von diesen Patienten wurden 113 mit dem RTH (49,6%, DGU: 39,2%), 7 mit dem NAW/NEF (11%, DGU: 36,2%) und 48 mit dem RTW (21,1%, DGU: 9,5%) in die Klinik verbracht. Am Unfallort fanden sich folgende Vitalparameter (alles Mittelwerte): Atemfrequenz: 13 (DGU: 15), Puls: 93/min (DGU: 96), systolischer Blutdruck: 121 (DGU: 116), GCS: 10,7 (DGU: 10,9) Auf der Notaufnahme fanden sich folgende Parameter (alles Mittelwerte): GCS: 7,5 (DGU: 7,8), bei folgenden Vitalparametern: Atemfrequenz: 12/min (DGU 14), Puls: 84/min (DGU: 91), systolischer Blutdruck von 123 (DGU: 123). Die GCS (Glasgow Coma Scale) am Unfallort betrug 10,7 (DGU: 10,9), bei Eintreffen auf der Notaufnahme 7,5 (DGU: 7,8).

Schlussfolgerung

Der Standort von Traumazentren scheint hinsichtlich der präklinischen Versorgungsqualität und der Transportzeiten von polytraumatisierten Patienten unabhängig von der umgebenden Infrastruktur zu sein. Auf ländlichem Gebiet kommt es in diesem Einzugsgebiet zu keiner Verlängerung der Transportzeiten in Traumazentren. Dies kann durch die hohe Anzahl von Rettungshubschraubereinsätzen erklärt werden. Hinsichtlich der Versorgungsqualität kommt es beim Vergleich der Patienten bei gleicher Schwere der Verletzungen zu keiner Verschlechterung der Vitalparameter und des GCS.

Dr. med. Eike Ulrich Benning/BG Unfallklinik Murnau/Prof.-Küntscher-Str 19/ 82418 Murnau/Staffelsee/Deutschland/Tel.: 08841/2200/E-Mail: privat; fahrei@aol.com

Prozess- und Ergebnisqualität initialer klinischer Notfallversorgung bei Schwerverletzten – Möglichkeiten und Grenzen retrospektiver Erfassung

T. Gross (Basel), K. Uike, P. Messmer, M. Kaufmann, P. Regazzoni, CO-ME Basel

Fragestellung

Qualitätssicherungsmassnahmen sind in der kritischen initialen Phase stationärer Polytraumaversorgung von eminenter Bedeutung. Vor Beginn einer aufwändigen prospektiven Erfassung interessierte uns, wie verwertbar und aussagekräftig eine retrospektive Datenerhebung ist.

Methoden

Retrospektive Analyse aller intensivpflichtigen Polytraumata (PT; ISS >15) mit versus ohne Schädel-Hirnverletzungen (SHT; AISS ≥1) von 1997–99 (mean±sd; t-test/Mann-Whitney).

Ergebnisse

83,6% (n=143) aller Schwerverletzten wiesen ein SHT auf (m/w: 101/42). Bei 134 Patienten (93,7%) war am Unfallort ein GCS erhoben worden, davon erlitten 67 (50%) ein schweres SHT (GCS<9). Gemäss 'Injury Severity Score'-Einteilung waren PT+SHT-Pat. sign. schwerer verletzt (29,1±9,3; n=138) als PT-Pat ohne SHT (24,7±6,8; n=27; p=0,005). Der 'Revised Trauma Score' bestätigte dies, bei allerdings nur 64 auswertbaren Fällen (PT+SHT:5,7±1,8;n=53 vs. 6,8+1,5 n=11 ohne SHT; p= 0,05). Die präklinische Versorgungszeit aller erstversorgten Patienten (n=130; 78±33 min) und die Zeit bis zum Ultraschall Abdomen (13±11min) zeigten keine Unterschiede zw. den beiden Gruppen. Signifikant früher wurde hingegen bei den PT+SHT Pat. ein Schädel-CT durchgeführt (42±29 vs. 71±50min; p=0,05). Die REA- Phase (bis OP- od. IPS-Eintritt) war bei den PT+SHT Pat. (178±71min vs. 222±98min; p= 0,037) sign. kürzer. Sowohl 24h- wie Gesamthospitalisationsletalität (23%) lagen bei Patienten mit SHT tendenziell höher als bei Pat. ohne SHT (14%). Typisch für retrospektive Erhebungen fehlten notwendige Grunddaten teilweise in einem erheblichen Prozentsatz, was für einzelne Spezialscores eine Auswertung verunmöglichte (Organversagen, Sepsis). Allerdings weisen hier auch standardisierte prospektive Erhebungen, aufgrund der Fülle zu erhebender Daten während Notfallsituationen, oft erhebliche Defizite auf. Aus der vorhandenen Basisdokumentation liessen sich jedoch die relvanten Qualitätsindikatoren und Outcome-Parameter erheben, gestatten somit einen Vergleich mit internationalen Literaturdaten.

Schlussfolgerung

Die retrospektive Auswertung kann unter Fokussierung auf ein „existentielles Minimum" prognoserelevanter Routinedaten eine praktikable Alternative zu extensiven prospektiven Erfassungen darstellen. Eine prospektiv standardisierte Validierung derartiger Kerndaten ist allerdings zur Verbesserung ihrer Vollständigkeit und Aussagekraft anzustreben.

Dr. med. Thomas Gross/Chirg. Klinik der Universität Basel/Spitalstr. 21/Basel/Schweiz/ Tel.: 0041-61-2652525/E-Mail: tgross@uhbs.ch

Hämorrhagischer Schock und Azidose beim Polytraumatisierten – ist die initiale Kreislaufnormalisierung gerechtfertigt?

A. Udelnow (Leipzig), L. Scheibner, D. Schreiter, Ch. Josten

Fragestellung

Kontrovers wird zur Zeit diskutiert, ob eine Anhebung des Blutdrucks (BP) bei der Erstversorgung des Schwerverletzten anzustreben ist oder eine hypotone Kreislauflage den Blutverlust limitieren kann. In unserer retrospektiven Untersuchung werden die Zusammenhänge zwischen Injury Severity Score (ISS), Schweregrad der Hypotonie, Azidose und Letalität beim Polytrauma analysiert.

Methoden

Von 36 Patienten von 1/2000 bis 1/2002 wurden Kreislauf- und Zeitdaten sowie die Glasgow Coma Scale (GCS) präklinisch erhoben, weiterhin die Kreislauf- und Labordaten der intensivmedizinischen Initialversorgung sowie die Verletzungsschwere mittels ISS. Einschlußkriterien waren ISS >24 und lückenlose präklinische Dokumentation.

Ergebnisse

Bei 24 Männern und 12 Frauen lagen das Durchschnittsalter bei 34 (13–74), der mittlere ISS bei 45 (25–75) und die Letalität bei 10 (27,8%). In der univariaten Regression der Letalität ergaben sich signifikante Beiträge durch ISS (p<0,005), Base Excess (BE, p<0,05) und Quick-Wert (p<0,05). Der BE als Maß der Azidose hing in der multivariaten Analyse nur vom ISS (beta=−0,639, p<0,0001) und vom über die Zeit integrierten BP (BPI, beta=−0,275, p<0,05) ab. Ein Einfluß des BPI auf den Verlauf des Hb ergab sich nicht. Allerdings war der BPI bei Verstorbenen signifikant niedriger als bei Überlebenden (p<0,05).

Schlussfolgerung

Die Verletzungsschwere und Schweregrad und Dauer des hämorrhagischen Schocks sind unabhängige Einflußfaktoren für Azidose und Überleben des Schwerstverletzten. Daraus ergibt sich die Notwendigkeit, von Beginn an die Normalisierung der Kreislaufwerte anzustreben. Das Blutungsrisiko ist hierbei für das Gesamtkollektiv nicht erhöht.

Andrej Udelnow/Klinik und Poliklinik für Unfall- und Wiederherstellungschirurgie der Universität Leipzig/Liebigstr. 20a/Leipzig/Deutschland/Tel.: 0341/9717325/Fax: 0341/9717319/ E-Mail: med92@gmx.de

Stellenwert von Overtriage und Undertriage im Schockraum

S. Eich (München), K.-G. Kanz, C. K. Lackner, W. Mutschler

Fragestellung

Potentiell schwerverletzte Patienten sollten durch den Rettungsdienst ohne den zeitraubenden Umweg über eine Notaufnahme direkt einer initalen Versorgung und Diagnostik im Schockraum zugeführt werden. Die Bereitstellung einer Schockraummannschaft durch den Regelbetrieb der Klinik ist jedoch logistisch anspruchsvoll und finanziell aufwendig. Die Kriterien für die Aufnahme über den Schockraum dürfen im Idealfall weder zu einer Überversorgung von Leichtverletzten und noch zu einer Unterversorgung von Schwerverletzten führen.

Methoden

Die im Rahmen einer prospektiven Schockraumdokumentation erhobenen Patientendaten wurden hinsichtlich einer Übertriage bzw. Untertriage ausgewertet. Als Übertriage wurde gewertet, wenn Leichtverletzte mit einem Injury Severity Score von<16 im Schockraum versorgt wurden oder nach Versorgung auf Normalstationen aufgenommen wurden. Untertriage lag vor, wenn die initiale Aufnahme von Patienten mit einem ISS >15 oder späterer Intensivpflichtigkeit über die Notaufnahme erfolgte.

Ergebnisse

In den Jahren 1998 und 1999 wurden 435 Patienten im Schockraum der Klinik versorgt. Bei 273 Patienten lag ein Unfallgeschehen zugrunde. Bei 181 von 273 Patienten betrug der ISS<16, die Rate der Overtriage betrug 66% (95% CI 61–72%). Bei 135 von 273 Patienten erfolgte keine Aufnahme auf die Intensivstation, die Rate der Overtriage betrug 49% (95% CI 45–56%). Eine Untertriage lag in keinem Fall vor, bei allen Patienten mit einem ISS >= 16 oder mit der Notwendigkeit der Aufnahme auf die Intensivstation erfolgte die direkte Aufnahme über den Schockraum. Ein Patient mit einer isolierten, im Verlauf kreislaufwirksamen Beckenfraktur wurde bei unvollständiger Schockraumdiagnostik auf die Normalstation verlegt.

Schlussfolgerungen

Die positive Likelihood Ratio hinsichtlich der Übertriage in Bezug auf einen ISS >= 16 betrug 1,5, hinsichtlich einer Intensivpflichtigkeit 2,0. Bei Anwendung der derzeitigen Kriterien für die Aufnahme in den Schockraum werden jedoch alle schwerverletzten Patienten regelrecht ohne Untertriage im Schockraum versorgt, die negative Likelihood Ratio beträgt 0,0. Das bisherige Verfahren ist exzellent hinsichtlich der sicheren Identifizierung von schwerverletzten Patienten, durch die Übertriage mit einem hohen Anteil an leichtverletzten Patienten werden jedoch wesentliche Resourcen in Anspruch genommen.

Dr. med. Sabine Eich/Chirurgische Klinik Innenstadt/Nussbaumstrasse 20/
80336 München/Deutschland/Tel.: 089-5160-2511/Fax: 089-9920–1332/
E-Mail: kanz@ch-i.med.uni-muenchen.de

Diagnostische Wertigkeit der primären Spiral-CT-Untersuchung des Polytraumatisierten im Schockraum

J. Scherer (München-Schwabing), S. Bayer, E. F. J. Höcherl

Fragestellung

Überprüfung der diagnostischen Wertigkeit des Spiral-CTs in der Erstdiagnostik des Polytraumatisierten.

Methoden

In einer prospektiven Studie wurden die primären Spiral-CT-Befunde („whole body scan") von 134 polytraumatisierten Patienten (ISS >16) mit den Abschlussdiagnosen verglichen.

Ergebnisse

Die Spiral-CT führte insgesamt in 30 Fällen zu primär falsch positiven Diagnosen (Cranium: SAB, Parenchymblutung, Hirnödem ; Thorax: Lungenkontusionen, Mediastinale Einblutung, Pleuraerguß; Abdomen: diskrete freie Flüssigkeit; knöchernes Skelett: Rippen >Cranium, Wirbelsäule >Becken). Eine klinische Relevanz ergab sich hieraus nicht. Falsch negative Befunde waren in 42,3% der Patienten mit Schädelhirntrauma (25 von 59) zu beobachten. Hierbei waren Parenchymblutungen und SAB führend (progressive Entwicklungen posttraumatischer Veränderungen). Beim Thoraxtrauma zeigten sich inital falsch negative Befunde in 9,3% der Fälle (Lungenkontusionen). Beim Abdominaltrauma wurden in 3 Fällen freie Flüssigkeitsansammlungen primär nicht beschrieben (im weiteren Verlauf nicht interventionsbedürftig). Des weiteren entgingen 2 Leber- sowie eine Milzruptur, ein Rektum-Ausriss und ein Urethra-Abriss der Organ-bezogenen Spiral-CT-Diagnostik. Bei bestehender Indikation zur Notfall-Laparatomie wurden diese Befunde sämtlich klinisch dargestellt. Nicht beschriebene Frakturen am knöchernen Skelett fanden sich an den Rippen (7), Schulter (3), Becken (2), HWS, BWS, LWS, Gesichtsschädel (je 1). Klinisch relevant stellten sich die primär nicht diagnostizierten, instabilen Frakturen an der Wirbelsäule (HWK 5/6, BWK 6–8, LWK 1) dar, die nach sekundärer Diagnose einer entsprechenden Therapie zugeführt wurden. Zusammenfassend wurden in 8 von 134 (5,9%) Fällen (Leber-, Milzruptur, Rektumausriss, Urethra-Abriss, Wirbelsäulenfrakturen) relevante operationswürdige Verletzungen primär nicht computertomographisch diagnostiziert. Im Falle der abdominellen Verletzungen war die Milzruptur auf dem primären CT-Scan nicht sichtbar, die Leberrupturen wurden als methodisch bedingtes Artefakt bei inhomogener Parenchymtextur gewertet. Die Darstellung dieser Verletzungen erfolgte jeweils im Rahmen der indizierten Notfall-Laparatomie. Bei den Wirbelsäulenfrakturen war zu Beginn der Studie die Spiraldatenaquisition nicht ausreichend. Diese wurde im Verlauf angeglichen. Bei entsprechendem Verdacht erfolgt im Anschluss an die CT-Spirale eine Untersuchung der betreffenden Region in Dünnschichttechnik.

Schlussfolgerung

Die initiale Spiral-CT-Untersuchung incl. 3-D-Rekonstruktion erweist sich zum raschen und simultanen Nachweis des Verletzungsmusters des Polytraumatisierten am Cranium und Körperstamm als geeignet.

Dr. med. Jörg Scherer/Abtlg. für Unfall-, Hand- und Wiederherstellungschirurgie, Städt. Krankenhaus München-Schwabing/Kölner Platz 1/80804 München/Deutschland/ Tel.: 089/3068-2025 od. 2070/E-Mail: trauma@kms.mhn.de

Berechnung der TRISS-Überlebenswahrscheinlichkeit mit einfachen Mitteln

K.-G. Kanz (München), S. Eich, C. K. Lackner, W. Mutschler

Fragestellung

Im Rahmen des Qualitätsmanagements wird die Performance eines Traumasystems an Hand der Sterblichkeitsrate in Bezug auf ein Referenzsystem beurteilt. In den meisten Fällen wird hierfür die TRISS-Methodologie verwandt, die Kalkulation erfolgt entweder im Rahmen der Teilnahme an einem Traumaregister oder durch teure Spezialsoftware, die nicht mit dem europäischen Kodierungs- und Abrechungssystemen kompatibel ist.

Methoden

Für die individuelle Berechung der Überlebenswahrscheinlichkeit wurde ein Rechenblatt konzipiert, das auf einem allgemein verwandten Tabellenkalkulationsprogramm basiert (Micrososft Excel). Die der TRISS-Methodologie zu Grunde liegenden publizierten Formeln wurden hierbei inkorporiert.

Ergebnisse

Nach Eingabe von Glasgow Coma Scale, systolischem Blutdruck und Atemfrequenz sowie des Abbreviated Injury Scale und des Patientenalters erfolgt durch das Rechenblatt eine sofortige direkte Berechung der Überlebenswahrscheinlichkeit. Bereits nach Abschluss der Schockraumversorgung kann zeitnah eine standardisierte Beurteilung einzelner Patienten auch durch Unerfahrene erfolgen. Der ermittelte Wert bildet zudem eine wesentliche Grundlage für das interne und externe Qualitätsmanagement.

Schlussfolgerung

Die Überlebenswahrscheinlichkeit von Traumapatienten an Hand der TRISS-Methodologie kann ohne zusätzlichen finanziellen Aufwand mit einfachen Mitteln zeitnah durch das entwickelte Rechenblatt bestimmt werden. Über die Internetseiten der Klinik und des deutschen Traumaregister ist ein kostenloser Download der Datei möglich.

Dr. med. Karl-Georg Kanz/Chirurgische Klinik Innenstadt/Nussbaumstrasse 20/
80336 München/Deutschland/Tel.: 089-5160-2511/Fax: 089-9920–1332/
E-Mail: kanz@ch-i.med.uni-muenchen.de

Polytrauma und Sport – Epidemiologie und Outcome

P. Brucker (Murnau), E. Benning, S. Hauck, V. Bühren

Fragestellung

Das Polytrauma im Sport stellt ein seltenes, jedoch schwerwiegendes Ereignis im Leben eines Sportlers dar. Ziel der vorliegenden Studie war es, eine Polytraumatisierung im Sport im Hinblick auf Verletzungsmuster, operative Versorgung und klinischen Outcome unter Berücksichtigung der posttraumatischen Sport- und Berufsfähigkeit zu untersuchen.

Methoden

Zwischen 10/99 und 06/01 zogen sich 38 (31 Männer, 7 Frauen) von insgesamt 335 schwerverletzten Personen, die die Einschlusskriterien DGU Polytrauma-Multicenter-studie erfüllten, eine Polytraumatisierung im Sport zu. Mit Ausnahme von 3 Leistungssportlern waren die übrigen schwerverletzten Personen Freizeit- oder Breitensportler. Das Outcome wurde durch klinische Untersuchung sowie Fragebogen durchschnittlich 17 Monate nach Unfall ermittelt.

Ergebnisse

Aufgrund besonderer geographischer Exposition fand sich eine Polytraumatisierung überwiegend in typischen Bergsportarten wie Paragliden, Bergsteigen, Mountain-Biken, alpinem Skifahren und Snowboarden. Darüber hinaus wurde eine Polytraumatisierung auch vermehrt beim Reitsport beobachtet. Der durchschnittliche Injury Severity Score (ISS) der Sportler betrug 25,6 Punkte (Ausschlusskriterium ISS<16 Punkte). Nahezu 70% der Patienten erlitten ein Schädel-Hirn-Trauma, 50% ein schweres Thorax- bzw. Wirbelsäulentrauma mit begleitender Para- oder Tetraplegie in 20%; des weiteren fanden sich in mehr als 50% Verletzungen der Extremitäten. Im Glasgow Outcome Scale (GOS) erzielten 45% der Polytraumatisierten eine volle Rehabilitationsfähigkeit (GOS 1), wohingegen bei 20% eine Behinderung verblieb (GOS 2) bzw. 15% aufgrund einer Schwerbehinderung pflegebedürftig wurden (GOS 3). 20% der polytraumatisierten Sportler starben primär oder sekundär während des Klinikaufenthaltes (GOS 5). Nach überlebter Polytraumatisierung wurde eine Sportfähigkeit wieder in 60% der Fälle erreicht, allerdings konnten hiervon nur knapp die Hälfte ihr sportliches Niveau halten. 20% der Patienten mussten zusätzlich ihren Beruf wechseln.

Schlussfolgerung

Trotz Polytraumatisierung im Sport zeigt die Mehrzahl der Patienten einen hohen Motivationsgrad zur Wiederaufnahme einer sportlichen Tätigkeit auch nach dem Unfall, selbst wenn das ursprüngliche Leistungsniveau in der betreffenden Sportart nicht mehr erreicht werden kann bzw. ein Sportartwechsel notwendig ist. Bei fehlender Sportfähigkeit sind die Ursachen einerseits in physischen Folgen des Unfalls, andererseits in noch nicht adäquater Verarbeitung der psychischen Unfallfolgen zu suchen. Auffallend ist ein sehr hoher Anteil an schweren Schädel-Hirn-Traumata, insbesondere bei letalem Ausgang, was auf einen nur unzureichenden Einsatz eines sportartgerechten Kopfschutzes hinweist. Somit ist aus medizinischer Sicht ein konsequentes Verwenden protektiver Maßnahmen an exponierten Körperregionen unter Berücksichtigung des jeweiligen sportartspezifischen Risikoprofils zu fordern.

Dr. med. Peter Brucker/Chirurgie/Unfallchirurgie BG-Unfallklinik Murnau/
Prof.-Küntscher-Str. 8/82418 Murnau/Deutschland/Tel.: 08841-480 (Zentrale)/
Fax: 08841-482159/E-Mail: Peter_Brucker@freenet.de

Beeinflussen die Begleitverletzungen das Outcome von Patienten mit schwerem Schädel-Hirn-Trauma?

R. Linker (Aachen), R. Lefering, B. Bouillon, E. Neugebauer

Fragestellung

Das schwere Schädel-Hirn-Trauma (SHT) wird oft als entscheidender Prognosefaktor beim polytraumatisierten Patienten gewertet. Demgegenüber wird die Bedeutung extrakranieller Verletzungen (EK) für den klinischen Verlauf und das Outcome (Letalität) kontrovers diskutiert. Ziel der Untersuchung war es anhand des Traumaregisters der DGU vergleichende Analysen durchzuführen, welches aufgrund seiner umfangreichen Datenlage eine adäquate Basis bietet.

Methoden

Von 1993 bis 1999 wurden 5353 Patienten in 54 Kliniken des Traumaregisters der DGU dokumentiert. Das Traumaregister der DGU ist eine multizentrische, prospektive, standardisierte und anonymisierte Dokumentation schwerstverletzter Patienten vom Unfallort bis zur Klinikentlassung zu 4 definierten Zeitpunkten. Bei 3545 von diesen ist eine präklinische Information über den Bewußtseinszustand (Glasgow Coma Scale) und ISS (Injury Severity Score) im klinischen Verlauf vorhanden. Primäres Outcomemaß war die Letalität im Krankenhaus. In Kombination mit sekundären Outcome Maßen wie Inzidenz von Organversagen (Goris-Score) und Sepsis wurde eine endgültige Studienpopulation von 3107 Patienten erreicht. Alle Verletzungen werden anhand der Abbreviated Injury Scale (AIS; Schweregrad 1 bis 5) beschrieben und sechs Körperregionen zugeordnet. (Injury Severity Score) In dieser Analyse wird der maximale Schweregrad (AIS) im Bereich Schädel-Hirn gegenüber extrakraniellen Verletzungen (Gesicht, Thorax, Abdomen, Extremitäten, Weichteil) betrachtet.

Ergebnisse

Im Gesamtkollektiv (n=3107, Altersmittelwert 38,0 Jahre; 72,1% männlich; ISS=25,1 (Mittelwert)) lag die Letalität bei 19,5%. Eine relevante extrakranielle Verletzung ohne SHT (AIS-EK ≥4; AIS-Kopf ≤2) zeigte eine Letalität von 22,3% (n=144). Ein isoliertes SHT (Kopf ≥4; EK ≤2) fand sich bei 240 Patienten mit einer Sterberate von 35,2%. Mit zunehmendem extrakraniellem Verletzungsgrad stieg bei Patienten mit SHT (AIS ≥4) die Letalitätsrate von 29,3% (AIS-EK=3; n=1227) über 44% (AIS-EK=4; n=666) auf 63,4% bei Patienten mit (AIS-EK = 5; n=111). Multivariat zeigte sich, dass sowohl der Grad der extrakraniellen wie der Kopfverletzungen erst ab einem Schweregrad AIS ≥4 prognostisch relevant werden, und dass die Kopfverletzungen dabei einen etwa doppelt so starken Einfluss haben. (Odds Ratios für AIS-EK= 4/Kopf: 1,9/2,9; für AIS-EK= 5/Kopf: 5,4/10,7) Bei den sekundären Zielgrößen zeigte das periphere Trauma bereits ab AIS ≥3 eine erhöhte Inzidenz von Organversagen und Sepsis in allen Schweregrad-Subgruppen des SHT.

Schlussfolgerung

Obwohl Registerdaten nicht mit solchen prospektiver Studien vergleichbar sind und die Betrachtung der schwersten Verletzung pro Körperregion eine sehr grobe Klassifikation darstellt, scheint eine extrakranielle Verletzung ab einem Schweregrad AIS = 4 eine messbare und relevante Erhöhung der Letalität beim SHT zu bewirken.

Dr. med. Ralph Linker/Klinik für Unfallchirurgie, RWTH- Uniklinik Aachen/Pauwelsstraße 30/ 52074 Aachen/Deutschland/Tel.: 0241-80-89995/E-Mail: rlinker68@hotmail.com

Primär- versus sekundär-definitive Versorgung von Femur- und Tibiaschaftfrakturen beim Polytrauma: Evidenz-basierte Medizin versus Realität im Traumaregister der DGU

D. Rixen (Köln), M. Raum, B. Bouillon, R. Lefering, E. Neugebauer, AG Polytrauma der DGU

Fragestellung

Nach Kriterien der Evidenz basierten Medizin ist sowohl der Operationszeitpunkt als auch die Verfahrenswahl der definitiven Versorgung von Femur- und Tibiaschaftfrakturen (primär-definitive versus zweizeitige sekundär-definitive Osteosynthese) beim Polytrauma nach wie vor umstritten. Weiterhin ist unklar, von welchen Indikatoren der anatomischen- und physiologischen Verletzungsschwere die Wahl der Therapiekonzeption abhängig gemacht werden sollte. Daher war es das Ziel der Arbeit, die Versorgungsrealität auf der Grundlage des Traumaregisters der DGU zu analysieren.

Methoden

Als Grundlage der Analyse diente die multizentrische, prospektive, standardisierte und anonymisierte Dokumentation schwerverletzter Patienten im Traumaregister der DGU. Analysiert wurden alle Patienten, bei denen die Diagnose einer Femur- und/oder Tibiaschaftfraktur und die operative Versorgung mittels Fixateur Externe, Platte und/oder Nagel dokumentiert war. Ausgewertet wurden der Operationszeitpunkt, Prognosefaktoren (Alter, ISS, GCS, AIS Thorax, Aufnahme Base Excess und Quickwert) als auch die initiale Prognoseabschätzung.

Ergebnisse

In 5353 Patienten des Traumaregisters der DGU (Ø Alter 38,5 Jahre; 71,4% männlich; Ø ISS 24,8; 17,7% Letalität wurden 1240 Femur- und Tibiaschaftfrakturen an 1086 Patienten dokumentiert. In 212 dieser Patienten erfolgte eine zweizeitige Versorgung mit Fixateur Externe und Platte (16%) oder Nagel (84%). Beim Vergleich der Therapiekonzeptionen zeigten sich die mit Fixateur Externe versorgten Patienten in einem schlechteren anatomischen- und physiologischen Zustand der Verletzungsschwere als die mit Platte/Nagel versorgten Patienten [z.B Femur Fixateur Externe vs. Nagel: ISS (29 vs 23), GCS (10 vs 12), AIS Thorax (2.1 vs 1.6), Base Excess (–4.0 vs –3.2), Quick (64 vs 73) und Wahrscheinlichkeit zu Versterben (24.2% vs. 13.2%)].

Schlussfolgerung

Zusammengefaßt scheinen die anatomische- und physiologische-Verletzungsschwere die Wahl der Therapiekonzeption zu beeinflussen. Jedoch muß festgestellt werden, daß die Realität der Versorgung von Femur- und Tibiaschaftfrakturen beim Polytrauma im Traumaregister der DGU die widersprüchlichen Ergebnisse der Literaturanalyse nach Kriterien der Evidence Based Medicine widerspiegelt und keine allgemeingültige Versorgungsstrategie praktiziert wird. Zur Beantwortung der klinisch relevanten Frage nach Operationszeitpunkt und Verfahrenswahl der definitiven Versorgung von Femur- und Tibiaschaftfrakturen beim Polytrauma besteht die dringliche Notwendigkeit randomisierter Studien mit adäquatem Studiendesign.

PD Dr. med. Dieter Rixen/Klinikum Merheim/Ostmerheimerstr. 200/51109 Köln/ Deutschland/Tel.: 0221-89070/Fax: 0221-893096/E-Mail: D.Rixen@uni-koeln.de

Primäre Frakturstabilisierung mit Fixateur externe beim Polytrauma als zeitsparendes und sicheres Verfahren

G. Taeger (Essen), B. Schmidt, R. Zettl, S. Ruchholtz, D. Nast-Kolb

Fragestellung

In der Diskussion um die optimale Primärversorgung von Frakturen beim Polytrauma existieren bislang keine prospektiven Daten, welche das in Europa weit verbreitete Konzept der Primärstabilisierung mit Fixateur externe validieren können. Durch die prospektive Untersuchung Schwerverletzter soll geprüft werden, ob mit primärer Fixateur externe-Stabilisierung relevante Einsparungen der Versorgungszeit in der Frühphase gegenüber definitiven Osteosyntheseverfahren möglich sind und ob durch den damit verbundenen Verfahrenswechsel erhöhte Komplikationsraten zu erwarten sind.

Methoden

Seit Mai 1998 werden alle schwerverletzten Patienten im Rahmen einer prospektiven Traumadatenbank erfasst. Die Einschätzung der Verletzungsschwere erfolgt nach Abschluß der Primärdiagnostik (Abbreviated Injury Score, Injury Severity Score). Bei ISS >15 und instabilen Becken- oder stammnahen Frakturen erfolgt die präliminäre

Osteosynthese mit Fixateur externe. Nach Stabilisierung der Vitalfunktionen wird zum frühestmöglichen Zeitpunkt einzeitig auf die definitive interne Osteosynthese gewechselt. Die Analyse der erhobenen Daten fokussiert die Zeitdauer der primären und der definitiven Osteosynthesen, lokale osteosynthesebedingte sowie allgemeine Komplikationen.

Ergebnisse

Seit Mai 1998 wurden von 574 Schwerverletzten (ISS:31±16) 58 Patienten (Alter: 43±19; ISS: 36±16; AIS-Thorax: 3,4±1,5) in die Untersuchung eingeschlossen. Bei 76% waren dringliche Operationen mit einer durchschnittlichen Dauer von 84±75 Minuten notwendig (Laparotomie 12×, Thorakotomie 2×, Trepanation 7×, Gefäßrekonstruktion 3×, Tracheotomie, Weichteilrekonstruktion etc. 20×). Zur Fixateur externe Osteosynthese von 103 Frakturen waren weitere 41±18 Minuten erforderlich. Bis zum Verfahrenswechsel nach durchschnittlich 12 Tagen waren keine Komplikationen an den Fixateuren zu beobachten. Zehn Patienten sind innerhalb von 11 Tagen an Verletzungsfolgen (SHT, Aortenruptur) verstorben (ISSverst: 53±8; ISSÜberleb: 32±12). Bei 48 Patienten wurden 76 einzeitige Verfahrenswechsel vorgenommen (45 Femur, 15 Tibia, 10 Becken, 6 Humerus). Im Vergleich zur primären Fixateur externe Osteosynthese (40±19 min) wiesen die definitiven Verfahren mit 136+60 Minuten signifikant längere Operationszeiten auf. Nach Verfahrenswechsel waren vier Komplikationen mit Bezug zur Osteosynthese aufgetreten: Adipöse Patientin, beidseitige proximale Femurfraktur mit manifester Staphylokokken-Sepsis und Infektion aller Wunden und Zugänge nach Verfahrenswechsel, versterben nach 48 Tagen; Rotationsfehler nach Kondylenplatte (33C2); Rotationsfehler nach UTN (42C1); Heterotope Ossifikation Brooker 3 nach UFN (31A3.2).

Schlussfolgerung

Der geringere Zeitaufwand bei primärer Fixateur externe Osteosynthese mit erheblicher Zeiteinsparung in der Frühphase der Schwerverletztenversorgung weist gemeinsam mit der niedrigen Komplikationsrate darauf hin, dass es sich bei diesem Regime um eine sichere und effektive Verfahrensweise handelt.

Dr. med. Georg Taeger/Klinik für Unfallchirurgie, Universitätsklinikum Essen/Hufelandstraße 55/ 45122 Essen/Deutschland/Tel.: 0201 723 1304/E-Mail: georg.taeger@uni-essen.de

Auswirkungen primärer intramedullärer Versorgung gegenüber externer Stabilisierung von Femur-Frakturen bei Polytrauma: eine prospektiv-randomisierte Studie

C. Probst (Hannover), M. Van Griensven, K. Grimme, B. Wiese, H.-C. Pape, C. Krettek

Fragestellung

Die primäre Frakturstabilisierung ist ein wesentliches Ziel bei polytraumatisierten Patienten, aber die Systembelastung durch die Primäroperation muß ebenso Berücksichtigung finden. Diese operationsbedingte Belastung kann mittels systemischer Zytokin-Spiegel quantifiziert werden. Wir haben die Auswirkung verschiedener initialer chirurgischer Eingriffe auf die systemische inflammatorische Reaktion bei Patienten mit multiplen stumpfen Verletzungen anhand einer prospektiv randomisierten Studie verglichen.

Methoden

Einschluß-Kriterien: 1. Schaftfraktur langer Röhrenknochen der unteren Extremität, 2. Alter 18–65 Jahre, 3. Gesamtschweregrad der Verletzung (ISS) >16 Punkte oder wenigstens 3 Extremitätenverletzungen mit AIS 2 oder mehr in Verbindung mit der Verletzung einer anderen Körperregion mit AIS 2 oder mehr, 4. Thorax-AIS<4. Alle Patienten wurden entweder für primäre unaufgebohrte Femurnagelung (1° UFN) oder primäre Stabilisierung durch Fixateur extern (DCO, 1° Ex. Fix.) mit sekundärem UFN (DCO, 2° UFN) randomisiert. In der Gruppe mit 2° UFN wurden ebenfalls die intraoperativen Zytokinspiegel bestimmt. Die Interleukin-6-Spiegel wurden perioperativ gemessen. Statistik: Kruskal-Wallis Test, Wilcoxon Test, p<0,05 (*: Unterschied zwischen den Gruppen, +: Differenz zu Prä-OP)

Ergebnisse

Gruppe UFN(1°UFN) vs. DCO(1°Ex.Fix.): M/F 7/5 vs. 9/4; Alter (Mittelwert) 28,6 vs. 29,9 Jahre; ISS (Mittelwert) 21,5 vs. 22,9; AIS Thorax 2,3 vs. 2,1; p-Werte jeweils n.s. – Interleukin-6-Spiegel der Gruppen UFN(1°UFN) vs. DCO(1°Ex.Fix.) vs. DCO(2°UFN): prä-OP 55±33 vs. 71±42 vs. 33±21; 7 h post-OP 99±42 vs. 51±31 vs. 55±41; 24 h post-OP +*234±55 vs. 62±34 vs. 38±21; 48 h post-OP +*188±38 vs. 44±22 vs. 26±21.

Schlussfolgerung

In unserer prospektiven randomisierten Studie zeigte sich die höchste inflammatorische Reaktion nach primärer (<24 h) intramedullärer Versorgung des Femurs. Im Gegensatz dazu war der sekundäre Verfahrenswechsel auf ein intramedulläres Implantat nicht mit einer ähnlichen Zytokin-Freisetzung assoziiert. Diese Ergebnisse könnten bei Patienten mit hohem Komplikationsrisiko klinisch relevant werden. Deshalb scheint die abgestufte Primärversorgung (damage control) eine adäquate Alternative für Patienten mit hohem Risiko für posttraumatische Komplikationen zu sein.

Dr. med. Christian Probst/Abteilung für Unfallchirurgie, MH-Hannover/Walter-Gieseking-Str. 20/ 30159 Hannover/Deutschland/Tel.: 0511-3358830/E-Mail: christianprobst@hotmail.com

Primärversorgung der Femurfrakturen bei Polytrauma – hat sich etwas verändert?

T. Bodzay (Budapest), J. Szita, A. Kecskeméti, R. Szody, Übersetzung: Klaas Vogel

Fragestellung

Am Ende der Neunziger wurden amerikanische Artikel über die Marknagelungen bei Schädelhirnverletzten publiziert. Seit 1997 führen wir eine intrakranielle Druckmessung unter GCS 9 routinemäßig durch. In dem Vortrag wird analysiert, ob sich an unserer Versorgungstaktik etwas verändert hat oder nicht.

Methoden

Es wird eine dreijährige Periode vor 1997 (1993–1995) und nach 1997 (1998–2000) verglichen. Wir analysierten die Primärversorgung bei Femurfrakturen der Polytraumapatienten. Es wird diskutiert, ob die Schädelhirnverletzungen Einfluss auf die Primärversorgung der Femurfrakturen hatten.

Ergebnisse

Zwischen 1993 und 1995 haben wir 25 und später, zwischen 1998 und 2000 19 Polytraumapatienten mit Femurfrakturen behandelt. Obwohl wir im früheren Interwall 5 und in späterem 3 offene Frakturen beobachteten, legten wir im ersten Zeitraum 4 und im späteren 9 Fixateure externe an. Der ISS war 31 gegen 34.

Schlussfolgerung

Schädelhirnverletzungen beeinflussen die Versorgungstaktik bei Femurfrakturen. Bei erhöhtem intrakraniellen Druck kann eine primäre Marknagelung gefährlich sein, da dadurch eine intrakranielle Verletzung verschlimmert werden kann. Es wird ein Fixateur extene angelegt und als Verfahrenswechsel ein Marknagel eingesetzt. Dadurch wird die Letalität bei Schädelhirnverletzungen reduziert.

Tamás Bodzay/Zentralinstitut für Traumatologie/Fiumei str.17./Budapest/Ungarn/ Tel.: (36)13337599/E-Mail: bodzaytamas@mail.matav.hu

Die Bedeutung der schweren Thoraxverletzung beim Polytrauma

H. J. Bail (Berlin), M. Schütz, N. P. Haas, U. Kaisers

Fragestellung

Verletzungen des Brustkorbs und der Lunge sind beim polytraumatisierten Patienten häufig und für rund 20% aller traumabedingten Todesfälle verantwortlich. Bei Verletzungen des Brustkorbs sind Rippen- und Rippenserienfrakturen mit instabilem Thorax sowie Pneumo- und Hämatothorax führend, die parenchymatösen Verletzungen der Lunge schließen Kontusionen, Lazerationen und Hämatome ein. Daneben werden Verletzungen der thorakalen Aorta bei bis zu 15% der nicht-penetrierenden Thoraxtraumata gefunden. Initial ist der Patient mit Thoraxtrauma durch Gasaustauschstörungen und Blutungen bedroht, nach der Stabilisierungsphase kann es zur Entwicklung eines Multiorganversagens mit akutem Lungenversagen (ARDS) kommen.

Methoden

Retrospektiv wurden für den Zeitraum 1998–2000 die Krankheitsverläufe polytraumatisierter Patienten einer Klinik der Maximalversorgung ausgewertet und der Einfluß schwerer Thoraxverletzung auf die Morbidität und Mortalität sowie die Dauer der Intensivtherapie untersucht.

Ergebnisse

Im eigenen Krankengut bestand bei n=168 Patienten mit Polytrauma (Alter 39±17 (MW±SD); n=127 männlich; PTS 2,53; APACHE II 11,2) in 69% (n=115) auch ein Thoraxtrauma. Bei 80% dieser Patienten (n=93) ließ sich eine Lungenparenchymverletzung nachweisen, bei 64% (n=74) sahen wir Pneumo- und Hämatothoraces. Bei 9,5% aller Patienten mit Polytraumata (n=16) waren darüber hinaus Verletzungen der großen Gefäße nachzuweisen. Im gesamten Patientengut trat bei n=1 primär aufgenommenen Patienten und bei n=3 sekundär zugewiesenen Patienten im Verlauf der intensivmedizinischen Behandlung ein ARDS auf, alle n=4 Patienten hatten ein Thoraxtrauma mit Lungenparenchymverletzung erlitten. Die Gesamtmortalität unserer Polytraumapatienten betrug 9% (n=14), 71% der Verstorbenen (n=10) hatten ein Thoraxtrauma erlitten. Im Mittel wurden unsere polytraumatisierten Patienten 17,3±6,5 Tage auf der Intensivstation behandelt, bei Patienten ohne Lungenparenchymverletzung 6,3±5,7 Tage, mit Lungenkontusionen, Lazerationen oder Hämatomen 21,2±17,3 Tage (p<0.05).

Schlussfolgerung

Wir schlussfolgern, daß bei polytraumatisierten Patienten einer großstädtischen Universitätsklinik Thoraxverletzungen häufig auftreten. Verletzungen des Lungenparenchyms gehen dabei mit einer signifikant höheren Utilisation intensivmedizinischer Ressourcen einher. Das Auftreten eines ARDS infolge Thoraxtraumas ist in unserem Kollektiv aufgrund der Implementierung lungenprotektiver Behandlungsstrategien ein seltenes Ereignis.

Dr. med. Hermann Josef Bail/Unfall- und Wiederherstellungschirurgie, Charité Berlin, Campus Virchow-Klinikum/Augustenburger Platz 3/13353 Berlin/Deutschland/ Tel.: 030-450 552012/Fax: 030-450 552901/E-Mail: hermann.bail@charite.de

Beeinflusst eine möglichst umfassende Erstversorgung die Pneumonierate nach Schwerstverletzung?

H. J. Helling (Köln), A. Prokop, B. Buchheister, J. Andermahr, G. Grass, A. Greb, D. Rixen, B. Boullion, E. Neugebauer, K. E. Rehm

Eine frühzeitige Frakturenversorgung soll zu einer signifikanten Verminderung pulmonaler Komplikationen führen. Andererseits soll eine verlängerte Erstversorgungszeit mit einem signifikanten Anstieg der postoperativen systemischen Komplikationen verbunden sein.

Fragestellung

Es soll untersucht werden, ob eine möglichst umfassende operative Primärversorgung (innerhalb 24 Stunden) die Rate an Pneumonien im postoperativen Verlauf beeinflusst.

Methoden

In einer prospektiven Beobachtungsstudie an zwei grossen Unfallkliniken einer deutschen Grossstadt wurden von 1996 bis 1999 insgesamt 278 schwerstverletzte Patienten aufgenommen. Beide Kliniken verfolgen das Konzept einer „Risiko-adaptierten, möglichst umfassenden Primärversorgung". Es wurden alle Patienten mit einem ISS (injury severity score) >=19 oder einem Schädelhirntrauma mit einem „AIS Kopf" (abbreviated injury score) >= 3 aufgenommen. Eine Pneumonie wurde entsprechend der Konsensus-Konferenz Kriterien (1996) angenommen, wenn zwei von drei Kriterien zutrafen:

1. Temperatur >38,0 Grad Celsius
2. Infiltrate im Rö Thorax,
3. Keime im Tracheal-Sekret

Für jeden Patienten wurde die Operationsdauer bestimmt, dessen operative Erstversorgung innerhalb der ersten 24 Stunden nach dem Unfallereignis begann.

Ergebnisse

Das Auftreten einer Pneumonie nach Schwerstverletzung war häufig. Ihre Inzidenz lag bei 105 von 278 Patienten (37,8%). 175 Patienten wurden innerhalb der ersten 24 Stunden wegen der Unfallverletzungen operiert. Der Alters-Median lag bei 25 Jahren (min 16 Jahre, max 76 Jahre). Die häufigste Schwere der Verletzungen lag bei einem ISS zwischen 19 und 25 (122 Patienten), ein zweiter Häufigkeitsgipfel bei ISS zwischen 41 und 50 (31 Patienten). Die mittlere Operationsdauer der innerhalb 24 Stunden operierten betrug für alle ISS-Klassen 3,2 Stunden (min 30 Minuten, max 9,5 Stunden). Nur die beiden höchsten ISS-Klassen (>45) wiesen eine tendenziell kürzere OP-Zeit (2,1 Stunden) auf (nicht signifikant). Die Pneumoniehäufigkeit korrelierte signifikant mit der Höhe der ISS- Klasse (30% bei 19<ISS<25, 66% bei 35<ISS, p=0,036 multivariate Analyse). Die Pneumoniehäufigkeit korrelierte nicht mit der OP-Dauer der Erstversorgung (p=0,433, multivariate Analyse)

Schlussfolgerung

Der mögliche Nutzen einer umfassenden Frühversorgung wird nicht durch eine erhöhte Pneumonie-Inzidenz gemindert.

Dr. med. Hanns-Joachim Helling/Unfallchirurgie, Universitätsklinikum Köln/
Josef-Stelzmann-Strasse 9/50937 Köln/Deutschland/Tel.: 0221 478 4802/Fax: 0221 478 4835/
E-Mail: hanns.helling@medizin.uni-koeln.de

Versorgungsstrategien und Outcome Schwerverletzter mit „Notfalleingriffen"

S. Hauck (Murnau), R. Hower, P. Brucker, V. Bühren

Fragestellung

Analyse der Versorgungsstrategien und Outcome Schwerverletzter, bei denen die Schockraumdiagnostik zur „Notoperation" abgebrochen wurde.

Methoden

Im Rahmen der prospektiven Erfassung Mehrfachverletzter der DGU wurden 232 Patienten mit einem ISS >16 für das Jahr 2000 erfaßt. Ausgehend von 5 Organgruppen (Kopf, Thorax, Abdomen, Wirbelsäule/Becken und Extremitäten) wurden nur Diagnosen mit einem AIS >3 gewertet. Aufgeteilt nach Organregionen wurden die Patienten, bei denen die Schockraumdiagnostik für notoperative Eingriffe unterbrochen werden musste, hinsichtlich Verletzungsschwere, operative Strategien und Outcome analysiert.

Ergebnisse

Im Jahr 2000 wurden in unserer Klinik 232 Mehrfachverletzte mit einem ISS >= 16 erfaßt. Von diesen musste bei 95 Patienten (41%) die Schockraumdiagnostik vorzeitig abgebrochen werden, um eine dringliche operative Versorgung durchzuführen. Die mittlere Verletzungsschwere lag bei einem ISS von 30 (±12.8) (9–66). Die durchschnittliche Liegedauer auf der Intensivstation betrug 17.2 Tage (±14.7) (2–59), die Letalität lag bei 31.6%. So zeigten 45 Patienten eine schwere Kopfverletzung, bei 27 (60%) Patienten war eine Trepanation und bei 7 (15.7%) eine Drucksonden- oder externe Ventrikelanlage notwendig. Die mittlere Verletzungsschwere lag bei einem ISS von 33.9 (±14.0) (16–66). Die durchschnittliche Liegedauer auf der Intensivstation betrug 18.0 Tage (±13.3) (2–50), die Letalität lag bei 37.8%. Es fanden sich 18 Patienten mit schwerem Thoraxtrauma, bei 2 (11.1%) war eine Notthorakotomie notwendig, 5 wurden mit Thoraxdrainagen versorgt. Die mittlere Verletzungsschwere lag bei einem ISS von 47.0 (±13.7) (24–66). Die durchschnittliche Liegedauer auf der Intensivstation betrug 21.4 Tage (±13.2) (6–43), die Letalität lag bei 44.4%. Schwere abdominelle Verletzungen mit einem AIS über 3 erlitten 12 Patienten, von diesen mussten 8 Patienten bei Milz-/Leberruptur und 2 bei Holorganruptur laparotomiert werden.. Die mittlere Verletzungsschwere lag bei einem ISS von 36.6 (±14.3) (20–59). Die durchschnittliche Liegedauer auf der Intensivstation betrug 14.6 Tage (±12.6) (2–31), die Letalität lag bei 58.3%. 22 Patienten hatten eine schwere Wirbelsäulen- oder Beckenverletzung, bei 6 (27.3%) Patienten erfolgte die Stabilisierung der Wirbelsäule mit Fixateur interne, bei 5 (22.7%) Patienten die Versorgung der Beckenverletzung mit Fixateur externe. Bei 2 (9.1%) wurde die Symphyse primär verplattet.

Schlussfolgerung

Abruch der Schockraumdiagnostik zur sofortigen operativen Notfallversorgung Schwerverletzter mit einem ISS >16 sahen wir bei 95 (40.9%) von 232 Patienten. Die entscheidenden Verletzungen, die zum Abruch der Schockraumdiagnostik führten, waren kranielle Verletzungen (Trepanationen 28.4%) und abdominelle Verletzungen (Milz/Leber 8.5%). Die Letalität liegt bei diesem Patientengut zwischen 38 und 58 Prozent.

Dr. med. Stefan Hauck/BG-Unfallklinik Murnau/Prof. Küntscher Str. 8/82418 Murnau/Deutschland/Tel.: 08841-48-2572/E-Mail: shauck@bgu-murnau.de

Wie werden Traumapatienten in Europa dokumentiert? – Ein länderübergreifender Vergleich

M. Stalp (Hannover), H.-C. Pape, L. Leenen, D. Yates, C. Krettek und AG Polytrauma der DGU

Fragestellung

Die weitreichenden sozioökonomischen Folgen nach Trauma sind bekannt und haben unter anderem zu der Initiierung einer standardisierten Dokumentation von Traumapatienten geführt. Verschiedene europäische Länder besitzen Register, die eine solche

Dokumentation landesweit ermöglichen. Diese Strukturen sind jedoch bisher lediglich für die landeseigene Verwendung vorgesehen worden. Es werden deshalb die Voraussetzungen verglichen, die für einen europaweiten Vergleich von Traumaregistern notwendig sind.

Methoden

Die Dokumentationsstrukturen, Parameter, Fallzahlen, sowie logistische Bedingungen werden evaluiert und verglichen (England, E; Deutschland, D; Niederlande, NL).

Ergebnisse

Dok. = Anzahl Dokumentationszentren, Komplik. = Komplikationen im stationären Verlauf: Infekt, Sepsis Organversagen, ARDS, Reha = Erfassung von Patienten >90 Tage nach Trauma). Das Österreichische Register befindet sich im Aufbau, zur Zeit erfolgt die Dokumentation über die deutschen Erfassungsstrukturen. Die englische Datenbank implementiert auch leichter verletzte Patienten (komplexe Einschlußkriterien), solange sie eine komplikationsträchtige Verletzung aufweisen, dies erklärt die hohe Fallzahl. In Deutschland wird der aufwendigste Dokumentationsbogen verwendet, welcher zudem für Mehrfachverletzte mit Intensivstationsaufenthalt vorgesehen ist. Neben diesen Unterschieden werden für die präklinischen und die klinischen Daten weitgehend identische Parameter verwendet (TRISS-System, Rettungszeit, kardiovaskulärer und pulmonaler Status (z.B. PaO2/FiO2), Injury Severity Score, infektiöse Komplikationen).

Schlussfolgerung

Die Möglichkeit eines länderübergreifenden Vergleiches bietet exzellente Optionen hinsichtlich eines Qualitätsmanagements, sowie insbesondere des Vergleichs ökonomischer Aspekte des Traumas, welche bisher ungenügend genutzt sind.

Dr. med. Michael Stalp/Unfallchirurgische Klinik/Carl Neubergstr. 1/30625 Hannover/Deutschland/Tel.: 0511-532-2050/Fax: -5877/E-Mail: Dr.HC-Pape@t-online.de

Endovascular treatment of traumatic aneurysms following blunt chest trauma

M. Gawenda (Köln), H. J. Helling, M. Zähringer, J. Brunkwall

Purpose

The increase in high-speed vehicular accidents results in increasing incidence of nonpenetrating blunt trauma of the chest. Approximately 15% of automobile accident fatalities are associated with thoracic aortic injury. Thoracic aortic trans-section is the second leading cause of death in fatal automobile accidents.

Methods

Eighty-five percent of individuals in automobile accidents with thoracic aortic injury die before receiving medical care; the remaining 15% go on to variable lengths of survival, with only about 2% surviving longer than 3 months to form chronic aneurysms.

Results

Open-chest surgery for repair of acute and chronic traumatic aneurysms results in mortality rates up to 20%, and a morbidity rate up to 50% also. The evolution of endoluminal technology offers the promise of a new, less invasive method to achieve aneurysm exclusion. Case Reports: Two cases of acute traumatic aneurysm and one case of chronic traumatic aneurysm of the thoracic aorta were evaluated by chest CT-scan.

Two cases of acute traumatic aneurysm of the thoracic aorta were treated, one case within 18 hours due to hemodynamic instability and the second after stabilization on the third post-traumatic day. The third case presented with a descending aortic aneurysm. His past history was remarkable for a severe blunt chest trauma at which he had been involved in a motor vehicle accident with deceleration injury 17 years prior to presentation.

Conclusions

Stent-grafting in acute and chronic traumatic aneurysms of the thoracic aorta seems to be a viable minimal invasive therapeutic option for traumatic rupture of the descending aorta.

Dr. med. Michael Gawenda/Gefäßzentrum, Klinik und Poliklinik für Visceral- und Gefäßchirurgie, Klinikum der Universität zu Köln/Joseph-Stelzmann-Str.9/50931 Köln/Deutschland/ Tel.: 0221 478 4820/Fax: 0221 478 7241/E-Mail: Michael.Gawenda@medizin.uni-koeln.de

Verändern technische Präventionsmaßnahmen das Verletzungsbild?

D. Otte (Hannover)

Präsentation eines neuartigen Schutzsystems zur Reduzierung der Kopf- und Halsbelastung bei der Pkw-Seitenkollision

O. Pieske (München), G. Lob, G. Messner, W. Lange, J. Haberl

Fragestellung

Unsere eigene, interdisziplinäre Analyse von mehr als 1600 realen Pkw-Verkehrsunfällen weist eine signifikant höhere Anzahl schwerer Kopfverletzungen bei der Seitenkollision (SK) von Fahrzeugen ohne Seitenschutz im Vergleich zur Frontalkollision auf (65% : 30%). Der Benefit des Head Protection Systems (HPS) (ehemals „Inflatable Tubular Structure" genannt) als potentes Schutzsystem für Frontinsassen bei der SK konnte bereits gezeigt werden. Um im Fall einer schweren SK auch die Passagiere im Fahrzeug-Fond zu schützen und darüber hinaus den Insassenschutz für die Frontpassagiere zu verbessern wurde das Advanced Head Protection Systems (AHPS) entwickelt. Die Effektivität des AHPS sollte anhand der hier dargestellten Arbeit überprüft und dokumentiert werden.

Methoden

Der AHPS entfaltet sich innerhalb von einigen Millisekunden im Falle einer schweren SK sowohl im vorderen als auch hinteren Seitenstrukturbereich. Er besteht aus einer Schlauchform mit einem Querdurchmesser von etwa 12 cm, die von einem segelartigen Tuch umfasst ist. Dieses schließt die Lücke bis zum seitlichen Dachrahmen. Die Effektivität des AHPS wurde anhand des „Rigid Pole Tests" (RPT) nach der Richtlinie FMVSS201 getestet, bei der das Testfahrzeug mit einer lateralen Geschwindigkeit von 30 km/h gegen einen Stahlpfahl mit einem Durchmesser von 250 mm auffährt. Dabei zielt der Pfahl Richtung Kopfschwerpunkt des Dummies. Die Tests wurden mit High-Speed-Video dokumentiert und die Kopf -Kräfte und -Beschleunigungen der Dummies gemessen.

Ergebnisse

Das AHPS-Design und Material stellt im entfalteten Zustand eine rigide Struktur dar. Der AHPS konnte die Kopfbelastungen drastisch senken, was sich im Head Injury Criterion (HIC) widerspiegelte (HIC Front = 600, HIC Fond = 250). Die High-Speed Videos zeigten, dass durch das Segeltuch zwischen AHPS und seitlichem Dachrahmen, Insassenverletzungen durch Glassplitter, Arm-Ejektion oder HWS-Hyperlateralflexion reduziert werden konnten.

Schlussfolgerung

Die Kopfbelastungen früherer RPT an einem vergleichbaren Testfahrzeug ohne HPS, die durch das „Insurance Institute for Highway Safety" durchgeführt wurden, ergaben einen HIC=4700 (HIC critical = 1000). Basierend auf diesen Daten konnte der AHPS den HIC um über 85% für die Front- und sogar noch deutlicher für die Fond-Insassen reduzieren. Diese Arbeit zeigt den möglichen, benefitären Effekt einer interdisziplinären Kooperation zwischen Unfallchirurgen und Automobilhersteller zur Prävention von Insassenverletzungen beim Pkw-Verkehrsunfall.

Dr. med. Oliver Pieske/Unfallchirurgie, Klinikum Grosshadern, Ludwig-Maximilians-Universität/Marchioninistr. 15/81377 München/Deutschland/Tel.: (089) 7095-1/ Fax: (089) 7095-6577/E-Mail: opieske@gch.med.uni-muenchen.de

Einfluss der passiven Fahrzeugsicherheit auf Veränderungen der Verletzungsschwere bei Verkehrsteilnehmern mit oder ohne Polytrauma – Vergleich zwischen den 70er und 90er Jahren

M. Richter (Hannover), H. C. Pape, D. Otte, B. Zelle, C. Krettek

Fragestellung

Der alleinige Einfluss der passiven Fahrzeugsicherheit auf die Verringerung von Verletzungsinzidenz und -schwere ist bisher unklar, da sich zeitgleich auch andere wichtige Faktoren wie Strassenverkehrsordnung, Strassenbau, etc. änderten. Um den Einfluss der passiven Sicherheit zu isolieren wurden Veränderungen der Verletzungssituation bei Verkehrsunfallverletzten mit oder ohne Polytrauma (P) unter Berücksichtigung der Unfallschwere analysiert.

Methoden

Prospektiv am Unfallort und der erstversorgenden medizinischen Institution erhobene Daten wurden auf folgende Parameter hin untersucht: Art Verkehrsteilnahme, Δv (km/h) für Benutzer motorisierter Fahrzeuge, Kollisionsgeschwindigkeit (Kv, km/h) für Fußgänger/Fahrradfahrer, Injury Severity Score (ISS), Inzidenz von P (Vorliegen von mind. 2 Verletzungen Abbreviated Injury Scale>2). Fälle der Jahre 1973 bis 1978 (G70) und 1994 bis 1998 (G90) wurden verglichen (Korrelation: Spearman-Rho).

Ergebnisse

6.843 Unfälle mit Verletzten wurden eingeschlossen (G70: n=1.235; G90: n=5.608). 9.653 Unfallbeteiligte wurden verletzt (G70: n=1.892; G90: n=7.761). 61% waren PKW-Insassen (PKW-I), 4% LKW-Insassen (LKW-I), 10% Motorradaufsassen (MOT), 11% Fahrradfahrer (RAD) und 14% Fußgänger (FUß). Mittelwerte: Δv: 23,1 (PKW-I: 24,1; LKW-I: 15,9; MOT: 19,9); Kv: 28,6 (RAD: 24,9; FUß: 32,8); ISS: 6,4. Anschnallrate (GURT) bei PKW-I: 68%. Inzidenz von P: 6,5%. Tod vor Erreichen der Klinik in 5,5%. Δv und Kv korrelierten hoch mit ISS (jeweils p<0.001). VERGLEICH G70–G90: Art der Verkehrsteilnahme unterschied sich nicht (Chi2: p=0,25). Δv, Kv, ISS, Inzidenz von P und Tod waren in G70 höher; GURT niedriger (Mittelwerte: Δv: G70: 33,6; G90: 20,9; Kv: G70: 43,1; G90: 23,9; ISS: G70: 12,1; G90: 5,0; t-test: jeweils p<0.001; Inzidenzen: P: G70: 14,9%; G90: 4,5%; Tod: G70: 14,2%; G90: 3,4%; GURT: G70: 24,1%; G90: 78%; Chi2: jeweils p<0.001). Der KorrelationsKOEFFIZIENT von zwischen Δv/Kv und ISS war in G70 höher (Δv vs ISS: G70: r=0,231; G90: r=0,175; Kv vs ISS: G70: r=0,248; G90: r=0.145; jeweils p<0.001).

Bei PKW-Insassen mit P (G70: n=117; G90: n=195) unterschied sich Δv und ISS nicht. Δv und ISS korrelierten nicht. GURT war in G70 höher.

Bei FUSS oder RAD mit P (G70: n=81; G90: n=67) unterschied sich Kv und ISS nicht. Der KorrelationsCoeffizient zwischen Kv und ISS war in G70 höher (G70: r=0.245; G90: r=0.203; jeweils p<0.001).

Schlussfolgerung

Der Vergleich G70 und G90 belegt die sinkende Verletzungsschwere (ISS, Inzidenz von P & Tod), die sicher auch durch die zeitgleich abnehmende Unfallschwere (Δv/Kv) und zunehmende Anschnallrate bedingt ist, was wiederum eher an geänderter Gesetzgebung als an Verbesserungen der passiven Fahrzeugsicherheit liegt. Die verbesserte passive Fahrzeugsicherheit allein bewirkt aber den sinkenden KorrelationsCoeffizienten zwischen Unfall- und Verletzungsschwere. Dies gilt leider nicht für PKW-Insassen mit P (Δv um 50 km/h), so dass speziell für diese Verletzungs-/Unfallsituation weitere Verbesserungen nötig sind.

PD Dr. med. Martinus Richter/Unfallchirurgische Klinik, Medizinische Hochschule Hannover/Carl-Neuberg-Str. 1/30625 Hannover/Deutschland/Tel.: 0511-532-2050/ Fax: 0511-532-5877/E-Mail: Richter.Martinus@MH-Hannover.de

Verkehrspsychologische Aspekte der Unfallforschung

M. Gründl (Regensburg), M. Stumpf, M. Nerlich

Fragestellung

In den letzten Jahren gibt es bei der Erforschung von Verkehrsunfällen zunehmend Bestrebungen, Verkehrsunfälle nicht nur aus technischer und medizinischer, sondern ebenso aus psychologischer Sicht zu analysieren, da die Mehrzahl der Unfälle im Straßenverkehr in ihrer Ursache auf menschliches Fehlverhalten zurückzuführen ist. Ziel der Untersuchung ist es, anhand von realen Verkehrsunfällen Erkenntnisse über das typische Verhalten von Autofahrern in der Pre-Crash-Phase zu gewinnen. Auf Grundlage dieser Erkenntnisse werden Vorschläge zur Entwicklung von Fahrerassistenzsystemen entwickelt, die an Möglichkeiten und Grenzen menschlicher Wahrnehmung, Aufmerksamkeit, Kognition und Informationsverarbeitung angepasst sind und somit den Fahrer bei seiner Fahraufgabe unterstützen und entlasten, um dadurch die Entstehung von Unfällen zu verhindern.

Methoden

Für die vorliegende Untersuchung wurden 50 verunfallte Autofahrer wenige Stunden nach dem Unfallereignis mit einem standardisierten Fragebogen befragt. Die Meldung der Verkehrsunfälle erfolgte mit dem schriftlichen Einverständnis der Fahrer durch drei Polizeiinspektionen. Gegenstand der Befragung war eine eingehende Analyse des Fahrerverhaltens in der Pre-Crash-Phase. Die Schwerpunkte der Analyse waren visuelle Wahrnehmung, allgemeine Aufmerksamkeit, visuelle Ablenkung, auditive Ablenkung, Emotion, Stress, Müdigkeit, Alkohol, Drogen, Medikamente, Handeln in kritischen Situationen, Risikowahrnehmung, Risikoakzeptanz, sowie motorische Reaktionen zum Unfallzeitpunkt.

Ergebnisse

Die ersten Auswertungen der noch laufenden Untersuchung zeigen, dass 90% der Verkehrsunfälle auf „menschliches Versagen" zurückzuführen sind. Eine umfassende Fehleranalyse ergab, dass die große Mehrzahl der Unfälle (ca. 60%) durch sog. Informationsfehler verursacht wird. Dies sind Fehler, die ihre Ursache in Wahrnehmungsbeeinträchtigungen (z.B. Blendung des Fahrers, Unübersichtlichkeit von Gefahrenstellen, schlecht sichtbare oder fehlende Warnhinweise) oder mangelnder Aufmerksamkeit (z.B. durch visuelle Ablenkung oder kognitive Überforderung durch mehrere parallel durchgeführte Tätigkeiten) haben. Ein weiterer Anteil entfällt auf sog. Diagnosefehler (ca. 20%), d.h. Fehler, in denen unfallrelevante Informationen zwar wahrgenommen wurden, daraus jedoch die falschen Schlussfolgerungen gezogen wurden (z.B. Fehleinschätzungen von Entfernungen, Geschwindigkeiten, Intentionen anderer Verkehrsteilnehmer).

Schlussfolgerung

Die Ergebnisse liefern wertvolle Erkenntnisse für die Entwicklung von technischen Lösungen zur Unfallprävention. Insbesondere für die sog. „automatische Notbremse" Abstand- und Spurassistenzsysteme konnten wichtige Gestaltungskriterien für eine adäquate Anpassung der Assistenzsysteme an die Informationsverarbeitungskapazität und das Reaktionsverhalten des Fahrers entwickelt werden.

Martin Gründl/Universitätsklinikum Regensburg/Kumpfmühler Str. 46/93051 Regensburg/ Deutschland/Tel.: 0941-94 97 10/Fax: 0941-496 64 16/E-Mail: martin.gruendl@klinik.uni-regensburg.de

Management des Abdominellen Kompartment Syndroms an Chirurgischen Kliniken in Deutschland, Österreich und der Schweiz

M. Engelhardt (Ulm), M. Ring, L. Lampl, H. Gerngroß

Fragestellung

Das Abdominelle Kompartment Syndrom (ACS) stellt eine seltene jedoch ernste Komplikation schwerstverletzter Patienten dar. Während die Existenz eines ACS inzwischen weitgehend akzeptiert wird, herrscht bezüglich Diagnostik, Indikationsstellung und Prophylaxe noch eine auffällige Uneinigkeit. Anhand einer Umfrage an großen Chirurgischen Kliniken sollte daher der momentane Stand des ACS-Managements im deutschsprachigen Raum ermittelt werden.

Methoden

Ein vierseitiger Fragebogen mit typischen Fallbeispielen (Fall 1: ACS bei Polytrauma mit operationsbedürftiger intraabdomineller Verletzung, Fall 2: ACS bei Polytrauma ohne abdominelle Verletzung) und Fragen zu diesen sowie allgemeine Fragen zum ACS wurde an insgesamt 374 Chirurgische Kliniken in Deutschland, Österreich und der Schweiz versandt. Der Fragebogen war so konzipiert, daß die meisten Fragen mit „ja/nein" oder anhand einer fünfstufigen Skala („ja/eher ja/unentschieden/eher nein/nein") zu beantworten waren.

Ergebnisse

Insgesamt haben 179 (48%) der Kliniken geantwortet. Ihre Bereitschaft zu einer abdominellen Dekompression bejahten („ja/eher ja") 108 (60,4%) der Kliniken im Fall 1 und nur noch 94 (52,5%) im Fall 2 ohne direktes abdominelles Trauma. Das operativ versorgte Abdomen prophylaktisch offen gelassen hätten nur 14 (7,8%) der Befragten. Ein routinemäßiges intraabdominelles Druckmonitoring bei Patienten mit drohendem ACS führen nur 32 (17,9%) der Kliniken durch, im Falle eines Polytraumas ohne abdominelle Beteiligung sogar nur 19 (10,6%). Hierbei ist die Blasendruckmessung die mit Abstand bevorzugte Technik. Dreiviertel der Befragten sehen den Grenzwert für eine operative Dekompression im Bereich 25–30mmHg. Bei Vorliegen eines zusätzlichen Schädel-Hirn-Traumas würden gut 30% der Kliniken eher zu einer abdominellen Dekompression tendieren. Nach elektiven großen abdominellen Eingriffen führen nur 7 (3,9%) ein postoperatives Monitoring des intraabdominellen Drucks durch, 160 (89,4%) verneinen ein routinemäßiges Monitoring. Dies, obwohl immerhin 83 (46,4%) der befragten Kliniken Erfahrungen mit dem ACS nach elektiven Operationen gesammelt haben (130 (72,6%) bei intraabdominellen Erkrankungen, 104 (58,1%) nach abdominellem Trauma).

Schlussfolgerung

Trotz weitverbreiteter Erfahrung mit dem ACS sehen nach wie vor nur wenige Kliniken die Notwendigkeit eines routinemäßigen intraabdominellen Druckmonitorings nach Trauma oder elektiver Operation. Die Mehrheit der Chirurgen neigt jedoch zu einer operativen abdominellen Dekompression bei entsprechender Klinik und erhöhtem intraabdominellen Druck. Nur sehr wenige wären jedoch bereit, das Abdomen nach einer „damage-control"-Operation prophylaktisch offen zu lassen. Ein Drittel der Operateure würde bei einem zusätzlichen Schädel-Hirn-Trauma die Indikation zur Dekompression eher großzügig stellen.

Dr. med. Michael Engelhardt/Abteilung Chirurgie, Bundeswehrkrankenhaus Ulm/
Oberer Eselsberg 40/89081 Ulm/Deutschland/Tel.: 0731-1710 1201/Fax: 0731-553100/
E-Mail: mike.engelhardt@talknet.de

Blastenschub – prognostische Bedeutung bei polytraumatisierten Patienten mit Multiorganversagen

Th. Klapperich (Bochum), E. Kollig, A. Stachon, G. Muhr

Fragestellung

Bei polytraumatisierten Patienten mit septischen Multiorganversagen wird das Auftreten von Blasten als Vorstufe der Erythropoese im Blut als prognostisch ungünstiges Zeichen gesehen. Kann der sogenannten „Blastenschub" als Hinweis für einen letalen Ausgang der Behandlung gewertet werden?

Methoden

Retrospektiv wurden die Krankengeschichten von 42 Patienten mit septischen Multiorganversagen und aufgetretenen Blasten im Blut ausgewertet. Eine Auswertung der Verläufe in Bezug auf Behandlungslänge, Auftreten von Blasten und Therapieausgang wurde durchgeführt.

Ergebnisse

In der Zeit von Januar 1996 bis Dezember 2001 wurden 42 polytraumatisierte Patienten mit septischem Multiorganversagen auf der chirurgischen Intensivstation des Bergmannsheil Bochum behandelt. Hierbei handelte es sich um 16 weibliche und 26 männliche Patienten mit einem Altersdurchschnitt von 41,3 Jahren. Es lag ein durchschnittlicher ISS-Score von 34 Punkten vor. Bei den Patienten konnte ein Blastennachweis im Durchschnitt am 11. Tag nach Behandlungsbeginn durchgeführt werden. Der Behandlungszeitraum betrug 7–48 Tage. Der Blastennachweis gelang 1–10 mal im Verlauf der Behandlungen. Hierbei lag die Anzahl der Blasten zwischen 3 und 40 pro 100 Leukozyten. Im Lauf der Behandlung verstarben 37 Patienten an den Folgen septischen Multiorganversagens. Bei den 7 überlebenden Patienten zeigten sich nur geringe und kurzanhaltende Blastennachweise.

Schlussfolgerung

Der „Blastenschub" kann nicht als sicherer Indikator für einen letalen Ausgang des septischen Multiorganversagens gewertet werden, jedoch ist ein hoher und langanhaltender Blastennachweis Hinweis für einen letalen Ausgang.

Dr. med. Thomas Klapperich/Berufsgenossenschaftliche Kliniken Bergmannsheil Bochum/ Bürkle-de-la-Camp-Platz 1/44789 Bochum/Deutschland/Tel.: 0234-3020/Fax: 0234-3026880/ E-Mail: thklapperich@aol.com

Die dorsoventrale Wechsellagerung beim post-traumatischen Lungenversagen – eine randomisierte klinische Studie

G. Voggenreiter (Mannheim), M. Aufmkolk, R. J. Stiletto, M. Baacke, Ch. Waydhas, U. Obertacke

In einer prospektiven randomisierten Studie wurde überprüft, ob bei Patienten mit akutem posttraumatischem Lungenversagen durch eine intermittierende Beatmung in Bauchlage die Beatmungsdauer gesenkt werden kann und somit eine Outcomeverbesserung erreicht wird.

Methoden

Eingeschlossen wurden in der Rückenlagerungsgruppe (RL) 20 Patienten (Alter: 44±11, 80% männlich, ISS: 35±14) und in der Bauchlagerungsgruppe (BL) 20 Patienten (Alter: 38±12, 85% männlich, ISS: 38±14). Alle Patienten hatten nach Trauma ein akutes Lungenversagen erlitten (PaO2/FiO2<300). Die Patienten wurden nach Erfüllen der Einschlusskriterien durch Randomisierung einer der beiden Behandlungsgruppen zugeteilt. Sie wurden entweder für 8 bis 24 Stunden täglich in Bauchlage beatmet, d.h. um 180° gedreht (BL) oder konventionell gelagert (RL). Als Endpunkt der Beatmung wurde eine kontinuierliche Spontanatmung des Patienten ohne Druckunterstützung über 24 Stunden definiert. Die Hauptzielvariable war die Gesamtbeatmungsdauer. Nebenzielvariablen waren u.a. Verlauf von PaO2/FiO2, Pneumonieinzidenz (Definition nach CDC), unerwünschte Ereignisse/Komplikationen und Mortalität. Die Bauchlagerung oder die Rückenlage wurde bei schwerwiegenden Komplikationen beendet. In diesen Fällen war dem Arzt die weitere Therapie freigestellt. Diese Fälle und alle Todesfälle gingen als „worst-case" in die Analyse der Beatmungsdauer ein. Die statistische Auswertung erfolgte mittels SAS 8.0.

Ergebnisse

Durch die Bauchlagerung konnte die Beatmungsdauer nicht signifikant gesenkt. Zu einer signifikanten Verbesserung des Oxigenierungsindex kam es in der BL Gruppe (+73 mmHg) im Vergleich zur RL Gruppe (+25 mmHG) bereits an Tag 1. Diese Verbesserung blieb über im Verlauf bestehen. Bei BL fand sich eine Tendenz zu einer erniedrigten Pneumonieinzidenz. Hinsichtlich des Auftretens oder des Verlaufs des Organversagens unterschieden sich beide Gruppen nicht. Die Komplikationen/unerwünschten Ereignisse waren in beiden Gruppen vergleichbar. Signifikante Gruppenunterschiede hinsichtlich der Mortalität fanden sich nicht.

Schlussfolgerung

Die Bauchlagerung führt bei Patienten mit akutem posttraumatischen Lungenversagen zu einer deutlichen Verbesserung des Gasaustausches. Die Beatmungsdauer war in der BL-Gruppe nicht signifikant kürzer. Hinsichtlich der Mortalität konnten keine Unterschiede nachgewiesen werden.

PD Dr. med. Gregor Voggenreiter/Klinik für Unfallchirurgie, Universitätsklinikum Mannheim/Theodor-Kutzer-Ufer 1–3/68135 Mannheim/Deutschland/Tel.: 0621-383-2335/ E-Mail: gregor.voggenreiter@uch.ma.uni-heidelberg.de

Ein klinischer Test zur Verlaufsbeobachtung des Polytraumapatienten? Was bringt der MEGX-Test

V. Armstrong (Göttingen), K. Dresing, C.-L. Leip, H. Burchardi, M. Oellerich, K. M. Stürmer

Beim Polytrauma kommt es u.a. bei Hypovolämie zu einer Minderperfusion im Splanchnikusgebiet. Bekannt ist, dass aufgrund der hohen Extraktionsrate und des extensiven Metabolismus von Lidocain zu Monoethylglycinxylidid die quantitative Bestimmung des Lidocain-Stoffwechsels als empfindlicher Indikator für die Leberfunktion herangezogen werden kann (MEGX-Test [MT]).

Fragestellung

Korreliert der MT beim Polytrauma mit dem Verlauf und lässt er eine Prognose über das Outcome der Polytraumatisierten zu?

Methoden

Zwischen dem 7.6.1999 und 2.10.2000 wurden 31 Patienten (P) in die von der Ethik-Kommission genehmigte, prospektive Studie aufgenommen. Eingangskriterien: ISS>16 Pkt., Zustimmung der Angehörigen, Behandlung auf einer speziellen Intensivstation. Ausschluss: Amid-Lokalanästhetika-Allergie, Herzinsuffizienz NYHA3, 4, AV-Block Grad 2, Krampfneigung, Schwangerschaft. Auswertung: Scoring nach: ISS, MODS, SAPS-2; Pdaten: Maßnahmen, Verlauf, Operationen, Behandlungszeiten, Outcome, individuelle Parameter. Beim MT werden 1mg/kg KG Lidocainhydrochlorid über 2 Minuten i.v. verabreicht. 5 ml Venenblut werden vor, 2 ml 30 Min. nach Gabe von Lidocain abgenommen. MEGX-Konzentrationen wurden mit einem Fluoreszenzpolarisations-Immunoassays gemessen. Normalwerte: 59–81 µg/l. Zusätzliche Messungen: IL-6, IL-8, TNF-alpha, Bilirubin, CRP, NO2/NO3: Tag: 1, 3, 5, 8, 12. Statik: Werte der zentralen Tendenz, Spearman-Korrelation u.a.., Signifikanz: 0,05 Niveau (*).

Ergebnisse

31 P, ISS 32,8±10,2 Pkt., 40,3±19,2 [16,1–80,0] Jahre, 21 Männer, 10 Frauen wurden in die Studie aufgenommen. 6 P, 59,4±16,7 [34,55–76,99] J., ISS 25,0±6,6 [17–34] Pkt. verstarben nach 10,3±8,7 [4–28]T (=Gruppe A). Die überlebenden P. (35,7±16,9 [16–80,0] J., ISS 32,9±8,1 [17–59] Pkt. (=Gruppe B). MEGX-Werte an Tag 1, 3, 5, 8, 12 für Gruppe A: 74,0±40,7; 33,3±21,6; 21,3±21,1; 36,3±13,4 µg/l, für Gruppe B: 80,7±26,9;

73,9±24,5*; 95,34±28,1*; 84,7±34,0*; 75,6±22,3 µg/l. Korrelationen zu Alter und Geschlecht fanden sich nicht. Die MEGX-Werte korrelieren negativ mit TNF-alpha (r –0,59, p 0,026).) Die Veränderungen im MT sind auf ein Missverhältnis zwischen metabolischer Anforderung und dem reduzierten Blutfluss der Leber zurückzuführen. Der MT bildet die real-time Leberfunktion ab. Bei allen Verstorbenen fiel der MEGX spätestens am 5. Tag<30 µg/l ab. Er erholte sich nicht mehr auf normale Werte. Bei den überlebenden P konnte nur in einem Fall kurzfristig ein Wert unter 30 µg/l gemessen werden, der sich nach dem kritischen Zustand des Verletzten (Tag 3) erholte. Bei allen anderen Überlebenden waren die MEGX-Werte ständig >30 µg/l.

Schlussfolgerung

Der MT kann zur real-time Verlaufsbestimmung herangezogen werden. MEGX-Werte korrelieren hoch mit dem Outcome des P. Kritisch kranke Polytrauma-Patienten entwickeln eine messbare Leber-Dysfunktion assoziiert mit einem schlechten Outcome: vom 1. bis zum 5. Tag Abfall der Werte<30 µg/l ohne Anstiegstendenz. Alle Überlebenden zeigen MEGX-Anstiege spätestens ab Tag 5 in den Normbereich.

Prof. Dr. med. Victor Armstrong/Abteilung Klinische Chemie/Robert-Koch-Str. 40/
37075 Göttingen/Deutschland/Tel.: 0551 39 6986/Fax: 0551 39 8981/
E-Mail: varmstro@med.uni-goettingen.de

Objektive und subjektive Langzeitergebnisse nach Polytrauma – eine Untersuchung von 499 Patienten

M. Panzica (Hannover), B. Zelle, M. Stalp, H. C. Pape, C. Krettek

Fragestellung

Hauptziele in der Versorgung polytraumatisierter Patienten sind die bestmögliche Wiederherstellung der muskuloskelettalen Funktion, die Wiedereingliederung in den Arbeitsprozess bei Sicherung einer adäquaten Lebensqualität. Eine aussagekräftige Bewertung des Rehabilitationsergebnisses kann nur durch eine standardisierte Langzeituntersuchung erreicht werden. Zur Zeit existieren nur wenige klinische Studien von Traumazentren, die das langfristige Behandlungsergebnis Polytraumatisierter auf Basis einer körperlichen Nachuntersuchung bewertet haben. Aus diesem Grunde wurde eine klinisch prospektive Studie durchgeführt, die das subjektive und objektive Langzeitergebnis nach Polytrauma in einem standardisierten Untersuchungsgang erfasst.

Methoden

In diese Studie wurden alle polytraumatisierten Patienten eines Traumazentrums der Maximalversorgung eingeschlossen, die zwischen 1973 und 1990 verunfallt sind und zum Zeitpunkt des Traumas zwischen 3 und 60 Jahre alt waren. Die Nachuntersuchung erfolgte mindestens 10 Jahre nach Trauma und wurde von zwei unfallchirurgischen

Ärzten standardisiert (HASPOC) durchgeführt. Die klinische Nachuntersuchung gliederte sich in eine subjektive Befragung (Teil I) und in eine Ganzkörperuntersuchung der Patienten (Teil II) und beinhaltete die Erfassung allgemein bekannter Scores (SF 12, Karlstrom Olerud Score, Lysholm u. Gillquist Score, Tegner Activity Score und Frankel Score).

Ergebnisse

Seit September 2000 wurden 499 (331 männliche u. 168 weibliche) Patienten nachuntersucht, die zwischen 1973 und 1990 verunfallt waren. Der mittlere Nachuntersuchungszeitraum betrug 19 Jahre nach Trauma (10–29 Jahre). Das mittlere Alter zum Zeitpunkt des Traumas war 27,4 (3–58) Jahre. Die mittlere Verletzungsschwere (ISS) betrug 21±9 Punkte. Die verletzte Körperregion und der entsprechende mittlere AIS wurde wie folgt dokumentiert:

	Kopf	Gesicht	Hals	Thorax	Abdomen	Wirbelsäule	Obere Extremität	Untere Extremität	Haut
Patienten %	60,5	37,5	1,2	43,1	29,5	17,4	48,7	77,6	14,0
Mittlerer AIS	2,7±0,8	1,5±0,6	1,7±0,5	3,1±0,9	1,8±0,6	2,5±0,8	2±0,6	2,3±0,6	1±0,4

	Kopf	Gesicht	Thorax	Abdomen	Wirbelsäule	Obere Extremität	Untere Extremität
Patienten %	20,7	2,1	0,7	5,7	7,1	12,9	50,7

Zum Zeitpunkt der Nachuntersuchung waren 17,1% (75/439) der Patienten unter 63 Jahren wegen Berufsunfähigkeit berentet. 42,7% (219/499) hatten länger als 18 Monate ein stationäres oder ambulantes Rehabilitationsprogramm absolviert. Verletzungen folgender Körperregionen waren für eine vorzeitige Berentung verantwortlich: Kopf, Gesicht, Thorax, Abdomen, Wirbelsäule, obere Extremität, untere Extremität, Patienten% 20,7, 2,1, 0,7, 5,7, 7,1, 12,9 ,50,7 Das objektive, körperliche Rehabilitationsergebnis (HASPOC Teil II) betrug 55,5±15,2 Punkte von einem maximal erreichbaren Punktwert 219.

Schlussfolgerung

Die standardisierte Nachuntersuchung von Polytrauma-Patienten zeigte langfristig ein akzeptabeles Rehabilitationsergebnis. Der Hauptgrund für körperliche Behinderungen waren Verletzungen der unteren Extremität gefolgt von SHT. Im Vergleich zu vorausgegangenen Studien, die ein Ende der Rehabilitationsmaßnahmen zwei Jahre nach Trauma beschrieben, fanden wir, dass ein hoher Prozentsatz der Polytraumatisierten noch für viele weitere Jahre Rehabilitationsmaßnahmen aufgrund der erlittenen Verletzungen erhielt.

Martin Panzica/Unfallchirurgische Klinik, MH-Hannover/Carl-Neuberg-Str. 1/ 30625 Hannover/Deutschland/Tel.: 0511/532-2026/Fax: 0511/532-5877/ E-Mail: panzica.martin@mh-hannover.de

Lebensqualität und Wiedererreichen der Arbeitsfähigkeit 2 Jahre nach Polytrauma

R. Zettl (Essen), St. Ruchholtz, Ch. Waydhas, D. Nast-Kolb, AG Polytrauma DGU

Fragestellung

Die Hauptursache von Körperbehinderung und Verlust an produktiven Lebensjahren bei jungen Menschen ist nach wie vor Unfallfolge. In der vorliegenden Studie werden Verletzungsschwere und Erwerbsfähigkeit wie auch Erwerbstätigkeit genau 2 Jahre nach Trauma untersucht.

Methoden

Die Studie basiert auf dem Traumaregister der Deutschen Gesellschaft für Unfallchirurgie. Die Nachuntersuchungen wurden prospektiv 2 Jahre nach Unfall in 4 Traumazentren durchgeführt. Die Untersuchung beinhaltete eine körperliche Untersuchung ebenso wie psychologische, soziale und ökonomische Fragestellungen in Form eines standardisierten Fragebogens.

Ergebnisse

Es konnten insgesamt 152 Patienten ausgewertet werden. 113 Patienten (74%) waren männlich und 39 (26%) weiblich, mit einem Durchschnittsalter von 36 Jahren. Der Injury Severity Score (ISS) lag im Mittel bei 24 Punkten (+13). 72% der Patienten (N=93) waren wieder erwerbstätig, wovon 15% (N=14) ihren früheren Beruf wechselten und 10% (N=9) dabei eine Verschlechterung erfuhren. 16% (N=21) waren 2 Jahre nach Trauma aufgrund der Unfallfolgen erwerbsunfähig und 12% (N=15) waren arbeitslos. Es zeigte sich keine Korrelation zwischen niedriger (Gruppe 1; ISS<15; N=44), mittlerer (Gruppe 2; ISS 16–24; N=38) und hoher (Gruppe3; ISS 25–49; N=65) Verletzungsschwere und der Inzidenz der Erwerbsfähigkeit (Gruppe 1=74%; Gruppe 2=73%; Gruppe 3=74%). Zwischen Verletzungsschwere und Wechsel der beruflichen Tätigkeit nach Unfall konnte ein Zusammenhang gefunden werden (Gruppe 1=10%; Gruppe 2= 13%; Gruppe 3=21%).

Schlussfolgerung

2 Jahre nach Schwerstverletzung waren mehr als zwei Drittel der Unfallopfer wieder erwerbsfähig. Die Rehabilitation von Unfallopfern rechtfertigt den enormen finanziellen Aufwand und muß in ihrem Konzept frühzeitig Umschulungsmaßnahmen und Berufsfindungsverfahren beinhalten.

Dr. med. Ralph Peter Zettl/Klinik und Poliklinik für Unfallchirurgie, Universitätsklinikum Essen/Hufelandstrasse 55/45122 Essen/Deutschland/Tel.: 0201/7231341/Fax: 0201/7235936/ E-Mail: ralph.zettl@uni.essen.de

A 5 Navigation und computerunterstützte Verfahren

Stand und Ausblicke der CT gesteuerten Navigation

P. Regazzoni (Basel)

Entwicklung eines 3-dimensionalen Verfahrens zur präzisen Bestimmung des tibial slope mittels Spiral-CT

M. A. Kessler (München), A. Burkart, V. Martinek, A. Beer, A. B. Imhoff

Fragestellung

Die Vermessung und ggf. operative Korrektur des tibialen Gefälles hat in der Knie-Endoprothetik starke Bedeutung und findet jetzt auch in der Kreuzbandchirurgie zunehmendes Interesse. Die valide Messung in vivo mittels konventionellem Röntgen ist dabei jedoch nur mässig reproduzierbar. Ziel unserer Studie war es, den Messfehler in der konventionelle Röntgentechnik zu quantifizieren mit einem neuen Verfahren (MIP-CT) zu vergleichen.

Material und Methoden

Bei 6 humanen Tibiapräparaten wurden das Gefälle des Tibiaplateaus mittels dreidimensionalem inkrementellen Wegmesssystem (Goldstandard, Auflösung 0,01 mm), konventionellem Röntgen (bei 0°, 2.5°, 5°, 10°, 15°, 20°, 30° IRO) und Spiral CT (3D-MIP-Rekonstruktion) bestimmt und miteinander verglichen.

Ergebnisse

Die Streubreite der Messung lag im konventionellen Röntgen selbst bei optimaler Einstellung im seitlichen Strahlengang (0° Rotation) bei >5°. Mit zunehmender Rotation steigt der Messfehler bis auf 14° an. Mit unserem neu entwickelten Verfahren unter Verwendung des Spiral-CT konnte ein Messfehler von<3° erzielt werden.

Schlussfolgerung

Untersuchungen in der konventionellen Röntgentechnik zeigen eine hohe Streubreite v. a. bei Rotationsfehlstellung in Bezug auf den seitlichen Strahlengang. Die Spiral-CT hat eine hohe Genauigkeit und eliminiert methodisch den Rotationsfehler. Die Spiral-CT ist eine präzise Messmethode für die in vivo Bestimmung des tibialen Gefälles mit einem Messfehler von<3°. Für detaillierte Fragestellungen ist die konventionelle Röntgentechnik mit einem Messfehler von >5° ungeeignet.

Dr. med. Markus Alexander Kessler/Abteilung für Sportorthopädie der Technischen Universität München/Connollystrasse 32/80809 München/Deutschland/Tel.: 089-28924468/
E-Mail: info@markus-kessler.de

Präzisionsvergleich von transiliosakralen Zielbohrungen durch C-Arm/CT-basierte Navigation und konventioneller Technik in einem standardisierten in vitro Modell

M. Arand (Ulm), M. Schempf, L. Kinzl, F. Gebhard

Fragestellung

Im Rahmen der durchgeführten experimentellen Untersuchung erfolgt ein Vergleich der Präzision zwischen Iso-C-Arm und CT- Navigation und konventioneller Zielausrichtung auf der Basis von 3,2 mm standardisierten transiliosakralen Bohrungen.

Methoden

Die Zielbohrungen erfolgten CT- und bildwandlernavigiert sowie konventionell bildwandlergestützt bei jeweils 5 Kunststoffbecken links und rechts (Sawbones®). Die Bohrung wurde auf je drei zuvor exakt in die Mitte des sakralen Wirbel S1 und S2 zentral implantierte 4 mm Stahlkugeln gerichtet. Um untersucherabhängige Einflüsse auszuschließen wurden alle Bohrungen mit Hilfe eines Bohrständers durchgeführt, in dem sich eine navigierbaren Bohrmaschine (Kolibri®) fest fixiert befand. Zur Ausführung der Bohrungen wurde das Präparat in der Position unter dem Bohrständer eingespannt, daß die virtuelle Bohrung exakt auf das Zentrum der implantierten Stahlkugel gerichtet war. Dann erfolgte unter reinem Vorschub die Bohrung, vor und nach der Bohrung wurde die Instrumentenposition in Relation zum Präparat dokumentiert. Die Auswertung hinsichtlich der Präzision der Bohrungen erfolgte CT-basiert. Die Feststellung der Abweichung der zentralen Bohrkanalachse vom Mittelpunkt der Stahlkugel erfolgte mit dem Graphikprogramm Osiris® und durch Vektorrechnung.

Ergebnisse

In der fluoroskopisch navigierten Gruppe betrug der Median der Abweichung der optimalen Bohrkanallage 1,9 mm rechts und 1,6 mm links. Die CT-basierten Bohrungen zeigten im Median Abweichungen von der optimalen Lage rechts 2,55 mm und links 2,6 mm und waren damit etwas weniger präzise als die bildwandlernavigierten Bohrungen. Bei den konventionellen Bohrungen fand sich eine Abweichung von 2,7 mm rechts und 2,55 mm links, es zeigte sich eine geringe weitere Reduktion der Präzision.

Schlussfolgerung

Statistisch signifikante Unterschiede zwischen Fluoroskopie und Computertomographie sowie konventioneller Bohrkanalanlage ergaben sich hinsichtlich der Präzision beim gewählten Modell der transiliosakralen Bohrungen nicht. Tendenziell fand sich eine höhere Präzision bei der fluoroskopiebasierten Navigation gegenüber der CT basierten Technik und der konventionellen Bohrkanalanlage.

Dr. med. Markus Arand/Abteilung für Unfallchirurgie der Universität Ulm/
Steinhövelstrasse 9/89075 Ulm/Deutschland/Tel.: 0731-500-27260/Fax: 0731-500-26742/
E-Mail: markus.arand@medizin.uni-ulm.de

Navigierte versus konventionelle dorsale Spondylodese – Ein Fortschritt?

V. Braun (München), U. Pfleghar, M. Schrödel, E. Stolpe

Fragestellung

Stellt der Einsatz eines Navigationssystems in der Wirbelsäulenchirurgie einen Fortschritt bezüglich Operationszeiten, Operationsgenauigkeit und Strahlenbelastung für Patienten und Operateure dar?

Methoden

Im Zeitraum von Februar 2000–Februar 2002 wurden von drei Operateuren 40 Patienten ohne vorangegangene CT-Diagnostik einer Planungscomputertomographie und einer dorsalen Spondylodese (mono-, bi- und multisegmental) mit navigationsunterstützter Operationstechnik zugeführt. Insgesamt wurden 186 Schrauben (Pedikel-, Schanz- und Click'X-Schrauben) navigiert implantiert. Im gleichen Zeitraum wurde das Kontrollkollektiv (n = 40) einer dorsalen Spondylodese (mono-, bi- und multisegmental) mit konventioneller Operationstechnik zugeführt (Pedikel-, Schanz- und Click'X-Schrauben). Die Operationszeiten wurden in folgende Intervalle aufgeschlüsselt: Hautschnitt bis Hautnaht, Hautschnitt bis erste Bohrung (Präparationszeit), Implantationszeit aller Schrauben, Implantationszeit jeder einzelnen Schraube und Durchleuchtungszeit als Korrelat der Strahlenbelastung. Die Schraubenposition wurde jeweils unmittelbar nach Abschluss der gesamten Implantation mit Bildverstärker intraoperativ verifiziert und dokumentiert.

Ergebnisse

Die Indikation zur dorsalen Spondylodese des Studienkollektivs war in 65% traumatischer Genese, in 19% neoplastisch und in 16% degenerativ, in der Kontrollgruppe analog. In 15 Fällen wurden Pedikelschrauben, in 14 Schanz'sche und in 11 Click'X-Schrauben verwendet. Die Operationszeiten betrugen im Mittel für das Intervall Schnitt–Naht für die navigierte Technik 71,8 Minuten, konventionell 52,7 Minuten, Präparationszeit: 17,4 min navigiert, 7,8 min konventionell, Gesamtimplantationszeit aller Schrauben: 22,1 min navigiert, 7,5 min konventionell, Implantationszeit pro einzelner Schraube: 84 sek navigiert, 60 sek konventionell. Die intraoperative Durchleuchtungszeit betrug im Mittel 0,04 min navigiert, 2,6 min konventionell (jeweils ohne Verifikation). Die Anzahl der nicht exakt intrapedikulären Schrauben lag bei der Navigation bei 3% (6 von 186), bei der konventionellen Technik 6% (11/186), wobei keine Schraubenlage revisionspflichtig war oder mit neurologischen Ausfällen einherging.

Schlussfolgerung

Die Navigation in der Wirbelsäulenchirurgie ist ein Operationsverfahren, das eine geringe OP-Zeit-Verlängerung bedingt, jedoch eine grössere Genauigkeit der Schraubenimplantation gewährleistet (3% nicht exakte Schraubenlage navigiert, 6% konventionell). Die Gesamt-Strahlenbelastung für Patient und Operateur ist signifikant reduziert (Navigation: 1,5% der intraoperativen Durchleuchtungszeit gegenüber der konventionellen Operationstechnik), wenn Doppeluntersuchungen in der präoperativen Diagnostik vermieden werden. Insbesondere bei schlechten Durchleuchtungsbedingungen (z.B. Adipositas, Deformierung) ermöglicht die Navigation dem Operateur ohne Anwendung von Strahlen eine präzisere Platzierung der Instrumente und Implantate.

Dr. med. Volker Braun/Städt. Krankenhaus München-Harlaching, Akad. Lehrkrankenhaus der Ludwig-Maximilians-Universität München/Sanatoriumsplatz 2/81545 München/Deutschland/ Tel.: 089/6210-2304/Fax: 089/6210-2303/E-Mail: braun@unfallchirurgie-muenchen.org

Computer-navigierte Pedikelbohrung mit und ohne Laminektomie als Notfalleingriff bei Wirbelfrakturen mit progredienter Neurologie – Ein Zeitproblem?

U. Hahn (Köln), J. Andermahr, J. Isenberg, A. Jubel, A. Prokop, K. E. Rehm

Fragestellung

Die computer-navigierte, CT-basierte Platzierung der Pedikelschrauben ist der konventionellen Methode sowohl an der Brust- als auch an der Lendenwirbelsäule an Präzision signifikant überlegen. Der technische Aufwand, die zusätzlichen Anforderungen an das CT, die anschließende Bilddatentransformation und der notwendig sensiblere Umgang mit den empfindlichen Präzisionsinstrumenten führt meist zu der Annahme, die Computer-Navigation sei für einen Notfalleingriff zu zeitaufwendig, fehleranfällig und damit ungeeignet. Ziel dieser Arbeit war es deshalb, den Zeitaufwand und das Ergebnis der computer-navigierten dorsalen Instrumentation mit der konventionellen Methode zu vergleichen.

Methoden

In einer prospektiven Studie wurden bei 40 Patienten insgesamt 164 Pedikelschrauben computer-navigiert, CT-basiert platziert. Einschlusskriterium war jede uni- und mehrsegmentale Wirbelfraktur mit herkömmlicher Operationsindikation zur dorsalen Instrumentation. Es wurde in allen Fällen ein Universal Spine Fix System (Synthes) implantiert. Bei 17 Patienten wurde wegen beginnender neurologischer Ausfälle die Indikation zum Notfalleingriff gestellt. In 5 Fällen wurde eine Laminektomie durchgeführt. Die Zeiten vom Eintreffen der Patienten in der Notaufnahme bis zum Hautschnitt, die Schnitt-Naht-Zeiten und die Position der Pedikelschrauben und Laminektomien wurde erfasst und mit einem historischen Kollektiv von 50 konventionell operierten Patienten mit 20 Notfalleingriffen verglichen.

Ergebnisse

In der computer-navigierten Gruppe (I) unterschieden sich die Schnitt-Naht Zeiten der elektiv operierten Patienten statistisch nicht signifikant von denen der Notfalloperationen in der gleichen Gruppe (I). In der konventionell operierten Gruppe (II) waren die Schnitt-Naht Zeiten bei den 20 Notfalloperationen signifikant kürzer (p<0,05) als bei den elektiven Operationen der gleichen Gruppe (II). Die Schnitt-Naht-Zeiten der computernavigierten Gruppe (I) waren bei den Notfalleingriffen im Mittel 20 Minuten länger (p<0,05) als in der konventionellen Gruppe (II). Die Zeiten vom Eintreffen der Patienten in der Notaufnahme bis zum Hautschnitt unterschieden sich in beiden Gruppen statistisch nicht signifikant wobei der Mittelwert in der navigierten Gruppe kleiner war. In der computer-navigierten Gruppe (I) wurde keine Schraubenfehllage beobachtet, während in der konventionellen Gruppe (II) 13 von 84 Pedikelschrauben die mediale Kortikalis um mehr als 1mm perforierten (p<0,01).

Schlussfolgerung

Die computer-navigierte, CT-basierte dorsale Instrumentation ist bei entsprechender Erfahrung des Operateurs und exakter Strukturierung der klinikinternen Logistik auch für den Notfalleingriff geeignet, da für den Patienten keine verlängerte Latenz bis zum Operationsbeginn resultiert. Die geringe Verlängerung der Operationszeit ist im Hinblick auf die hoch signifikant größere Präzision der Schraubenlage kein Nachteil.

Dr. med. Ulrich Hahn/Uniklinik Koeln – Klinik für Unfall-, Hand- und Wiederherstellungs-chirurgie/Kerperner Str. 62/50937 Koeln/Deutschland/Tel.: 0221 478 4802/Fax: 0221 478 4835/ E-Mail: ulrich.hahn@uni-koeln.de

CT-basierte Navigaton von Pedikelschrauben bei Notfalloperationen

K. J. Schnake (Berlin), B. König, R. J. Schroeder, F. Kandziora, U. Stöckle, M. Raschke, N. P. Haas

Fragestellung

Verschiedene Studien konnten eine signifikante Senkung der Pedikelschraubenfehllagen durch die Anwendung von Navigationsverfahren zeigen. Allerdings wurden fast alle diesbezüglichen Studien bei Patienten mit degenerativen Wirbelsäulenerkrankungen durchgeführt. Bei Wirbelkörperfrakturen, -metastasen und Spondylodiszitiden mit neurologischen Defizit liegt meist eine Notfallindikation zur Operation vor, die eine zeitaufwändige präoperative Navigationsplanung nicht erlaubt. Ziel dieser Studie war es zu klären, inwieweit eine CT-basierte Navigation von Pedikelschrauben im Rahmen von Notfalloperationen möglich ist zu welchen Ergebnissen sie im Vergleich zu Routinenavigationen führt.

Methodik

Prospektive Studie mit 22 Patienten, die notfallmäßig in unserer Klinik an der Brustwirbelsäule dekomprimiert und mit Pedikelschrauben stabilisiert wurden. Insgesamt wurden 124 Pedikelschrauben von Th 1–12 eingebracht. Vorbereitungszeit, Navigationszeiten und Komplikationen wurden notiert. Postoperativ wurde die Schraubenlage mittels CT von einem unabhängigen Radiologen bestimmt. Die Ergebnisse wurden mit im gleichen Zeitraum durchgeführten Navigationsdaten verglichen, die bei elektiven Operationen erhoben wurden.

Ergebnisse

Die Durchschnittszeit für die Navigationsvorbereitung lag bei 38 Minuten. Alle Operationen konnten ohne Zeitverzögerung beginnen. 106 Pedikelschrauben konnten ausgewertet werden, von denen 95 (90%) navigiert werden konnten. Ein Patient musste aufgrund technischer Probleme konventionell operiert werden. Die Matchingzeit lag bei durchschnittlich 6,2 Minuten und navigierte Einbringen der Schrauben bei durchschnittlich 7,5 Minuten pro Segment. Es traten keine navigationsbedingten Komplikationen auf. 81% der Pedikelschrauben lagen optimal im Pedikel. 2 Schrauben (1,9%) lagen um mehr als 4 mm fehlplatziert, davon eine nach medial. Es trat kein neurologisches Defizit bedingt durch eine Schraubenfehllage auf. Die Ergebnisse der Navigation bei elektiven Operationen im gleichen Zeitraum ergab keinen signifikanten Unterschied.

Schlussfolgerung

Die CT-basierte Navigation von Pedikelschrauben bei Notfalloperationen führt zu vergleichbar guten Ergebnissen wie die Navigation bei Elektivoperationen. Die benötigte Planungszeit führt nicht zu einer Verzögerung der Operationsbeginns. Allerdings benötigt der Chirurg ausreichend Erfahrung mit der Navigation und einen gut eingearbeiteten Mitarbeiterstab, um auch unter Zeitdruck und bei Nacht gute Ergebnisse zu erzielen.

Dr. med. Klaus John Schnake/Klinik für Unfall- und Wiederherstellungschirurgie, Charite, Campus Virchow Klinikum/Augustenburger Platz 1/13353 Berlin/Deutschland/ Tel.: 030-450552032/Fax: 030-450552901/E-Mail: klaus.schnake@charite.de

Computer-aided trauma surgery – Preliminary report of 25 cases

T. Gautheron (Moutiers-Savoie)

Purpose

This prospective study on the use and advantages of virtual fluoroscopy in trauma surgery involves 25 patients :

15 for distal targeting – Tibial nail
3 for distal targeting – Femoral nail
7 for insertion of femoral neck screws.

The purpose of this study was to evaluate the advantages of this technique, reduction of radiation exposure, and set-up and exposure time as compared to conventional techniques.

Methods

During winter 2001/2002, 25 patients who had sustained a ski injury were operated on using fluoroscopic navigation for distal interlocking of tibial and femoral nails or insertion of femoral neck screws, and 160 were managed with a conventional technique.

The use of fluoroscopic navigation depended on the availability of the assistants (1 case/day) ; only one surgeon was familiar with this technique. For virtual fluoroscopy, a grid is mounted on the receptor of the image intensifier to correct distortions of fluoroscopic images. The digitised images allow real-time visualization of the tools in use. Tools are visualized in space ; they are fitted with diodes which are identified by an optical tracker. Technical steps include insertion of the nail, placement of the reference bow, identification of the image intensifier diodes and bow (AP and lateral) by the camera, recognition of the tool used (in this case the drill guide), and at last, virtual representation of the tool on the screen. The operative technique in operative theater is reported.

Results

We have evaluated the overall operative time, and exposure time according to the type of fracture. Exposure time ranges from 0.6 to 1.4 minutes for tibial nailing (depending on the type of fracture) with a conventional technique, versus 0.5 to 1.0 minute with fluoroscopic navigation. For distal interlocking of a tibial nail, exposure time with the free hand technique ranges from 17 to 30 seconds. For triple locking, exposure time with fluoroscopic navigation is decreased from 1 minute to 25 seconds. Additional time for fluoroscopic navigation system set-up was significantly reduced after the 5th procedure, as we got familiar with the equipment and the software. It is now 10 minutes for femoral nailing and 15 minutes for tibial nailing. All screws were correctly inserted excepted one distal tibial screw.

Conclusion

The surgeon and O.R. staff only need a short period of adaptation to properly use a fluoroscopic navigation system. Exposure to X rays for the surgeon's hands during distal interlocking or insertion of femoral neck screws is significantly reduced. Other advantages such as intraoperative assessment of the axes of rotation are expected in a near future. Obviously, the cost of this hi-tech equipment cannot be optimised unless a global computer-aided surgery concept is considered, involving spine surgery, and hip and knee arthroplasty.

Dr. med. Thierry Gautheron/Centre Hospitalier;/Rue de l' école des mines/73600 Moutiers-Tarentaise/Frankreich/Tel.: 33 4 79 09 60 60/Fax: 33 4 79 09 60 53/E-Mail: tgautheron@aol.com

CT-basierte Navigation in der Knieendoprothetik – Ergebnisse einer prospektiven Vergleichsstudie mit je 50 Patienten

L. Perlick (Regensburg), H. Bäthis, M. Tingart, J. Grifka

Fragestellung

Verschiedene Studien (z.B. Jeffrey 1991) konnten nachweisen, dass die Standzeit des Oberflächenersatzes am Kniegelenk entscheidend von der präzisen Achsausrichtung abhängt. Ebenso wurde die erhebliche Schwankungsbreite der Implantationsgenauigkeit der konventionellen Technik auch bei erfahrenen Operateuren in mehreren Untersuchungen belegt. Die Anwendung einer navigationsgestützten Operationstechnik soll die korrekte Wiederherstellung der Beinachse und optimalen Implantatlage verbessern. Ziel der Untersuchung ist die Überprüfung der Anwendbarkeit, des zusätzlichen Aufwandes und des postoperativen Ergebnisses eines CT-basierten Navigationssystems der Firma BrainLAB im Vergleich zur konventionellen Implantationstechnik von Kniegelenkstotalendoprothesen des gleichen Systems.

Methoden

Nach entsprechender Lernkurve wurden in einer prospektiven Vergleichsstudie die Daten von zwei Kollektiven mit je 50 Patienten bezüglich des präoperativen Status, der Erfassung von Operationsdaten und dem Vergleich standardisierter radiologischer Achsparameter prä- und postoperativ erhoben und durch einen unabhängigen Untersucher ohne Kenntnis des operativen Vorgehens ausgewertet.

Ergebnisse

Der zusätzliche Zeitaufwand durch die Navigation beträgt für die präoperative Planung im Mittel 19 min und 13 min an zusätzlicher OP-Zeit. 92% der navigierten Gruppe liegen im Bereich von +/- 3° zur Neutralachse a.p. Die maximale Abweichung beträgt 5° bei einer Prothese. Für das konventionelle Kollektiv sind 74% im optimalen Bereich. Die Maximalabweichung beträgt 7°. Auch bezüglich der übrigen Achsparameter zeigt das navigierte Kollektiv eine geringere Streuung im Vergleich zur konventionellen Implantation.

Schlussfolgerung

Der zusätzliche Zeitaufwand ist nach Abschluss der Lernkurve akzeptabel. Durch die navigationsgestützte Operationstechnik kann die Abweichung von der optimalen Beinachse deutlich reduziert werden. Insbesondere bei schwerwiegenden Fehlstellungen bietet die CT-basierte Navigation eine präzise präoperative Planungsmöglichkeit und intraoperative Umsetzung.

Dr. med. Lars Perlick/Orthopädische Universitätsklinik Regensburg/Franz-Josef-Strauss-Allee/ 93042 Regensburg/Deutschland/Tel.: 09405-18-0/E-Mail: lars.perlick@klinik.uni-regensburg.de

Fehler und Fallstricke bei der Computernavigation in der Knieprothetik

A. Pommer (Wuppertal), J. Richter, D. v. d. Heyde, A. Dávid

Fragestellung

Die Computernavigation wird als innovatives Verfahren zur Verbesserung der Präzision in der Endoprothetik angeboten. Es handelt sich bei der Navigation um ein komplexe Technik mit Fehlermöglichkeiten in jeder Phase von der Modellerstellung bis zur Ausrichtung der Sägeschnitte.

Methoden

Im Zweijahreszeitraum von 01.2000 bis 01.2002 wurden 30 Patienten nach standardisiertem Vorgehen mittels CT gestützten Computernavigation behandelt. Die Genauigkeit der Navigation wurde intraoperativ mittels Bildwandlerdurchleuchtung von Referenzpunkten kontrolliert. Aufgetretene Verfahrenswechsel sowie prä- und intraoperative Probleme wurden verfolgt, die erreichte Genauigkeit mittels postoperativer Ganzbeinaufnahmen ermittelt.

Ergebnisse

In 9 von 30 Fällen wurde die Navigation abgebrochen. Zwei mal kam es zu einem Systemabsturz mit dem Verlust der Daten. In drei Fällen zeigte die Überprüfung der Referenzierung einen erhebliche Abweichung des virtuellen Femurkopfes (>5 cm) von der realen Position. In 2 Fällen kam es im Verlauf der Operation zu einer „Verschiebung" des Computermodells gegenüber der Realität. Einmal ließ sich der Femur auch nach 30 minütigen Bemühungen nicht präzise genug referenzieren. Einmal löste sich die tibiale Referenz so daß keine weitere Navigation möglich war. In weiteren 2 Fällen bestand bei laut Navigation gerader Beinachse ein deutlicher Varus, so daß eine manuelle Korrektur und Keilresektion erforderlich war . Im Vergleich zu einem gleichwertigem Patientenkollektiv das ohne Navigation behandelt wurde, zeigte die Auswertung der Beinachse eine gleich gute Ausrichtung auf die Neutralstellung bei etwas geringerer Standardabweichung.

Schlussfolgerung

Die Computernavigation befindet sich als junge Technik in der Entwicklungsphase. Die von ihr gebotenen präzisen Informationen dürfen nicht unkritisch übernommen werden. Es ist bei jedem Schritt zu prüfen inwieweit das Computermodell mit der Realität übereinstimmt. Eine Möglichkeit zur intraoperativen Kontrolle der Daten bietet keines der am Markt befindlichen Systeme. Diese ist für zukünftige Entwicklungen zu fordern.

Dr. med. Axel Pommer/Klinikum Wuppertal/Heusnerstr 40/42283 Wuppertal/Deutschland/
Tel.: 0202 896 3301/Fax: 0202 896 3315/E-Mail: apommer@klinikum-wuppertal.de

Fernandez realignment of the distal Radius:
A computerized approach

D. Giannikas (Patras), A. Karambasi, M. Tyllianakis, E. Lambiris

Aim

The improvement of the Fernandez procedure by applying computer technology, which can shorten the operative time and improve both preoperative and postoperative assessment of the malunited distal radius fractures.

Methods

Fifteen malunited distal Radius fractures with alteration of both palmar and ulnar inclinations of the Radius and good joint surface were chosen to be corrected by extraarticular open wedge osteotomy. Those cases concerned young active men with average age of 34 years (23–49 years old). The patients were most complaining for restricted motion of the wrist and pain on palmar flexion and ulnar inclination of the wrist. Six of them (40%) were treated initially for an intraarticular fracture with external fixation N=3) or with a dorsal A.O. plate (N=3). The rest (nine, 60%) were extraarticular and they were treated conservatively in short arm cast. X-rays of both wrists were taken and stored as digitised files using a digital camera. The shape of both (healthy and malunited) distal Radius were drawn with the help of a professional vector drawing software (Corel Draw). After that, the two drawings were superimposed. In order to define the amount of bone loss and the exact shape of the bone wedge needed, two K-wires were drawn passing parallel to the joint while another was placed vertical (90°) to the diaphysis. After the osteotomy was calculated, simulation of the operative procedure was performed. The new drawing resulted by the corrected distal Radius was compared with the normal wrist. The measurements were applied intraoperatively using the image intensifier for the exact positioning of the guide K-wires. The deformity was corrected in the same way placing a predefined trapezoid shape of iliac crest bone graft. A dorsal A.O. plate was used for fixation, augmented with a K-wire if needed.

Results

All fractures were finally healed in the new position except one which had a material failure and needed revision. The operative time was clearly shorter (30–45 min) for the last osteotomies. There were no complications related to the initial preoperative planning or operative technique. There was a slight resorbtion and alteration of the radiological indexes probably due to bone resorbtion. Finger stiffness or limited volar flexion were present in 5 cases (30%) which needed prolonged physiotherapy time.

Conclusion

Distal Radius correctional osteotomy is a very demanding procedure. The preoperative simulation of the surgery, by precisely defining of the angular correction could be done by computer technology. The procedure is therefore shortened in time and is more accurate. Although not anyone is trained in computer technology the advantages are well known and worths our attention.

Dr. med. Dimitrios Giannikas/Uniklinik Patras Greece/Orthopaedic clinic University of Patras Greece/Rio-Patras/Griechenland/Tel.: 0030+610+999555/Fax: 0030+610+994579/ E-Mail: spaskty@pat.forthnet.gr

3D-Bildgebung mit dem Iso-C3D-Bildwandler: Frakturdiagnostik im Vergleich mit konventionellem Röntgenbild und Spiral-CT sowie klinische Anwendung am Beispiel der Tibiakopffraktur

W. Mutschler (München), E. Euler, D. Kotsianos, K. J. Pfeifer

Fragestellung

Die Erkennung von Frakturen und die Identifikation von Fragmenten ist zur Frakturklassifizierung sowie zur intraoperativen Beurteilung des Repositionsergebnisses im Bildwandlerbild notwendig. An Kniepräparaten mit Tibiakopffrakturen wurde daher die Frakturdiagnostik anhand dreidimensionaler C-Bogen-Bilder bewertet. Klinische Fallbeispiele belegen die Übertragung der experimentell gewonnenen Erkenntnisse in die klinische Routine.

Methoden

Mit einem Prototyp eines Iso-C3D-Bildwandlers wurden 3D-Volumendatensätze humaner Kniepräparate mit Tibiakopffrakturen (N=22) hergestellt und simultan als MPR-Rekonstruktionen in allen 3 Raumebenen visualisiert. Die Bilder wurden von 4 Untersuchern hinsichtlich Frakturerkennbarkeit, -ausmaß und -art befundet und mit konventionellen Röntgenaufnahmen (CR) und der Spiral-CT (2mm Schichtdicke) als „Goldstandard" verglichen. In der klinischen Anwendung wurde bei N=4 Tibiakopffrakturen der Iso-C3D-Bildwandler zur intraoperativen dreidimensionalen Diagnostik verwendet.

Ergebnisse

In der experimentellen Studie wurden 97% der Tibiakopffrakturen mit dem Iso-C3D-Bildwandler richtig erkannt und nach AO richtig klassifiziert. Dabei ergab sich im Vergleich zur CT kein signifikanter Unterschied, es zeigte sich aber eine signifikant bessere Frakturerkennbarkeit mit dem Iso-C3D im Vergleich zur CR. Die klinischen Anwendungsbeispiele belegen, dass an der proximalen Tibiaepiphyse auch nach Frakturversorgung mit Osteosynthesematerial eine Beurteilung bezüglich Gelenkflächen und Lage von Osteosynthesematerial (Schrauben) möglich und hilfreich ist.

Schlussfolgerung

Die Frakturdiagnostik anhand von Iso-C3D Schnittbildern ist der konventionellen Diagnostik mit konventionellen Röntgenbildern überlegen und der CT-Untersuchung bei Tibiakopffrakturen gleichwertig. Intraoperativ ist die Beurteilbarkeit der dreidimensionalen Bilder nicht wesentlich durch Artefakte beeinträchtigt, so dass eine sichere Erkennung der Fragmentstellung, der Gelenkflächenrekonstruktion sowie der Implantatlage möglich ist. Die intraoperative 3D-Bildgebung ist im eigenen Vorgehen mittlerweile Routine bei Osteosynthesen von Frakturen peripherer Extremitätengelenke.

Prof. Dr. med. Wolf Mutschler/LMU München, Chirurgische Klinik/Nußbaumstraße 20/ 80336 München/Deutschland/Tel.: 0049 89 51602500/Fax: 0049 89 51604437/ E-Mail: wmutschl@helios.med.uni-muenchen.de

Bildwandlergestützte Navigation in der Wirbelsäulenchirurgie – Eine experimentelle Studie und erste klinische Anwendungen

M. Dahne (Berlin), U. Stöckle, A. Bodamer, N. P. Haas

Fragestellung

Die CT- basierte Navigation zur Pedikelschraubenimplantation ist ein bereits vielerorts in der Klinik etabliertes Verfahren. Die Nachteile dieser Technik liegen in der unbedingten Erfordernis eines digitalen Bilddatensatzes, einer aufwendigen präoperativen Planung und einer systemgebundenen Matching Prozedur. Die bildwandlergestützte Navigation stellt in vielen Fällen eine Alternative dar. Der klinische Einsatz ist an systemspezifische Voraussetzungen und Verfahrensweisen gebunden, die am Modell getestet und definiert werden. Ziel der Studie ist die Evaluation der bildwandlergestützten Navigation mit einem Protokoll zur Aufnahme der erforderlichen Projektionen für die Pedikelschraubenplatzierung an der LWS und die Übertragung der Ergebnisse in die klinische Anwendung.

Methoden

Zur Implantation von Pedikelschrauben am Wirbelsäulenmodell wurde das Navigationssystem der Firma Medivision® mit referenzierten Instrumenten sowie ein Bildverstärker der Fa. Ziehm® verwendet. Es wurden pro Wirbelkörper in fixer Reihenfolge vier Projektionen aquiriert und zur Navigation verwendet: streng laterale Darstellung, daran ausgerichtet die a.p.- Projektion und beidseits Aufnahmen in der Pedikelachse. Insgesamt wurden 40 Pedikelschrauben in Höhe LWK 1 bis LWK 5 eingebracht. Die Lagekontrolle erfolgte im postinterventionellen Röntgen und CT. Anschließend erfolgten erste klinische Einsätze bei der dorsalen Stabilisierung von Wirbelkörperfrakturen mit dem USS® System.

Ergebnisse

Alle 40 Schrauben im Modell wurden korrekt platziert. Der Minimal- Abstand zur medialen Pedikelwand betrug bei 3 Bohrungen 1 mm, 12 mal 1–2 mm und 25 mal über 2 mm. Wichtig für eine sichere Platzierung war die exakte Darstellung der medialen Pedikelwand. Dies wird insbesondere durch die Projektion, die sich an der Pedikelachse ausrichtet erreicht. In der klinischen Anwendung konnten die Pedikelschrauben gleichfalls sicher und korrekt platziert werden.

Schlussfolgerung

Mit Hilfe der bildwandlergestützte Navigation können am LWS Modell Pedikelschrauben exakt implantiert werden. In ersten klinischen Anwendungen haben sich die im Modell definierten Projektionen bewährt.

Michael Dahne/Klinik für Unfall- und Wiederherstellungschirurgie der Charité, Campus Virchow, Humboldt-Universität/Augustenburger Platz 1/13353 Berlin/Deutschland/ Tel.: 030-450559539/Fax: 030-450559949/E-Mail: michael.dahne@charite.de

3-dimensionale Registrierung der Wirbelsäule mit neuer Fluoro-zu CT-basierter Navigation zur perkutanen Platzierung von Pedikelschrauben

A. Ouchmaev (München), A. Blau, U. März, M. Scherer, S. v. Gumppenberg

Fragestellung

Die zugangsbedingte muskuläre Schädigung bei dorsaler Stabilisierung der Wirbelsäule ist erheblich und kann durch minimal-invasive Implantationstechniken reduziert werden. Die Entwicklung einer neuen perkutanen 3-dimensionalen Registrierung der Wirbelsäule mittels Kombination aus einem CT-Datensatz und intraoperativem Bildverstärker (BV) bildet die Voraussetzung zur perkutanen computer-assistierten Pedikelimplantation.

Ziel der Studie war:

- der methodische Vergleich der perkutanen computer-assistierten Patientenregistrierung im Vergleich zur offenen computer-assistierten Registrierungsmethode sowie

- die Evaluation der Präzision perkutan navigierter Schraubenplatzierung bei dorsaler Wirbelsäuleninstrumentation.

Methoden

Am Schweinepräparat wurden insgesamt 132 Pedikel (55 thorakal und 77 lumbal) navigationsgestützt instrumentiert. Nach präoperativem Spiral-CT der Wirbelsäule mit 2 mm Schichtdicke erfolgte nach Berechnung eines 3-dimensionalen Datensatzes (BrainLAB) die perkutane Instrumentation der Pedikel mittels der neu entwickelten perkutanen Fluoro-zu CT-basierten Wirbelsäulenregistrierung in 44 Fällen. Das methodische Vorgehen wurde verglichen mit der etablierten CT-basierten (Surface Matching), offenen Instrumentation in 44 Fällen sowie mit der weiterentwickelten, auf Fluoro zu CT-Registrierung basierenden offenen Pedikelinstrumentation in 44 Fällen. Zur Instrumentation verwendet wurden Schanzschrauben, USS (Synthes). Der Zeitaufwand für das Ausrichten des Bildverstärkers, die Bildgewinnung, das Matching zwischen CT und Fluoro-Daten oder Surface Matching pro Wirbel-Segment wurden registriert und miteinander verglichen. Die postoperative Auswertung der korrekten Schraubenlage erfolgte computertomographisch anhand einer standardisierten Hannover Klassifikation. Die statistische Auswertung erfolgte mit dem Wilcoxon-Test.

Ergebnisse

Trotz der ungünstigen Weichteil-($11\pm1{,}2$ cm) /Knochen-Relation am Schweinepräparat ist die perkutane computer-assistierte Registrierung nach Auswertung der Schraubenplatzierung an der Wirbelsäule zuverlässig möglich. Zwischen den verglichenen Registrierungsmethoden ergab sich kein signifikanter Unterschied bzgl. Schraubenlage. Der zusätzliche Zeitaufwand der neuen Fluoro-zu CT basierten Navigation betrug 4 min. ($\pm1{,}7$min). Bei Durchleuchtungszeit ergab sich kein signifikanter Unterschied zwischen den offenen Fluoro zu CT basierten und perkutanen Fluoro-zu CT-basierten OP-methoden. In allen Fällen (perkutane/offene Registrierung) gelang die Platzierung der Schanzschrauben.

Schlussfolgerung

In dieser Studie am Schweinpräparat gelang erstmals die perkutane Pedikelschraubenplatzierung aufbauend auf einer Fluoro zu CT basierten Registrierung der Wirbelsäule. Diese Methode gewährt dem Operateur zu jeder Zeit die vollständige Kontrolle beim Bohrvorgang und bei der Schraubenplatzierung. Das neue System bietet die Grundlage zur Anwendung der perkutanen computer-assistierten Technik.

Dr. med. Alexander Ouchmaev/Chirurgische Klinik und Poliklinik, Abt. für Unfallchirurgie, Klinikum rechts der Isar der Technischen Universität München/Ismaninger Str. 22/ 86175 München/Deutschland/Tel.: 089-41-40-2017/Fax: 089-41-40-4981/ E-Mail: ouchmaev@nt1.chir.med. tu-muenchen.de

Fluoroskopisch-basierte Planung und Navigation der perkutanen Kyphoplastie

J. A. K. Ohnsorge (Aachen), M. Weisskopf K. Radermacher, A. Prescher, A. Mahnken, C. H. Siebert

Fragestellung

Die computer-gestützte fluoroskopische Navigation soll Sicherheit und Genauigkeit anspruchsvoller operativer Eingriffe an der Wirbelsäule erhöhen. Strahlenbelastung und zeitlicher Aufwand sollen zusätzlich reduziert werden. Im Rahmen einer experimentellen Kadaver-Studie wird am Beispiel des transpedikulären Zugangs zur Kyphoplastie die Effektivität und Präzision des FluoroNav®-Systems gemessen.

Methoden

An den Wirbelkörpern Th 3 bis L 5 eines Humankadavers wurde im ventralen Anteil des corpus vertebrae eine standardisierte Kugel aus BaSO4-augmentiertem Gips mit 7 mm $\varnothing$ implantiert. Die Fixierung einer speziell konzipierten Referenzbasis erfolgte perkutan. Die zur Kyphoplastie notwendige Punktion des Wirbelkörpers erfolgte mit dem geometrischen Zentrum der Gipskugel als Zielpunkt. Maßgeblich für die intraoperative Planung der entsprechenden Trajektorie war die unbedingte Schonung des Myelons und der Nervenwurzeln sowie ihr möglichst zentraler transpedikulärer Verlauf. In der Kontrollgruppe wurde der Eingriff von der Gegenseite statt mit dem Navigationssystem in konventioneller Weise unter Durchleuchtung durchgeführt. Die Korrelation zwischen Planung, virtueller Darstellung der Bohrung und dem Bohrkanal selbst wurde mit Hilfe des DISOS-soft-ware-Moduls im CT-generierten 3-D-Modell errechnet. Die räumliche Distanz der Bohrerspitze vom Zielpunkt und die vektorielle Abweichung von der geplanten Ideallinie dienten als Maß der erreichbaren Genauigkeit und wurden am anatomischen Präparat überprüft. Operationszeit, Strahlenbelastung und apparativer Aufwand wurden detailliert analysiert.

Ergebnisse

Die mathematische und makroskopische Auswertung zeigt, dass Planung und Navigation des Eingriffs in zwei Ebenen verlässlich und mit hoher Genauigkeit durchgeführt werden können. Die mittlere Ziel-Abweichung betrug weniger als zwei Millimeter, bzw. maximal drei Grad. Durch zentrale transpedikuläre Navigation wurden die nervalen Strukturen sicher geschont und das Ziel in keinem Fall verfehlt, während konventionell sehr unterschiedliche und meist periphere Verläufe resultierten. Durch das computer-gestützte Verfahren kann die Strahlenbelastung auf ein Viertel (24%) und die reine OP-Zeit um bis zu 40% reduziert werden. Das aufwendige Nachführen des C-Bogens zur kontinuierlichen Kontrolle in zwei Ebenen entfällt ganz.

Schlussfolgerung

Die computer-gestützte fluoroskopische Navigation gewährleistet ein hohes Maß an Präzision und Sicherheit. Darüber hinaus reduziert sie erheblich die Strahlenbelastung für Patient und OP-Personal. Während die OP-Zeit sogar verkürzt wird, erfordert sie insgesamt weder zeitlich noch apparativ einen erhöhten Aufwand. Das FluoroNav®-System ist nicht nur effizient, sondern stellt auch unter ergonomisch-ökonomischen Gesichtspunkten eine deutliche Qualitätsverbesserung für diese Anwendung dar.

Dr. med. Jörg A.K. Ohnsorge/Orthopädische Universitätsklinik Aachen/Pauwelsstr.30/ 52074 Aachen/Deutschland/Tel.: 0241-8089410/Fax: 0241-8888453/ E-Mail: johnsorge@orthopaedie-aachen.de

3D-Bildwandler-Navigation am Becken – Vergleichsstudie zu 2D-C-Arm-Navigation und CT- basierter Navigation

B. König (Berlin), H. Wälti, A. Schäffler, U. Stöckle, N. P. Haas, L. P. Nolte

Der Iso-C³ᴰ Bildwandler ermöglicht intraoperativ eine CT- ähnliche Bilddatengewinnung aus einer Serie von Bildwandleraufnahmen, welche in Kombination mit einem Navigationssystem höchste chirurgische Präzision für minimalinvasive Schraubenplatzierungen ermöglichen soll.

Fragestellung

Testung und Optimierung der 3D-Bildwandler Navigation für minimalinvasive Schraubenosteosynthesen am Becken im Vergleich zur 2D- Bildwandler- Navigation sowie CT- basierten Navigation.

Methoden

Mit dem Iso C³ᴰ Bildwandler und dem SurgiGATE Navigations-System wurden 60 Schraubenplatzierungen in fünf verschiedenen Positionen am Becken- Modell navigiert. Neben der Präzision der Bohrungen wurden Planbarkeit in der 3D-Rekonstruktion, die Bildqualität sowie die Genauigkeit von Scan und virtueller Darstellung bewertet. Die im CT kontrollierten Ergebnisse wurden mit Studien zur 2D-C-Arm-Navigation und der CT- basierten Navigation verglichen. Alle drei Versuchsreihen wurden unter vergleichbaren Bedingungen wie bei minimalinvasivem Vorgehen durchgeführt.

Ergebnisse

Mit der 3D-C-Arm-Navigation wurden 53 der 60 Schrauben (88%) korrekt platziert. In 6 Fällen kam es zur Verletzung der Kortikalis ohne Perforation (10%). Eine Fehlplatzierung mit Kortexperforation wurde durch ein Software- Problem verursacht. In einem Iso- C^{3D}- Scan (20 Sekunden Durchleuchtungszeit) konnten bis zu verschiedene 5 Schraubenplatzierungen navigiert werden. Bei der 2D-C-Arm-Navigation wurden 51/60 Schrauben (85%) korrekt platziert. Bei 5 abweichenden Platzierungen ohne Perforation der Kortikalis (8%) kam es 4 Fehlplatzierungen (7%). Mit der CT- basierten Navigation wurden 50/60 Schrauben (83%) korrekt platziert. 6/60 Schrauben zeigten Abweichungen ohne Kortexperforation, 4 Schrauben (7%) waren fehlplaziert. Von den insgesamt 180 durchgeführten Schraubenplatzierungen konnte mit dem 3D-Bildwandler die höchste Rate an korrekten Schrauben- Platzierungen am Becken erreicht werden. Im gesamten 3D-Volumen konnte exakt navigiert werden. Die Bildqualität des 3D-Modells ist für die Navigation ausreichend.

Schlussfolgerung

Im Vergleich zu den bisherigen Verfahren überzeugte die neue Iso C^{3D}- Bildwandler basierte Navigation mit höchster Präzision. Eine Erhöhung der Sicherheit bringt die inhärente Registrierung, eine Matching-Prozedur (wie bei der CT- basierten Navigation) entfällt. Durch die intraoperative Planung kommt es zu vorübergehenden OP-Verlängerungen. Mit der Optimierung der Software und der Automatisierung der Datenverarbeitung wird eine weitere Verringerung von Fehlerquellen und Zeitaufwand erwartet. Damit stellt die 3D-C-Arm-Navigation eine wesentliche Alternative zu den bisher bewährten Navigationstechniken dar, welche die Vorteile der BV-Navigation mit CT- ähnlicher Qualität kombiniert.

Dr. med. Benjamin König/Klinik für Unfall- und Wiederherstellungschirurgie der Charité/ Augustenburger Platz 1/13353 Berlin/Deutschland/Tel.: 030 450 552255/Fax: 030 450 552906/ E-Mail: benjamin.koenig@charite.de

Chirurgische Navigation bei Becken- und Acetabulumverletzungen – Definition der Indikationen für verschiedene Navigationstechniken

U. Stöckle (Berlin), B. König, H. Wälti, D. Diedrich, L. P. Nolte, N. P. Haas

Fragestellung

CT- und C-Arm-basierte Navigation beweisen sich in der Traumatologie. Hinzu kommt die 3D- Navigation mit dem neuen Iso-C^{3D}-Bildwandler. Für perkutane Schraubenosteosynthesen instabiler Beckenverletzungen ist für den klinischen Erfolg die Wahl des optimalen Verfahrens entscheidend.

Nach Studien an Modellen und Präparaten werden die klinischen Erfahrungen in einem Katalog zusammengefasst, um daraus die entscheidenden Kriterien für die Auswahl des geeigneten Verfahrens zu definieren.

Methoden

Vorstudien: Alle 3 Technologien (CT-, 2D-C-Arm und 3D-C-Arm-Navigation) wurden in Modell-Studien mit vergleichbarem Design gegenübergestellt. In 5 verschieden Schraubenpositionen wurden mit jedem System 60 Schrauben navigiert (vordere Pfeiler-, hintere Pfeiler- und Ilium-Schrauben, SI- Schrauben in S1 und S2). Für die C-Arm-Navigation wurden für diese Standard-Positionen die erforderlichen C-Arm-Projektionen definiert. In 3 Humanpräparaten wurden zur Evaluation der Standard-Projektionen 19 Schrauben in 5 verschiedenen Positionen 2D-C-Arm-navigiert eingebracht. Klinik: Es wurden 23 Schrauben mit C-Arm-Navigation und 3 CT-basiert am Becken navigiert. Die 3D-C-Arm-Navigation steht derzeit kurz vor dem ersten klinischen Einsatz am Becken.

Ergebnisse

Vorstudien: Die höchste Präzision wurde unter standardisierten Bedingungen mit der Iso C^{3D}-C- Arm- Navigation erreicht (88% korrekte Position zu 85% bzw. 83%). Die Durchleuchtungszeit betrug mit der 2D-C-Arm Navigation 6 s/Schraube. In einem Iso-C^{3D}-Scan (20 s) konnten bis zu 5 Schrauben navigiert werden. Mit einem Becken-CT konnten jeweils alle 10 Schrauben platziert werden. Entscheidend für die 2D-C-Arm-Navigation ist die ausreichende Bildqualität und normale anatomische Bedingungen. Bei Dysplasien ist keine sichere Darstellung in den Standard-Projektionen gewährleistet. Die C-Arm-Zeit betrug <2 min/ Schraube. Klinische Anwendung: 25/26 Schrauben wurden korrekt platziert, wobei 4 SI- Schrauben die Kortikalis im Foramen tangierten. 1× (2D-C-Arm) kam es zu einer ventralen Kortikalisperforation ohne klinische Konsequenz (Fehlkalibrierung). Instrumentarium und intraoperatives Vorgehen wurden optimiert.

Schlussfolgerung

Chirurgische Navigation ermöglicht eine exakte Schraubenplatzierung am Becken bei Reduktion der Strahlendosis. Jedes Verfahren hat spezifische Indikationen. Die 2D-C-Arm-Navigation ist für Standard-Schraubenpositionierungen bei guter Röntgendarstellbarkeit geeignet. Bei Dysplasien oder eingeschränkter Durchleuchtungsqualität steht die CT-basierte Navigation im Vordergrund, welche ohne intraoperative CT-Daten-Gewinnung keine Repositionsmanöver gestattet. Für die Iso-C^{3D}Navigation wird eine Kombination der Vorteile von 2D-C-Arm-Navigation (neue Bilddaten nach Repositionsmanövern, kein Matching) und CT-basierter Navigation (3D-Planung und Darstellung) mit Limitationen durch Bildqualität und begrenztes Scanvolumen erwartet.

PD Dr. med. Ulrich Stöckle/Klinik für Unfall- und Wiederherstellungschirurgie der Charité/Augustenburger Platz 1/13353 Berlin/Deutschland/Tel.: 030 450 552033/Fax: 030 450 553906/E-Mail: ulrich.stoeckle@charite.de

Chirurgische Navigation versus Bildführung mit dem Röntgenbildverstärker für die perkutane Schraubenosteosynthese der Schenkelhalsfraktur – eine experimentelle Studie

T. Beck (Basel), C. Marazzi, H. Städele, I. Zuna, P. Messmer, P. Regazzoni, N. Suhm

Fragestellung

Die perkutane Schraubenosteosynthese wird als Behandlungskonzept bei medialer Schenkelhalsfraktur diskutiert. Die Schraubenlage wurde als ein wesentlicher Einflussfaktor für den Behandlungserfolg identifiziert. Im Rahmen einer experimentellen Studie haben wir die Fluoroskopie basierte chirurgische Navigation mit der konventionellen Röntgendurchleuchtung für das Platzieren der Führungsdrähte im Schenkelhals verglichen. Zielparameter waren die erzielte Präzision, notwendige Operations- und Durchleuchtungszeit.

Methoden

In 38 Kunststoffmodellen wurden je drei Kirschnerführungsdrähte gemäss vorgegebenem Verteilungsmuster platziert. Bei den 19 Modellen der Gruppe A wurde das Einbringen der Drähte mit einem Röntgenbildverstärker kontrolliert. Bei den 19 Modellen der Gruppe B wurde ein optoelektronisches chirurgisches Navigationssystem zur intraoperativen Bildführung eingesetzt. Hierbei wurde je eine AP und eine axiale Projektion des Frakturmodells im Navigationssystem gespeichert. Basierend auf diesen gespeicherten Bilddaten konnten die Drähte anschliessend unter kontinuierlicher visueller Kontrolle in beiden Projektionsebenen platziert werden. Die notwendige Durchleuchtungszeit und Eingriffszeit wurde dokumentiert. Die erzielte Präzision – ausgedrückt als Lage und Parallelität der eingebrachten Führungsdrähte – wurde für alle 38 Frakturmodelle anhand von CT- Schichten durch einen Radiologen ohne Kenntnis der eingesetzten Methode bewertet. Pro Gruppe und pro Präzisionsmerkmal konnten maximal 114 Bewertungspunkte erreicht werden. Die statistische Auswertung erfolgte mittels Chi-Quadrat Test (Präzision) und T-test (Durchleuchtungs- und Eingriffszeiten).

Ergebnisse

Bei der Bewertung der Lage wurden in der navigierten Gruppe B 81 Punkte vergeben, in Gruppe A dagegen 93 Punkte. Die Parallelität der Drähte wurde in der navigierten Gruppe besser bewertet : 96 Punkte in Gruppe B versus 87 Punkte in der Gruppe A. In Gruppe A wurden im Mittel 14.3min benötigt um die Drähte zu platzieren, in Gruppe B dagegen 15,4 min. Die Unterschiede hinsichtlich Präzision und Eingriffszeit waren nicht signifikant. In Gruppe A musste für das Platzieren der drei Drähte im Mittel 26 s durchleuchtet werden, in Gruppe B ergab sich im Mittel eine Durchleuchtungszeit von 2 s. Dieser Unterschied ist hochsignifikant (p<0.0001).

Schlussfolgerung

Mit der chirurgischen Navigation lässt sich eine vergleichbare Präzision mit gegenüber der konventionellen Methode signifikant reduzierter Durchleuchtungszeit erzielen. Der zeitliche Mehraufwand für die Bedienung des Navigationssystems wurde kompensiert, da mit dieser Technik wiederholte Durchleuchtungskontrollen nicht mehr nötig sind.

Dr. med. Thomas Beck/Department Chirurgie, Uni-Klinik Basel/Spitalstrasse 21/Basel/Schweiz/ Tel.: 0041 81 414 2465/Fax: 0041 81 414 2285/E-Mail: nsuhm@web.de

Fluoroskopische Navigation in der Behandlung der O.C.D. TALI – Verfahrensanalyse

C. H. Siebert (Aachen), A. Prescher, D. C. Wirtz, E. Schkommoda, J. E. Wildberger, J. A. K. Ohnsorge

Fragestellung

Die Anbohrung von ossären Herden bei Knochennekrosen, wie zum Beispiel bei der Osteochondrosis dissecans des Sprungbeines, dient der Durchbrechung der Sklerosezone und somit der Revaskularisation des Herdes. Bei einem gelenknahen Vorgehen wäre eine sichere retrograde Anbohrung ohne Verletzung des subchondralen Knochens und des bedeckenden Knorpels wünschenswert. Die engen anatomischen Verhältnisse im Bereich des Sprungbeins lassen keine relevanten Fehlbohrungen zu, so daß eine Vielzahl von intraoperativen Röntgenkontrollen erforderlich ist. Diese Problematik hat viele Operateure dazu bewogen, eine antegrade Bohrung, ggf. auch transmalleolär, zu bevorzugen. Durch den Einsatz eines Navigationssystems kann der ideale Bohrkanal geplant und im Sinne eines einzelnen Bohrvorganges umgesetzt werden. Im Rahmen von Vorversuchen sollte die Strahlenbelastung, Operationszeit, Referenzbogenplazierung und Genauigkeit des Systemes anhand von Leichenversuchen evaluiert werden.

Methoden

An humanen Leichenpräparaten (n=10) wurde über einen mediodorsalen Zugang in den Bereich des medialen Talus eine standardisierte BASO4-augmentierte Gipskugel mit einem Durchmesser von 5 mm stellvertretend für die ossäre Läsion implantiert. Die Fixierung des Referenzbogens erfolgte dorsomedialseitig im Caput tali ohne Beeinträchtigung der Gelenkflächen. Die zur zentralen Anbohrung des Herdes erforderliche Trajektorie wurde von lateral vor dem Außenknöchel in Richtung der medialen Talusschulter unter Schonung der Knorpelflächen geplant. In der Kontrollgruppe wurde der Eingriff in BV-gestützter Freihandtechnik simuliert. Die Korrelation zwischen der intraoperativen Planung, navigierter Bohrung und dem eigentlichen Bohrkanal wurde anhand von 3D CT-Modellen und Makropräparaten unter Zuhilfenahme des DISOS-Software-Moduls ermittelt. Als Zielgrößen wurden die Distanz zwischen Bohrerspitze und Zielgebiet, Abweichung von der Planungstrajektorie, sowie Strahlungs- und Operationszeiten ermittelt.

Ergebnisse

Die Anwendungsbeobachtung zeigt, daß die Planung und Navigation der Anbohrung anhand von dem navigierten Bildmaterial in zwei Ebenen sicher und mit hoher Genauigkeit durchgeführt werden kann. Die bei einer konventionellen Vorgehensweise häufigen Fehlbohrungen und Nachkorrekturen entfallen. Die Zielabweichung betrug ca. 2 Millimeter, bzw. 1–4 Grad, so daß der simulierte Herd mittels Navigation getroffen worden ist. Im Vergleich zur konventionellen Vorgehensweise konnte die Strahlenbelastung um 2/3 und die erforderliche Operationszeit um ein Viertel durch den Einsatz des FluoroNav Systems reduziert werden.

Schlussfolgerung

Durch den Einsatz der fluoroskopischen Navigation wird die retrograde Anbohrung kleiner ossärer Herde, wie die O.c.d. tali sicher und effizient mit geringer Strahlenbelastung durchführbar. Die Operationszeit und die Anzahl der Fehlversuche kann im Vergleich zur konventionellen Vorgehensweise reduziert werden.

PD Dr. med. Christian H. Siebert/Orthopädische Klinik der RWTH-Aachen/Pauwelsstr. 30/ 52074 Aachen/Deutschland/Tel.: +49 241 80 88581/E-Mail: chsiebert@ukaachen.de

Kinematische Hüftpfannennavigation – Philosophie, Technik und Ergebnisse

H. Kiefer (Bünde), I. Fröhlich

Fragestellung

Kann die Rate postoperativer Pfannenfehlstellungen mit bis zu 5% hoher Luxationsrate durch die CT-freie kinematische Navigationstechnik mit dem OrthoPilot® reduziert werden?

Methoden

Nach Oberflächenregistrierung von 3 knöchernen Beckenlandmarken werden die von fest am Becken fixierten und an kalibrierten Instrumenten applizierten Infrarotsendern ausgesandten Signale durch Stereokameras aufgenommen und aufgezeichnet.

Aus diesen Daten werden Gelenkzentrum, Position und Stellung von Pfannenfräsen, Probe- und definitiver Pfanne berechnet und online auf einem Bildschirm angezeigt. Seit April 2001 wurden 147 Pressfitpfannen zementfrei mit der OrthoPilot®-Technik implantiert und radiologisch ausgewertet. Die intraoperativ angezeigten Winkeldaten der Pfanne wurden mit den postop. gemessenen Werten verglichen um die Präzision beurteilen zu können.

Ergebnisse

Bei 137 auswertbaren Patienten waren keine spezifischen Komplikationen zu verzeichnen. Während der Lernphase musste 9 mal aus unterschiedlichen Gründen die Implantation ohne Navigation abgeschlossen werden. 2 Luxationen traten durch eklatantes Patientenfehlverhalten bei korrekten radiologischen Verhältnissen auf. Die Operationszeit war um durchschnittlich 9 Minuten gegenüber konventioneller Technik verlängert. Die intra- und postoperativ gemessenen Werte für Inklination und Anteversion betrugen (n=137):

Inklination (Grad)	Median	Std-abw.	Streuung
präoperativ	50	7	30–70
Planung	42	5	38–55
Probeimplantat	40	4	26–50
Cup intraoperativ	41	5	29–48
Cup postoperativ	42	5	34–50

Anteversion (Grad)	Median	Std-abw.	Streuung
Probeimplantat	15,4	4,8	0–30
Cup intraoperativ	15,9	4,5	3–29
Cup postoperativ	10,9	4,8	3–22

Schlussfolgerung

Durch die kinematische Navigation lässt sich die gewünschte Pfannenposition innerhalb der „sicheren Zone" mit einer geringgradig größerer Streuung für die Anteversion als für die Inklination wesentlich präziser als in konventioneller Weise erreichen. Nur aus anatomischen Gründen und kalkulierbar wird von diesem Ziel gelegentlich abgewichen. Das Verfahren ist einfach, sicher, schnell und wenig aufwendig. Die Anzahl postoperativer Luxationen wird vermindert.

Prof. Dr. med. Hartmuth Kiefer/Klinik für Unfall- und Wiederherstellungschirurgie, Lukas-Krankenhaus/Hindenburgstr. 56/32257 Bünde/Deutschland/Tel.: 05223/167216/ Fax: 05223/167176/E-Mail: h.kiefer@lukas-krankenhaus.de

Messung des realen Femurantetorsionswinkel mit einem flouroskopiebasierten optoelektronischen Navigationssystem – Theorie und erste klinische Ergebnisse

P. Hochstein (Ludwigshafen), C. Keil, R. Simon, P. A. Grützner, A. Wentzensen

Fragestellung

Als eine Standardmethode zur Bestimmung des Femurantetorsionswinkels hat sich die CT-basierte Messung der projizierten Winkel etabliert. Nachteilig sind Strahlenbelastung und vor allem eine fehlende intraoperative Verfügbarkeit bei Osteosynthesen oder derotierenden Osteotomien.

Methoden

Auf der Basis referenzierter, kalibrierter C-Arm Bilder ist es möglich in knöchernen Strukturen anatomische Landmarken zu definieren. Mit einem mathematischen Algorithmus ist das Navigationssystem in der Lage den Winkel zwischen zwei in diesen Bildern definierten Linien zu berechnen. In einem Versuch wurden an Modellfemur durch einen navigierten C-Arm-Bildern angefertigt und Schenkelhals- und Kondylenachse definiert. Das Navigationssystem berechnet hieraus einen reellen Winkel. Das Femurmodell wurde in Schaftmitte osteotomiert und mit einer Rotationsachse versehen. Die Änderung des Winkels wird vom System in Echtzeit berechnet. Mit diesem Modell wurden Inter- und Intraobservervarianzen bezüglich der Bestimmung des Absolutwinkes wie auch der Winkeldifferenzen in definierten Rotationsgraden bestimmt und mit Standard CT-Messungen des gleichen Modells verglichen.

Ergebnisse

Die fluorskopiebasierte, navigierte Bestimmung des Femurantetorsionswinkels ist eine statistisch signifikant reproduzierbare Meßmethode. Die Genauigkeit am Modell entspricht die der konventionellen CT-Messungen.

Schlussfolgerung

Mit dieser Methode ist es möglich intraoperativ sowohl Korrekturosteotomien als auch Osteosynthesen des Femur bezüglich der Antetorsion zu kontrollieren und mit der gesunden Gegenseite zu vergleichen. Die ersten klinischen Anwendungen verliefen erfolgreich.

Dr. med. Paul Hochstein/BG Unfallklinik Ludwigshafen, unfallchirurgische Fak. a.d. Ruprecht Karls Universität Heidelberg/Ludwig Guttmannstr. 13/67071 Ludwigshafen/Deutschland/ Tel.: 0621-68100/E-Mail: pshost@t-online.de

A6 Schmerz

Die Rolle des Chirurgen als Schmerzverursacher

G. Muhr (Bochum)

Lassen sich chronische Schmerzen vermeiden?

C. Maier (Bochum)

Optimierung der postoperativen Schmerztherapie

St. Schulz (Bochum), N. Nestler, C. Maier, E. Müller, G. Muhr, M. Zenz

Fragestellung

Es ist bekannt, dass postoperative Schmerzen als Stressor pathophysiologische Auswirkungen und eine erhöhte Komplikationsrate zur Folge haben. Der Therapieerfolg hängt von der Patientenzufriedenheit ab. Es wurde daher in unserer Klinik zunächst eine Evaluation durchgeführt, um danach aus diesen Ergebnissen Konzepte zur Verbesserung abzuleiten.

Methoden

Die Prozess- und Ergebnisqualität der postoperativen Schmerztherapie wurde von Oktober bis Dezember 2000 einer Ist- Analyse untersucht. 176 Patienten wurden am 1. postoperativen Tag mit den Items Ruhe- und Belastungsschmerz, Erschöpfung, Zeiten starker Schmerzen, Zufriedenheit mit der Schmerztherapie befragt. Gleichzeitige Befragung von Pflegenden (n=100) der chirurgischen Stationen (Items: Beurteilung der Schmerztherapie, Einschätzung persönlichen Wissens, Möglichkeit der Reaktion auf Schmerzäußerung des Patienten, Wunsch nach Standards, Erreichbarkeit der Ärzte). Zweite Befragung von 60 Patienten am 1. postoperativen Tag mit Standardtherapie im Januar/Februar 2002 auf 2 chirurgischen Stationen nach konzeptionellen Umgestaltungen. Konzeptänderungen: Fortbildung der Pflegenden

Standardschema durch Pflegende:
1. Stufe: Ibuprofen ret. 2× 800mg oder Novaminsulfon 5× 1 g,
2. Stufe: Buprenorphin 0,2 mg s.l. bei VRS>2 selbständig durch Pflegende
3. Stufe: interprofessionell besetzter Akutschmerzdienst (PCA, PDA, Plexuskatheter)

Ergebnisse

Bei der Evaluation im Jahr 2000 zeigte sich, dass 64% der Patienten mit der Schmerztherapie zufrieden waren und sich von Ärzten und Pflegenden ernst genommen fühl-
ten. Ruheschmerz wurde in mittlerer Stärke von 36% und als stark von 8% der Patienten angegeben. 36% hatten mittlere, >30% stärkste belastungsinduzierte Schmerzen
(Aufstehen, pflegerische Maßnahmen). Die Nacht wurde von >50% als die Zeit der
stärksten Schmerzen eingestuft. Nach Neustrukturierung und Standardisierung der
postoperativen Schmerztherapie klagten im Jahr 2002 Patienten mit PDK überhaupt
nicht über Phasen verstärkter Schmerzen durch verspätete Bolusinjektionen. Nur
noch 27% beklagten die Nacht als Zeit stärkster Schmerzen. Die Anzahl der Patienten
mit starkem Ruheschmerz konnte nahezu halbiert werden.

Schlussfolgerung

Die Einführung eines postoperativen Schmerzdienstes und damit verbundene Kosten
werden durch eine signifikante Verbesserung der Patientenzufriedenheit gerechtfer-
tigt. Regelmäßige Evaluationen und weitere Anpassungen der Therapiekonzepte lassen erwarten, dass auch das Outcome und die Komplikationsrate verbessert werden
können. Weitere Untersuchungen müssen zeigen, ob auch die Gefahr einer Chronifi-
zierung postoperativer Schmerzen reduziert werden kann.

Dr. med. Stephan Schulz/Berufsgenossenschaftliche Kliniken Bergmannsheil,
Klinik für Anästhesiologie, Intensiv- und Schmerzth/Bürkle-de-la-Camp-Platz 1/
44789 Bochum/Deutschland/Tel.: 0234/3020/E-Mail: Stephan.Schulz@ruhr-uni-bochum.de

Präklinische Schmerztherapie bei Traumapatienten –
Eine Analyse von 14 000 Notarzteinsätzen

C. Simanski (Köln-Merheim), M. Kläsener-Hanebeck, B. Bouillon, R. Lefering,
E. Neugebauer

Fragestellung

Die präklinische Schmerztherapie ist einer der Hauptpfeiler notärztlichen Handelns
und greift durch Beeinflussung der sympathoadrenergen Stimulation kausal in das
Schockgeschehen ein [1]. Ziel dieser Studie war es, das notärztliche Applikationsverhalten von schmerzhemmender Medikation bei Traumapatienten zu untersuchen und
über 10 Jahre zu vergleichen.

Methoden

Retrospektiv wurden alle Notarztprotokolle von drei Rettungsmitteln (2 NEF und 1 RTH) einer unfallchirurgisch/traumatologischen Klinik der Maximalversorgung der Jahre 1990 und 2000 ausgewertet. Dabei wurden die Patienten mit den Arbeitsdiagnosen Polytrauma/Mehrfachverletzung und klinisch sicherer Fraktur hinsichtlich der dokumentierten Gabe von Analgetika, Sedativa und Narkotika untersucht. Einheitlich wird kliniksintern das Polytrauma und der Mehrfachverletzte gemäß den Definitionen der AG Polytrauma der Deutschen Gesellschaft für Unfallchirurgie definiert, eine sichere Fraktur ebenso bei Vorliegen der klinischen Zeichen von grotesker Fehlstellung, Krepitation, sichtbaren Frakturenden oder abnormer Beweglichkeit des Skelettanteils.

Ergebnisse

Ingesamt wurden 14727 Protokolle ausgewertet, dabei entfielen im Jahr 1990 6,7% bzw. im Jahr 2000 6,8% (n=449 vs. 547) der Einsätze auf o.g. Diagnosen. Die polytraumatisierten Patienten waren durchschnittlich jünger (1990/2000: 32/36 Jahre) als die Patienten mit einer Fraktur (1990/2000: 39/44 Jahre). In 2000 wurden mehr als doppelt so viele Polytraumen dokumentiert, als 1990 (n=313 vs. 140), die Zahl der einfachen Frakturen sank dagegen (n=234 vs. 309). Die Gabe von Analgetika/Sedativa/Narkotika („Kombi"-Therapie) bei Polytraumatisierten verbesserte sich um 15% (54 vs. 69%), trotzdem erhielt (en) nur etwas mehr als jeder Zweite (1990) bzw. Zweidrittel (2000) eine solche Therapie. Bei Patienten mit einfachen Frakturen verbesserte sich der therapierte Anteil um 20% (46 vs. 66%), hier erhielten ebenfalls maximal Zweidrittel eine entsprechende Therapie. Die Applikation von reinen Analgetika beim Polytrauma stieg um 34% (19 vs. 53%), jedoch bekam nur jedes zweite Polytrauma eine entsprechende Medikation.

Schlussfolgerung

Obwohl man den Evidenzgrad dieser Studie und die mitunter problematischen präklinischen Verhältnisse am Einsatzort berücksichtigen muß, lässt das notärztliche Applikationsverhalten zu wünschen übrig. Mehr als 30% aller Traumapatienten erhalten keine analgetische, sedierende, narkotisierende oder „Kombi"-Therapie. Innerhalb eines 10 Jahresintervalls ist die Bereitschaft der Notärzte zur Verabreichung eines schmerzreduzierenden Medikamentes bei Traumapatienten um mehr als 20% gestiegen, doch werden die Therapieempfehlungen und Leitlinien der Fachgesellschaften zur Schmerztherapie noch nicht zufriedenstellend umgesetzt. Seitens der behandelnden Notärzte muß das Bewusstsein zur präklinischen Schmerztherapie insbesondere bei Traumapatienten gesteigert werden.

Literatur: [1] beim Verfasser

Dr. med. Christian Simanski/Unfallchirurgische Abteilung, Chirurgische Klinik Köln-Merheim, Ostmerheimerstrasse 200/51109 Köln/Deutschland/Tel.: 0221-89070/Fax: 0221-89073842/ E-Mail: Christian.Simanski@uni-koeln.de

COX-2-Hemmer zwischen Euphorie und Hysterie: Eine Stellungnahme aus Sicht der Klinischen Ökonomik

K. Bauwens (Berlin), D. Stengel, J. Cramer, F. Porzsolt, A. Ekkernkamp

Fragestellung

Sind COX-2-Inhibitoren (Rofecoxib, Celecoxib) eine effektive und sichere Alternative zu nicht-steroidalen Antiphlogistika (NSAI) in der unfallchirurgischen Schmerztherapie?

Methoden

In einer unabhängigen Aufarbeitung der Literatur sollte das Nutzen-Risiko-Verhältnis dieser neuen Analgetika-Klasse bestimmt werden. Als Null-Hypothesen wurden formuliert 1) eine zu NSAI identische analgetische Potenz, 2) eine Aufhebung des Nutzens (geringere Rate gastroduodenaler Ulcera) durch mögliche Risiken (kardiovaskuläre Nebenwirkungen) (entsprechend einer likelihood of being helped versus harmed [LHH]=1). Randomisierte Studien (RCT) wurden in Medline, im Cochrane Clinical Trials Register und der Suchmaschine Google identifiziert. Zusätzliche Zitate wurden aus Quellenteilen der Artikel, unpublizierte Informationen aus online erhältlichen Dokumentationen der Food and Drug Administration (FDA) gewonnen. Die Validität der Studien wurde durch zwei Autoren auf standardisierten Erhebungsbögen (nach Cochrane-Empfehlungen) bewertet. Alle Ergebnisse wurden auf klinisch relevante Kennzahlen (relatives Risiko [RR], Risikodifferenz [RD], numbers needed to treat/harm [NNT/NNH]) mit 95% Konfidenzintervall [KI] zusammengeführt. Die mittlere Differenz [d] auf verschiedenen Schmerzskalen wurde nach Hedges standardisiert; positive Werte entsprechen einer besseren Wirksamkeit von COX-2-Hemmern. Die Daten-Gewichtung erfolgte nach Chi^2-Homogenitätstestung im inverse variance Modell.

Ergebnisse

323 Zitate wurden gewonnen. Hierunter fanden sich 37 klinische RCT (n=30,777). Pharmakokinetische Untersuchungen wurden nicht berücksichtigt. Die Datensummation war für 22 RCT (Arthrose/Arthritis-Population, n=29,782) möglich. Alle Studien erfüllen die wichtigsten Validitäts-Kriterien (u.a. Verblindung, maskierte Randomisation, Intent-to-treat-Auswertung). Für den Endpunkt Schmerzreduktion liegt der Wert für alle Skalen bei –1.58 (95% KI –1.62, –1.54), für die Subskala des Western Ontario and McMaster Universities Osteoarthritis Index (WOMAC) bei 0.77 (95% KI 0.73, 0.81). Das gepoolte RR für das Auftreten gastroduodenaler Ulcera ist bei COX-2-Hemmern im Vergleich zu NSAI mit 0.46 (95% KI 0.41, 0.53) geringer; die absolute Differenz beträgt 1.8% (95% KI 1.3%, 2.3% [NNT=57]). In der bisher größten Studie zu Rofecoxib (VIGOR) ist das RR für einen Myokardinfarkt mit 4.54 im Vergleich zu Naproxen erhöht (95% KI 1.64, 12.57). Die entsprechende RD liegt bei 0.4% (95% KI 0.2%, 0.6%), die gepoolte RD (alle Studien) bei 0.2% (95% KI 0.04, 0.4% [NNH=448]).

Schlussfolgerung

Es existiert keine Evidenz für eine Differenz in der Effektivität von COX-2-Hemmern und NSAI (Schmerzreduktion bei Arthrose/Arthritis). Die LHH der COX-2-Inhibitoren ist mit (1/NNT vs 1/NNH)=7.9 günstig. Große relative Risiken reduzieren sich auf kleine absolute Ereignisraten. Die Therapieentscheidung sollte ggf. interdisziplinär (Chirurg/Schmerztherapeut/Kardiologe) abgestimmt werden.

Dr. med. Kai Bauwens/AG Klinische Ökonomik/Klinik für Unfall- und Wiederherstellungschirurgie, Unfallkrankenhaus Berlin/Warener Str. 7/12683 Berlin/Deutschland/Tel.: 030 5681 0/ Fax: 030 5681 3003/E-Mail: kai.bauwens@ukb.de

Prävention starker Phantomschmerzen durch die perioperative Applikation des NMDA-Antagonisten Ketamin – Ergebnisse einer Pilotstudie

R. Dertwinkel (Bochum), C. Heinrichs, E. Müller, M. Zenz, C. Maier

Fragestellung

Nach Extremitätenamputationen treten bei 60–90% der Patienten chronische Phantomschmerzen auf, die oft nur schwer zu behandeln sind. Berichte über eine sichere Phantomschmerzprophylaxe durch eine perioperative Regionalanästhesie haben sich in kontrollierten Studien nicht reproduzieren lassen. Auch eigene Beobachtungen zeigen, daß eine Regionalanästhesie keine sichere Phantomschmerzprophylaxe darstellt. Von den Patienten, die sich in unserem Haus einer Amputation in Regionalanästhesie unterzogen, entwickelten 55% postoperativ Phantomschmerzen. Durch eine konsequente Therapie mit regionalanästhesiologischen Methoden gelang nur bei 38% dieser Patienten, die Phantomschmerzen völlig zu beseitigen. Erste Berichte zeigen, daß der NMDA-Antagonist Ketamin bei bereits chronifizierten Phantomschmerzen wirksam sein kann (2). Als Wirkmechanismus wird eine Hemmung der von NMDA Rezeptoren vermittelten neuroplastischen Reaktionen postuliert. Untersuchungen zur perioperativen Anwendung mit dem Ziel einer Phantomschmerzprophylaxe wurden jedoch bislang nicht durchgeführt.

Methoden

Eingeschlossen wurden 14 Patienten, die sich einer Amputation von mindestens einer Hand/Vorfuß unterziehen mussten. Alle Patienten erhielten intra- und/oder postoperativ eine Regionalanalgesie. Nach Einleitung der Anästhesie wurde ein Ketamin-Bolus von 0,5 mg/kg Körpergewicht i.v. appliziert. Daran schloß sich eine kontinuierliche Ketamin-Infusion von 2 µg/kg/min. in den ersten 24h und 1 µg/kg/min. für die folgenden 48 Stunden an. Als Kontrollgruppe wurde ein gleich großes Patientenkollektiv mit Amputation in gleicher Höhe ohne Ketamin-Applikation ausgewählt. In beiden

Gruppen wurden die Patienten täglich nach Phantomschmerzen befragt. Nach 700 Tagen (Median) wurde die Prävalenz von Phantom- und Stumpfschmerzen und deren Intensität (NRS) erfragt.

Ergebnisse

17 Patienten (61%) hatten postoperativ Phantomschmerzen ohne Unterschied zwischen den Gruppen. Von den nachbefragten Patienten hatten 72% Phantomschmerzen. Auch hierin unterschieden sich die Gruppen nicht (Ketamin: 63%; Kontrollgruppe 78,5%). Die Gruppen unterschieden sich jedoch signifikant in der Häufigkeit von Phantomschmerzen höherer Intensität: 91% der Patienten mit Phantomschmerzen aus der Kontrollgruppe, jedoch nur 9% aus der Ketamingruppe beschrieben eine Schmerzintensität >3 NRS. Die vorliegende Studie zeigt somit ein signifikant selteneres Auftreten von Phantomschmerzen höherer Intensität bei den mit Ketamin behandelten Patienten.

Schlussfolgerung

Die Ergebnisse der Studie sprechen dafür, dass die perioperative Applikation des NMDA-Antagonisten Ketamin eine wirksame und zugleich praktikable Alternative oder Ergänzung der Phantomschmerzprophylaxe durch regionalanästhesiologische Verfahren darstellen könnte. Über die Phantomschmerzprophylaxe hinaus könnte die Gabe von NMDA-Antagonisten auch bei anderen Operationen mit einer hohen Prävalenz chronischer Schmerzen indiziert sein.

Dr. med. Roman Dertwinkel/Klinik für Anaesthesiologie, Intensiv- und Schmerztherapie, BG-Kliniken Bergmannsheil Bochum, Univer/Bürkle-de-la-Camp Platz 1/44789 Bochum/ Deutschland/Tel.: 0234/3026825/Fax: 0234/3026834/E-Mail: dertwinkel@anaesthesia.de

Ist das posttraumatische Complex Regional Pain Syndrome Type I (CRPS I = M. Sudeck) ein lokales „SIRS" ? – neue Untersuchungen zur Pathophysiologie eines ungeklärten Phänomens

M. Schürmann (Berlin), J. Zaspel, A. Gärtner, S. Zedler, C. Schinkel, F. Christ

Fragestellung

Das „Complex Regional Pain Syndrome Typ 1" ist eine häufige Komplikation nach Extremitätentraumen. Klinisch imponiert die Erkrankung u.a. mit inflammatorischen Symptomen (Hyperämie, Schmerz, Ödem, Funktionsstörung), die durch eine Störung im sympathischen Nervensystem allein nicht zu erklären sind. Zur Untersuchung einer inflammatorischen Genese wurde bei Patienten mit CRPS I der oberen Extremität im Seitenvergleich physikalische Mikrozirkulationsparameter sowie Entzüdungsmediatoren im Serum bestimmt.

Methoden

Prospektiv wurde bei 27 posttraumatischen Patienten mit CRPS I der oberen Extremität beidseits eine computergestützte Venenverschlußplethysmographie durchgeführt. Dabei wurden der Pvi (isovolumetrischer venöser Druck = Kapillardruck), Pv (peripher venöser Druck), Kf (Filtrationskoeffizient = Gefäßpermeabilität), C (vaskuläre Compliance) Qa (arterieller Blutfluss) valide bestimmt. Aus dem Venenblut erfolgte die Bestimmung von Leukozytenzahl, CRP, Il-6, Il-8, TNF RI, TNF RII, sE-, sL-, sP-Selektine, sowie von Substance P (SP), Neuropeptide Y (NY), Calcitonin gene related protein (CGRP). Als Kontrollgruppe wurden 30 alters- und geschlechtsentsprechende gesunde Probanden gegenübergestellt.

Ergebnisse

Die Plethysmographie zeigte für den betroffenen Arm der CRPS I Patienten eine charakteristische Befundkonstellation mit im Seitenvergleich und gegenüber der Kontrollgruppe signifikant (p<0,001) erhöhtem arteriellem Blutfluß (Qa 11,2 ml min^{-1}, 100 ml^{-1}), erhöhtem Kapillardruck (Pvi 24,7±4,2 mmHg) und peripher venösem Druck (Pv 20,2±8,1 mmHg) sowie vergrößertem Filtrationskoeffizienten (Kf 5,8±1,5 ml min^{-1} 100 ml^{-1} mmHg^{-1} 10^{-3}) bei seitengleicher vaskulärer Compliance. Die Bestimmung der Entzündungsparameter bei CRPS I Patienten erbrachte im Vergleich mit der Kontrollgruppe normale Leukozytenzahlen, CRP und Il-6 Werte. Il-8, TNF RI und TNF RII waren erhöht (p<0,05) und alle Selektine hochsignifikant erniedrigt (p<0,001). Von den Neuropeptiden war nur das SP erhöht. Im Seitenvergleich konnten zwischen betroffenem und nicht betroffenem Arm keine Unterschiede gesehen werden.

Schlussfolgerungen

Die mikrozirkulatorischen Veränderungen in der betroffenen Extremität von CRPS I Patienten ähneln sehr der Situation bei Patienten mit einem systemic inflammatory response syndrome (SIRS). Die Erhöhung des Filtrationskoeffizienten spricht für das Vorliegen eines Endothelschadens mit Kapillarleck. Die Konstellation von erhöhtem Blutfluß, peripher venösem Druck und Kapillardruck weist auf eine lokale Hyperämie in Verbindung mit av-shunts und Mikrozirkulationsstörungen hin. Die normalen systemischen Entzündungsparameter (Leukos, CRP, Il-6) sprechen gegen ein systemisches Geschehen, erhöhtes Il-8 und erhöhte TNF Rezeptoren aber für eine manifeste regionale Entzündungsreaktion. Die unerwartete Suppression der Selektine ist bislang nicht geklärt. Dagegen könnte das erhöhte SP auf eine neurogene Auslösung der regionalen Inflammation hinweisen.

Dr. med. Matthias Schürmann/Klinik für Unfall- und Wiederherstellungschirurgie der Freien Universität Berlin, Universitätsklinik/Hindenburgdamm 30/12200 Berlin/Deutschland/ Tel.: 030 8445 4848/Fax: 030 8445 4464/E-Mail: matthias.schuermann@medizin.fu-berlin.de

Langzeitprognose des Complex Regional Pain Syndrome Type I (CRPS I = M. Sudeck)

T. Vogel (München), A. Beyer, G. Gradl, A. Gärtner, M. Schürmann

Fragestellung

Das Complex Regional Pain Syndrome Type 1 ist eine häufige Komplikation nach Traumen und Operationen an der oberen Extremität. Trotz intensiver Forschung im Hinblick auf Therapie und Pathophysiologie dieser Erkrankung existieren wenige Daten zur Langzeitprognose. In einer prospektiven Erfassung von Patienten mit posttraumatischem CRPS Typ I wurde ein Follow-up durchgeführt, um die Handfunktion und das Beschwerdebild im langen zeitlichen Verlauf zu analysieren.

Methoden

In den Jahren 1993 bis 1997 wurden 47 Patienten (32 Frauen, 15 Männer, Altersdurchschnitt: 64 Jahre) mit einem CRPS I der oberen Extremität prospektiv erfasst und nach einem durchschnittlichen Zeitraum von 51 Monaten (range 20–98 Monate) nachuntersucht. Bei 30 Patienten (64%) entwickelte sich das CRPS I nach einer Fraktur der oberen Extremität, am häufigsten nach distaler Radiusfraktur (n=24), in 10 Fällen nach einer Handoperation (21%), sowie in 7 Fällen nach anderen Handverletzungen (15%). Neben der klinischen Untersuchung und Infrarot-Hauttemperaturmessung erfolgte die detaillierte Anamneseerhebung (SF 36) und die Funktionseinschätzung der Handfunktion mit Hilfe des Michigan Hand Outcomes Questionnaire (MHQ).

Ergebnisse

28 Patienten wurden initial mit einer Standardtherapie aus klinikadaptierter Physiotherapie, medikamentöser Analgesie und physikalisch medizinischen Maßnahmen behandelt. 9 Patienten erhielten zusätzlich eine Calcitonin-Medikation, 8 Patienten eine Sympathikusblockade und 2 Calcitonin-Medikation und eine Sympathikusblockade. Zum Zeitpunkt der Nachuntersuchung klagten noch ein Viertel der Patienten (n = 11, 24%) über starke Spontan- oder Bewegungsschmerzen mit VAS-Schmerzwerten zwischen 4 und 10 (visuelle Analog Skala 0–10). 9 Patienten (19%) zeigten lediglich ein geringes Schmerzniveau (VAS 1–3) und 27 Patienten (57%) waren schmerzfrei. Eine Allodynie war noch bei einem Patienten nachweisbar. Die betroffene Hand war in 4 Fällen wärmer (>1 °C) und in 5 Fällen kühler (<– 1 °C) als die Gegenseite. Eine ödematöse Schwellung zeigte sich noch in 2 Fällen. Die Handfunktion dagegen war bei allen Patienten deutlich eingeschränkt, mit einem durchschnittlichen MHQ Wert von 60 Punkten (Skala: 0–100 Pkte.). Die grobe Handkraft, die Funktionsgriffe, aber auch die Feinmotorik der betroffenen Hand waren deutlich reduziert. 16 Patienten (34%) waren wegen der Funktionsstörungen berentet. Eine Abhängigkeit des Outcome von einer bestimmten Therapieart konnte nicht gesehen werden.

Schlussfolgerung

Da durchschnittlich 4 Jahre nach Beginn der Erkrankung trotz guter Rückbildung der akuten CRPS I Symptome noch ein hoher Prozentsatz der Patienten unter erheblichen chronischen Schmerzen und massiven Handfunktionsstörungen leidet, sollte diese häufige Komplikation nach Traumen und Operationen an der oberen Extremität im Hinblick auf seine erhebliche sozialmedizinische Bedeutung bei Therapie und Rehabilitation bessere Berücksichtigung finden.

Tobias Vogel/Chirurgische Klinik und Poliklinik, Klinikum Großhadern, Ludwig-Maximilians-Universität München/Poccistraße 2/80336 München/Deutschland/Tel.: 089/74689153/ E-Mail: tobias.vogel@dgn.de

Pathogenese langfristiger Beschwerden nach dorso-ventraler Instrumentierung von Frakturen der thorakolumbalen Wirbelsäule

D. Briem (Hamburg-Eppendorf), W. Linhart, W. Lehmann, N. M. Meenen, M. Bullinger, J. M. Rueger

Fragestellung

Die alleinige dorsale Stabilisierung von Frakturen der thorakolumbalen Wirbelsäule führt regelhaft zu einem hohen postoperativen Korrekturverlust. Deutlich bessere mechanische Eigenschaften weist die kombinierte dorso-ventrale Instrumentierung auf. Allerdings ist der ventrale Zugang mit einem erheblichen Operationstrauma behaftet. Darüberhinaus ist bislang nicht bekannt, inwieweit das kombinierte Verfahren für den Patienten mit einer Verbesserung der Lebensqualität einhergeht. Im Rahmen dieser Arbeit sollte der Einfluß einer dorso-ventralen Stabilisierung auf die postoperative Lebensqualität untersucht werden.

Methoden

Zwischen 1999 und 2000 wurden 30 Patienten (Durchschnittsalter 40,7±2,51 Jahre) mit instabilen Frakturen des thorakolumbalen Überganges in eine prospektive Studie eingeschlossen. Es erfolgte zunächst die primäre Stabilisierung mit einem Fixateur interne (USS, Synthes) und im Intervall die anteriore Fusion mittels autogenem Beckenkammtransplantat und winkelstabilem Implantat (Ventro-Fix, Synthes, n= 14 ; MACS, Aesculap, n= 16). Postoperativ wurden nach 6, 12 und 24 Monaten Röntgenaufnahmen angefertigt und jeweils der Grund-Deckplatten-Winkel (GDW) ermittelt. Die Lebensqualität wurde anhand des SF 36-Fragebogens erfasst. Zur statistischen Auswertung der Daten wurden der „Mann-Whitney-Rank-Sum-Test" sowie der „Spearman-Rank-Order-Correlation-Test" herangezogen.

Ergebnisse

Der durchschnittliche Korrekturverlust bezogen auf den GDW betrug 4,24±1,2°. Der durchschnittliche Schmerzindex betrug 58,3±5,9, der körperliche Funktionsindex 73,7±5,0 und der mentale Gesundheitsindex 74,1±4,3. Die Intensität der subjektiven Schmerzwahrnehmung korrelierte signifikant negativ mit dem GDW ($r = -0{,}51$, $p < 0{,}05$). Ein Zusammenhang zwischen postoperativem Korrekturverlust und Schmerzintensität ließ sich dagegen nicht nachweisen. Für die übrigen Kategorien des SF 36 wurde kein signifikanter Zusammenhang mit dem GDW oder dem Korrekturverlust festgestellt.

Schlussfolgerung

Diese Daten weisen darauf hin, daß die Schmerzintensität nach einer Wirbelsäulenverletzung maßgeblich durch das Auftreten einer postoperativen Kyphose und weniger durch individuelle intrapsychische Faktoren bestimmt zu sein scheint. Ferner scheint nicht die Höhe des postoperativen Korrekturverlustes sondern das Auftreten einer Kyphose per se die Schmerzintensität zu bestimmen. In der Behandlung instabiler Verletzungen der thorakolumbalen Wirbelsäule sollte daher demjenigen Verfahren der Vorzug gegeben werden, das die höchste mechanische Stabilität und somit das geringste Risiko einer posttraumatischen Kyphosebildung aufweist.

Dr. med. Daniel Briem/Unfall- und Wiederherstellungschirurgie, Universitätsklinikum Hamburg-Eppendorf/Martinistr. 52/20246 Hamburg/Deutschland/Tel.: 040/42803-2450/ E-Mail: briem@uke.uni-hamburg.de

Perioperative lokale Instillation von Ropivacain zur postoperativen Schmerzreduktion in der Extremitätenchirurgie. Eine prospektiv randomisierte Doppelblindstudie

H. Fischer (Leipzig), H. Lill, J. Korner, C. Josten

Fragestellung

Die Verminderung postoperativer Schmerzen gehört nach wie vor zu den essentiellen Aufgaben einer adäquaten chirurgischen Patientenversorgung.

Methoden

In eine prospektive, randomisierte, doppelblinde Vergleichsstudie wurden über einen Einjahreszeitraum 118 Patienten (67 Männer/51 Frauen, Alter median: 43 Jahre, min. 18; max. 74) eingeschlossen. Es erfolgte eine Einteilung in 2 Gruppen. In der Verumgruppe wurde intraoperativ eine Wundinstillation mit Ropivacain vorgenommen, in der Kontrollgruppe nicht. Schmerzintensität, Analgetikaverbrauch und Patientenzufriedenheit wurden postoperativ ermittelt. Bei 10 Patienten wurden die Plasmaspiegel bestimmt.

Ergebnisse

Durch das Verfahren werden postoperative Schmerzen sowie Schmerzmittelbedarf signifikant verringert. Die Zufriedenheit der Patienten mit der postoperativen Schmerzbehandlung ist größer als in der Kontrollgruppe. Es wurden keine potentiell toxischen Ropivacain-Plasmaspiegel gemessen.

Schlussfolgerung

Durch die beschriebene Methode kann der Chirurg zur signifikanten Verringerung postoperativer Schmerzen und des Analgetikabedarfs beitragen. Weiterhin kann eine größere Patientenzufriedenheit erreicht werden. Mit Komplikationen als Folge toxischer Plasmaspiegel ist nicht zu rechnen.

Dr. med. Hagen Fischer/Universität Leipzig, Klinik für Unfall- und Wiederherstellungschirurgie/Liebigstr. 20a/Leipzig/Deutschland/Tel.: 0341-9717300/Fax: 0341-9717309/ E-Mail: hepp@medizin.uni-leipzig.de

B Spezielle Themen

B 1 Verletzungen der Klavikula und ihrer Gelenke

Die elastisch-stabile Markraumschienung der Klavilula – Anatomische und biomechanische Untersuchung an Humanpräparaten

J. Andermahr (Köln), J. L. Jahn, U. Hahn, J. Koebke, K. E. Rehm, A. Jubel

Fragestellung

Die biomechanischen und anatomischen Besonderheiten dieses minimal-invasiven Osteosyntheseverfahrens werden in der vorliegenden Studie beschrieben.

Methoden

Bei 14 humanen Leichen (m/w=7/7) wurde die Klavikula mit einem 3 mm dicken, elastischen Titannagel (TEN) intramedullär geschient. Die Präparate wurden plastiniert, 2mm dick sequenziell quer gesägt und anatomisch vermessen. Erfasst wurden die Kortikalisdicke, die Größe des Markraumes, und die Berühungspunkte des Nagels an der Kortikalis. Die bildoptische Analyse der Mikroradiographie wurde mit Optimas 6.2 durchgeführt.

Ergebnisse

Die Kortikalisdicke nimmt vom medialsten Messpunkt mit einem Mittelwert von 1,05±0,23 mm bis in die Mitte der Klavikula mit einem Mittelwert von 2,05±0,29 mm zu. Nach lateral nimmt die Kortikalisdicke wieder auf einen Mittelwert von 0,95± 0,35 mm ab. Der Durchmesser des Markraumes an der engsten Stelle beträgt 6,7±2,6 mm, sodass ein Aufbohren für den 3 mm Titannagel nicht notwendig ist. Die Schwierigkeiten beim Vorschieben des Titannagels werden hauptsächlich durch die S-förmige Krümmung der Klavikula bedingt. Der Radius dieser Krümmung ist bei Frauen geringer ist, als bei Männern. Die Berührungspunkte bzw Abstützpunkte bei der elastisch-stabilen Markraumschienung liegen im medialen Drittel an der hinteren, im mittleren Drittel an der vorderen und im lateralen Drittel an der hinteren Kortikalis. Die Gefahr einer Kortikalisperforation durch den Nagel ist im lateralen Viertel am größten, da hier die Kortikalis sehr dünn ist.

Schlussfolgerung

Die Markraumschienung der Klavilula erfüllt die biomechanischen Kriterien einer elastisch-stabilen Osteosynthese. Das Aufbohren der Klavikula für dieses Verfahren ist nicht notwendig. Hauptperforationsgefahr besteht an der dorsalen Kortikalis des akromialen Endes der Klavikula.

Dr. med. Jonas Andermahr/Unfallchirurgie Universität Köln/Joseph-Stelzmann 9/50924 Köln/ Deutschland/Tel.: 0221 478 4802/Fax: 0221 478 4835/E-Mail: jandermahr@t-online.de

Die elastisch stabile intrameduläre Nagelung (ESIN) der Klavikula

A. Jubel (Köln), J. Andermahr, A. Prokop, U. Hahn, K. E. Rehm

Fragestellung

In dieser prospektiven Anwendungsbeobachtung sollte geklärt werden, ob die elastisch stabile intramedulläre Nagelung der Klavikulafraktur eine sichere, minimal-invasive Alternative zur Plattenosteosynthese ist.

Methoden

In Rückenlagerung erfolgt die ca. 1cm lange Hautinzision über dem sternalen Klavikulaende. Die ventrale Kortikalis wird mit einem 2,5-mm-Bohrer eröffnet und anschließend mit einem Pfriem auf 3,5mm erweitert. Der Prévotstift wird nach lateral vorgetrieben. Gelingt die geschlossene Reposition nicht, erfolgte eine weitere kleine Hautinzision in Höhe der Fraktur, so dass die Fragmente manipuliert werden können. Alle Patienten wurden präoperativ, sowie postoperativ an den Tagen 3,7 und 21 sowie nach 6 Monaten untersucht. Mit Hilfe eines modifizierten Constant-Score wurde das Ergebnis der Behandlung 6 bis 36 Monate nach der Metallentfernung evaluiert.

Ergebnisse

In einem Zeitraum von 4 Jahren konnte die Technik bei 58 Patienten mit 61 Frakturen angewandt werden. Hierbei handelte es sich um 45 Männer und 13 Frauen. Das mittlere Alter betrug 33,3 Jahre. Die Operation konnte im Mittel 9 Tage nach dem Unfall durchgeführt werden. Bei 29 Frakturen gelang die geschlossene Reposition. Die subjektive Schmerzempfindung auf einer Skala von 1 bis 10 wurde am 3. postoperativen Tag im Mittel mit 1,6, präoperativ mit 7,2 angegeben. Das Bewegungsausmaß im Schultergelenk konnte signifikant verbessert werden. Die Metallentfernung erfolgte im Mittel nach 8 Monaten. Bei einer Patientin sahen wir eine Pseudarthrose. Infektionen, Dislokationen des Implantats oder Refrakturen traten in unserem Patientengut nicht auf. Der mittlere Wert des modifizierten Constant-Score betrug zum Zeitpunkt der Nachuntersuchung 96,9 von 100 erreichbaren Punkten.

Schlussfolgerung

Wir schließen aus unseren bisherigen Ergebnissen, das die elastisch stabile intramedulläre Nagelung der Klavikulafraktur eine sichere, minimal-invasive Operationstechnik ist, die funktionell und kosmetisch zu guten Resultaten führt.

Dr. med. Axel Jubel/Klinik für Unfall-, Hand- und Wiederherstellungschirurgie der Universität zu Köln/Kerpener Str. 62/50937 Köln/Deutschland/Tel.: 0221 478 4802/Fax: 0221 478 4835/ E-Mail: axeljubel@t-online.de

Die Verplattung der frischen dislozierten Klavikulafraktur im mittleren Drittel – Ergebnisse einer Metaanalyse aus 522 Fällen

B. Evers (Ulm), H. Gerngroß

Fragestellung

Während die plattenosteosynthetische Versorgung symptomatischer Klavikulapseudarthrosen als etabliertes Standardverfahren akzeptiert ist, wird die Plattenosteosynthese frischer dislozierter Frakturen im mittleren Drittel kontrovers diskutiert. Da bei Fragmentdislokationen von mehr als 2 cm in bis 15% Pseudarthrosen und bis zu 31% unbefriedigende Resultate beobachtet wurden, zeichnet sich ein gewisser Trend zur primären Plattenosteosynthese ab. Aufgrund der allerdings noch sehr limitierten Publikationen zu Ergebnissen nach chirurgischer Therapie sollten in der vorliegenden Studie die wichtigsten dieser Untersuchungen im Sinne einer Metaanalyse mit dem Ziel ausgewertet werden, die bisherigen Erkenntnisse, vor allem der Komplikationen nach Plattenostesynthese dislozierter Klavikulafrakturen im mitleren Drittel zu analysieren und entsprechende klinische Konsequenzen abzuleiten.

Methoden

Dazu konnten 5 internationale, zwischen 1978 und 1999 publizierte Studien mit insgesamt 522 Fällen analysiert werden.

Ergebnisse

Im Mittel kam es in 87,9% (77–100%) der 522 Frakturen zu einer komplikationsfreien Ausheilung, während die mittlere Gesamtkomplikationsrate bei 12,1% (0–23%) lag. Pseudarthrosen traten in 3,5% (0–11,5%), Achsenfehlstellungen in bis zu 6,0% auf. Eine mittlere Gesamtinfektionsrate von 2,5% (0–7,8%) wurde beobachtet, wobei die Rate der oberflächlichen vs. tiefen Infektion 1,3 zu 1,2% betrug. Die Refrakturrate nach Metallentfernung lag bei 1,7% (0–3,1%). Dabei kristallisierten sich 3,5 bzw. 2,7-mm-Rekonstruktionsplatten als Implantat der Wahl heraus, wohingegen bei Drittelrohrplatten eine Refrakturrate von über 50% beobachtet werden konnte; als Risikofaktoren für das Auftreten von Komplikationen erwiesen sich sehr stark fragmentierte Frakturen (5,15-fach erhöhtes Risiko) sowie Alkoholabhängigkeit der Verletzten (3,12-fach erhöhtes Risiko).

Schlussfolgerung

Basierend auf den selbst in der Metaanalyse mit 522 Fällen noch vergleichsweise geringen Fallzahl bei allerdings teilweise erheblich dislozierten und multifragmentierten Frakturen ist die Rekonstruktionsplattenosteosynthese der frischen Klavikulafraktur im mittleren Drittel mit einer vertretbaren Komplikationsrate verbunden und stellt für den kooperativen Patienten eine mögliche Therapiealternative dar. Weiteren, größeren Studien wird es vorbehalten sein, zu überprüfen, inwieweit die frühfunktionelle Nachbehandlung im Vergleich zur konservativen Therapie eine relevant verbesserte Schulterfunktion bewirkt, welchen Stellenwert mögliche Narbenkeloide einnehmen und wie die Kosten-Nutzen-Abwägung aussieht.

Dr. med. Bernd Evers/Bundeswehrkrankenhaus Ulm, Abt. Chirurgie/Oberer Eseslsberg 40/ 89081 Ulm/Deutschland/Tel.: 0731-1710-1234/Fax: 0731-553100/ E-Mail: berndevershome@aol.com

Klavikulafrakturen im mittleren Schaftdrittel: Welche Faktoren sollten vor der sekundären Osteosynthese beachtet werden?

S. Schmalz (Bochum), M. Wick, E. J. Müller, G. Muhr

Fragestellung

Während die Behandlung von Schlüsselbeinfrakturen die klassische Domäne der konservativen Therapie darstellt, ist die Indikationsstellung für eine sekundäre Osteosynthese Gegenstand kontrovers geführter Diskussionen. Ziel der Studie war die Erarbeitung prognostischer Hinweise zur Optimierung der therapeutischen Strategien nach Schlüsselbeinfrakturen.

Methoden

In der vorliegenden retrospektiven Studie werden die Ergebnisse nach sekundärer Osteosynthese von 48 Klavikulafrakturen aus den Jahren 1993–1999 mit verzögerter oder fehlender Frakturheilung präsentiert. Das Durchschnittsalter betrug 39,2 Jahre bei den weiblichen und 34,7 Jahre bei den männlichen Patienten.

Ergebnisse

Der mittlere Nachbeobachtungszeitraum belief sich auf 3,7 Jahre. Der Zeitraum zwischen Trauma und Osteosynthese betrug im Durchschnitt 7,3 Monate (6 Wochen bis

6,5 Jahre). 39 Frakturen (81,2%) waren vom Typ Allman I im mittleren Klavikula Drittel, davon waren 32 Frakturen (82%) um mindestens 2 cm verkürzt. Alle 48 Patienten klagten präoperativ über Schmerzen im Bereich des Frakturspalts. Von den 39 Patienten mit einer Allman I Fraktur wurden 30 mit einer LCDC-Platte (76,9%) sowie 9 (23,1%) mit einer Rekonstruktionsplatte operativ versorgt. Ein Patient (2,5%) mußte sich wegen einer Pseudarthrose erneut einer Operation unterziehen. Ein Jahr postoperativ waren 36 Patienten (92,3%) bei freier Schulterbeweglichkeit beschwerdefrei, es fanden sich keine Gefäß- oder Nervenläsionen, Eine störende Keloidbildung wurde bei 2 Patientinnen (5%) registriert.

Schlussfolgerung

Bei Schmerzen über dem Frakturspalt und einer Verkürzung im mittleren Schaftbereich von mehr als 2 cm bei fehlender knöcherner Durchbauung nach konservativen Therapiemaßnahmen empfehlen wir die plattenosteosynthetische Versorgung nach einem Zeitraum von 6 Wochen.

Dr. med. Sebastian Schmalz/Chirurgische Klinik und Poliklinik, BG-Kliniken Bergmannsheil/ Bürkle-de-la-Camp Platz 1/44789 Bochum/Deutschland/Tel.: 0234-3020/Fax: 0234-330 734/ E-Mail: Coupe356A@aol.com

Ist die Entstehung einer Klavikulapseudarthrose vorhersehbar?

J. A. Müller-Färber (Heidenheim)

Fragestellung

Als wesentliche Ursachen für die Entstehung einer Pseudarthrose nach konservativer Behandlung von Klavikulafrakturen im mittleren Drittel werden in der Literatur die Verkürzung und erhebliche Dislokation angegeben. Anhand einer retrospektiven Auswertung der radiologischen Verlaufskontrollen u. einer Nachuntersuchung der wegen Pseudarthrose operativ behandelten Patienten werden Kriterien erarbeitet, die es erlauben, die Entstehung einer Pseudarthrose früh zu erkennen und rechtzeitig einen Therapiewechsel vorzunehmen.

Methoden

Von 1986 bis 6/2001 wurden an unserer Klinik 31 Patienten wegen Klavikulapseudarthrose operiert. Durchschnittliches Alter: 33 J. (14–65 J.). Zeitintervall Unfall/Operation: 12–156 W. Operative Versorgung: Wiederherstellung der Länge und Plattenosteosynthese. In 17 Fällen wurde Knochen angelagert. 31 Pat. standen für die radiologische Auswertung, 29 für die Nachuntersuchung zur Verfügung. Der Nachuntersuchungszeitraum betrug im Durchschnitt 74 Monate (6–172 M.).

Ergebnisse

Gemessen wurde die Diastase in Schaftbreite [SB] und die Verkürzung bzw. Distraktion der Hauptfragmente in mm. Danach betrug die Diastase bei 3 Pat. 0–0.5 SB, bei 17 Pat. 1.0 SB, bei 9 Pat. 1.5 SB und bei je 1 Pat. 2.0 und 2.5 SB. Die durchschnittliche Verkürzung betrug 4.9 mm (0–20 mm). Bei 3 Pat. wurde eine Distraktion von 15–20 mm gemessen. Abhängig von der Richtung des Zentralstrahls wurden Abweichungen von ±15 mm gemessen. In einer Stichprobe wurden 50 konsekutiv von 1999 bis 2001 erfolgreich konservativ behandelte Patienten zum Vergleich herangezogen. In dieser Gruppe betrug die Diastase bei 26 Pat. 0–0.5 SB, bei 21 Pat. 1.0 SB und bei 3 Pat. 1.5 SB. Diastasen von >1.5 SB kamen nicht vor. Die durchschnittliche Verkürzung betrug 1.5 mm (0–10mm). Zur Evaluierung der Ergebnisse wurde ein Score für den Schultergürtel entwickelt, dem die subjektive Beurteilung durch den Patienten zugrunde lag (0 Pkte. = keine, 100 Pkte. = maximale Behinderung). Danach betrug der durchschnittliche Score praeop. 66.5±8.6 Pkte. und postop. 5.4±4.9 Pkte. Komplikationen: 3× Plattenverbiegung ohne Konsequenzen, 1× Plattenausbruch mit Reosteosynthese.

Schlussfolgerung

Nach unseren Untersuchungen war die Verkürzung nicht wesentliche Ursache der Pseudarthrose. Sie ist zudem als Kriterium weniger geeignet, da die Messungen eine exakte Ausrichtung des Zentralstrahls oder Panoramaaufnahmen voraussetzen. Dagegen halten wir das Kriterium der Diastase für aussagefähiger und praktikabel. Sie kann unabhängig von der projektionsbedingten Röntgenvergrößerung und Parallaxefehlern in „Schaftbreiten" einfach bestimmt werden. Bei einer Diastase von ≥1–1.5 SB empfehlen wir nach 6-wöchiger erfolgloser konservativer Therapie die Plattenosteosynthese. Die nach dem Schultergürtel-Score evaluierten Ergebnisse konnten postoperativ um durchschnittlich 61 von 100 Bewertungspunkten verbessert werden.

Prof. Dr. med. Jürgen A. Müller-Färber/Kliniken des Landkreises Heidenheim/
Schloßhau 100/89522 Heidenheim/Deutschland/Tel.: 07321332181/Fax: 07321332205/
E-Mail: j.a.muefae@t-online.de

Ergebnisse der AO-Multicenterstudie zur operativen Stabilisierung frischer Schultereckgelenkssprengungen

R. Mährlein (Lahr), M. Kalt, B. Frischauf, H. Schmelzeisen

Fragestellung

Funktionelle Ergebnisse nach verschiedenen Verfahren zur operativen Stabilisierung frischer kompletter Schultereckgelenkssprengungen.

Methoden

Prospektive Erfassung aller frischen, kompletten, operativ versorgten Schultereckgelenkssprengungen an 32 deutschen Kliniken über einen Zeitraum von 12 Monaten.
Nachuntersuchung nach 3 und 12 Monaten. Bewertung des funktionellen Ergebnisses
mit dem UCLA-end-result-score.

Ergebnisse

306 Fälle werden gesammelt, davon 80 versorgt mit Zuggurtung, 63 mit Balserplatte,
49 mit Rüsselplatte, 47 mit Transfixation, 26 mit PDS-Augmentation, 12 mit Wolter-
platte, 10 mit Bosworthschraube, 19 mit sonstigen Verfahren. Die durchschnittlichen
funktionellen Ergebnisse nach 12 Monaten waren für die fünf Verfahren mit mehr als
20 Fällen statistisch gleich, zum Teil erhebliche Unterschiede wurden allerdings bezüglich Art und Häufigkeit von Komplikationen gefunden. Der jeweilige Anteil
schlechter Ergebnisse am Gesamtergebnis lag bei den einzelnen Verfahren zwischen
5% und 17%. Für alle untersuchten Fälle zusammen lag nach 12 Monaten der Anteil
guter und sehr guter Ergebnisse bei 87%.

Schlussfolgerung

Die funktionellen Ergebnisse nach operativer Stabilisierung der Schultereckgelenkssprengung liegen auf einem hohen Niveau. Die Komplikationshäufigkeit und der gegenüber der konservativen Behandlung erforderliche hohe ökonomische Aufwand
machen allerdings eine kritische Prüfung der Indikationsstellung erforderlich.

Dr. med. Richard Mährlein/Klinik für Unfall-, Hand- und Wiederherstellungschirurgie,
Klinikum/Klostenstr.19/77933 Lahr/Deutschland/Tel.: 07821 930/Fax: 07821 932070/
E-Mail: maehrlein@web.de

AC-Gelenksprengungen Typ Tossy III. Was sollen wir noch operieren?

A. Prokop (Köln), St. Mönig, U. Hahn, K. E. Rehm

Fragestellung

Die operative Indikation zur Schultereckgelenksprengung Typ Tossy III ist wegen der
guten funktionellen Ergebnisse in den letzten Jahren in die Diskussion geraten. Die
150 verschiedenen propagierten OP-Techniken weisen Komplikationsraten bis zu
14,5% auf und schneiden bei Langzeituntersuchungen aufgrund einer Arthrose im
AC-Gelenk nur mit befriedigenden Ergebnissen ab. Im Vergleich mit der Literatur sollen die eigenen Ergebnisse und die jetzige differenzierte Indikationsstellung vorgestellt werden.

Methoden

Mit einer eigenen Methode (2,0 mm PDS-Cerclage akromio-klavikulär und korako-klavikulär nach Rehm, 1985) wurden zwischen 1989 und 1997 54 Patienten mit Tossy III (Rockwood III-V) operiert. Verletzungen Typ Rockwood VI wurden nicht beobachtet. Es handelte sich um 38 Männer und 10 Frauen mit einem Durchschnittsalter von 33 Jahren. Nach durchschnittlich 39 Monaten wurden die Patienten klinisch und radiologisch nachuntersucht. Seit dem 1.1.1998 bis zum 1.12.2001 wurde die Indikation zur Operation auf höhergradige AC-Gelenksverletzungen Typ Tossy III, Rockwood IV und V und nur auf besonderen Wunsch der Patienten (Überkopfarbeiter, Leistungssportler u. kosmetische Beeinträchtigung) bei Rockwood III beschränkt. In dieser Zeit wurden weitere 18 Patienten in der gleichen Technik versorgt. Es handelte sich 15 Männer und 3 Frauen mit einem Durchschnittsalter von 35 Jahren. Nach durchschnittlich 12 Monaten wurden die Patienten nachuntersucht.

Ergebnisse

Es traten keine intraoperativen Komplikationen auf. Alle Versorgungen waren postoperativ übungsstabil. In einem Fall wurde bei einer veralteten Luxation eine bandplastische Maßnahme mit dem Lig. Coraco-acromiale ergänzt. Einmal erfolgte eine Revision bei einer sterilen Entzündungsreaktion unter Auflösung der PDS Kordel, die dann beherrscht wurde. 89% der Patienten konnten nachuntersucht werden. Davon waren 87% der Patienten bei der Nachuntersuchung beschwerdefrei und subjektiv sehr mit dem erreichten Ergebnis zufrieden. Die vorher kosmetisch störende „Klaviertaste" wurde postoperativ nicht mehr bemängelt. Bei den radiologischen Kontrollen bestand in 25% der Fälle eine Subluxation der Klavikula im AC-Gelenk und in 17% der Fälle eine Arthrose. Bemessen nach dem Taft-Score wurden im Durchschnitt 10,2 von 12 möglichen Punkten erreicht. Alle Patienten wurden wieder sportfähig.

Schlussfolgerung

Die OP-Technik eignet sich mit guten Kurz- und Langzeitergebnissen zur Versorgung von höhergradigen Schultereckgelenkssprengung. Die Indikation zur Operation sollte heutzutage in Anbetracht der zwischenzeitlich publizierten gleichwertigen Behandlungsergebnisse nach funktioneller Therapie bei Rockwood III-Verletzungen nur ausnahmsweise erfolgen. Rockwood IV und V Verletzungen können mit guten Ergebnis durch eine PDS Cerclage behandelt werden.

PD Dr. med. Axel Prokop/Unfall-, Hand- und Wiederherstellungschirurgie Klinikum der Universität zu Köln/Joseph-Stelzmann-Str. 9/50924 Köln/Deutschland/Tel.: +49-221-4784888/ Fax: +49-221-4787185/E-Mail: axel.prokop@uni-koeln.de

Operative versus konservative Therapie der akuten, kompletten AC-Dislokation. Eine Langzeitstudie

R. Fremerey (Hannover), U. Bosch

Akute, komplette AC-Gelenksprengung – operativ oder konservativ behandeln?

Fragestellung

Die optimale Therapie der akuten, kompletten AC-Gelenksprengung ist trotz einer Fülle von Literaturangaben bis heute nicht geklärt. Obwohl in letzter Zeit zunehmend über die erfolgreiche Anwendung der resorbierbaren PDS-Cerclage berichtet wurde, konnte in keiner Studie die Überlegenheit der operativen Behandlung gegenüber der konservativen Therapie nachgewiesen werden. Inhalt dieser Langzeitstudie ist der Vergleich beider Behandlungsmethoden bezüglich subjektiver, objektiver und radiologischer Kriterien.

Methoden

Zwischen 06/1983 und 08/1994 wurden 46 Patienten konservativ und 51 Patienten operativ mittels Bandnähten und korakoklavikulärer PDS-Cerclage behandelt. 80 Patienten (82,5%) wurden klinisch und 69 Patienten zusätzlich radiologisch nach 6,3±2,5 Jahren nachuntersucht. Erhoben wurden klinische Scores (CONSTANT-MURLEY, UCLA) sowie Schmerz und Zufriedenheit; daneben erfolgte eine objektive Kraftmessung in 4 Gelenkpositionen. Die radiologische Auswertung erfolgte anhand einer Panoramaaufnahme mit beidseitiger Gewichtsbelastung von 12,5kg.

Mann-Whitney U-Test, Chi-Quadrat-Test für p<0,05.

Ergebnisse

Anhand der Scores wurden in beiden Gruppen vergleichbare Resultate erzielt (CONSTANT-MURLEY: operativ 95,2±3,1 Pkt. vs konservativ 96,4±2,8 Pkt., UCLA: operativ 33,0±2,3 Pkte. vs konservativ 33,4±1,8 Pkt.). In der operierten Gruppe hatten 85,7% der Patienten keine Schmerzen, im konservativen Kollektiv waren 84,2% der Patienten schmerzfrei. Eine uneingeschränkte Sportfähigkeit gaben 87,8% der operierten und 89,5% der konservativ behandelten Patienten an. Die Kraftmessung zeigte im operierten Kollektiv bei 90,5% der Patienten und in der konservativ behandelten Gruppe bei 92,1% der Patienten seitengleiche Kraftverhältnisse. Ein sichtbarer Klavikelhochstand fand sich bei 2 operierten und bei 32 konservativ behandelten Patienten. Die Dauer der Arbeitsunfähigkeit war im konservativ behandelten Kollektiv signifikant kürzer (3,7±2,3 Wochen vs 7,0±2,7 Wochen). Die Inzidenz an posttraumatischen AC-Arthrosen war vergleichbar (operativ: 15,2%, konservativ: 12,1% und eine Osteoloyse des lat.

Klavikulaendes). Die Arthrosen traten in beiden Kollektiven vorwiegend bei Ausheilung in Subluxationsstellung auf.

Schlussfolgerung

Hinsichtlich klinischer Scores, subjektiver, objektiver und radiologischer Kriterien sind beide Behandlungsverfahren gleichwertig. Der bei der konservativen Behandlung zu erwartende Klavikelhochstand führt weder zu Schmerzen noch zu einer verminderten Belastbarkeit oder zu einem objektivierbaren Kraftverlust der betroffenen Schulter. Somit kann die überwiegende Mehrheit der Patienten erfolgreich konservativ behandelt werden. Der Klavikelhochstand nach konservativer Behandlung steht dabei dem Operationsrisiko und der längeren Rehabilitationsphase nach operativer Therapie gegenüber.

PD Dr. med. Reinhard Fremerey/Unfallchirurgische Klinik der MHH/Carl Neuberg Str 1/
30625 Hannover/Deutschland/Tel.: 0511-8442991/Fax: 0511-8442991/
E-Mail: ReinhardFremerey@t-online.de

Ist die Hakenplatte nach Wolter ein geeignetes Implantat für die Stabilisierung lateraler Klavikulafrakturen?

R. Thietje (Hamburg), M. Faschingbauer, Ch. Jürgens

Fragestellung

In der internationalen Literatur herrscht Einigkeit hinsichtlich der OP-Indikation bei instabilen lateralen Klavikulafrakturen. Die Stabilisierung lateraler Klavikulafrakturen ist durch die oftmals geringe Größe der Fragmente einerseits und durch die Mobilität der angrenzenden Gelenke andererseits problematisch. Dies führte zur Entwicklung unterschiedlicher OP-Techniken. Mit der Hakenplatte nach Wolter wird über eine temporäre Arthrodese des AC-Gelenkes eine Stabilisierung der Fraktur erreicht. Anhand unserer Nachuntersuchung stellen wir Langzeitergebnisse und Fallstricke dar.

Methoden

Zwischen 1992 und 2001 wurden 52 isolierte laterale Klaviculafrakturen mit einer Hakenplatte versorgt. Im Rahmen einer retrospektiven Studie konnten 44 Patienten nach einem Zeitraum von ca. 48 Monaten nachuntersucht werden. Die Auswertung erfolgte nach dem Score von Constant und Murley.

Ergebnisse

Das Verhältnis zwischen Männern und Frauen betrug ca. 3:1. Nahezu 90% der Verletzungen waren auf Verkehrs- und Sportunfälle zurückzuführen. Die OP erfolgte im Durchschnitt ca. 10 Tage nach dem Unfall. Die Materialentfernung wurde nach ca. 5,5 Monaten durchgeführt. Sämtliche Frakturen waren knöchern durchbaut. Über 90% der Patienten waren mit dem Ergebnis zufrieden oder sehr zufrieden. Die unbefriedigenden Resultate beruhten im wesentlichen auf einer Impingementsymptomatik. Postoperative Komplikationen und ungünstige Ergebnisse waren überwiegend auf technische OP-Fehler zurückzuführen. Eine enge Korrelation zwischen radiologischen Abweichungen vom Idealbild und der Gelenkfunktion war nicht nachzuweisen.

Schlussfolgerung

Die Klavikulafrakturen im medialen und mittleren Drittel heilen in aller Regel konservativ ohne wesentliche Funktionsstörungen aus. Bei der Versorgung der lateralen Frakturen entstehen Probleme aufgrund der Instabilität durch die begleitenden Bandverletzungen und durch die oftmals geringe Größe der Fragmente. Die Hakenplatte nach Wolter ist ein Implantat, dass neben der Stabilisierung der Klavikula eine übungsstabile temporäre Arthrodese des AC-Gelenkes herbeiführt. Hierdurch resultiert soviel Ruhe, dass selbst weit distal gelegene Frakturen auch ohne unmittelbare Fixierung an die Platte knöchern durchbauen. Bei technisch korrekter Durchführung sind wesentliche Folgeschäden am Schultergelenk nicht zu erwarten.

Dr. med. Roland Thietje/BG-Unfallkrankenhaus, Unfall- und Wiederherstellungschirurgie/ Bergedorfer Str. 10/21033 Hamburg/Deutschland/Tel.: 040/73060/Fax: 040/73063705/ E-Mail: Thietje@T-online.de

Die operative Therapie von Frakturen des mittleren Klavikuladrittels mittels Prevot-Nagel

T. Strohecker (Wuppertal), J. Richter, A. Pommer, A. Dávid

Fragestellung

Während die konserative Therapie der unkomplizierten Klavikulafraktur den Standard darstellt, haben Frakturen mit großer Dislokation eine erhebliche Pseudarthrosenrate. Wir untersuchten die minimalinvasive Stabilisierung mittels Prevotnagel bei Klavikulafrakturen mit einer Dislokation der Fragmente über 2 cm.

Methoden

In der Zeit vom Dezember 1998 bis Oktober 2001 wurden im Klinikum Wuppertal GmbH 109 Klavikulafrakturen der mittleren 2/3 behandelt. Hierunter heilten 60 konservativ behandelte Frakturen ohne Komplikationen aus. Bei 49 Patienten mit erheblicher Dislokation wurden im Rahmen einer prospektiven Untersuchung die Indikation zur operativen Stabilisierung gestellt. Die Stabilisierungen erfolgten mit Prévot Nagelung der Stärke 2,5 oder 3mm von lateral. Diese konnte nur in 2 Fällen geschlossen erfolgen, in 47 Fällen mußte die Fraktur über einen kleinen Zugang dargestellt und offen reponiert werden.

Ergebnisse

Die Patienten gaben nach der Operation eine deutliche Beschwerdereduktion an und konnten ihre täglichen Aktivitäten wieder aufnehmen. Eine postoperative Ruhigstellung wurde nicht durchgeführt. Als postoperative Komplikationen sahen wir 4 (8,5%) Pseudarthrosen, die durch Spongiosaplastik und Plattenosteosynthese alle folgenlos ausheilten. Bei einer (2,12%) Nagelperforation nach lateral konnte durch Nagelkürzung der Nagel bis zum Frakturdurchbau gehalten werden, eine Weichteilinfektion (2,12%) der lateralen Inzision wurde durch ME behandelt. Bei einer Patientin (2,12%) kam es nach ME durch ein erneutes Trauma zur Refraktur, die mit Platte behandelt wurde. Nagelwanderung oder Perforation nach medial wurde nicht gesehen. Die übrigen Frakturen waren nach 4 Wochen radiologisch durchbaut. Zum Zeitpunkt der Metallentfernung bestand bei den komplikationslos verheilten Frakturen keine Beeinträchtigung der Schulterbeweglichkeit.

Schlussfolgerung

Bei der Stabilisierung von dislozierten Klavikulafrakturen durch Prévotnagelung von lateral handelt es sich um ein zuverlässiges und minimal invasives Verfahren, welches eine gute Alternative zur Plattenosteosynthese darstellt.

Dr. med. Thomas Strohecker/Klinikum Wuppertal/Heusnerstr 40/42283 Wuppertal/Deutschland/ Tel.: 0202 896 3301/Fax: 0202 896 3315/E-Mail: unfallchirurgie@klinikum-wuppertal.de

A new surgical technique for acromioclavicular joint disruption

P. Dimakopoulos (Rio-Patras), A. Panagopoulos, X. A. Papadopoulos, E. Lambiris

Aim

A comparison of two methods of acromioclavicular joint reduction in complete AC disruption.

Methods

During the years 1992–2000, 59 patients (50 male; 9 female; average 32.3 years), underwent surgical reconstruction for complete, Allman-Tossy III, AC dislocation. Fixation of the joint was achieved in all patients with double-banded coracoclavicular stabilization using heavy nonabsorbable sutures. In 35 patients (group I) a temporary acromioclavicular fixation was done (with K-W, removable at 6th postoperative week), whereas in the rest 24 patients (group II) we performed an additional fixation of the acromioclavicular disruption, with heavy nonabsorbable sutures, without using K-W.

Results

Mean follow-up period was 6.4 years. Final evaluation was done for both groups with clinical (Constant-Murley Score) and radiological (loss of reduction, calcification, osteoarthritis, K-W migration or breakage) criteria. Our results were excellent or very good in 25 patients (71.4%) of group I and 21 (87.5%) patients of group II. Loss of reduction (3), calcification (5) and superficial pin infection (2) were noted with greater frequency in patients of group I. Three of them reoperated because of K-W migration or breakage. Complications of group II included 1 superficial infection, 1 calcification with restriction of joint motion and 1 case with slight loss of reduction.

Conclusions

Reduction of the acromioclavicular joint in association with adequate retention of the coracoclavicular joint is the cornerstone for a good surgical result. Double banded coracoclavicular fixation and acromioclavicular repair with heavy nonabsorbable sutures and no use of K-W, seems to be the best surgical technique provided adequate stabilization of acromioclavicular joint, preservation of clavicular rotation, no risk of implant migration and no need of material removal.

Dr. med. Andreas Panagopoulos/Orthopaedic Department of Patras University Hospital/ Papanikolaou 1/Rio – Patras/Griechenland/Tel.: 0030 610 999555/Fax: 0030 610 994579/ E-Mail: paprod@hotmail.com

B2 Weichteilverletzungen der Schulter

Läsionen der Rotatorenmanschette und des Rotatorenintervalls: Arthroskopisch rekonstruktive Eingriffe

P. W. Habermeyer (Heidelberg)

Läsionen der Rotatorenmanschette und des Rotatorenintervalls: Arthroskopisch resezierende Eingriffe

P. Lobenhoffer (Hannover)

Die vordere obere Labrumläsion: Pathogenese, arthroskopische Therapie und Ergebnisse

S. Glasmacher (Leipzig), T. Rose, H. Lill, C. Josten

Fragestellung

Der vordere obere Labrumschaden der Schulter ohne Beteiligung des Bizepssehnenankers ist eine seltene Verletzung. Pathophysiologie, Therapie und Funktionsergebnis werden in der Studie vorgestellt und diskutiert.

Methoden

21 Patienten wurden im Zeitraum zwischen Januar 1998 und September 1999 mit mittleren Alter von 38 Jahren am vorderen oberen Labrumschaden operiert. Der Constant-Score wurde präoperativ und im Follow up erhoben. Der Follow up war 6 (5–16) Monate. Eine Prädisposition fand sich mit Überkopfsport in 8 Fällen und mit Überkopfarbeit in 9 Fällen. 11 mal erfolgte eine Refixation des Labrums. Bei 10 Patienten war lediglich eine Resektion der betroffenen Anteile möglich. Begleitverletzungen waren Rotatorenmanschettenrupturen (n=1), osteochondrale Läsionen des Humeruskopfes (n=2) und das Outlet impingement (n=5).

Ergebnisse

Der präoperative Constant Score war im Median 51 (range 32–91) und im Follow up 92 (range 50–100). Die Patienten mit Refixation zeigten dabei eine signifikante (p=0.043) Verbesserung des postoperativen Constant-score (91,5; range: 50–100) im Vergleich zum präoperativen Score (70; range: 36–85). Der postoperative Constant Score nach Debridement ergab im Vergleich zum präoperativen Befund jedoch eine höher signifikante (p=0.02) Steigerung (preoperativ: 48 (32–91) Pkt.; postoperativ: 92 (74–100) Pkt.).

Schlussfolgerung

Der vordere obere Labrumschaden ohne Beteiligung der Bizepssehne ist eine eigene Entität. Die Pathologie beruht auf degenerativen lokalen Labrumläsionen im vorderen oberen Quadranten ohne Instabilität des glenohumeralen Gelenkes. Folgend dieser Theorie und dem Ergebnissen dieser Studie sollte eine Stabilisierung der Labrumanteile nicht erzwungen werden. Begleitverletzungen bedürfen einer zusätzlichen adäquaten Therapie.

Stefan Glasmacher/Universität Leipzig, Klinik für Unfall- und Wiederherstellungschirurgie/ Liebigstr. 20a/Leipzig/Deutschland/Tel.: 0341-9717300/Fax: 0341-9717309/ E-Mail: stefan_glasmacher@yahoo.com

Das Antero-superiore Impingement an der Schulter als Folge der Pulley-Läsion? Eine prospektive arthroskopische Studie

M. T. Scheibel (Heidelberg), P. Magosch, M. Pritsch, S. Lichtenberg, P. Habermeyer

Fragestellung

Welche Faktoren beeinflussen die Entwicklung eines antero-superioren Impingements (ASI) an der Schulter?

Methoden

Seit 1998 unterzogen sich 89 Patienten (23 w, 66 m) mit klinischem Verdacht auf eine Pulley-Läsion im Durchschnittsalter von 47,7 Jahren (16–77 Jahre) einer standardisierten diagnostischen Arthroskopie. Neben der Untersuchung der intraartikulären Strukturen wurde das ASI des M. subscapularis und der langen Bizepssehne (LBS) gegen den anterosuperioren Glenoidrand in Innenrotation und Horizontaladduktion getestet. Der intraoperative Befund wurde mit einem Dokumentationsbogen dokumentiert. Präoperativ wurde neben der klinischen Untersuchung die Schulter in 3 Ebenen geröngt.

Ergebnisse

Bei allen 89 Patienten bestätigte sich die Ruptur des Lig. glenohumerale superius (LG-HS) arthroskopisch. 80 Patienten (89%) wiesen zusätzlich eine Läsion der LBS auf. Es wurden vier intraartikuläre Läsionsmuster gefunden:

Gruppe 1: LGHS-Ruptur
Gruppe 2: LGHS-Ruptur mit artikularseitiger Supraspinatussehnen (SSP)-Partialläsion
Gruppe 3: LGHS-Ruptur mit artikularseitiger Subscapularissehnen (SCP)-Partialläsion
Gruppe 4: LGHS-Ruptur mit artikularseitiger SSP- und SCP-Partialläsion.

Bei 43,8% der Patienten (39) wurde ein ASI beobachtet. Die absolute Häufigkeits-Verteilung der vorgefundenen Läsionen sind in Tabelle 1 dargestellt

Tabelle 1

Gruppe	1	2	3	4
Anzahl der Patienten	26	21	22	20
Alter	46,4	47,5	50,7	55,4
ASI	7 (26,9%)	4 (19,1%)	13 (59,1%)	15 (75%)

Das ASI wurde signifikant häufiger (p<0,0001, χ^2-Test) bei Patienten mit SCP-Partialläsion beobachtet. Bei Patienten mit AC-Arthrose fand sich ebenfalls signifikant häufiger (p=0,0309, χ^2-Test) das ASI (62,5%) als bei Patienten ohne AC-Arthrose. Die logistische Regressionsanalyse zeigte, daß die artikularseitige SCP-Partialläsion und die AC-Arthrose signifikant beeinflussende Faktoren für die Entwicklung eines ASI sind. Liegt neben der artikularseitigen SCP-Partialläsion noch eine artikularseitige SSP-Partialläsion vor so verdoppelt sich das Risiko für die Wahrscheinlichkeit der Entwicklung eines ASI. Die Ergebnisse der losgistischen Regressionsanalyse sind in Tabelle 2 dargestellt.

Tabelle 2

Parameter	Odds-Ratio	95% – Wald Confidence Intervall	p-value
Gruppe 2 *	0,63	0,14–2,75	0,5399
Gruppe 3 *	4,99	1,33–18,74	0,0171
Gruppe 4 *	12,02	2,82–51,27	0,0008
AC-Arthrose	4,98	1,54–18,08	0,0073

* Basis: Gruppe 1

Schlussfolgerung

Die Pulley-Läsion führt zur Instabilität der LBS, die eine artikularseitige SCP-Partialläsion verursacht. Bei medial subluxierter LBS kommt es zur Zunahme der passiven anterioren Humeruskopftranslation und zum Höhertreten des Humeruskopfes, welches das ASI verstärkt. Findet sich neben der LGHS-Ruptur und der artikularseitigen SCP-Partialläsion noch eine artikularseitige Supraspinatussehnen-Partialläsion so ist die Entwicklung eines inneren ASI noch wahrscheinlicher als bei LGHS- und SCP-Partialläsion. Die alleinige SSP-Partialläsion hat keinen Einfluß auf ein ASI.

Dr. med. Markus Thomas Scheibel/Zentrum für Schulter- und Ellenbogenchirurgie, ATOS-Klinik Heidelberg/Bismarckplatz 9–15/69115 Heidelberg/Deutschland/Tel.: 06221-980180/Fax: 06221-980189/E-Mail: scheibel91@hotmail.com

Lohnt sich die Rekonstruktion der Rotatorenmanschettenruptur (RMR) beim über 60-jährigen?

A.Roller (Stuttgart), D. Wagner, G. Bauer

Fragestellung

Durch eine zunehmend genauere Diagnostik der Rotatorenmanschettenverletzungen vor allem mittels MRT und Sonographie wird heute eine RMR wesentlich häufiger und früher diagnostiziert. Ziel unserer Untersuchung war die symptomatische Rotatorenmanschettenruptur (RMR) beim über 60 jährigen. Wir erfassten die präoperative Schulterfunktion, die Rupturlokalisation und -größe, die Rekonstruierbarkeit, die postoperative Komplikationsrate sowie kurz- bis mittelfristige Nachuntersuchungsergebnisse.

Methoden

Von 1/98 bis 6/00 wurden 289 Pat. wegen einer symptomatischen RMR operiert und prospektiv erfasst. Von diesen waren 75 (25,96%) Patienten weiblich (∅ 59,05 J., 41–80 J.) und 214 (74,04%) männlich (∅ 58,16 J.; 22–82 J), 151 (52,10%) waren über 60 Jahre (∅ 64,33 J.; 60–82 J.) und 138 (47,90%) (∅ 51,59 J.; 22–59) unter 60 Jahre alt. Bei den über 60 Jährigen war 99 (65,56%) mal die rechte und 52 (34,44%) mal die linke Schulter betroffen, der dominante Arm war 77 (50,99%) mal der nicht dominante Arm in 74 (49,01%) Fällen betroffen. Bei über 60 Jährigen war in 76 (50,33%) Fällen eine traumatische Anamnese vorhanden. Die prä- und postoperative Schulterfunktion wurde anhand des Constant-Scores erfasst.

Ergebnisse

Bei den 151 Patienten über 60 war 3 (4,38%)-mal die Zone A, 24 (16,11%)-mal die Zone A/B, 52 (34,90%) mal die Zone B, 35 (23,49%)-mal die Zone B/C und 37 (24,83%)-mal die Zone A–C betroffen. In dieser Altersgruppe lagen 27 (18,12%) Grad I und II (Rupturgröße 1–3 cm) und 124 (73,88%) Grad III und IV (Rupturgröße 3–5 cm) Rupturen von. Von 289 Patienten konnten 49 (16,78%) Rupturen nicht rekonstruiert werden, bei den unter 60-Jährigen 19 (13,87%) und bei den über 60-Jährigen 29 (19,46%). Von 237 Rekonstruktionen war bei 31 (10,88%) zusätzlich ein Delta-Flap nötig, davon 24 (16,22%) bei über 60-Jährigen. Wir sahen 7 peri- und postoperative Komplikationen, 4 (2,68%) davon bei über 60-Jährigen. In der mittleren Nachbeobachtungszeit von ⌀ 16 Mo. erfassten wir 24 (8,30%) Spätkomplikationen, 12 (7,95%) bei über 60-Jährigen (6 Rerupturen, 6 Bewegungseinschränkungen). Nach dieser mittleren Nachbeobachtungszeit konnten 81,46% der über 60-Jährigen nachuntersucht werden. Der durchschnittliche Constant-Score von präoperativ 57,63 erhöhte sich auf postoperativ 88,93 Punkte, es war eine durchschnittliche Steigerung des Scores um 31,29 Punkte feststellbar. Subjektiv waren 89,43% der über 60-Jährigen nach dieser Zeit zufrieden bis sehr zufrieden.

Schlussfolgerung

Die operative Rekonstruktion der RMR bei über 60-Jährigen ist nicht so oft möglich und teilweise aufwendiger als bei jüngeren Patienten. Sie zeigt keine höhere Komplikationsrate und die kurz- bis mittelfristigen postoperativen Ergebnisse zeigen eine sehr hohe Zufriedenheit. Aus diesen Gründen empfehlen wir , wenn möglich, die operative Rekonstruktion der symptomatischen RMR unabhängig vom Alter.

Dr. med. Arnd Roller/Sportklinik Stuttgart/Taubenheimstrasse. 8/70372 Stuttgart/Deutschland/ Tel.: 0711-5535-330/E-Mail: roller.arnd@gmx.net

Arthroskopisches Débridement bei kompletter Rotatorenmanschettenruptur – Prognostische Faktoren für ein zufriedenstellendes Ergebnis

H.-M. Klinger (Bad Hersfeld), M. H. Baums, F. Lorenz, S. Otte

Fragestellung

Bei Rupturen der Rotatorenmanschette (RM) ist prinzipiell eine anatomische Rekonstrution anzustreben. Sobald ein anatomisch, spannungsfreier Verschluss nicht mehr gewährleistet ist, droht eine Reruptur oder als Komplikation eine Nekrose der Sehnenränder. Ungünstige Kriterien zur Rekonstruktion sind veraltete Läsionen, vorliegende Atrophie der Rotatorenmanschette, sowie kernspintomographisch sichtbare Sehnenretraktion.

Methoden

In einer prospektiven Studie wurden 31 Patienten (10 Frauen und 21 Männer) mit 33 kompletten RM-rupturen erfasst, die sich einem arthroskopischen Eingriff (Débridement, subacromiale Dekompression, AC-Gelenksresektion oder Tenotomie der langen Bicepssehne) unterzogen haben. Die präoperative Diagnose wurde klinisch gestellt und mittels MRI in jedem Falle verifiziert. Bei allen Patienten war die Subscapularissehne intakt. Das mittlere Alter war zum OP- Zeitpunkt 64 Jahre (58–79). Präoperativ und bei der F/U Untersuchung wurde der Constant/Murley Score und radiologisch der acromiohumerale Abstand (AHA) erhoben.

Ergebnisse

Die Analyse umfasst ein Follow-up von 33 Monaten (24–46). Der Constant/Murley Score verbesserte sich im Mittel um 30 Punkte von präoperative durchschnittlich 37 Punkte (19–51) auf durchschnittlich 67 Punkte (31–82) zum Zeitpunkt der F/U Untersuchung. In 28 Fällen (84,9%) wurde eine Akromioplastik und in 6 Fällen (18,2%) eine Tenotomie der langen Bicepssehne durchgeführt, wobei zweimal eine alleinige Tenotomie erfolgte. Bei einem Patienten wurde zusätzlich das AC-Gelenk reseziert. Der AHA verringerte sich im Mittel um 1,2 mm, dabei konnte jedoch keine Defektarthropathie beobachtet werden. Außer einer sekundären Schultersteife konnten keine weiteren Komplikationen beobachtet werden. Aufgrund persistierender Schmerzen mussten zwei Patienten einer weiteren Operation (AC-Resektion, offene RM-Partialrekonstruktion) unterzogen werden.

Schlussfolgerung

Das arthroskopische Débridement stellt für den älteren, inaktiven Patienten ohne großen Funktionsanspruch ein erfolgsversprechendes Verfahren dar. Ohne größere Morbidität des Eingriffes selbst führt dieser zu einer raschen Verbesserung des Parameters Schmerz, wobei eine Steigerung des Parameters Kraft nicht und des Parameters Funktion nur eingeschränkt erwartet werden kann. Günstige prognostische Faktoren sind keine präoperative Schultersteife, kurze Anamnesedauer, allenfalls geringe Arthrose, intakter M. deltoideus, kein nennenswerter Humeruskopfhochstand und funktionstüchtiger M. subscapularis und teres minor (force couple). Für junge, aktive Patienten ist die anatomische RM-Rekonstruktion die Methode der Wahl.

Dr. med. Hans-Michael Klinger/Klinik für Orthopädie und Orthopädische Chirurgie Bad Hersfeld/Dr-Ronge Weg 10/36251 Bad Hersfeld/Deutschland/Tel.: 06621-6506-110/ Fax: 06621-6506-500/E-Mail: mike.baums@freenet.de

Mittelfristige Ergebnisse der arthroskopischen Stabilisierung der posttraumatischen anterioren Schulterluxation mit FASTAK- und BIO-FASTAK-Fadenankern

R. Theermann (Hamburg), W. Siekmann, C.-H. Hartwig

Fragestellung

In der Literatur werden bei der arthroskopischen Therapie der posttraumatischen rezidivierenden anterioren Schulterluxation Rezidivraten von bis zu 50% beschrieben.

Ziel der retrospektiven Studie war es, das Indikationsspektrum zur arthroskopischen Therapie darzustellen und die Ergebnisse mit FASTAK- und BIO-FASTAK-Fadenankern zu evaluieren.

Methoden

In einem Zeitraum von 1/1998–3/2001 wurden in unserer Einheit 37 Patienten (26 m, 11 w, Durchschnittsalter 29 Jahre, Anzahl der präoperativen Luxationen durchschnittlich 3,5 [2–10]) ambulant arthroskopisch stabilisiert. Intraoperativ wurde das Ausmaß, die Form der Labrumligamentläsion nach Adolfson graduiert. Bei höhergradigen Degenerationszeichen des Labrumligamentkomplexes erfolgte keine arthroskopische Stabilisierung. Zur Anwendung kam ein superomedialer Kapselshift mit Titan-FASTAK-Fadenankern (26×) und mit BIO-FASTAK-Fadenankern (11×). Ein standardisiertes Rehabilitationsprogramm schloss sich an.

Ergebnisse

Alle Patienten wurden nach durchschnittlich 23 Monaten (9–42) klinisch und röntgenologisch nachuntersucht. Zur Anwendung kam der Score nach Rowe und Zarins. Nach dem Score wurden 21 sehr gute, 13 gute, 3 mäßige und kein schlechtes Ergebnis erzielt. Implantatspezifische Komplikationen wurden nicht beobachtet. Lediglich bei 4 Patienten fand sich ein postoperatives Außenrotationsdefizit von 6–10°. Es zeigte sich nur eine Reluxation.

Schlussfolgerung

Obwohl die Langzeitergebnisse noch nicht vorliegen, scheint bei intraoperativer exakter Würdigung des Labrumligamentschadens die dargestellte Technik die Vorteile der endoskopischen Chirurgie (kürzere Arbeitsunfähigkeit, ambulante Durchführung, geringes Außenrotationsdefizit) mit niedrigen Rezidivraten zu verbinden. Die arthroskopische Therapie sollte frühzeitig erfolgen, bevor ein irreversibler Labrum-Ligament-Kapselschaden entsteht. Eine adäquate Patientenselektion ist der Schlüssel zu einer niedrigen Rezidivrate.

Dr. med. Ralf Theermann/Michaelis-Krankenhaus/Am Weiher 7/20255 Hamburg/Deutschland/ Tel.: 040-2783990/Fax: 040-2783950/E-Mail: RalfTheermann@aol.com

Ergebnisse der arthroskopischen Schulterstabilisierung als Revisionseingriff

M. Jaeger (Freiburg), M. Kääb, N. P. Haas, N. P. Südkamp

Fragestellung

Zur Behandlung von Schulterinstabilitäten sind offene und arthroskopische Stabilisierungsverfahren etabliert und anerkannt. Die arthroskopische Schulterstabilisierung als Revisionseingriff nach zuvor fehlgeschlagenem (offenen oder arthroskopischen)

Ersteingriff ist derzeitig noch in der Diskussion. Diesbezüglich erfolgte eine prospektive Studie zur Beurteilung der Ergebnisse nach arthroskopischen Revisionseingriffen bei erfolgter offener oder arthroskopischer Schulterstabilisierung.

Methoden

Im Zeitraum von Juni 1993 bis Dezember 2001 wurde im Rahmen einer prospektiven Studie bei insgesamt 42 Patienten eine modifizierte arthroskopische Caspari-Technik mit vorderem unteren Kapselshift oder eine arthroskopische Labrumrefixation (15 Patienten) nach zuvoriger Erststabilisierung durchgeführt. Das Luxationsereignis wurde in 9 Fällen als traumatisch, in 5 Fällen als adäquates Trauma bei hyperlaxer Kapsel und in 24 Fällen als atraumatisch eingestuft. Bei den Patienten bestand als Voroperation in 15 Fällen eine offene (Putti Plat 2, Osteotomie 5, Knochenspan 3, Offene Bankart 5), in 23 Fällen eine arthroskopische Schulterstabilisierung.

Ergebnisse

Eine Nachuntersuchung konnte an 35/42 Patienten (83%). Der Nachuntersuchungszeitraum betrug 1–5 Jahre. 28/42 (67%) Patienten zeigten ein gutes bis sehr gutes Operationsergebnis nach dem ROWE-Score. 31/42 (74%) Patienten waren subjektiv zufrieden. Es wurden insgesamt 5/42 (12%) Reluxationen beobachtet. Keine Reluxation entstammte der Gruppe, die mit einer traumatischen Ursache eingestuft wurde.

Schlussfolgerung

Die Rolle der Kapselvolumenreduktion scheint somit einen wichtigen Faktor darzustellen. Dies spiegelt sich in unseren Ergebnissen wieder, da alle Rezidive aus den Gruppen mit atraumatischen oder adäquatem Luxationsereignis bei hyperlaxer Kapsel entstammen. Die arthroskopische Schulterstabilisierung als Revisionseingriff erscheint jedoch insgesammt betrachtet aufgrund unserer Ergebnisse nicht nur durchführbar, sondern erzielt in der Hand des Geübten in einem hohen Prozentsatz gute bis sehr gute Ergebnisse. Sie ist somit als Therapieverfahren nach fehlgeschlagener Erstoperation zur Schulterstabiliesierung zu empfehlen.

Dr. med. Martin Jaeger/Universitätsklinikum Freiburg, Klinik für Traumatologie/ Hugstetterstr. 55/79106 Freiburg/Deutschland/Tel.: 0761-270 2764/Fax: 0761-270 2520/ E-Mail: Martin.Jaeger@dgn.de

Proximale Verriegelungsbolzen bei Humerusmarknägeln und ihr Risiko der Schädigung des Nervus axillaris

E. Hanke (Mainz), J. Blum, P. M. Rommens

Fragestellung

Eine oder mehrere Bohrungen des proximalen Humerusschaftes von dorsal nach ventral und/oder von lateral nach medial sind bei der antegraden und retrograden Humerusmarknagelung zur Verriegelung üblich. Hierbei ist eine Verletzung des N. axillaris denkbar. Dieser verlässt den Fasciculus posterior nach dorsal durch die laterale Achsellücke und läuft aufgezweigt nach lateral. Der Nerv versorgt den M. deltoideus und M. teres minor. Die klinische Erfahrung scheint ein hohes Läsionsrisiko des Nerven mit Ausfallserscheinungen beider Muskeln nicht zu bestätigen. Unbekannt bleibt das tatsächliche Risiko unter anatomisch-morphologischen Gesichtspunkten.

Methoden

Bei 8 Schulter-Oberarm-Präparaten menschlicher Leichen mit Weichteilbedeckung wurden paarweise der unaufgebohrte Humerusnagel (UHN) in 4 Fällen retrograd, in 4 Fällen antegrad implantiert. Die antegrade Verriegelung erfolgte nach Hautinzision und Spreizung der Weichteile über den Zielbügel schräg mit einem Bolzen von lateral nach medial. Retrograd wurde unter dem Bildwandler proximal dreifach verriegelt – einfach dorso-ventral und zweifach latero-medial. Die Inzisionswege wurden markiert. Nach Präparation des Nervenstammes in der lateralen Achsellücke wurden die einzelnen Verzweigungen und Endäste aufgesucht und dargestellt. Die räumliche Beziehung der Bolzen zu den Nervenästen wurde aufgezeichnet, Läsionen von Nervenanteilen dokumentiert und der Eintrittskanal der Bolzen revidiert.

Ergebnisse

Am weitesten entfernt vom medio-dorsal gelegenen Stamm des N. axillaris zeigten sich die latero-medial eingebrachten Bolzenköpfe beim retrograden (16–20 mm nach cranial, 3–13 mm nach caudal, 11–27 mm nach lateral) und der schräge Bolzenkopf beim antegraden Zugang (25–45 mm nach cranial, 19–23 mm nach lateral). Beim dorso-ventral eingebrachten Bolzen (retrograder Zugang), stand der Bolzenkopf in den meisten Fällen in unmittelbarer Beziehung zum Axillarisstamm. Gleiche Relationen fanden sich beim Verhältnis sowohl des Bolzenkopfes wie auch des Bolzenkanales im M. deltoideus zu den nächstgelegenen Axillarisästen. Die Exploration des N. axillaris und seiner Verzweigungen ergab keine direkte Läsion.

Schlussfolgerung

Für die latero-mediale Einbringung der Bolzen ist das Risiko eines Kontaktes mit dem N. axillaris gering, für die dorso-ventralen hingegen sehr wahrscheinlich. Eine scharfe Präparation könnte hier Verletzungen des Nerven zur Folge haben. Die hohe Mobilität des in bindegewebige Stränge eingehüllten Nerven, aber auch die stumpfe Präpariertechnik beim Einbringen der Bolzen erklären, dass in dieser Studie keine makroskopisch sichtbaren Verletzungen des Nerven eingetreten waren. Die Haut ist lediglich zu inzidieren, der darunter liegende Muskel ist stumpf zu spreizen und beim Bohren zu retrahieren. Der dorso-ventrale Bolzen sollte nur bei sehr proximal auslaufenden Frakturen Verwendung finden.

Dr. med. Hanke Erik/Klinik und Poliklinik für Unfallchirurgie der Johannes Gutenberg-Universität Mainz/Langenbeckstr. 1/55131 Mainz/Deutschland/Tel.: 06131-176702/ Fax: 06131-174043/E-Mail: hanke@unfall.klinik.uni-mainz.de

Rotatorenmanschetten-Rekonstruktion: Die Ausreißfestigkeit von Fadenankern korreliert mit der Knochenmineraldichte des Humeruskopfes. Wo sollten Fadenanker am besten platziert werden?

M. Tingart (Regensburg), M. Apreleva, D. Zurakowski, J. J. P. Warner

Fragestellung

Die sichere Refixierung der Rotatorenmanschette (RM) mittels Fadenanker kann durch eine verminderte Knochenqualität der Tubercula erschwert werden und in einer Fadenankerlockerung mit RM Reruptur resultieren. Diese Arbeit soll den Einfluss der Knochenmineraldichte (KMD) auf die Ankerausreißfestigkeit untersuchen und Areale mit erhöhter Ausreißfestigkeit determinieren.

Methoden

Die trabekuläre und kortikale KMD des Tuberculum majus und Tuberculum minus (n=17) wurde mittels peripherer quantitativer Computertomographie untersucht. Fadenanker wurden in verschiedene „regions of interest" proximal und distal in die Tubercula inseriert und zyklisch belastet. Unterschiede in der KMD und Ankerausreißfestigkeit wurden mittels ANOVA bestimmt (p<0,01).

Ergebnisse

Die trabekuläre und kortikale KMD der Tubercula war proximal 50 bzw. 10% höher als distal. Proximal, war die trabekuläre KMD im posterioren Anteil und die kortikale KMD im mittleren Anteil des Tuberculum majus signifikant höher. Distal, war die trabekuläre KMD im posterioren Anteil und die kortikale KMD im anterioren Anteil des Tuberculum majus signifikant höher. Eine positive Korrelation bestand zwischen der KMD und der Ankerausreißfestigkeit ($0.65 \leq r \leq 0.70$). Die Ankerausreißfestigkeit war proximal 53% höher als distal. Das Tubeculum minus hatte eine 32% höhere Ankerausreißfestigkeit als das Tuberculum majus. Proximal zeigte der anteriore und mittlere Anteil des Tuberculum majus eine signifikant höhere Ankerausreißfestigkeit als der posteriore Anteil. Distal bestanden keine Unterschiede.

Schlussfolgerung

Es besteht eine signifikante Korrelation zwischen der KMD und der Ausreißfestigkeit von Fadenankern. Die Platzierung von Fadenankern in Regionen mit hoher KMD könnte eine vorzeitige Lockerung der Anker vermeiden und die Rerupturrate nach RM-Rekonstruktion reduzieren.

Dr. med. Markus Tingart/Orthopädische Universitätsklinik Regensburg
(Direktor: Prof. Dr. J. Grifka)/Kaiser-Karl-V Allee 3/93077 Regensburg -Bad Abbach/
Deutschland/Tel.: 09405 180/Fax: 09405 18 2925/E-Mail: Markus.Tingart@gmx.de

B 3 Frakturen am proximalen Oberarm

Innovationen und Empfehlungen bei proximalen Oberarmfrakturen

R. Szyszkowitz (Graz), F. Frankhauser

Verbessert die Stereovisualisation von 3D-VR-Rekonstruktionen die Übereinstimmung der Klassierung proximaler Humeruskopf- mehrfragmentfrakturen und beeinflusst sie die Therapiewahl?

R. Babst (Luzern), U. Caspar, V. Roth, T. C. Treumann

Fragestellung

Kann die Stereovisualisation mit 3 D-VR-Rekonstruktionen die Visualisierung der Frakturlinien von proximalen Humeruskopfmehrfragmentfrakturen verbessern und drückt sich dies in einer höheren Betrachterübereinstimmung in Bezug auf die AO und Neerklassifikation aus? Wird dadurch die Therapiewahl beeinflusst?

Methoden

40 proximale Humerusmehrfragmentfrakturen wurden durch 4 Radiologen und 2 Unfallchirurgen anhand konvenioneller ap/Neer Aufnahmen, anhand von axialen CT Aufnahmen mit mulitplanaren Rekonstruktionen (CT mit MPR), anhand von 3D Rekonstruktionen (SSD) und anhand von 3 D Volume Rendering mit stereoskopischer Visualisation (Virtuoso®Workstation, Siemens) klassiert. Die Interobserver und die Intraobserver Übereinstimmung wurde durch die Beurteilung der gleichen Bilder im Abstand von 6 Monaten, durch den κCoeffizienten nach Landis und Koch bestimmt. Die Operateure konnten anhand der Bilder zwischen perkutaner Osteosynthese, Plattenosteostynthese und Hemiarthroplastik nach definierten Kriterien entscheiden.

Ergebnisse

Mittelwerte

Interobserver	Neer	A0
Konventionelles Rx	0.47	0.57
CT mit MPR	0.44	0.51
SSD	0.34	0.43
Stereo-Volume Rendering	0.66	0.66

Intraoberserver	Neer	A0
Konventionelles Rx	0.53	0.54
CT mit MPR	0.36	0.65
Stereo-Volume Rendering	0.77	0.76

Operationsentscheidung

Interobserver	mean	range
Röntgen; CT; SSD	0.49	0.30-0.69
Stereo-Volume Rendering	0.58	0.41-0.9

Intraobserver		
Stereo-Volume Rendering	0.77	0.68-0.78

Schlussfolgerung

Die Stereovisualisation mittels 3D-VR-Rekonstruktion gibt eine sehr gute Darstellung aller Frakturlinien und Fragmente bei mehrfragmentären proximalen Humeruskopf-frakturen. Dadurch wird die Interobserver/Intraobserver-Übereinstimmung (0.61–0.80) im Vergleich zu den bisher bekannten Modalitäten mit nur mässiger Uebereinstimmung (0.41-0.60) verbessert. Die präoperative Planung wird dadurch erleichtert und die Wahl des operativen Verfahrens wird beeinflusst.

PD Dr. med. Reto Babst/Chirurgische Klinik A , Kantonsspital/Spitalsstrasse 15/Luzern/ Schweiz/Tel.: 0041/41/205 48 82/Fax: 0041/41/205 48 84/E-Mail: reto.babst@ksl.ch

Osteosynthese proximaler Humerusfrakturen:
Die Ausreißfestigkeit von Spongiosaschrauben korreliert
mit der trabekulären Knochenmineraldichte des Humeruskopfes.
Wo sollten Spongiosaschrauben idealerweise platziert werden?

M. Apreleva (Boston), M. Tingart, J. Lehtinen, D. Zurakowski, J. J. P. Warner

Fragestellung

Die Osteosynthese proximaler Humerusfrakturen wird durch eine reduzierte Knochenqualität des Humeruskopfes erschwert. Eine vorzeitige Metallockerung kann in einer Redislokation der Fraktur und einem schlechten funktionellen Ergebnis für den Patienten resultieren. Das Ziel dieser Arbeit ist es 1) den Einfluss der trabekulären Knochenmineraldichte (tKMD) auf die Ausreißfestigkeit von Spongiosaschrauben zu untersuchen und 2) Areale mit erhöhter Ausreißfestigkeit zu bestimmen.

Methoden

16 Humerusköpfe wurden auf Höhe des anatomischen Halses vom proximalen Humerus abgetrennt. Auf der Schnittfläche wurden 5 „regions of interest" (ROI) determiniert (SA superior-anterior, IA inferior-anterior, CE zentral, SP superior-posterior, IP inferior-posterior). Die tKMD wurde für jede ROI mittels peripherer quantitativer Computertomographie determiniert. Spongiosaschrauben (6,5 mm) wurden inseriert und zyklisch belastet. Unterschiede in der tKMD und Schraubenausreißfestigkeit wurden mittels ANOVA bestimmt (p<0,01).

Ergebnisse

CE (202 ± 33 mg/cm^3) zeigte eine signifikant höhere tKMD als SA (131 ± 47 mg/cm^3) und IA (159 ± 38 mg/cm^3). Keine signifikanten Unterschiede in der tKMD bestanden zwischen CE, SP und IP. Die Schraubenausreißfestigkeit in CE war signifikant höher als in allen anderen ROIs. IP (631 ± 199 N) wies eine signifikant höhere Ausreißfestigkeit auf als SA (505 ± 248 N). Es wurde eine signifikante Korrelation zwischen der tKMD und der Ausreißfestigkeit von Spongiosaschrauben gefunden (r = 0,69). Keine signifikante Korrelation bestand zwischen der Ausreißfestigkeit von Spongiosaschrauben und der Schrauben-Insertionstiefe (r = 0,24).

Schlussfolgerung

Die tKMD beeinflußt die Ausreißfestigkeit von Spongiosaschrauben. Eine Platzierung von Osteosynthesematerialien in Regionen mit erhöhter tKMD könnte das Risiko einer vorzeitigen Implantatlockerung reduzieren und das „outcome" des Patienten verbessern.

Maria Apreleva/Orthopaedic Biomechanics Laboratory, BIDMC, Department of Orthopaedic Surgery, Harvard Medical Schoo/330 Brookline Ave./Boston, MA/Amerika/Tel.: 001 617 667 2940/ E-Mail: mapreleva@axya.com

Welches Osteosyntheseverfahren eignet sich zur Stabilisierung proximaler Humerusfrakturen? Eine in-vitro-Studie am humanen Präparat mit neuen Implantaten

H. Lill (Leipzig), P. Hepp, J.-P. Kassi, J. Korner, C. Josten, G.-N. Duda

Fragestellung

Die Stabilität einer Osteosynthese bei der Humeruskopffraktur ist in vivo sehr schwierig zu beurteilen, da einerseits unterschiedliche Belastungen auf die Fraktur einwirken und andererseits sich die Knochenqualität sehr unterschiedlich darstellt. Die Implantatverankerung im Humeruskopf bei der proximalen Humeruskopffraktur stellt weiterhin ein ungelöstes Problem dar. Ziel der vorliegenden Studie war es, einen Versuchsaufbau zu entwickeln, der zum einen die klinisch wichtigen Frakturdislokationen berücksichtigt und zum anderen die Stabilität der Osteosynthesen unter annähernd physiologischen Belastungen aufzeigt. Die Studie sollte weiterhin durch Vergleich neuer, innovativer Implantate gegen klinisch etablierte Osteosyntheseverfahren günstige Implantateigenschaften herausarbeiten und darstellen um so die Stabilisierung proximaler Humerusfrakturen zu optimieren.

Methoden

Die Testungen wurden an 35 frischen Humeri durchgeführt (weiblich n=19; männlich n=15; Alter median: 71; min.: 41; max.: 95). Nach BMD-Bestimmung erfolgte eine randomisierte Zuteilung der Präparate in 5 Implantatgruppen. Zur Anwendung kamen neben der Humerus-T-Platte (HTP), der Gekreuzten Schraubenosteosynthese (GSO) und dem Unaufgebohrten Proximalen Humerusnagel mit Spiralklinge (UHN), der neuentwickelte Synclaw Proximal Humerus Nail (PHN) und die Locking Compression Plate (LCP). Die Bestimmung der Implantatsteifigkeit erfolgte in drei klinisch relevanten Lastfällen: axiale Kompression, Torsion und Biegung in Varusstellung. Mit den Parametern der zyklischen Belastung im Varusstreß wurde das Implantatverhalten analysiert.

Ergebnisse

Die HTP und UHN stellten sich als Implantate mit hoher Steifigkeit im Gegensatz zur LCP, PHN und CSO dar. Gleichermaßen fanden sich unter zyklischer Belastung signifikant höhere maximale Biegemomente (p<0,05) und Lastniveaus (p<0,05) für die HTP und den UHN. Den geringsten Lastabfall wies die LCP (17%±6,2) mit signifikantem Unterschied zu den vier anderen Implantaten auf (p<0,05), den höchsten die CSO (56%±18,3). Die Steigung der Last/Zykluskurve war für den UHN am größten und für die LCP am kleinsten (p<0,05). Die restlichen Implantate wiesen bezüglich der Steigung der Kurve keine signifikanten Unterschiede auf (p>0,05).

Schlussfolgerung

Implantate mit geringer Steifigkeit und elastischen Eigenschaften weisen Vorteile unter dynamischer Testung auf. Bei großen, rigiden Implantaten mit hoher Steifigkeit kommt es in Dauerbelastung zum Auslockern im Implantat-Knochen-Interface. Dynamische und elastische Osteosynthesen zur Stabilisierung proximaler Humerusfrakturen gewinnen im höheren Alter und bei Osteoporose an Bedeutung. Winkelstabile Platten-Schrauben-Osteosynthesen weisen unter Belastung Vorteile auf.

Dr. med. Helmut Lill/Universität Leipzig, Klinik für Unfall- und Wiederherstellungschirurgie/ Liebigstr. 20a/Leipzig/Deutschland/Tel.: 0341-9717300/Fax: 0341-9717309/ E-Mail: Lill@medizin.uni-leipzig.de

Minimalosteosynthese bei Frakturen des proximalen Humerus

R. Ketterl (Traunstein), M. Seif El Nasr

Fragestellung

In der Behandlung von dislozierten prox. Humerusfrakturen zeigt sich der Trend zur Durchführung von Minimalosteosynthesen (MO). In der Entwicklung der MO sind die rein geschlossenen Vorgehensweisen mit perkutaner Kirschnerdrahtung zunächst von offenen Verfahren mit Zuggurtungsosteosynthesen abgelöst worden. Eine Verbesserung der Resultate konnte nach Einführung von kanülierten Kleinfragmentschrauben erzielt werden, die in Kombination mit Kirschnerdrähten und Zuggurtungselementen zum Einsatz kamen. Die Analyse der von uns bevorzugten MO soll eine Wertung dieser Vorgehensweise darstellen.

Methoden

In der Zeit Jan. 1998–Dez. 2001 wurden prospektiv 76 Pat. (51 Frauen, 25 Männer), Durchschnittsalter 68,8 (17–98 Jahre) analysiert, die bei prox. Humerusfrakturen mit einer MO versorgt wurden. Es handelt sich um 8 2-Segm.-, 47 3-Segm.- und 21 4-Segm.-Frakturen.

Behandlungskonzept

- limitierter offener Zugang
- kombiniert gedeckte und offene Reposition der Hauptfragmente
- im Bedarfsfall Unterfütterung mit autolog. oder homolog. Knochenmaterial
- Stabilisierung der Hauptfragmente mit durchbohrten Kleinfragmentschrauben
- Zuggurtung mit Draht oder resorbierbarem Fadenmaterial
- kurzfristige Ruhigstellung für einen Zeitraum von 3–4 Tagen
- Beginn mit funkt. Therapie (Pendelübungen und Steigerung des Bewegungsausmaßes)

Ergebnisse

Die funkt. Ergebnisse, gemessen nach dem Constant Score (max. erreichbare Punktzahl 100), waren in Abhängigkeit von der Frakturmorphologie als gut einzuschätzen. Die Komplikationen sind in der folgenden Tabelle aufgeführt wobei als wesentl. Komplikation die Redislokation und die Implantatlockerung (n=7) aufgetreten war. Wegen einer Schraubendislokation war in 3 Fällen (3,9%) eine vorzeitige ME und wegen einer Redislokation der Fraktur in 4 Fällen (5,2%) ein Verfahrenswechsel auf eine Humeruskopfprothese notwendig. 2 Infekte (2,6%) konnten durch Revisions-OP zur Ausheilung gebracht werden.

Constant	Score	gesunde S.	verletzte S.
2-Segm.	n = 8	82	76
3-Segm.	n = 47	84	73
4-Segm.	n = 21	85	71

Bei den radiolog. Verlaufskontrollen konnte eine Ausheilung aller Frakturen nachgewiesen werden. Ein knöchernes Impingement war bei 3 Patienten nachweisbar. Sono-Kontrollen zeigten erwartungsgemäß altersbedingte Veränderungen der Rotatorenmanschette ohne signif. Unterschiede zur nicht verletzten Seite.

Schlussfolgerung

Die MO in Kombination mit Zuggurtung stellt bei dislozierten subcap. Humerusfrakturen eine bewährte Alternative zu den bisher angewandten Osteosyntheseverfahren dar. Die mit dieser Methode erreichten funkt. Ergebnisse zeigen überwiegend gute Resultate, so dass sie zur Versorgung von subcap. 2-Segm.- und 3-Segm.-Frakturen empfohlen werden kann. Bei 4-Segm.-Frakturen ist wegen einer erhöhten Redislokationsgefahr eine differenzierte Indikationsstellung auch unter Einbeziehung einer Plattenosteosynthese oder einer primären prothetischen Versorgung erforderlich.

Prof. Dr. med. Rupert Ketterl/Abteilung Unfall-, Hand- und Wiederherstellungschirurgie Klinikum Traunstein/Cuno-Niggl-Str. 3/83278 Traunstein/Deutschland/Tel.: 0861/705-1205/ Fax: 0861/705-1472/E-Mail: khts-ketterl@kktstb.mhn.de

Konventionelle T-Abstützplatte oder kanülierte Winkelplatte – welches Verfahren führt zu besseren Ergebnissen bei Oberarmkopffrakturen

H. Kohler (Ludwigshafen), S. Junker, P. Krämer, A. Wentzensen

Fragestellung

Konventionelle T-Abstützplatte oder kanülierte Winkelplatte – welches operative Verfahren führt zu besseren Ergebnissen bei Oberarmkopffrakturen?

Methoden

Wir haben die an unserer Klinik operativ versorgten Humeruskopffrakturen der Jahre 1997 bis 2000 nachuntersucht, um sowohl die klinischen als auch die röntgenologischen Ausheilungsergebnisse der kanülierten Winkelplatte gegenüber der T-Abstützplatte – in Abhängigkeit vom Frakturtyp zu vergleichen, insbesondere hinsichtlich der Infekt- und Humeruskopfnekroserate und dem Korrekturverlust durch Implantatlockerung.

Ergebnisse

Insgesamt wurden 49 Patienten mit der T-Abstützplatte und 37 Patienten mit der kanülierten Winkelplatte versorgt. Das Durchschnittsalter beider Kollektive lag bei 64 und 62 Jahren. Die AO-Klassifikation zeigte 17,9% A, 49,3% B und 32,8% C-Frakturen bei der T-Abstützplatte und 32,4% A und B-Frakturen und 35,1% C-Frakturen bei der Vergleichsgruppe. Bei der T-Abstützplatte war die hervorstechendste Komplikation mit 34% die zunehmende Varusabkippung des Humeruskopfes durch Implantatlockerung. Diese Rate konnte bei der kanülierten Winkelplatte auf 26% gesenkt werden. Die Infekt- und Humeruskopfnekroserate war bei beiden Gruppen nahezu gleich. Unter Anwendung des Nachuntersuchungsscores nach Neer zeigten Patienten, die mit der T-Abstützplatte versorgt wurden bei den A-Frakturen in 58% und bei den B-Frakturen in 63% ein gutes und sehr gutes Ergebnis. Bei der kanülierten Winkelplatte lagen die A-Frakturen bei 77,7% und die B-Frakturen bei 80% mit gut und sehr gut. Die durchblutungsgestörten C-Frakturen zeigten in beiden Gruppen überwiegend schlechte Ergebnisse.

Schlussfolgerung

Zusammenfassend bleibt festzuhalten, dass die kanülierte Winkelplatte am Humeruskopf bei den A- und B-Frakturen zu statistisch signifikant besseren Ausheilungsergebnissen führt, als die bisher zu häufig und zu unkritisch eingesetzte T-Abstützplatte. Ursächlich hierfür ist die Winkelstabilität am Humeruskopf und damit verbunden der geringere Korrekturverlust durch Varusabkippung des Kopfes.

Dr. med. Henry Kohler/Berufsgenossenschaftliche Unfallklinik Ludwigshafen/
Ludwig-Guttmann-Str. 13/67071 Ludwigshafen/Deutschland/Tel.: 0621-6810-2625/
E-Mail: henrykohler@t-online.de

Die Winkelplatten-Osteosynthese der proximalen Humerusfraktur

R. Meier (Hannover), T. Gross, R. Demir, P. Regazzoni

Fragestellung

Für die Problemfrakturen des proximalen Humerus stehen eine Vielzahl moderner, zum Teil auch winkelstabiler Implantate zur Verfügung. Für eine vergleichende Bewertung ist eine prospektive Analyse der Ergebnisse unter Verwendung anerkannter Scores notwendig. Wir berichten daher über unsere Ergebnisse mit der kanülierten Winkelplatten- Osteosynthese.

Methoden

Zwischen 12/99 und 1/01 wurden insgesamt 42 Patienten aufgrund dislozierter Frakturen des proximalen Oberarms mit Winkelplatten- Osteosynthese (3,5-kanüliert, Fa. Synthes) ±Ticron- Zuggurtungen versorgt. In einer prospektiv-konsekutiven Untersuchung konnten 86% der Patienten (29 Frauen, 7 Männer, Durchschnittsalter 69 J., 21 3-Fragment- und zehn 4-Fragmentfrakturen.) nach 13±2 Monaten kontrolliert werden. Schulterbeweglichkeit, Alltagsfunktion, subjektive Zufriedenheit und Komplikationen wurden dokumentiert, Standardröntgenaufnahmen angefertigt und der Constant Score bestimmt.

Ergebnisse

Der mittlere Constant Score (CS) aller erfassten Patienten betrug ein Jahr postoperativ 66±15 auf der operierten Seite vs. 78±7 auf der Gegenseite (81%). Insgesamt traten in elf Fällen Komplikationen auf: Ein Wundinfekt (Debridement), zwei Dislokationen (Prothesenimplantation) und acht Klingenprotrusionen (3× Metallentfernung, 4× Klingenkürzung, 1× konservativ). Sechsmal waren über 70-Jährige betroffen und fünfmal jüngere Patienten. Die zehn revidierten Pat. zeigten ein tendenziell schlechteres Ergebnis (74%) im Vergleich zu den komplikationslos ausheilenden (86%). Es fand sich keine Humeruskopfnekrose. Das objektive wie subjektive Resultat der Operation war (je im Vergleich zur Gegenseite) weder abhängig von der Frakturschwere (CS nach 4-Frag.-Fx.: 87% vs. CS nach 3-Frag.-Fx: 83%), noch vom Alter (>70J: 82%;<70J: 81%). Die mittlere Anteversion/ Abduktion betrug 124°/120°. Die Patienten gaben im Mittel auf der visuellen Analog Skala (VAS 1–10) für die subjektive Schwäche 2±1, für den Schmerz 2±1 und für ihre Zufriedenheit 8±2 Punkte an.

Schlussfolgerung

Mit der kanülierten Winkelplatte steht ein Implantat zur Verfügung, mit dem selbst bei komplexen proximalen Oberarmfrakturen, auch beim älteren Patienten, eine gute Alltagsfunktion wiederhergestellt werden kann. Die Komplikationsrate ist jedoch hoch und muss mit der nächsten Generation winkelstabiler Implantate reduziert werden.

Dr. med. Reinhard Meier/Klinik für Unfallchirurgie, Medizinische Hochschule Hannover/
Carl Neuberg Str. 1/30625 Hannover/Deutschland/Tel.: 0511/532-2050/
E-Mail: reinhard.meier@handchirurg.org

Die winkelstabile Frakturversorgung am proximalen Oberarm mit der modularen proximalen Humerusplatten (MPHP) Osteosynthese

M. Schnabel (Marburg), C. Bahrs, C. Rauer, L. Gotzen

Fragestellung

An die Implantate zur Versorgung der proximalen Humerusfraktur werden hohe Anforderungen gestellt. Sie sollte sich durch eine hohe Modularität auszeichnen und sich an die jeweilige Fraktursituation bei gleichzeitig einfacher Handhabung anpassen lassen. Die Fraktur sollte minimalinvasiv anatomisch reponiert und stabil retiniert werden sowie eine frühfunktionelle Nachbehandlung ermöglichen. Ziel dieser Arbeit ist es, das eigene winkelstabile Implantat, die modulare proximale Humerusplatten Osteosynthese sowie spezielle Repositionstechniken zu präsentieren und die Ergebnisse einer prospektiven klinisch-radiologischen Studie vorzustellen.

Methoden

Die operative Versorgung erfolgt über einen 5–7 cm langen deltoideopectoralen Zugang. Mit einer speziellen Repositionszange und unter Zuhilfenahme spezieller Repositionswerkzeuge sowie durch indirekte Manipulationen wird die Fraktur reponiert. Die Basisplatte wird eingeschoben und mit der Repositionszange gegen den lateralen Humerus gepresst. Bei dislozierten Frakturen des Tuberculum majus wird dieses vor dem Einbringen der Platte angeschlungen und unter Zug reponiert, bevor es unter der Basisplatte durch diese fixiert wird. Die Plattenfixation erfolgt distal mit selbstschneidenden Schrauben. Proximal werden über kurze perkutane Zugänge selbstschneidende winkelstabile Spongiosaschrauben eingebracht. Die postoperative Physiotherapie erfolgte nach standardisiertem Schema unmittelbar nach der operativen Versorgung unter Verzicht auf immobilisierende Verbände. Im Rahmen einer prospektive Studie wurden alle konsekutiven Patienten mit proximaler Humerusfraktur eingeschlossen, bei denen die Indikation zur Operation gestellt wurde und die in der oben beschriebenen Weise mit dem MPHP-System versorgt wurden. Es wurden alle klinisch-radiolgisch relevanten Probleme und Komplikationen erfasst. Die Ergebnisse wurden mit dem UCLA und Constant-Score objektiviert.

Ergebnisse

Zwischen 1/97 und 6/99 wurden 134 Patienten (138 Frakturen) mit der MPHP versorgt. An revisionsbedürftigen Komplikationen traten in 3% Infektionen und in 7% Osteosyntheseversagen unter der funktionellen Nachbehandlung auf, wobei die Stabilisierung erneut mit dem MPHO-System vorgenommen wurde. Nach durchschnittlich 24.4 Monaten konnten 88 Patienten klinisch und radiologisch nachuntersucht werden. Gemäß der Neer-Klassifikation handelte es sich hierbei um 58 2-Teile, 21 3-Teile und 11 4-Teile Frakturen. 76% der Patienten mit dem Behandlungsergebnis zufrieden. Nach den Schulterscores wiesen 60% der Patienten ein sehr gutes und gutes Ergebnis auf. Die Kopfnekrose betrug 12%. Bei 16% der Patienten wurde wegen persistierender Beschwerden die Indikation zur Metallentfernung gestellt.

Schlussfolgerung

Das MPHP-System ermöglicht die stabile Versorgung auch komplexer proximaler Humerusfrakturen und gestattet selbst beim alten Patienten eine frühfunktionelle Nachbehandlung.

PD Dr. med. Michael Schnabel/Klinik für Unfall-, Wiederherstellungs- und Handchirurgie der Philipps-Universität Marburg/Baldingerstrasse/35043 Marburg/Deutschland/ Tel.: 06421-286 6216/Fax: 06421-286 3267/E-Mail: schnabem@mailer.uni-marburg.de

Zwei Jahre mit der Winkelstabilen Proximalen Oberarmplatte – Fortschritt in der Behandlung einer Problemfraktur des alten Menschen?

S. Bartsch (Minden), V. Echtermeyer

Fragestellung

Die Osteosynthese proximaler Oberarmfrakturen ist problematisch. Es existieren eine Vielzahl osteosynthetischer Versorgungskonzepte. Probleme bereitet die Implantatverankerung im osteoporotischen Knochen und das Risiko der avaskulären Humeruskopfnekrose. Minimalosteosynthesen führen nur zu bedingt übungsstabilen Verhältnissen und bedürfen einer initialen Ruhigstellung und einer zurückhaltenden krankengymnastischen Nachbehandlung. Die herkömmliche 4,5-AO-T-Platte hat die Stabilitätserwartungen nie erfüllen können und führte nicht selten zu Humeruskopfnekrosen. Die Funktion nach primärem Humeruskopfersatz bei älteren Patienten ist in der Regel deutlich eingeschränkt. Nach aktueller Studienlage ist die Rekonstruktion von Mehrfragmentfrakturen dem prothetischen Ersatz in den funktionellen Ergebnissen überlegen. Doch insbesondere für 3- und 4-Fragmentfrakturen fehlt bisher ein Osteosyntheseverfahren, welches eine sofortige und uneingeschränkte frühfunktionelle Nachbehandlung gerade des alten Patienten erlaubt.

Methoden

Im Rahmen einer laufenden, prospektiven Studie wurden zwischen April 2000 und März 2002 bisher 102 dislozierte proximale Oberarmfrakturen, davon 71 3- und 4-Fragment-Frakturen mit einer winkelstabilen T-Platte osteosynthetisch versorgt. Das Durchschnittsalter betrug 69,7 Jahre. 75 Patienten waren über 70 Jahre alt. Alle perioperativen Komplikationen wurden erfasst. Mindestens ein Jahr nach dem Eingriff wurden die Patienten klinisch anhand des Constant-Scores und röntgenologisch nachuntersucht. Implantat und Operationstechnik werden dargestellt.

Ergebnisse

Im November 2002 werden aktuelle Ergebnisse der laufenden Studie berichtet. Bis zum März 2002 wurden in 6 von bisher 102 Fällen sekundäre Dislokationen des Kopffragmentes nach uneingeschränkter postoperativer Beübung beobachtet. In allen anderen Fällen erlaubte die hohe Übungsstabilität eine uneingeschränkte postoperative Physiotherapie. Insgesamt erfolgte in 17 von 102 Fällen eine Revision aufgrund perioperativer Komplikationen. Bisher wurden in 45 von 54 Fällen Einjahresergebnisse, durchschnittlich nach 61,6 Wochen, ermittelt. Der seitenvergleichende Constant-Score aller 45 Patienten beträgt 79,7%, speziell für 3-Fragment-Frakturen 86,1% und für 4-Fragmentfrakturen 69,5%. 3 Teilnekrosen führen zu einem deutlich schlechteren funktionellen Ergebnis (37,9%). Bei 33 Patienten mit noch einliegender Platte wurden in 8 Fällen positive klinische Impingementzeichen festgestellt, mit einem Score von 58,7%.

Schlussfolgerung

Die Winkelstabile Proximale Oberarmplatte ermöglicht auch bei schwieriger Frakturmorphologie und Osteoporose sichere Übungsstabilität und damit uneingeschränkte postoperative Krankengymnastik und frühe Rehabilitation des alten Patienten. Sekundäre Fragmentdislokationen sind selten, Schraubenlockerungen unmöglich. Die hohe Stabilität rechtfertigt die Weiterentwicklung der Platte, die ebenfalls mit ersten Erfahrungen vorgestellt wird.

Dr. med. Stefan Bartsch/Unfallchirurgische Klinik, Klinikum Minden/Friedrichstr. 17/
32427 Minden/Deutschland/Tel.: 0571/801-95120/E-Mail: st.bartsch@t-online.de

Versorgung der proximalen Humerusfraktur mit einem winkelstabilen Nagelsystem

A. Ewert (Rostock), G. Gradl, T. Börsch, Th. Mittlmeier

Fragestellung

Die Versorgung der proximalen Humerusfraktur stellt, insbesondere beim alten Menschen, nach wie vor ein Problem in der Unfallchirurgie dar. Neben zahlreichen winkelstabilen Plattensystemen steht seit Dezember 2000 mit dem proximalen Humerusnagel Targon PH (Fa. Aesculap) ein winkelstabiler Nagel zur Versorgung der Humeruskopf- und subcapitalen Humerusfrakturen zur Verfügung. Im Rahmen einer prospektiven Datenerfassung werden die Ergebnisse mit dem winkelstabilen Nagelsystem evaluiert.

Methoden

Seit Dezember 2000 werden alle Patienten mit proximalen Humerusfrakturen der Klassifikation III, IV/3, V/3, VI/3 nach Neer , sowie die Patienten mit Frakturen des Typs IV/V/4 und VI/4, die nicht primär mit einer Hemiprothese versorgt werden, mit dem Targon PH versorgt. Die Operation erfolgt über einen transdeltoidalen Zugang. Zunächst erfolgt die Reposition des Kopffragmentes, dann wird der Nagel durch die Kopfkalotte antegrad eingebracht. Die Kopffragmente können mit bis zu vier winkelstabilen Schrauben, von denen je eine das Tuberculum majus und minus erfasst, stabilisiert werden. Der Nagel wird im Schaft mit bis zu zwei Schrauben verankert. Nach kurzzeitiger (3 Tage) Ruhigstellung im Gilchrist-Verband wird der Arm freigegeben und nach Maßgabe der Schmerzen in vollem Umfang beübt. Die Patienten werden vor Entlassung, nach 3 Monaten, 6 Monaten und 12 Monaten klinisch und radiologisch untersucht. Von Dezember 2000 bis März 2002 wurden 48 Patienten, 12 Männer und 36 Frauen, mit einem Durchschnittsalter von 76,2 (45–96) Jahren mit diesem Verfahren operiert.

Ergebnisse

Die Frakturen wurden im Mittel 3,1 (0–21) Tage nach dem Unfallereignis versorgt. Der postoperative Aufenthalt lag zwischen 3 und 29 (Durchschnitt 13) Tagen. Einmal mußte auf Grund des Frakturausmaßes intraoperativ auf eine Prothesenimplantation umgestiegen werden. Alle anderen Frakturen konnten mit dem Implantat versorgt werden. Es trat eine sekundäre Dislokation mit Ausbruch des Osteosynthesematerials und Nekrose des Kalottenfragmentes auf. Weiterhin sahen wir einen tiefen Infekt, der eine Revision mit Ausbau des Nagels erforderlich machte, eine Pseudarthrose und eine Fehlstellung des Tuberculum majus um 8 mm nach kranial. Zweimal trat eine sekundäre Dislokation des Tuberculum majus mit Lockerung der entsprechenden Schraube auf. Der Constant Score lag nach 3 Monaten zwischen 32–72 (Mittel 50), nach 6 Monaten zwischen 44–92 (Mittel 68) und nach 12 Monaten zwischen 48–92 (Mittel 76) Punkten.

Schlussfolgerung

Der Proximale Humerusnagel Targon PH stellt eine übungsstabile Osteosynthese dar, die unter Beachtung der Operationstechnik die sichere minimalinvasive Versorgung von Humeruskopf- und proximalen Humerusfrakturen gewährleistet. Die op-technisch bedingten Komplikationen ließen sich mit zunehmender Erfahrung mit dem Implantat vermeiden.

Dr. med. Andreas Ewert/Chirurgische Universitätsklinik, Abteilung für Unfall- und Wiederherstellungschirurgie/Schillingallee 35/18055 Rostock/Deutschland/Tel.: 0381 4946054/ E-Mail: andreas.ewert@web.de

Die proximale Oberarmfraktur des Kindes – Ergebnisse einer prospektiven Studie

St. David (Berlin), S. Elenz, A. Ekkernkamp

Fragestellung

Proximale Oberarmfrakturen des Kindes sind selten, vielleicht oder gerade deshalb werden sie oft übertherapiert. Läßt die konservative Behandlung auch bei starker Dislokation der Fraktur gute und sehr gute Ergebnisse erwarten ?

Methoden

Im Zeitraum vom 1.1.99 bis 28.2.02 wurden 18 Kinder (7–14 Jahre, 5 Mädchen, 13 Jungen) mit proximalen Humerusfrakturen in unserer Einrichtung behandelt. Ursache war in 5 Fällen ein Verkehrsunfall, 7× ein Sturz beim Spiel und 6× ein Sturz beim Sport. Es handelte sich um 3 Polytraumen, 3 Mehrfachverletzungen und 12 Monoverletzungen. Unabhängig vom Dislokationsgrad der Fraktur behandelten wir in 13 Fällen ohne Reposition im Gilchristverband. Die Ruhigstellungsdauer betrug im Mittel 14 Tage. Die übrigen 5 Kinder wurden operativ behandelt: ein 13jähriges Kind wegen fortgeschrittenen Wachstumsfugenverschlusses (geschlossene Reposition und Kirschnerdrahtosteosynthese), ein 13jähriger polytraumatisierter Junge mit einer gleichseitigen trans- und supracondylären Humerusfraktur (geschlossene Reposition und Prevotnagelung), ein 11jähriger Junge wegen des Verdachts auf eine Verletzung und Interposition der langen Bicepssehne (offene Reposition und Prevotnagelung), ein 11jähriger Junge in einem anderen Krankenhaus nach Einweisung durch den nachbehandelnden Chirurgen (geschlossene Reposition und Prevotnagelung). Bei einem 12jährigen Jungen war auswärts geschlossen reponiert und ein Gips-Desault-Verband angelegt worden.

Ergebnisse

Alle Frakturen waren nach 8–12 Wochen konsolidiert. Alle Kinder erreichten bei der Nachuntersuchung zwischen 85 und 100 Punkte nach dem Constant-Score (= sehr gutes Ergebnis). Es fand sich immer eine nahezu uneingeschränkte Schulterfunktion ohne Kraftminderung und ohne kosmetische Störung. Zwei Kinder zeigten ein Abduktionsdefizit von 20 bzw. 30°. Drei Kinder beklagten geringe Schmerzen beim Liegen auf dem betroffenen Arm.

Schlussfolgerung

Unabhängig vom Dislokationsausmaß ist die konservative Therapie aufgrund der sehr guten Ergebnisse für uns die Methode der Wahl. Eine Operationsindikation sehen wir nur bei fortgeschrittenem Verschluß der Wachstumsfuge, bei Begleitverletzungen (Gefäße, Nerven, Sehnen) und beim polytraumatisierten Kind.

Dr. med. Stephan David/Unfallkrankenhaus Berlin, Klinik für Unfall- und Wiederherstellungschirurgie/Warener Str. 7/12683 Berlin/Deutschland/Tel.: 030/56811622/ Fax: 030/56813190/E-Mail: stephan.david@ukb.de

Klinische und funktionelle Resultate bei Floating shoulder-Verletzung

L. Labler (Zürich), A. Platz, O. Trentz

Fragestellung

Die Behandlung der Floating shoulder-Verletzung wird kontrovers diskutiert. Es wird über gute Behandlungsresultate sowohl operativ als auch konservativ berichtet. Welche Parameter können zur Indikationsstellung für operative Behandlung herbeigezogen werden? Welche Patienten profitieren von einer konservativen Behandlung?

Methoden

Zwischen 1991 und 2000 wurden 24 Patienten mit einer ipsilateralen Skapulahals- und Klaviculafraktur oder akromioklavikularen resp. sternoklavikularen Separation (floating shoulder) in unsere Klinik zugewiesen. Im Follow-up konnten 17 Patienten retrospektiv evaluiert werden. Bei allen floating shoulder-Verletzungen handelte es sich um geschlossene Frakturen, wobei als Ursache für die Hochrasanzverletzung 14 Verkehrsunfälle und 3 Stürze aus grosser Höhe verzeichnet wurden. Bei 12 von 17 Patienten handelte es sich um mehrfach verletzte Patienten mit einem mittleren ISS-Score von 28 Punkten (ISS 18–43). Neun Patienten (6/9 ISS>17) wurden operativ, 8 Patienten (6/8

ISS>17) konservativ behandelt. Im Rahmen der Nachkontrolle wurden Röntgenstandardaufnahmen mit Ausmessung der Frakturdislokationen sowie klinische Untersuchungen von allen Patienten durchgeführt. Für jeden Patienten wurden Constant-Score, VAS-Score, SF-36-Score und isokinetische Kraftmessungen seitenvergleichend bestimmt.

Ergebnisse

In Bezug auf den Constant-Score fanden sich in der konservativ (n=5) als auch operativ (n=5) behandelten Gruppe funktionell gute bis sehr gute Resultate. Schlechte Resultate bei den operativ versorgten Patienten waren auf gleichseitige Plexusläsionen (n=2) zurückzuführen. In der konservativ behandelten Gruppe lag die Skapuladislokation unter 25 mm, hingegen bei allen operativ versorgten Patienten über 25mm. Bei den Kraftmessungen zeigt sich eine etwas verminderte Kraft für die Innenrotation in der Gruppe der operierten Patienten. Die Zusatzverletzungen beeinflussen das Outcome dieser Verletzung massgeblich.

Schlussfolgerung

Bei wenig oder undislozierten floating shoulder-Verletzungen können konservativ gute Resultate erreicht werden. Dislozierte Fraktursituationen sollten operativ angegangen werden, sofern dies von den zum Teil schweren Zusatzverletzungen her möglich ist.

Dr. med. Ludwig Labler/Unfallchirurgische Klinik, UniversitätsSpital Zürich/Rämistrasse 100/ Zürich/Schweiz/Tel.: +41-1-255 11 11/E-Mail: ludwig.labler@chi.usz.ch

Versorgung extra- und intraartikulärer Humeruskopffrakturen mittels intramedullärem Kraftträger

R. Eisele (Ulm), L. Kinzl

Fragestellung

In 2001 waren 10% aller versorgten Frakturen in unserer Klinik Humeruskopffrakturen. Die zunehmende Anzahl von Frakturen des proximalen Humerus stellt eine Herausforderung für den Unfallchirurgen dar. Die Suche nach einem universellen, sicheren und weichteilschonenden Implantat ist nicht abgeschlossen. Wir sind der Frage nachgegangen, ob der Targon PH Nagel ein geeignetes Implantat zur Versorgung solcher Frakturen darstellt.

Methoden

In 2001 wurden in einer prospektiven Studie Frakturen des proximalen Humerus mit dem Targon PH-Nagel versorgt. Die Versorgung wurde auf die AO Klassifikationen A3–C2 beschränkt. Der verwendetete Nagel weist als Besonderheit proximal winkelstabile Verriegelungsschrauben auf. In der Intermediärregion finden sich ab einer Länge von 220mm zusätzliche Verriegelungsschrauben neben den distalen Verriegelungsschrauben. Diese Schrauben sind nicht winkelstabil. Es wurde neben der Frakturklassifikation, die Operationszeit, die postoperative Liegezeit sowie postoperative Komplikationen erfasst. Außerdem erfolgte ein Follow-up über 16 Wochen mit einem abschließenden Mobilitättest und einer Röntgenkontrolle.

Ergebnisse

Es wurden 35 Patienten (20 Frauen, 15 Männer , Alter 45–80 Jahre) mit dem Nagel versorgt. – AO Klassifikation: 6×A3, 2×B1, 6×B2, 8×B3, 6×C1, 7×C3. -Operationszeit 40 Minuten im Median (Min 25, Max 110 Minuten) -Liegezeit 4 Tage im Median (Min 3, Max 12 Tage) -Postoperative Komplikationen: 1 Nageldislokation (B3) mit Reintervention 1 Hämatom an der Nageleinführungsstelle ohne Reintervention 1 subcutaner Infekt proximal mit lokaler Revision ohne Nagelentfernung. -Nach 16 Wochen zeigten die A Frakturen die beste Mobilität und berichteten über geringe lokale Ruhe- und Bewegungsschmerzen (Abduktion im Median 70° (Min 37°; Max 110°); die B und C Frakturen zeigten im Median 50° Abduktion (Min 35, Max 85°) bei deutlich verstärkter Schmerzsymtomatik. -Keine Nageldislokation, kein subakromiales Impingement wurde dokumentiert.

Schlussfolgerung

Die Verwendung des Targon PH Nagel, selbst bei C Frakturen des proximalen Humerus, scheint eine Alternative zu den bekannten Verfahren darzustellen. Die kurze Operationszeit, der weichteilschonende Zugang sowie die mehrfachen Verriegelungsmöglichkeiten sind hervorzuheben. Dabei müssen allerdings Frakturversorgungsprinzipien wie sie bei der Plattenosteosynthese gelten verlassen werden. Das proximal „winkelstabile Gerüst" kann die Mehrfragmentfrakturen nicht unter Kompression bringen sondern dient als innerer Rahmen während die muskuläre Hülle des Schultergürtels eine zentripedale Kraft auf die Fragmente ausübt und die Retention unterstützt. Die Nachbehandlung kann wie bei der Versorgung von Schulterluxationen frühzeitig aus dem Gilchrist heraus mit Pendelübungen unter Vermeidung von Außenrotation erfolgen.

Dr. med. Ralf Eisele/Abteilung für Unfallchirurgie, Hand- und Wiederherstellungschirurgie der Universität Ulm/Steinhövelstr. 9/89075 Ulm/Deutschland/Tel.: 0731/50027350/ Fax: 0731/50027349/E-Mail: ralf.eisele@medizin.uni-ulm.de

Intramedulläre Stabilisierung proximaler Humerusfrakturen – erste 1-Jahres-Ergebnisse

W. Linhart (Hamburg-Eppendorf), L. Großterlinden, B. Hassunizadeh, N. D. Schmitz,
A. Janssen, J. M. Rueger

Fragestellung

Zur Therapie proximaler Humerusfrakturen stehen uns eine Vielzahl unterschiedlicher Therapieoptionen zur Verfügung. Vor allem komplexe Verletzungen führen häufig zu unbefriedigenden funktionellen Resultaten. Im osteoporotischen Knochen scheint das Problem der Implantatverankerung weiterhin ungelöst. Seit Mai 2000 steht ein neuer intramedullärer Kraftträger mit winkelstabilen proximalen Fixierschrauben (TARGON-PH-Nagel, Fa. Aesculap, Tuttlingen) zur Therapie dieser Problemfrakturen zur Verfügung. Auf Grund seines Designs soll eine sichere Retention der Fraktur und konsekutive frühe postoperative Mobilisation möglich sein. Die erzielten funktionellen Ergebnisse wurden in einer prospektiven Studie analysiert.

Methoden

Der TARGON-PH-Nagel wurde zur Therapie proximaler Humerusfrakturen entwickelt. Proximal können bis zu vier winkelstabile Fixierschrauben in den Humeruskopf eingebracht werden. Die anatomische Konfiguration der Fixierschrauben-Löcher erlaubt bei 3- und 4-Fragment-Frakturen die sichere Refixierung der Tubercula. Durch die erreichte hohe Primärstabilität können auch Patienten mit Osteoporose am zweiten postoperativen Tag mit der aktiven Physiotherapie beginnen. Im Rahmen einer prospektiven Studie wurden an unserer Klinik seit Mai 2000 bisher 98 Patienten mit diesem Implantat versorgt. Der Altersdurchschnitt lag bei 71,4 Jahren (30–91 J.). Die Frakturen wurden nach der AO-Klassifikation eingeteilt: A = 36%, B = 42%, C = 22%. Bisher konnten 43 Patienten nach durchschnittlich 4,4 Monate (1,5–9 M.) und 22 Patienten nach durchschnittlich 12,9 Monate (12–19 M.) postoperativ nachuntersucht werden. Die funktionellen Ergebnisse wurden nach dem Constant-Murley-Score (CMS) und dem Neer-Score (NS) beurteilt.

Ergebnisse

Nach durchschnittlich 4,4 M. wurden insgesamt 43 Patienten (durchschnittlich 67,4 J. (30–87 J.)) untersucht. Der relative CMS betrug durchschnittlich 62,6% (36–100%), der rel. NS 68% (25–100%). 14 Patienten dieses Kollektivs waren jünger als 60 Jahre (durchschnittlich 46 J. (30–58 J.)); sie erzielten im rel. CMS 70% (50–93%), im rel. NS 74% (57–98%). Die 29 Patienten >60 Jahre (durchschnittlich 78 J. (61–87 J.)) erzielten etwas niedrigere Werte: rel. CMS 59% (37–100%); rel. NS 65% (25–100%). Nach durchschnittlich 12,9 Monaten wurden insgesamt 22 Patienten (im Durchschnitt 64,5 J. (30–87 J.)) untersucht. Es findet sich eine deutliche Verbesserung der funktionellen Ergebnisse. Bei diesen Patienten beträgt der rel. CMS 78,4% (52–98%) der rel. NS 82,5% (51–100%).

Schlussfolgerung

Der neue intramedulläre Kraftträger zur Therapie proximaler Humerusfrakturen führt auch bei Patienten mit komplexen Frakturen und osteoporotischem Knochen zu guten funktionellen Ergebnissen nach einem Jahr und stellt somit im Vergleich mit den Literaturdaten (z. B. BOSS et al. 1999, TRUPKA et al.1997) eine echte Alternative zu anderen Therapieverfahren für diese Problemfrakturen dar.

Dr. med. Wolfgang Linhart/Unfall- und Wiederherstellungschirurgie/Martinistr. 52/ 20246 Hamburg/Deutschland/Tel.: 040-428033407/Fax: 040-428032495/ E-Mail: linhart@uke.uni-hamburg.de

Die Spiralklinge bei der Marknagelung proximaler Humerusfrakturen – erster Erfahrungsbericht mit einem neuen Implantat

J. Blum (Mainz), M. H. Hessmann, P. M. Rommens

Fragestellung

Retrograde und antegrade Verriegelungsnagelungen bei Humerusschaftfrakturen stellen heute eine bewährte Alternative zur Plattenosteosynthese dar. Problematisch hingegen waren für die intramedulläre Nagelung sehr proximal gelegene Schaftfrakturen, subcapitale und Humeruskopffrakturen, bzw. deren Kombination mit einer Schaftfraktur. Die Koppelung eines Humerusnagels mit einer proximal im Humeruskopf liegenden Spiralklinge stellt eine neue Option für diese Frakturen dar, um mit breiter Abstützfunktion und Winkelstabilität eine bessere Fixationsqualität zu erreichen. Ziel dieser prospektiven Studie ist eine erste Bewertung dieses Implantates im klinischen Umgang.

Methoden

Von Dezember 2000 bis März 2002 kam die Spiralklinge 42 mal in unserer Klinik zum Einsatz, davon 7 mal mit dem proximalen Humerusnagel PHN (Synthes, Titan, Länge 150mm, Durchmesser 8mm) und 35 mal mit dem unaufgebohrten Humerusnagel UHN (Synthes, verschiedene Längen und Durchmesser). Mit dem UHN wurden überwiegend Frakturen mit Schaftkomponente behandelt, mit dem PHN nur proximale Humerusfrakturen. In zwei Fällen wurde der UHN mit Spiralklinge „artfremd" eingesetzt: in einem Fall bei einem Patienten mit subtrochantärer Femurfraktur und Poliomyelitis bei ausgesprochen dünner Markhöhle und in einem Fall zur Arthrodese des oberen und unteren Sprunggelenkes. Durchschnittsalter 61,4 Jahre, männlich:weiblich = 10:32. Es handelte sich um 32 frische Frakturen, 7 pathologische Frakturen, 2 Pseudarthrosen und 1 Nagelneuplatzierung.

Ergebnisse

In einem Fall wurde aufgrund einer falschen Abschlusskappe keine Winkelstabilität der Spiralklinge erzielt, so dass nach Absenken des Humeruskopfes die Revision notwendig wurde. In einem zweiten Fall wanderte der Nagel mit Klinge durch eine Trümmerzone nach lateral aus, so dass eine Neuplatzierung des Nagels erfolgte. Komplikationen im Verlauf waren ein Cutting out des Nagels mit Klinge und Kopfdislokation, welches durch eine Schulterprothese behandelt wurde. Ein Patient mit PHN stürzte erneut und erlitt eine Fraktur unterhalb des Nagels, sodass ein UHN mit Spiralklinge im Austausch implantiert wurde. Weder Pseudarthrosen noch Infekte oder iatrogene Radialisschäden wurden beobachtet. In 5 Fällen ergab sich durch einen Überstand der Abschlusskappe des Nagels eine Impingmentsyptomatik ab 100° Schulterabduktion.

Schlussfolgerung

Die intramedulläre Versorgung proximaler Humerusfrakturen ist ein sinnvolles Verfahren, welches den Vorteil des gering invasiven Zugangs bietet. Allerdings muss nach Frakturtyp differenziert werden. Proximale Frakturen mit Schaftkomponente erfordern als Hauptimplantat den konventionellen UHN in Verbindung mit der Spiralklinge. Subcapitale Humerusfrakturen bis zu 3-Teile-Frakturen des Kopfes können mit dem PHN und ggf. einer Zugurtung behandelt werden, komplexere Frakturen sind für den Nagel nicht geeignet. Bei sehr osteoporotischem Knochen ist die Gefahr gegeben, dass das winkelstabile Implantat ausschneidet.

PD Dr. med. Jochen Blum/Klinik und Poliklinik für Unfallchirurgie der Johannes Gutenberg-Universität Mainz/Langenbeckstr. 1/55131 Mainz/Deutschland/Tel.: 06131-172845/Fax: 06131-174043/E-Mail: blum@unfall.klinik.uni-mainz.de

Die operative Versorgung der hinteren Luxationsfraktur der Schulter

M. T. Scheibel (Heidelberg), Ch. Bartl, P. Habermeyer

Fragestellung

Die operative Versorgung der hinteren Luxationsfraktur der Schulter ist ein technisch anspruchsvoller Eingriff. Ziel dieser Studie ist es, anhand des eigenen Krankenguts die Ergebnisse verschiedener operativer Verfahren zur Wiederherstellung der Knochen- und Weichteilsituation aufzuzeigen.

Methoden

Neun männliche Patienten (Durchschnittsalter 43 Jahre) mit einer hinteren Luxationsfraktur der Schulter wurden operativ versorgt und in die Studie aufgenommen.

In sieben Fällen lag ein direktes Trauma der Schulter vor, in einem Fall ein Elektrounfall und in einem Fall ein epileptischer Anfall. Die durchschnittliche präoperative Anamnesedauer betrug 26 (0,1–156) Monate. Die Diagnose wurde mittels Röntgen-, CT- oder MRT-Aufnahmen gestellt. Postoperativ wurden die Patienten nach einem mittleren Follow-up von 26 (20–56) Monaten klinisch (Constantscore, SST) und radiologisch nachuntersucht.

Ergebnisse

Die operative Therapie richtet sich nach der Grösse des Reversed-Hill-Sachs-Defektes und dem begleitenden Weichteildefekten. Intraoperativ wurden sechs verhakte hintere Luxationen, zwei Head-Splitting Frakturen und eine nicht dislozierte hintere Bankartfraktur diagnostiziert. In zwei Fällen erfolgte die Implantation einer Hemiendoprothese, in einem Fall die Implantation einer Totalendoprothese, in zwei Fällen wurde eine Anterotationsosteotomie durchgeführt, in einem Fall eine Schraubenosteosynthese mit Spongiosaplastik, in zwei Fällen eine Minimalosteosynthese und in einem Fall ein dorsaler Kapselshift. Fünfmal wurde eine additive Rotatorenmanschettenrekonstruktion durchgeführt. Postoperativ erreichten alle Patienten eine gute Beweglichkeit der Schulter. Der CSC stieg signifikant (p<0,05)von präoperativ 26(10–55) Punkten (P) auf postoperativ 80(50–93) P an, der SST von 3(0–6)P auf 9(6–12) P (p<0,05).

Schlussfolgerung

Durch eine pathologiekonforme Versorgung des knöchernen Defektes und der begleitenden Weichteilläsionen ist auch bei chronischen Fällen eine gute postoperative Funktionalität der Schulter zu erreichen.

Dr. med. Markus Thomas Scheibel/Zentrum für Schulter- und Ellenbogenchirurgie, ATOS-Klinik Heidelberg/Bismarckplatz 9–15/69115 Heidelberg/Deutschland/Tel.: 06221-980180/ Fax: 06221-980189/E-Mail: scheibel91@hotmail.com

Endoprothese oder Osteosynthese bei der dislozierten Mehrfragmentfraktur?

S. Hullmann (Wuppertal), G. Meurer, A. Pommer, A. Dávid

Fragestellung

Die Therapie der dislozierten Humeruskopf Mehrfragmentfrakturen wird kontrovers diskutiert. Unbefriedigende Ergebnisse kommen bei jeder zur Verfügung stehenden Technik vor. Ziel der Studie ist es den Vergleich zwischen dem primären endoprothetischen Ersatz und einem wenig invasivem Osteosyntheseverfahren zu ziehen.

Methoden

Im Rahmen einer retrospektiven Untersuchung wurden 30 Patienten aus den Zeitraum 6.99 bis 10.2001 mit dislozierten 4-Fragment Frakturen und primärer Implantation einer Humeruskopfprothese erfaßt. Diesen wurde eine gleichgroße Gruppe von Patienten mit osteosynthetischer Versorgung im Sinne einer matched pair Analyse aus demselben Zeitraum gegenübergestellt. Das Durchschnittsalter betrug 73,2 Jahre in der Prothesengruppe und 71,5 Jahre in der Vergleichsgruppe. Als Prothese wurde durchgängig die Neer II Prothese gewählt, die osteosynthtische Versorgung bestand aus einer gedeckten Reposition und Bündelnagelung. Die Fixation der Tubercula erfolgte mittels kanülierter Schrauben. Postoperativ wurde eine frühfunktionelle Therapie durchgeführt. Die Patienten wurden durchschnittlich 1,3 Jahre postoperativ nachuntersucht.

Ergebnisse

Die Wundheilung verlief bei allen Patienten ungestört. Bei einer Prothese machte die Dislokation der Tuberkula eine erneute Refixation erforderlich. Bei 2 Patienten mit Osteosynthesen machte eine sekundäre vollständige Dislokation den Umstieg auf eine Prothese erforderlich. Für die Nachuntersuchung konnten 56 Patienten erfaßt werden. Es wurde die Schulterfunktion im Constant Score und die allgemeine Lebensqualität mit dem SF 12 gemessen. Bei den überwiegend geriatrischen Patienten ließ sich kein signifikanter Unterschied im χ^2-Test zwischen beiden Gruppen feststellen.

Schlussfolgerungen

Die primäre endoprothetische Versorgung der dislozierten Humeruskopf Mehrfragmentfraktur ist besonders bei geriatrischen Patienten mit schlechter Knochensubstanz eine Alternative zur Osteosynthese. Auch wenn die funktionellen Ergebnisse nur befriedigend sind, vermeidet die Prothese die Möglichkeit des Implantatversagens nach Osteosynthese mit dann erheblich schlechteren Ergebnissen.

Dr. med. Sebastian Hullmann/Klinikum Wuppertal/Heusnerstr 40/42283 Wuppertal/Deutschland/Tel.: 0202 896 3301/Fax: 0202 896 3315/E-Mail: unfallchirurgie@klinikum-wuppertal.de

Ist die Frakturprothese eine therapeutische Option bei der Humeruskopfmehrfragmentfraktur?

Th. Ragg (Braunschweig), D. Loitz, H. Reilmann

Fragestellung

Die endoprothetische Versorgung der dislozierten 4-Fragment-Fraktur des Humeruskopfes beim alten Patienten wird in zunehmendem Maße als Therapie der Wahl angesehen. Die radiologischen und funktionellen Ergebnisse nach primärer und sekundärer Hemiarthroplastik unter besonderer Berücksichtigung der Knochenbruchheilung des Tub. majus werden vorgestellt.

Methoden

Von 03/2000 bis 06/2001 wurden bei 22 Patienten 23 unzementierte, modulare Humeruskopfprothesen (ORTRA) implantiert. Das Durchschnittsalter betrug 75,4 Jahre (62–89 Jahre). 4-Fragment-Frakturen lagen in 16 und 3-Fragment-Frakturen in 7 Fällen vor. 1 Patientin wies eine zusätzliche proximale Humerusschaftfraktur auf. Die operative Versorgung erfolgte bei 18 Patienten primär, bei 3 Patienten nach fehlgeschlagener Osteosynthese frühsekundär und bei 1 Patienten nach Fehlverheilung bei konservativer Therapie sekundär. Alle Patienten wurden in „beach-chair-Position" gelagert und über einen deltoideopektoralen oder transdeltoidalen Zugang operiert. Es wurde auf eine sichere Fixierung der Tubercula mit Schrauben und/oder Knochennähten einschl. Spongiosaplastik Wert gelegt. Bisher konnten 18 Patienten (81,8%) durchschnittlich 14,3±2,9 Monate post OP klinisch (Constant-Score=CS, subjektive Einschätzung durch VAS) und radiologisch nachuntersucht werden.

Ergebnisse

Die mittlere OP-Zeit betrug 82,7±34,4 Minuten. Intraoperative Komplikationen waren nicht zu verzeichnen. Bei 1 psychotischen Patienten mußte postoperativ die Prothese rechts wegen Infekt entfernt werden, linksseitig erfolgte eine Revision bei massiven heterotopen Ossifikationen und Prothesenkopfdiskonnektion. Bei der Nachuntersuchung des Kollektives betrug der CS im Durchschnitt lediglich 38,8±13,2 Punkte. Verglichen mit der gesunden Gegenseite ereichten 3 Patienten im CS ein befriedigendes Ergebnis (55–70%), 12 Patienten wiesen ein schlechtes Ergebnis auf (<55%). Anhand der VAS beurteilten 4 Patienten das Endergebnis als schlecht (0–4 Pkt.), 13 Patienten als befriedigend (5–7 Pkt.) und 1 Patient als gut (8–10 Pkt.). Radiologisch kam es im Verlauf bei 15 Patienten zu einem Humeruskopfhochstand mit deutlicher Verringerung des akromio-humeralen Abstandes, bei 16 Patienten ließ sich eine weitgehende Resorption des Tub. majus nachweisen. Insgesamt konnten 8 Patienten wieder in ihre häusliche Umgebung integriert werden, 10 Patienten benötigten zusätzliche ambulante oder stationäre pflegerische Unterstützung.

Schlussfolgerung

Die Ergebnisse der Frakturprothetik des Humeruskopfes haben unsere Erwartungen nicht erfüllt und erreichen nicht die Ergebnisse der Literatur. Trotz sorgfältiger Rekonstruktion der Tubercula inklusive Spongiosaplastik war nahezu ausschließlich deren weitgehende Resorption zu beobachten. Wir sehen die Ursache der schlechten funktionellen Ergebnisse in der Resorption der Tubercula. Aufgrund der vorliegenden Ergebnisse muß die Verwendung einer Frakturprothese kritisch gesehen werden.

Dr. med. Thomas Ragg/Unfallchirurgische Klinik, Städtisches Klinikum Braunschweig/Holwedestraße 16/38118 Braunschweig/Deutschland/Tel.: 0531-5951272/E-Mail: stragg@t-online.de

Gelenkflächenersatz mit einer 4. Generation Schulterendoprothese bei der chronischen Humeruskopffraktur

P. Habermeyer (Heidelberg), P. Magosch, S. Lichtenberg

Fragestellung

Erbringt der anatomisch variabel einstellbare, endoprothetische Gelenkersatz bei chronischer Humeruskopffraktur eine Verbesserung der Ergebnisse?

Methoden

Seit 1997 wurde bei 46 Patienten (23 m, 23 w) mit posttraumatischer Omarthrose nach Humeruskopf-Mehrfragment-Fraktur in einem Durchschnittsalter von 58,6 Jahren (31–77 Jahre) eine Schulterendoprothese der 4. Generation implantiert. 32 Patienten (70%) waren bereits durchschnittlich 2 mal (1–9) voroperiert. Bei 21 Patienten (P) erfolgte die primäre Frakturversorgung mittels Plattenosteosynthese, bei 10 Patienten mittels Drahtosteosynthese und 1 Patient wurde konservativ behandelt, erhielt 18 Jahre später eine Umstellungsosteotomie. In Abhängigkeit des Zustandes des Glenoids und der Rotatorenmanschette wurde in 27 Fällen eine Hemiendoprothese (HEP) und in 19 Fällen eine Totalprothese (TEP) implantiert. Zusätzlich wurde in 98% (45 P) der Fälle eine Verlängerungsplastik der Subscapularissehne, in 52% (24 P) eine Verlängerungsplastik des Pectoralis major-Sehne, in 39% (18 P) die Rekonstruktion der Rotatorenmanschette, in 17% (8 P) eine proximale Korrekturosteotomie des Humerusschaftes, in 7% (3 P) eine isolierte Tuberculum majus-Korrekturosteotomie, in 15% (7 P) eine isolierte Tuberculum minus-Korrekturosteotomie und in 11% (5 P) eine Tuberculum minus und majus Korrekturosteotomie durchgeführt. Nach durchschnittlichen 16 Monaten wurden alle 46 Patienten klinisch und radiologisch nachuntersucht. Die funktionellen Ergebnisse wurden mit dem gewichteten Constant Score (CS)erfaßt.

Ergebnisse

Die funktionellen Ergebnisse sind in Tabelle 1 dargestellt.

Tabelle 1

	präoperativ	postoperativ	Signifikanz (p)
Constant Score	32,2 P	67,5 P	<0,0001
Schmerz	5,3 P	11,9 P	<0,0001
Bewegungsausmaß	10,3 P	21,5 P	0,0012
Flexion	85,5°	104,9°	0,005
Abduktion	67,7°	93,7°	0,0005
Außenrotation	8,0°	29,9°	<0,0001

Radiologisch kam es bei 1 Patient 16 Monate postoperativ zu einer Humerusendoprothesenlockerung bei Subscapularisinsuffizienz, die einer Revision bedurfte. Insgesamt erfolgte bei 6 Patienten (13%) eine Revision. Ursache war in 1 Fall eine multidirektionale Instabilität, in 1 Fall eine Rotatorenmanschetteninsuffizienz, in 2 Fällen eine Arthrofibrose und in 1 Fall ein Outletimpingement. 87% der Patienten wiesen keine postoperativen Komplikationen auf.

Schlussfolgerung

Die Endoprothesenimplantation infolge der chronischen Humeruskopffraktur ist ein technisch anspruchsvoller komplikationsgefährdeter Eingriff, der sich nicht nur auf die Rekonstruktion der Gelenkflächen beschränkt, sondern auch einen ausgedehnten Weichteilrelease erfordert. Beim Vergleich der Ergebnisse mit denen nach Implantation einer Endoprothese der 1. und 2. Generation zeigt die Metaanalyse beserer Resultate mit anatomisch variablen Endoprothesensystemen.

Prof. Dr. med. Peter Habermeyer/Zentrum für Schulter- und Ellenbogenchirurgie, ATOS-Klinik Heidelberg/Bismarckplatz 9–15/69115 Heidelberg/Deutschland/Tel.: 06221-980180/ Fax: 06221-980189/E-Mail: habermeyer@atos.de

Primäre Hemiarthroplastik mit der EPOCA Schulterprothese bei Humeruskopffraktur

Ph. Gierer (Rostock), A. Ewert, Ch. Ilmer, Th. Mittlmeier

Fragestellung

Das Ziel der prospektiven Studie bestand in der Erhebung der kurz und mittelfristigen Ergebnisse bei der Behandlung dislozierter Humeruskopffrakturen mit einer modularen Schulterendoprothese. Auf Grund der stabilen Verankerung der Tuberkula sollte die operierte Schulter sowohl aktiv als auch passiv mobilisiert werden.

Methoden

Im Zeitraum zwischen August 2000 und Januar 2002 wurden 19 Patienten die sich eine dislozierte Humeruskopfmehrfragmentfraktur (IV/4; V/4; VI/3, VI/4 nach NEER und head split fracture) zugezogen hatten mit der zementierten Hemiprothese EPOCA (Fa. Argomedical) versorgt. Das Durchschnittsalter der Patienten zum Zeitpunkt der Operation betrug 75,7 Jahre. Die primäre Prothesenimplantation erfolgte bei 14 Patienten, in zwei Fällen war zunächst eine Osteosynthese mit retrograd eingebrachten Bündelnägeln vorausgegangen. Eine Patientin verstarb während des stationären Aufenthaltes. Bisher konnten 15 Patienten durchschnittlich 233 Tage nach der Operation zu einer klinischen und radiologischen Nachuntersuchung gesehen werden. Bei allen Patienten wurde der Score nach Constant und Murley und das UCLA rating system zur Beurteilung der Funktion der Rotatorenmanschette erhoben.

Ergebnisse

Zum Zeitpunkt der Nachuntersuchung waren 10 Patienten schmerzfrei. Zwei Patienten gaben leichte und zwei mäßige Schmerzen bei Belastung in der operierten Schulter an. Der Constant Score betrug im Durchschnitt 50,17 Punkte (SD 17,78). Im UCLA rating System erreichten die nachuntersuchten Patienten 22,10 Punkte (SD5,27) von maximal 35 erreichbaren Punkten. Subjektiv beurteilten 10 Patienten (71,4%) das Ergebnis als sehr gut oder gut. Nur 2 Patienten waren mit dem Ergebnis unzufrieden.

Schlussfolgerung

Die subkapitale Humeruskopfmehrfragmentfraktur stellt, insbesondere beim alten Menschen, nach wie vor eine Problemverletzung in der Unfallchirurgie dar. Vor allem im osteoporotischen Knochen ist eine übungsstabile Osteosynthese oftmals nicht möglich. Die primäre endoprothetische Versorgung ist das Verfahren der Wahl und erlaubt bei der EPOCA Prothese eine Sofortmobilisation der Schulter aktiv wie passiv.

Dr. med. Philip Gierer/Abteilung für Unfall- und Wiederherstellungschirurgie, Universität Rostock/Schillingallee 35/18055 Rostock/Deutschland/Tel.: 0381 494 6053/Fax: 0381 494 6052/ E-Mail: philip.gierer@med.uni-rostock.de

Die operative Versorgung der Humerusschaftfraktur

P. M. Rommens (Mainz)

Humerusschaftfraktur: Anterograder Targon H Nagel vs. Plattenosteosynthese. Eine matchted pair Untersuchung

T. Schönweiß (Augsburg), F. Popp, A. Rüter

Fragestellung

Wie verhält sich die postoperative Schulterbeweglichkeit nach intramedullärer und extramedullärer Stabilisierung von Humerusschaftfrakturen?

Methoden

16 Humerusschaftfrakturen wurden je zur Hälfte mit dem soliden Targon H Nagel in anterograder unaufgeborter Technik beziehungsweise mit der Plattenosteosynthese (4-mal Kleeblattplatte, 4 mal LCDCP) übungsstabil osteosynthetisch versorgt. Zum direkten Vergleich der postoperativen Schulterfunktion von intramedullärer und extramedulärer Versorgungstechnik von Humerusschaftfrakturen wurden retrospektiv 8 vergleichbare Paare hinsichtlich Alter und Frakturausmaß gebildet und alle Patienten mit dem ASES- Schulterscore nachuntersucht. Weiterhin erfolgte 6 Wochen postoperativ eine radiologische Kontrolle der Osteosynthese.

Ergebnisse

Der Zugang für den Targon H Nagel erfolgte über einen Deltoideussplitt, für die Plattenosteosynthesen wurde 4 mal ein deltoideo-pectoraler und 4 mal ein dorsaler Zugang gewählt. Postoperativ erfolgte bei allen Patienten eine aktive und passive Beübung ab dem 1. post-OP Tag. Der mittlere ASES Score ermittelt für die 8 mit Targon H Nagel versorgten Humerusschaftfrakturen beträgt 72,3 Punkte, für die 8 mit Plattenosteosynthesen versorgten Frakturen 53,3 Punkte. Im direkten Vergleich der matched pairs errechnete sich ein mittlerer Differenz-score von 21,7 Punkten. In der radiologischen Kontrolle zeigte sich in der Gruppe der Plattenosteosynthese in zwei Fällen eine Auslockerung der Platte, in der Nagelgruppe war im Untersuchungszeitraum keine versorgungsspezifische Komplikation aufgetreten.

Schlussfolgerung

Der solide Targon H Nagel zeigt im direkten Vergleich mit der Plattenosteosynthese bei gleicher Übungsstabilität bessere postoperative Ergebnisse der Schulterfunktion. Das zugangsbedingte Splitting der Rotatorenmanschette und das Einbringen des Nagels über die kraniolaterale Gelenkfläche des Humeruskopfes scheint nur einen geringen Einfluß auf die Schulterfunktion zu haben.

Dr. med. Thomas Schönweiß/Klinik für Unfall- und Wiederherstellungschirurgie, Klinikum Augsburg/Stenglinstr.2/86156 Augsburg/Deutschland/Tel.: 0821/400-2651/ Fax: 0821/400-3313/E-Mail: schoenweiss@gmx.de

Humerusschaftfraktur – Eine ideale Indikation für den UHN?

R. Breuer (Wuppertal), J. Rudzewski, J. Richter, A. Dávid

Fragestellung

Die Humerusschaftfrakturen können mit sehr gutem Erfolg auch konservativ behandelt werden. Daher sind alle operativen Maßnahmen sehr kritisch zu werten. Patientenkomfort, Komplikationsrate und funktionelles Ergebnis müssen besonders günstig sein, wenn den Patienten die Marknagelung als alternative Therapie zur konservativen Behandlung vorgeschlagen werden soll.

Methoden

Im Rahmen einer prospektiven kontrollierten Machbarkeitsstudie wurden in der Zeit vom 01.01.1999 bis zum 31.12.2000 an unserer Klinik 45 Patienten mit Humerusschaftfrakturen mit einem UHN versorgt. In sechs Fällen hatten die Patienten eine primäre komplette Radialisparese. Sechs Patienten waren polytraumatisiert. Bei den übrigen Patienten handelte es sich um ein Monotrauma.

Operationsindikation:

Primäre komplette Radialisparese	6
Polytrauma	6
Diastase >1,5cm Dislokation >Schaftbreite	12
Primärer Op-Wunsch des Patienten	12
Abbruch der kons. Therapie durch Patienten	9

Ergebnisse

Komplikationen: Radialisparalyse (passager) = 2
Supracondyläre Fraktur (nach Ausheilung) = 1
Andere Komplikationen traten nicht auf.
Alle Patienten konnten klinisch und radiologisch nachuntersucht werden. Die knöcherne Ausheilung wurde in allen Fällen erreicht, Bewegungseinschränkungen des Schulter- und Ellenbogengelenkes traten nicht auf.

Schlussfolgerung

Die Marknagelung von Humerusschaftfrakturen mit dem UHN ist ein komplikationsarmes und sicheres Verfahren, welches dem Patienten als Alternative zur konservativen Therapie angeboten werden kann. Als Vorteile zu werten sind:

- Sofortige funktionelle Behandlung
- Größer Komfort
- Kürzere Invalidität

Dr. med. Ralf Breuer/Klinikum Wuppertal/Heusnerstr 40/42283 Wuppertal/Deutschland/
Tel.: 0202 896 3301/Fax: 0202 896 3315/E-Mail: unfallchirurgie@klinikum-wuppertal.de

Erste klinische Ergebnisse der Marknagelosteosynthese von Humerusschaftfrakturen mit dem AO-ASIF FLEXNAIL

C. A. Müller (Freiburg), M. Szarzynski, N. P. Südkamp

Fragestellung

Die Marknagelosteosynthese hat sich in den letzten Jahren zunehmend in der Therapie von Humerusschaftfrakturen bewährt. Ein Problem der starren Marknägel war der grosse distale Zugang zur Markhöhle, um Schaftsprengungen zu vermeiden. Daher wurde ein flexibler, aus mehreren Gliederketten bestehender Nagel entwickelt, welcher sich bei der Implantation der Markhöhlenform anpasst und erst nach Implantation versteift wird. Der Vorteil des neuartigen Implantats ist zudem die variable Implantationsmöglichkeit. Der Flexnail kann sowohl von retrograd als auch von antegrade implantiert werden. Durch die besondere Formgebung ist es bei antegrader Implantation zudem möglich, distal der Rotatorenmanschette in die Humerusmarkhöhle einzugehen. Aufgrund dieser Vorteile verwandten wir an unserem Klinikum dieses neuartige Implantat prospektiv in breiter Indikationsstellung.

Methoden

34 Humerusschaftfrakturen (32 geschlossen, 2 offen) wurden zwischen 10/00 und 01/02 bei 12 Frauen und 22 Männern mit im Median 53 Jahren (18–83) mittels Flexnail behandelt. AO-Klassifikation: 13: A, 5: B, 16: C Frakturen. Darunter waren 3 subkapitale Frakturen mit Schaftkomponente und 3 pathologische Frakturen enthalten. Die Nachuntersuchung erfolgte sowohl radiologisch als auch klinisch nach dem Constant-Score.

Ergebnisse

Die Versorgung erfolgte im Median am 2 posttraumatischen Tag mit einer OP-Zeit von 100 Minuten. Der Flexnail wurde überwiegend retrograd (32 Frakturen) und nur bei 2 Frakturen antegrad implantiert. Aufgrund von präoperativ nicht sichbaren Fissuren musste bei zwei Patienten die Marknagelosteosynthese abgebrochen werden, um auf eine Plattenosteosynthese bzw. Schulterprothesenimplantation auszuweichen. 30/32 (94%) der Frakturen verheilten komplikationslos im Median in 10 Wochen (4–20). Zwei (6%) Frakturen (eine III B offene Fraktur und eine Karzinommetastase) entwickelten eine Pseudarthrose. An Implantatkomplikationen war eine distale Verriegelungsbolzenlockerung (Karzinommetastase) und eine proximale Ausklinkdrahtperforation des Humeruskopfes bei Osteoporose zu verzeichnen.

Schlussfolgerung

Mit dem Flexnail können gute Resultate und eine ausgesprochen rasche Frakturheilung selbst bei hochgradig instabilen C-Frakturen und subkapitalen Frakturen mit Schaftbeteiligung erreicht werden. Bei Beachtung der operationstechnischen Besonderheiten ist das Verfahren komplikationsarm und sicher mit breitem klinischem Indikationsspekturum zu empfehlen.

Dr. med. Christof A. Müller/Universitätsklinikum Freiburg, Klinik für Traumatologie/ Hugstetterstr. 55/79106 Freiburg/Deutschland/Tel.: 0761-270 2764/Fax: 0761-270 2520/ E-Mail: cmueller@CH11.ukl.uni-freiburg.de

Langzeitergebnisse von frischen Humeruschaftfrakturen behandelt mit einem geraden, aufgebohrten Kompressionsnagel

J. Verbruggen (Maastricht), S. Adriaens, M. Goessens, J. Stapert

Fragestellung

Auswertung der funktionelle Langzeitergebnisse frischer Humerusschaftfrakturen behandelt mit einem geraden, aufgebohrten Kompressionsnagel.

Methoden

In einer retrospektiven Studie von prospektiv gesammelten Daten zwischen 01-01-1992 und 31-12-2000 wurden 76 Humerusschaftfrakturen inkludiert. Der Follow-up war durchschnittlich 35 Monate (2–86). Sieben Patienten verschwanden aus dem Follow-up. Die Osteosynthese wurde in allen Fällen mit einen geraden Kompressionsnagel durchgeführt. Der Nagel hat am proximalen und distalen Ende einen Durchmesser von 9 mm, um Verriegelungbolzen von 4,6 mm verwenden zu können. Der mittlere Anteil ist 7,6 mm. Die Schulter- und Ellebogenfunktion wurde nach Neer bzw. Morrey gewertet.

Ergebnisse

Es betraf 43 Frauen und 33 Männer. Der mittlere Alter war 55 Jahre (15–87). In 8 Fällen betraf es polytraumatisierte Patienten, in einen Fall ein Crush-Trauma. In 51 Patienten wurde der Nagel orthograd eingeführt, in 25 retrograd. Die Kompressionschrauben wurden in 28 Fällen benützt. Die Klassifikation nach der AO war in 45 Fällen Typ A, in 20 Typ B und in 11 Typ C. In 24 Fällen war die Fraktur im proximalen Drittel, bei 42 im mittleren und bei 10 im distalen Drittel lokalisiert. 4 Frakturen waren Grad I und 3 waren Grad II offen nach Gustillo-Andersen. Es gab 4 Grad I- und 1 Grad III-Weichteilschaden nach Tscherne. Primäre Nervenläsionen gab es in 6 Patienten. In 2 Fälle betraf es einen Plexusschaden, in 4 einen primären N. radialis-Ausfall. In 6 Fällen entstand eine iatrogene Fraktur. Ein Patient brauchte ein Osteosynthese. Postoperative Komplikationen waren 4 Radialisparesen und 4 Infektionen. Ein Patient brauchte eine Re-operation, weil der Nagel im Humeruskopf nicht versenkt war. 69 Patienten konnten bis zur Ausheilung verfolgt werden. In 65 (94%) Patienten heilte die Fraktur aus nach durchschnittlich 20 Wochen. Von 4 Pseudarthrosen heilten 3 letztendlich aus nach einer Re-osteosynthese mit Spongiosaplastik. Eine Patientin wurde wegen ihres hohen Alters und schlechten Allgemeinzustandes nicht re-operiert. Die Heilungsrate war insgesamt 98,5%. 46 Patienten konnten bezüglich ihrer Schulter- und Ellebogenfunktion nachuntersucht werden Der Score nach Neer war im Durchschnitt 88 (45–100). In 32 Patienten war der Score ausgezeichnet, in 4 ausreichend, in 3 unzureichend und in 7 schlecht. Der Score nach Morrey war im Durchschnitt 97 (72–100), 34 Patienten erzielten ausgezeichnet, 9 gut, 3 mäßig. In der Patientengruppe mit orthograd eingeführten Nägel war der Neerscore 86 und der Morreyscore 96. In der Patientengruppe mit retrograder Einführung waren die Scores 91 bzw. 98.

Schlussfolgerung

Die Behandlung von Humerusschaftfrakturen mit einem geraden Kompressionsnagel hat gute Heilungsraten. Die funktionellen Ergebnisse sind ebenfalls gut, wobei auch nach längerer Zeit der negative Einfluss der orthograden Einführung auf die Schulterfunktion bestätigt wird.

Dr. med. Jan Verbruggen/Universitätskrankenhaus Maastricht/P.Debeyelaan 25 – Postfach 5800/Maastricht/Niederlande/Tel.: 0031-43-3875419/Fax: 0031-43-3875473/ E-Mail: j.verbruggen@surgery.azm.nl

Self locking expandable nailing system – klinische Erfahrungen

H. M. Rau (Aachen), P. Klever, D. Hollander, H.-J. Erli

Fragestellung

Seit 1999 steht mit dem expanierbaren intramedullären Nagel der Firma Disc-O-Tech ein neues Marknagelsystem zur Verfügung. Das System des „aufblasbaren Metallnagels" gestattet eine schnelle und minimal invasive Implantation in gefaltetem Zustand wie bei ungebohrten Nägeln. Nach Entfaltung passt sich der Nagel der Kontur des Markraums optimal an und verkeilt sich rotationsstabil. Durch die entfallende Verriegelung verkürzt sich die Operationszeit deutlich.

Methoden

Bei 15 Patienten mit Humersschaftfraktur führten wir eine Osteosynthese mittels eines expandierbaren intramedullären Nagelsystems durch. Dieser aus Edelstahl bestehende Nagel wird in gefaltetem Zustand implantiert. Das Querschnittprofil des Kraftträgers ist im gefalteten Zustand kleeblattartig. Nach erfolgter geschlossener Reposition erfolgt über einen definierten Druck die Entfaltung des Nagels. In 8 Fällen handelte es sich um eine traumatische Humerusfraktur, sieben mal lag eine pathologische Fraktur vor. In 10 Fällen erfolgte die retrograde Implantation, in 5 Fällen die anterograde.

Ergebnisse

In allen 15 Fällen konnte das geplante Osteosyntheseverfahren durchgeführt werden. Intraoperative Komplikationen traten nicht auf, in allen Fällen gelang eine anatomisch-gerechte Reposition und Fixierung der Schaftfrakturen. Die gewählte Versorgungsart gestattete ebenso wie bei anderen Verfahren eine frühfunktionelle Übungsbehandlung. Postoperative Komplikationen (Blutung, Infekt, Hämatom) traten in keinem der Fälle auf. Bei einer Nachbeobachtungszeit von 1–12 Monaten zeigten sich im Heilungsverlauf keine Unterschiede zu den bisher etablierten intramedullären Osteosyntheseverfahren. In einem Fall kam es zu einer fehlenden knöchernen Durchbauung. Es handelte sich hierbei um eine Patientin mit pathologischer Humerusschaftfraktur bei Plasmozytom. Trotz unvollständiger radiologischer Durchbauung war die Patientin bei voller Funktionalität schmerzfrei.

Schlussfolgerung

Mit diesem expandierbaren intramedullären Nagel steht ein System zur Verfügung, welches mehrere Vorteile in sich vereint. Der geringe Querschnittsdurchmesser bei Implantation des Nagels erlaubt eine minimal invasive OP-Technik. Durch die Entfaltung des Nagels wird eine optimale Anpassung an den Markraum erreicht, die eine in allen Ebenen übungsstabile Versorgung ermöglicht. Die nicht mehr erforderliche Verriegelung führt zu einer weiteren Verkürzung der OP-Zeit.

Dr. med. Heinz Matthias Rau/Unfallchirurgie, Universitätsklinikum der RWTH Aachen/ Pauwelstr. 30/52074 Aachen/Deutschland/Tel.: 0241/8089350/Fax: 0241/8082415/ E-Mail: mrau@ukaachen.de

Humerusfrakturen – retrograde intramedulläre Stabilisierung mit Russel-Taylor-Nagel

M. Uhl (Darmstadt), V. Mörsig, R. Brutscher

Fragestellung

- Feststellung systemimmanenter und operationstechnischer Fehler bei retrograder Nagelung von Humerusfrakturen
- Bessere Langzeitergebnisse infolge sofortiger postoperativer aktiver Beübung

Methoden

Im Rahmen einer prospektiven Studie wurden in einem Zeitraum von 5 Jahren nach intramedullärer Stabilisierung einer Humerusfraktur mit Russel-Taylor-Nagel 70 (n=70) Patienten untersucht. Die Nachuntersuchungen erfolgten 6 bis 12 Wochen sowie 12 Monate postoperativ.

Ergebnisse

Altersdurchschnitt 54,2 Jahre, männlich 39 : weiblich 31 Patienten. Fraktureinteilung nach AO: 25 A, 21 B, 7 C und 17 pathologische Frakturen. Postoperativ erfolgte eine kurzfristige Ruhigstellung im Gilchristverband. Ab dem 2.–4. postoperativem Tag wurde mit aktiver und passiver Krankengymnastik begonnen.

Untersuchungsergebnisse nach 6–12 Wochen: 18,9% (n=13) freie Beweglichkeit der Schulter, 9,4% (n=7) geringes Defizit im Seitenvergleich, 50,9% (n=35) Bewegungsausmaß zwischen 90 und 160 Grad bezüglich Anteversion und Abduktion. 20,8% (n=15) erreichten zu diesem Zeitpunkt eine Beweglichkeit unter 90 Grad für Abduktion und Anteversion . Untersuchungsergebnisse nach 12 Monaten: Bewertung Punktescore nach Kwasny 70,6% (n=50) sehr gute, 21,6% (n=16) gute Ergebnisse. Lediglich 3,9% (n=2) der Patienten zeigten ein mäßiges, weitere 3,9% (n=2) ein schlechtes Resultat. Intraoperative Komplikationen: 5,8% (n=4) distale iatrogene Frakturen die eine zusätzliche Plattenosteosynthese zur Stabilisierung erforderten. 8,6% (n=6) distale Fissuren ohne therapeutische Konsequenz. Postoperative Komplikationen: 1,4% (n=1)

Frakturdehiszenz mit Rotationsfehler der eine Korrektur des Nagels mit zusätzlicher Cerclage notwendig machte. 9,8% (n=7) Spannungsblasen im Wund- u. Frakturbereich, bei einem Patienten entwickelte sich daraus eine operationspflichtige Bursitis olecrani, die restlichen Wundheilungsstörungen heilten komplikationslos ab. Postoperative (sekundäre) Radialisparese bei 7,1% die alle innerhalb von 6 Monaten komplett reversibel waren.

Schlussfolgerung

Die retrograde intramedulläre Stabilisierung von Humerusfrakturen mit Russel-Taylor-Nagel ergibt bei frühfunktioneller krankengymnastischer Übungsbehandlung überwiegend sehr gute und gute langfristige Ergebnisse bei nur geringer Komplikationsrate.

Dr. med. Michael Uhl/Klinikum Darmstadt, Klinik für Unfall- und Wiederherstellungschirurgie/Grafenstraße 9/64276 Darmstadt/Deutschland/Tel.: 06151/1076101/
E-Mail: 061511070-0038@t-online.de

Die Kompressionsmarknagelung der Oberarmschaftpseudarthrose

T. Mückley (Murnau), N. Baas, M. Goebel, R. Beickert, V. Bühren

Fragestellung

Ist die Kompressionsmarknagelung der Oberarmschaftpseudarthrose eine Alternative zur Plattenosteosynthese?

Methoden

Mit Konsolidierungsraten von 94–100% ist die Plattenosteosynthese der „golden standard" in der Behandlung von Oberarmschaftpseudarthrosen. Die Nachteile des Verfahrens sind die ausgedehnten Weichteilinzisionen, mögliche Nervenverletzungen und die postoperative Infektionsrate. In Anlehnung an das Küntschersche Prinzip der Pseudarthrosenaufbohrung und Ruhigstellung mit Markraumverklemmung haben wir Oberarmpseudarthrosen mit Aufbohren der Markhöhle und Kompressionsnagelung behandelt. Bei Typ B-Pseudarthrosen (Einteilung nach Weber und Czech) erfolgte eine zusätzliche Spongiosaplastik. Die Patienten wurden prospektiv erfasst und die erhobenen Daten ausgewertet.

Ergebnisse

Von Juni 1993 bis Juni 2001 wurden 40 Marknagelungen bei Oberarmschaftpseudarthrosen in unserer Klinik vorgenommen. Neben 7 konservativen Vorbehandlungen
waren bei 33 Patienten vorangegangene operative Stabilisierungen erfolgt: 7 Plattenosteosynthesen und 26 intramedulläre Osteosynthesen. Alle 29 Typ A-Pseudarthrosen
wurden lediglich aufgebohrt und mit Kompressionsmarknagel versorgt. Die 11 Typ B-
Pseudarthrosen erhielten zusätzlich eine Spongiosaplastik. An Komplikationen ver-
zeichneten wir 4 Zusatzfrakturen am Nageleintritt bei retrograder Marknagelung, 2
postoperative Radialisparesen und eine tiefe Infektion. In 6 Fällen waren Nachopera-
tionen wegen Konsolidierungsverzögerung (ausbleibende knöcherne Heilung innerhalb von 6 Monaten) mit Nagelwechsel und Spongiosaplastik notwendig. Die Analyse
dieser 6 Fälle ergab, dass in allen Fällen bei Typ A3-Pseudarthrosen auf eine Spongiosaplastik bei der Erstoperation verzichtet wurde und es in der Folge zur Auslockerung der Verriegelungsbolzen kam. Bei drei dieser Fälle war das gewählte Nagel-
implantat zu dünn.

Schlussfolgerung

Die Kompressionsmarknagelosteosynthese von Oberarmschaftpseudarthrosen muß
differenziert angewendet werden. Die alleinige Markraumaufbohren und Kompressionsmarknagelung macht nur bei hypertrophen Pseudarthrosen Sinn. Alle oligo-, hy-
po- und atrophen Pseudarthrosen erfordern eine zusätzliche Spongiosaplastik. Die
Plattenosteosynthese der Humerusschaftpseudarthrose bleibt noch der „golden standard".

Dr. med. Thomas Mückley/BG-Unfallklinik Murnau/Prof.-Küntscher-Str. 8/82418 Murnau/
Deutschland/Tel.: 08841/480/E-Mail: T.Mueckley@gmx.de

Humeral shaft fractures treated with intramedullary nailing

P. Dimakopoulos (Rio-Patras), M. Papas, A. Panagopoulos, E. Lambiris

Aim

To evaluate union time and functional recovery of the shoulder joint in humeral shaft
fractures treated with intramedullary nail.

Methods

During the period 1990–2003 43 patients with humeral shaft fractures were treated
with intramedullary nail. 38 patients were available to the final follow-up. Twenty-one
males and 17 females with a mean age 48 years (17–82) had an average follow-up 21

months (9 months–8 years). The indications for intramedullary nailing were loss of closed reduction (24 patients), pathological fractures (5 patients), non-union following external fixation (2 patients) and delay of union (7 patients). In all the cases the nail was inserted through a proximal entry point via a transdeltoid incision. In 25 patients the entry point was below the greater tuberosity to avoid rotator cuff injury and in 18 patients the entry point was intraarticular. In all but one the nail was locked proximally and in one patient the nail was locked distally. In 22 patients closed reduction was achieved and in 21 the fracture site was opened. In all the patients passive motion to the shoulder and elbow was started from the second day and active assisted exercises from the second week postoperatively. Union progress was assessed by radiographs taken at 2, 4, 8 and 16 weeks intervals and shoulder function was evaluated by the Constant-Murley scoring system.

Results

In all the fractures union was achieved between the 8th and 35th week postoperatively. Patients with the extraarticular application of the nail had full passive shoulder motion between the 2th and the 4th postoperative week whereas patients with intraarticular nail application had delayed passive shoulder motion with final limitation. Seven patients had painful shoulder motion 3 months postoperatively. There were 4 patients with transient radial nerve palsy, with full recovery and one patient had the nail migrated proximally, required revision. In none of the patients nail removal was necessary.

Conclusions

Intramedullary nailing in humeral shaft fractures seems to be a reliable method of treatment regarding fracture union and functional recovery of the shoulder joint. Advantages are short operative time, minor blood loss, small incision with minimal soft tissue detachment and early mobilization of the shoulder, especially in the patients with extraarticular nail application without rotator cuff injury.

Dr. med. Michalis Papas/Orthopaedic Department of Patras University Hospital/
Papanikolaou 1/26500 Rio – Patras/Griechenland/Tel.: 0030 610 999555/Fax: 0030 610 994579/
E-Mail: paprod@hotmail.com

Die operative Behandlung der frischen distalen Bizepssehnenruptur durch anatomische Reinsertion mittels Fadenankern über einen weichteilschonenden anterioren Zugang – Nachuntersuchung von 24 Patienten

S. Ensslin (Stuttgart), G. Bauer

Fragestellung

Bei der distalen Bizepssehnenruptur ist die operative Refixation die Therapie der Wahl. Es werden verschiedene Techniken zur Refixation beschrieben, z.B. Aufnaht auf die tiefere Muskelplatte, Durchflechtungsnaht, Ausziehnaht, Umschlingunsoperation oder anatomische Refixation über einen zweiten dorsalen Zugang. Wir beschreiben die anatomische Refixation der distalen Bizepssehne an der Tuberositas radii mittels Fadenankern durch einen weichteilschonenden anterioren Zugang.

Methoden

Von 10/97 bis 03/02 wurden 24 Patienten mit dieser Technik behandelt. Die Patienten wurden prospektiv erfaßt und nachuntersucht. Bislang liegen bei 22 Patienten mindestens 3-Monatsergebnisse vor. Bei allen Patienten wurde eine frühfunktionelle Nachbehandlung mit schmerzlimitierter, aktiv assistiver Mobilisation aus einer dorsalen Oberarmgipsschiene heraus für 6 postoperative Wochen durchgeführt.

Ergebnisse

Sämtliche Patienten waren Männer in einem durchschnittlichen Alter von 48 Jahren (32–64 Jahre). Die Ursache war immer eine exzentrische Maximalbelastung des flektierten Ellenbogens. Die Operation wurde im Mittel 8 Tage (2–14 Tage) nach dem Unfall durchgeführt. Im Durchschnitt wurden pro Patient 2–3 Fadenanker verwendet. Der mittlere Nachbeobachtungszeitraum betrug 17 Monate (3–41 Monate). In keinem Fall kam es zu einer Wundheilungsstörung. In allen Fällen konnte nach 3 Monaten ein nahezu freies Bewegungsausmaß mit freier Kraftentfaltung im Seitenvergleich festgestellt werden. Alle Patienten konnten nach dieser Zeit ihre Aktivitäten wieder ungehindert wie vor dem Unfall fortführen. Eine heterotope Knochenbildung konnte in 2 Fällen (8,3%) beobachtet werden, allerdings ohne nennenswerte funktionelle Einschränkungen. In 1 Fall (4,2%) trat nach 6 Wochen eine Reruptur auf, die erneut operativ versorgt wurde und zu einem guten funktionellen Ergebnis führte. 2 Patienten (8,3%) beschrieben eine passagere Hyposensibilität am radialseitigen Unterarm.

Schlussfolgerung

Bei der operativen Behandlung der distalen Bizepssehnenruptur stellt die anatomische Reinsertion mittels Fadenankern über einen anterioren, weichteilschonenden

Zugang ein elegantes Verfahren mit gutem funktionellen Ergebnis dar. Der N. cutaneus antebrachii lateralis und der N. radialis müssen geschont und sollten dazu intraoperativ dargestellt werden. Eine Verletzung der Membrana interossea ist streng zu vermeiden.

Dr. med. Stefan Ensslin/Sportklinik Stuttgart/Taubenheimstr. 8/70372 Stuttgart/Deutschland/ Tel.: 0711 5535-0/Fax: 0711 5535-188/E-Mail: stefanensslin@t-online.de

Die distale intraartikuläre Oberarmfraktur

K. Weise (Tübingen)

Die proximale Radius/Ulnafraktur

C. Josten (Leipzig)

Kombiniertes Vorgehen bei komplexen intraartikulären Ellenbogenfrakturen

K. Mader (Köln), T. Gausepohl, A. P. Wulke, D. Pennig

Fragestellung

Komplexe intraartikuläre Ellenbogenfrakturen mit Luxationsfrakturen stellen hohe Ansprüche an die operative Behandlung.(1) Die Kombination von minimal-invasiver Osteosynthese und humero-ulnarem Bewegungsfixateur wurde prospektiv untersucht.

Methoden

Von 1996–2000 wurden 24 Patienten (12 Frauen, 12 Männer) mit einem mittleren Lebensalter von 45,7 Jahren in die Studie eingeschlossen. Alle Luxationsfrakturen waren geschlossen, bei 7 Patienten lag ein drittgradiger Weichteilschaden vor, bei drei Patienten eine primäre Schädigung des N. radialis. An knöchernen Verletzungen wurden 12 Radiuskopffrakturen, 7 Olekranonfrakturen, 6 Frakturen der ulnaren und oder radialen Kondylen und 5 percondyläre distale Humerusfrakturen operativ versorgt. Kriterium für die Anlage des Bewegungsfixateur war eine Reluxationstendenz beziehungsweise ligamentäre Instabilität nach Durchführung der Osteosynthese. Der humero-ulnare Bewegungsfixateur wurde nach Osteosynthese der Gelenkdrehachse angebracht. Die Pro- und Supination wurden unmittelbar postoperativ, Beugung und Streckung nach Abschwellen der Weichteile im Mittel vier Tage postoperativ aktiv und passiv freigegeben. Alle Fixateure verblieben zwischen 5 und 6 Wochen. Die Nachuntersuchung erfolgte mindestens 12 Monate nach Fixateurabnahme (im Mittel 36 Monate). Zur Evaluation der Ergebnisse wurde der Chi-Square-Test mit einem Signifikanz-Niveau definiert als $p \leq 0.05$ benutzt.

Ergebnisse

Alle Patienten erzielten mindestens ein funktionelles Bewegungsausmaß im Bereich des von Morrey geforderten „functional arc" (2) von 100° (Mittelwert 120°, von 100 bis 130°). Alle Ellenbogen waren klinisch stabil. Der Mayo Performance Index betrug im Mittel 95 Punkte (85 bis 100). Die radiologische Evaluation zeigte in allen bis auf einen Fall eine normale Gelenkspaltweite, keine degenerativen Veränderungen und geringe heterotope Ossifikationen.(3) Die Patientenzufriedenheit betrug im Mittel 9.3 (nichtvisuelle Skala von 0 bis 10) und korrelierte hochsignifikant mit der Ellenbogenstabilität (p=0.01). Komplikationen wie Pin-Lockerungen, Redislokationen oder Nervenverletzungen traten nicht auf.

Schlussfolgerung

Das Konzept der Kombination von Ostesynthese und humero-ulnarem Bewegungsfixateur scheint für die Behandlung komplexer Ellenbogenluxationsfrakturen geeignet zu sein. Im Vergleich zu Ergebnissen der aktuellen Literatur konnten Stabilität, Bewegungsausmaß und Erhaltung der Gelenkmorphologie mit diesem Vorgehen verbessert werden. (1,4)

(1) Lill et al. Fracture dislocations of the elbow joint- strategy for treatment and results. Arch Orthop Trauma Surg 2001; 121: 31–37.
(2) Morrey BF et al. A biomechanical study of normal functional elbow motion. J Bone Joint Surg [Am] 1981; 63-A: 872–7.
(3) Bernstein AD et al. Elbow joint biomechanics: Basic science and clinical applications. Orthopedics 2000; 23: 1293–1301
(4) Lee DH. Treatment options for complex elbow fracture dislocations. Injury 2001. 32: 31–69.

Dr. med. Konrad Mader/Abteilung für Unfallchirurgie, Hand- und Wiederherstellungschirurgie, St. Vinzenz-Hospital, Köln/Merheimerstr. 221–223/50733 Köln/Deutschland/ Tel.: 02117712367/Fax: 02217712284/E-Mail: k.mader@ndh.net

Ellenbogenluxationen und Ellenbogenluxationsfrakturen – Behandlungskonzepte und Ergebnisse

A. Janssen (Hamburg), W. Linhart, L. Großterlinden, J. M. Rueger

Fragestellung

Darstellung eines differenzierten Therapiekonzeptes bei Ellenbogenluxationen und -luxationsfrakturen mit Ergebnissen, Prognose und Komplikationen.

Methoden

Von an unserer Klinik seit 1/1996 behandelten Patienten mit Ellenbogenluxationen und -luxationsfrakturen wurden bis 2/2002 insgesamt 42 Patienten durchschnittlich nach 19 Monaten retrospektiv untersucht. Die Behandlung erfolgte nach einem standardisierten Algorithmus, in dem diagnostisch zunächst einfache Luxationen mit nach Reposition stabilen Gelenkverhältnissen von komplizierten Luxationen mit nach Reposition instabilen Gelenkverhältnissen mit oder ohne knöcherner Begleitverletzung unterschieden werden. Alle Patienten erhielten zur Ossifikationsprophylaxe ab dem Unfalltag Indometacin. Einfache Luxationen (n=10) wurden nach Reposition maximal 14 Tage in der Gipsschiene bzw der Ellenbogenorthese retiniert, bevor mit der frühfunktionellen Behandlung begonnen wurde. Bei den komplizierten Luxationen bestand bei 5 Patienten nach Reposition eine Instabilität ohne knöcherne Begleitverletzung, so daß hier die Rekonstruktion der verletzten Bandstrukturen mittels primärer Bandnaht bzw Reinsertion mit Fadenankern erfolgte. Bei vorliegenden knöchernen Begleitverletzungen (n=27) erfolgte zunächst die osteosynthetische Versorgung und bei fortbestehender Instabilität die Bandrekonstruktion. Die komplizierten Luxationen wurden maximal 21 Tage extern retiniert und dann frühfunktionell behandelt. Verletzungstypische Frühkomplikationen fanden sich bei 9 Patienten (8 temporäre Paresen, 1 Zerreißung der Art. brachialis). Die funktionellen Ergebnisse wurden nach dem DASH-Score und dem Morrey-Score ermittelt.

Ergebnisse

Alle nachuntersuchten Gelenke heilten stabil aus. Bei 5 Patienten mit komplizierten Luxationen war im Verlauf die operative Arthrolyse notwendig, davon bei 2 Patienten auch die Ausräumung periartikulärer Ossifikationen. Nach dem DASH-Score ermittelten wir für die einfachen Luxationen im Mittel 7,3 Punkte und für die komplizierten Luxationen 21,7 Punkte. Der Morrey-Score ergab bei den einfachen Luxationen (komplizierten Luxationen) 6 (7) ausgezeichnete, 3 (14) gute, 1 (8) mäßige und 0 (3) schlechte Ergebnisse.

Schlussfolgerung

Die einfache Reposition und Retention einfacher Ellenbogenluxationen mit frühfunktioneller Weiterbehandlung hat sich als Behandlungskonzept bewährt und führt regelhaft zu ausgezeichneten und guten funktionellen Ergebnissen. Aktuelle Studien, die ein sofortiges Bewegungsprotokoll nach einfacher Ellenbogenluxation ohne externe Retention verfolgten führen zu einer weiteren Verbesserung der funktionellen Ergebnisse (ROSS 1999) und sollten in ein standardisiertes Behandlungskonzept integriert werden. Auch die konsequente operative Therapie der komplizierten Ellenbogenluxationen, welche differenziert die Komplexität der Verletzung aufgreift, führt bei 2/3 der Patienten zu guten bis ausgezeichneten funktionellen Ergebnissen und hat sich dementsprechend als Behandlungsstrategie bewährt.

Arne Janssen/Unfall- und Wiederherstellungschirurgie, Universitätsklinikum Hamburg-Eppendorf/Martinistr. 52/20246 Hamburg/Deutschland/Tel.: 040-428033407/Fax: 040-428032495/ E-Mail: linhart@uke.uni-hamburg.de

Ellenbogenluxationsfrakturen mit Beteiligung des Processus coronoideus

T. Frangen (Bochum), S. Arens, G. Muhr, T. Kälicke

Fragestellung

Ellenbogenluxationen gehen in 30–50% mit knöchernen Begleitverletzungen einher. Entscheidend für die Stabilität des Ellenbogengelenkes ist hierbei der Processus coronoideus. Dessen Fraktur, insbesondere in Kombination mit einer Radiusköpfchenfraktur, führt oftmals zu unbefriedigenden Ausheilungsergebnissen infolge chronischer Instabilität und Bewegungseinschränkung. Fragestellung dieser Nachuntersuchung war, welches Behandlungsergebnis nach operativer Stabilisation des Processus coronoideus erwartet werden kann?

Methoden

In einer retrospektiven Studie wurden 39 Patienten, die im Zeitraum von 1993–2000 in unserer Klinik aufgrund einer Ellenbogenluxationsfraktur mit Beteiligung des Processus coronoideus operativ versorgt wurden, klinisch und radiologisch nach durchschnittlich 2,7 Jahren nachuntersucht. Es erfolgte eine Einteilung der Processus coronoideus Frakturen in Typ I (Verletzung mit Spitzenabriß), Typ II (Fragmentgröße <50%) und Typ III (Fragmentgröße >50%). Die Beurteilung der Behandlungsergebnisse erfolgte nach den Kriterien des Scores von Morrey.

Ergebnisse

Bei 8 Patienten lag eine Ellenbogenluxation mit isolierter Fraktur des Processus coronoideus vor, bei 17 Patienten frakturierte darüberhinaus das Radiusköpfchen bzw. bei 4 Patienten das Olecranon. 10 Patienten erlitten eine Ellenbogenluxationsfraktur mit Fraktur des Processus coronoideus, des Radiusköpfchens und des Olecranons. Die operative Versorgung erfolgte in allen Fällen am Unfalltag. Der Processus coronoideus wurde entweder durch transossäre Naht oder durch Zugschraubenosteosynthese stabilisiert. Bei 6 Patienten erfolgte nach Reluxation ein Processus coronoideus-Aufbau mit corticospongiösem Span und Schraubenfixation. Als führende postoperative funktionelle Einschränkung fand sich bei 20 Patienten ein Extensionsdefizit von über 20°. Ein Flexionsdefizit von über 20° lag hingegen nur bei 8 Patienten vor. Hierbei korrelierten die Komplexizität und das Ausmaß der die Ellenbogenluxation mit Processus coronoideus-Fraktur begleitenden Verletzungen mit dem funktionellen Bewegungsdefizit. Der Typ der Processus coronoideus-Fraktur spielte hierbei eine untergeordnete Rolle. Bei 7 Patienten führten heterotope Ossifikationen zu Arthrolysen aufgrund zunehmender Bewegungs- bzw. Funktionseinschränkung. Nach den Kriterien des Scores von Morrey erreichten 3 Patienten ein exzellentes, 19 Patienten ein gutes sowie 14 Patienten ein mäßiges Behandlungsergebnis. In 3 Fällen wurde ein schlechtes Ergebnis erzielt.

Schlussfolgerung

Das Endergebnis nach operativer Versorgung von Ellenbogenluxationsfrakturen mit Beteiligung des Processus coronoideus wird maßgeblich vom Ausmaß der knöchernen Begleitverletzungen am Radiusköpfchen und am Olecranon bestimmt. Voraussetzung zur Wiedererlangung einer funktionell akzeptablen, stabilen Gelenkfunktion ist die Refixation oder Rekonstruktion des Processus coronoideus sowie die frühfunktionelle Gelenkmobilisierung.

Dr. med. Thomas Frangen/BG Kliniken Bergmannsheil, Chirurgische Klinik und Poliklinik, Universitätsklinik/Bürkle de la Camp Platz 1/44789 Bochum/Deutschland/Tel.: 0234 3020/ E-Mail: thomasmfrangen@web.de

Operative Therapie der dislozierten Condylus-Radialis-Fraktur im Wachstumsalter

M. E. Pirker (Graz), A. Haberlik, A. M. Weinberg

Fragestellung

Die dislozierte Condylus radialis Fraktur im Kindesalter stellt eine Indikation zur operativen Versorgung dar. Als Komplikationen wird zum einen der Cubitus varus als posttraumatische Stimulation bzw. der Cubitus valgus als Konsolidationsverzögerung beschrieben. Letztere bedingt, dass einige Autoren die Schraubenosteosynthese bevorzugen. Weitere Komplikationen sind die Fischschwanzdeformität und Bewegungseinschränkungen. Ziel dieser Studie war die Überprüfung der postoperativen Komplikationen sowie die der Langzeitfolgen nach operativ versorgter Condylus radialis Fraktur mittels Spickdrahtosteosynthese.

Methoden

Zwischen 1990 und 1999 wurden 126 Kinder im Alter von 3 bis 15 Jahren wegen einer Fraktur des Condylus radialis humeri vorstellig. Davon hatten 66 Patienten eine dislozierte Fraktur, die operativ behandet werden musste. Die Daten dieser Patienten wurden retrospektiv analysiert und alle Patienten mindestens 2 Jahre nach Trauma zu einer Nachuntersuchung eingeladen um Bewegungseinschränkungen, Achsenfehlstellungen und radiologische Veränderungen an den Wachstumsfugen zu untersuchen. 8 Patienten mussten mangels ausreichender Dokumentation aus der Studie ausgeschlossen werden.

Ergebnisse

Alle 85 untersuchten Frakturen wurden offen reponiert und anschließend in 54 Fällen (93,1%) mittels Bohrdrahtosteosynthese und in 3 Fällen (5,2%) mittels einer Schraube und einem K-Draht in ihrer Stellung fixiert. 1 Patient (1,7%) wurde alternativ versorgt. Postoperativ wurden die Frakturen für 3 Wochen im Oberarmgips ruhiggestellt. Die Metallentfernung erfolgte median nach 32 Tagen (19 bis 83). Komplikationen traten lediglich in 3 Fällen auf: eine oberflächliche Wundinfektion, eine aseptische Nekrose des radialen Condylus, welcher sich jedoch radiologisch wieder vollständig erholte und eine Hautperforation durch die Bohrdrähte nach drei Wochen. 30 Patienten (52%) kamen zur Nachuntersuchung nach median 5 Jahren. Eine Vermessung der Ellbogenachse ergab in 3 Fällen (10%) eine Varisierung (6,7 und 13 Grad) und in 2 Fällen (6,6%) eine Valgisierung (6 und 8 Grad) der Achse im Vergleich zur Gegenseite. Bewegungseinschränkungen von über/gleich 10 Grad in Extension oder Flexion konnten (ebenfalls im Vergleich zur Gegenseite) in je 2 Fällen (6,5%) beobachtet werden. (Flexion zweimal 10°, Extension einmal 10° und einmal 14°). In einem Fall trat eine Supinationseinschränkung von 10 Grad auf. Die bekannte Fishtail- Deformität konnte bei keinem Patienten diagnostiziert werden.

Schlussfolgerung

Die niedrige Inzidenz von Frühkomplikationen, Langzeit- Bewegungseinschränkungen und die geringe Zahl von Wachstumsstörungen zeigen, dass die Kirschnerdrahtosteosynthse eine effiziente Osteosynthese auch bei der Versorgung der dislozierten Condylus radialis Frakturen ist.

Dr. med. Martina Eva Pirker/Universitätsklinik für Kinderchirurgie Graz/Auenbruggerplatz 34/ Graz/Österreich/Tel.: +43/316/385-3762/E-Mail: pirkerm@yahoo.de

Die Condylus Radialis-Fraktur – eine Problemfraktur im Kindesalter?

D. Mann (Marburg), M. G. Baacke, L. Gotzen, M. Schnabel

Fragestellung

Die Condylus Radialis-Fraktur ist die zweithäufigste Ellenbogenverletzung im Kindes- und Jugendalter. Sie wird in der Literatur als Problemfraktur dargestellt, deren korrekte Behandlung an die Kenntnis der eingenständigen Problematik und der speziellen Komplikationsmöglichkeiten dieser Fraktur gebunden ist. Ziel dieser Studie ist es herauszustellen, ob mit einem standardisierten Behandlungskonzept die Komplikationen dieser Verletzung, wie Fehlwachstum und konsekutive Fehlstellung zu minimieren sind.

Methoden

Im Zeitraum vom Januar 1997-Dezember 2001 wurde 21 Patienten (14 männlich, 7 weiblich), mit einem Durchschnittsalter von 7 Jahren (2–14 Jahre) diagnostiziert und behandelt. 12 dieser 21 Frakturen waren in der konventionellen Röntgendiagnostik primär nicht disloziert, 9 wiesen eine Dislokation auf. Die primär dislozierten Frakturen (n=9) wurden offen über einen radialen Zugang reponiert und nachfolgend mittels Kirschnerdrahtosteosynthese stabilisiert. Bei den primär nicht dislozierten Frakturen wurde eine MRT-Diagnostik zur Differenzierung einer inkompletten-, oder kompletten Condylus Radialis Fraktur vorgenommen. Achtmal zeigte sich hier eine inkomplette- und viermal eine komplette Condylus Radialis Fraktur. Die inkompletten Frakturen (n=8) wurden konservativ mittels Ruhigstellung im Oberarmcast mit einer Dauer von bis zu 4 Wochen behandelt. Die primär nicht dislozierten kompletten Frakturen (n=4) wurden operativ versorgt. Es wurde zweimal eine perkutane Osteosynthese mit kanülierter Schraube und zweimal eine perkutane Kirschnerdrahtosteosynthese durchgeführt. Auch bei den operativ stabilisierten Frakturen erfolgte altersabhängig eine Ruhigstellung im Oberarmcast bis zu 4 Wochen. Die Materialentfernung bei den operativ behandelten Frakturen wurde in der 5. postoperativen Woche in Vollnarkose durchgeführt.

Ergebnisse

Im Nachuntersuchungszeitraum von 3 Monaten bis 5 Jahren konnten alle 21 Patienten nachuntersucht werden. Bei allen Kindern war die vorgenommene primär definitive Therapie erfolgreich. Ein Verfahrenswechsel war in keinem Fall notwendig. Klinisch zeigten sich keine relevanten Bewegungseinschränkungen und keine Achsenabweichungen. In der konventionellen Röntgendiagnostik waren die Fraktur in allen Fällen (n=21) in achsengerechter Stellung konsolidiert ohne Zeichen einer Epiphysiodese.

Schlussfolgerung

Mit dem standardisierten Behandlungskonzept, dislozierte Condylus Radialis Frakturen offen im Kindes- und Jugendalter zu reponieren und mit einer Osteosyntese zu retinieren, nicht dislozierte komplette Frakturen mit einer perkutanen Osteosynthese zu fixieren, wurden im behandelten Kollektiv gute Ergebnisse erzielt. Nicht dislozierte imkomplette Frakturen bleiben die Domäne der konservativen Therapie. Verfahrenswechel insbesondere bei den nicht dislozierten kompletten Frakturen, sowie Fehlwachstum und Bewegungseinschränkungen konnten dadurch vermieden werden.

Dr. med. Dieter Mann/Philipps Universität Klinik Marburg/Baldingerstr./35043 Marburg/ Deutschland/Tel.: 06421-2863691/E-Mail: diddimr@aol.com

Ergebnisse und Komplikationen bei Olekranonfraktur

R. U. Schneider (Mainz), M. Reuter, P. M. Rommens

Fragestellung

Welche Faktoren bestimmen das Outcome nach operativer Versorgung von Olekranonfrakturen?

Methoden

Retrospektive Untersuchung. Im Zeitraum von 1992 bis 1999 wurden 95 Patienten mit Olekranonfrakturen (47m, 48w) operativ versorgt. Das Seitenverhältnis betrug rechts zu links 34 zu 61, das Alter lag im Median bei 47,7 Jahren (15–89). Bis auf 21 Patienten lagen einfache Stürze als Ursache zu Grunde, 9 waren polytraumatisiert. 28 wiesen eine Verletzung am gleichen Arm auf, 12 davon eine Radiusköpfchenfraktur. In der Einteilung nach Mayo ergab sich folgende Verteilung: I (20), IIA (18), IIB (27), IIIA (10), IIIB (17). 77 Patienten erhielten eine einfache Zuggurtung (ZG), 10 eine ZG und Schraube, 3 eine ZG und Versorgung einer Radiusköpfchenfraktur und 5 ein Plattenosteosynthese. 60 Patienten konnten nachuntersucht werden.

Ergebnisse

In 14/95 Fällen wurde eine Revisionsoperation durchgeführt (Lockerung 4, Infekt 3, Pseudarthrose 3, sonstige 4), dreimal führten erhebliche Beschwerden zur vorzeitigen Metallentfernung. Bei den nachuntersuchten Patienten lag radiologisch 10 mal eine Stufenbildung, 19 mal eine Arthrose vor. Die Schmerzen vor/nach Metallentfernung waren in Ruhe (14 vs. 13%), bei Aktivität (39 vs 34%) und nicht vorhanden (37 vs. 53%). Die resultierende Bewegungseinschränkung wurde von der Schwere der Verletzung (Extensionsdefizit (Median): Mayo I/II/III 12°/13°/19°; Flexionsdefizit: Mayo I/II/III (2°/3°/12°)) und dem zusätzlichen Auftreten einer Radiusköpfchenfraktur bestimmt (Extensionsdefizit (Median) mit/ohne Radiusköpfchenfraktur 22/8°; Flexionsdefizit mit/ohne Radiusköpfchenfraktur 12/5°).

Schlussfolgerung

Das funktionelle Outcome der Olekranonfraktur wird von der Schwere der zugrundeliegenden Verletzung und der Begleitverletzung einer Radiusköpfchenfraktur bestimmt. Die subjektiven Beschwerden sind z.T. erheblich und werden von der subkutanen Lage des Implantats hervorgerufen. Die Revisionsrate liegt mit 14% bei dieser einfachen Fraktur hoch.

Rolf Ulrich Schneider/UNI-Klinik Mainz, Klinik und Poliklinik für Unfallchirurgie/
Langenbeckstr. 1/55131 Mainz/Deutschland/Tel.: 06131/177292/
E-Mail: reuter@unfall.klinik.uni-Mainz.de

Komplikationen der Olekranonosteotomie

M. Reuter (Mainz), R. U. Schneider, P. M. Rommens

Fragestellung

Welche Komplikationen treten nach Olekranonosteotomie auf? Wann, warum und wie oft führen sie zur Revision?

Methoden

Retrospektive Untersuchung. Von 1993–2000 wurden insgesamt 30 Patienten aufgrund einer distalen Oberarmfraktur einer Olekranonosteotomie unterzogen (AO-Klassifikation: B1 (1×), B3 (1×), C1 (9×), C2 (4×), C3 (15). Die Osteotomie erfolgte gerade (9×) oder v-förmig (21×). Die Refixation wurde mit einer Zuggurtung durchgeführt. Zur Nachuntersuchung erschienen 20 Patienten, 2 waren verstorben, 2 in moribundem Zustand, 4 konnten über das Melderegister nicht ermittelt werden, 2 erschienen nicht zu Untersuchung. Es erfolgte eine standardisierte klinische Untersuchung, Röntgenaufnahmen wurden in 2 Ebenen angefertigt.

Ergebnisse

Insgesamt mussten 14 Patienten nachoperiert werden, 8 wegen Lockerung der Zuggurtung, 2 wegen eines Infekts, 2 wegen Stufenbildung, 2 wegen Arthrosenbildung. In 3 Fällen erfolgte bei Lockerung der Zuggurtung keine Revision. Die aufgetretenen Komplikationen wiesen keinen Zusammenhang zur Wahl der Osteotomiestelle, der Anlage der Osteotomie (gerade 9; v-förmig 21) bzw. der Schwere der zugrundeliegenden Verletzung auf. In 7 Fällen war die Zuggurtung nicht entfernt worden, 15/20 Patienten klagten z.T. über erhebliche Schmerzen. In 4 Fällen war eine deutliche Arthrose nach Zuggurtung (Stufenbildung) erkennbar.

Schlussfolgerung

Die Olekranonosteotomie mit anschliessender Versorgung durch eine Zuggurtung ist immer noch die Methode der Wahl, aufgrund der beschriebenen Komplikationen ist die Indikation jedoch sehr streng zu stellen. Eine Änderung der Refixationsmethode sollte erwogen werden.

Dr. med. Martin Reuter/UNI-Klinik Mainz, Klinik und Poliklinik für Unfallchirurgie/
Langenbeckstr. 1/55131 Mainz/Deutschland/Tel.: 06131/177292/
E-Mail: reuter@unfall.klinik.uni-Mainz.de

Differenziertes Behandlungskonzept der Radiusköpfchenfraktur in Abhängigkeit vom Frakturtyp

L. Lindemann-Sperfeld (Halle), L. Jansch, I. Marintschev, W. Otto

Fragestellung

Hinsichtlich des Therapieregimes von Radiusköpfchenfrakturen, insbesondere bei dislozierten Bruchformen und Trümmerfrakturen, bestehen deutlich divergierende, teilweise kontroverse Therapieempfehlungen. In den letzten Jahren wurde insbesondere die Radiusköpfchenresektion einer kritischen Betrachtung unterzogen. Ziel der vorliegenden Studie sollte es sein, die Frage zu klären, ob bei den gegenwärtig verbesserten Möglichkeiten des endoprothetischen Ersatzes des Radiusköpfchens die Radiusköpfchenresektion eine weiterhin zu empfehlende Therapieoption darstellt.

Methoden

Einem Patientenkollektiv aus den Jahren 1984 bis 1993 wurde ein entsprechendes Vergleichskollektiv der Jahre 1996 bis 2001 gegenübergestellt und nach adäquaten Prinzipien nachuntersucht und ausgewertet. Berücksichtigt wurden dabei nur die stationär behandelten Patienten. Insgesamt wurden im genannten Zeitraum 133 Patienten mit Radiusköpfchenfraktur stationär behandelt, von denen 85 klinisch und radiologisch nachuntersucht wurden. Zur Bestimmung des Frakturtyps fand die Klassifikation nach Mason Anwendung. Nicht dislozierte Frakturen vom Typ I wurden konservativ behandelt. Dislozierte 2-Fragment-Frakturen vom Typ Mason II wurden in der Regel durch eine offene Reposition und Schraubenosteosynthese stabilisiert. Bei Mehrfragmentfrakturen vom Typ Mason III wurde in der überwiegenden Zahl der Fälle eine Radiusköpfchenresektion durchgeführt, nur bei ausgewählter Indikation erfolgte eine Radiusköpfchenprothesenimplantation. Zur Beurteilung der Ergebnisse wurden der Functional-rating-Index nach Broberg und Morrey sowie der radiologische Score nach Albrecht und Ganz verwendet.

Ergebnisse

Nach konservativer und operativ rekonstruktiver Behandlung resultierten im untersuchten Patientenkollektiv über 80% ausgezeichnete und gute Ergebnisse. Nach Radiusköpfchenresektion wurden immerhin noch in 54,6% der Fälle ausgezeichnete und gute, in 24,2% befriedigende und in 21,2% schlechte Ergebnisse erzielt, wobei in dieser Gruppe der Anteil prognosebeeinflussender, schwerer Begleitverletzungen besonders groß war, welche in insgesamt 41,2% der untersuchten Fälle nachweisbar waren. Davon entfielen allein 20,0% auf begleitende Ellenbogengelenksluxationen sowie ein Monteggia-Äquivalent in 10,6% der Fälle.

Schlussfolgerung

Zusammenfassend kann festgestellt werden, daß bei entsprechender Indikation und Technik die Radiusköpfchenresektion nach wie vor ein empfehlenswertes Behandlungsverfahren mit insgesamt guter Prognose darstellt. Das gilt insbesondere für die isolierten Speichenköpfchenbrüche mit etwa 70% ausgezeichneten und guten Ergebnissen. Beim Vorhandensein schwerer Begleitverletzungen mit hochgradiger Instabilität ist dagegen die Implantation einer Radiusköpfchenprothese zu favorisieren.

Dr. med. Lutz Lindemann-Sperfeld/Univ.-Klinik für Unfall- und Wiederherstellungschirurgie an den BG-Kliniken Bergmannstrost/Merseburger Str. 165/Halle/Deutschland/Tel.: 0345/ 1326324/Fax: 0345/1326326/E-Mail: Lutz.Lindemann-Sperfeld@bergmannstrost.com

B5 Verletzungen beim Sport und im Alter

Verletzungen beim Sport

P. Hertel (Berlin)

Gute Ergebnisse nach Fesselungsoperation bei traumatischer Luxation des ulnaren Handgelenkstreckers

B. Schmidt (Essen), G. Taeger, A. Pfadenhauer, K. Wilhelm, D. Nast-Kolb

Fragestellung

Die traumatische Luxation des ulnaren Handgelenkstreckers stellt eine selten diagnostizierte Verletzung dar. Ursächlich ist ein Hyperextensions-Pronationstrauma des Handgelenks (Tennis, Badminton, Squash, Golf). Trotz der klinischen Relevanz dieser Verletzung existieren nur wenig Daten bezüglich einer Therapieempfehlung. In einer Fall-Kontroll-Studie soll das Ergebnis nach operativer Behandlung bewertet und damit dieses Therapieverfahren validiert werden.

Methoden

Über acht Jahre wurden zweiundzwanzig Patienten mit traumatischer Luxation der extensor carpi ulnaris Sehne (ECU) nach sportlicher Aktivität eingeschlossen, Patienten mit chronischer Instabilität wurden bei dieser Untersuchung ausgeschlossen. Die Therapie der Luxation erfolgte operativ in einer standardisierten Technik. Dabei wurde die luxierte Sehne durch Rekonstruktion ihres osteofibrösen Kanals an der distalen Ulna refixiert. Die Nachbehandlung erfolgte durch dreiwöchige Immobilisation des Handgelenks. Im Abstand von mindestens einem Jahr nach Operation wurden die Patienten nachuntersucht. Neben der Beweglichkeits- und Kraftprüfung im Seitenvergleich wurde der Score nach STEWART für die Bewertung der Handgelenksfunktion modifiziert.

Ergebnisse

Von den zweiundzwanzig im genannten Zeitraum operierten Patienten (Alter: 33±11) konnten alle nach durchschnittlich 3 Jahren nachuntersucht werden. Bei allen Patienten war die führende Hand betroffen. 21 Patienten zeigten sehr gute und gute Resultate sowohl in Bezug auf das Gesamtergebnis als auch auf die einzelnen Komponenten wie Schmerz, Beweglichkeit, Kraftentfaltung und subjektive Zufriedenheit. In einem Fall war das Gesamtergebnis nach dem STEWART-Score nur befriedigend, wobei keine funktionell messbaren Einschränkungen für Beweglichkeit und Kraftentfaltung im Vergleich zur gesunden Hand vorlagen. Bis auf zwei Patienten konnten alle wieder die ursprüngliche Sportart ausüben.

Schlussfolgerung

Die operative Fesselung der luxierten ECU-Sehne durch Rekonstruktion des osteofibrösen Kanals führt bei 95% der behandelten Patienten zu sehr guten und guten Ergebnissen. Daher kann die operative Behandlung der traumatischen ECU-Luxation als geeignetes Therapieverfahren empfohlen werden.

Boris Schmidt/Klinik für Unfallchirurgie, Universitätsklinikum Essen/Hufelandstraße 55/ 45122 Essen/Deutschland/Tel.: 0201-723 1304/E-Mail: georg.taeger@uni-essen.de

10-Jahres-Resultate Knochenmark-stimulierender Therapie der Osteochondrosis dissecans tali

S. Hankemeier (Hannover), E. J. Müller, C. Krettek, G. Muhr

Fragestellung

Distorsions- und Supinationstraumata treten häufig bei sportlichen Aktivitäten auf und sind in bis zu 92% Ursache der Osteochondrosis dissecans tali (ODT) dar. Zur operativen Behandlung stehen einerseits Therapien zur Stimulierung der intrinsischen Heilungskapazität mit Eröffnung des Knochenmarks zur Verfügung (Abrasionsplastik, Pridie-Anbohrung, Mikrofrakturierung). Andererseits werden autologe Zell- und Gewebetransplantationen (autologe osteochondrale Transplantation, autologe Chondrozytentransplantation) zunehmend angewendet. Langzeitergebnisse der ODT von über 10 Jahren von größeren Kollektiven scheinen derzeit nicht zu existieren.

Methoden

Die funktionellen und radiologischen Resultate von 45 Knochenmark-stimulierenden Operationen (45 Abrasionen mit 30 additiven anterograden Herdanbohrungen) zur Behandlung einer ODT im Stadium 3 und 4 nach Berndt und Harty wurden nach 10,4 Jahren (7,1–13,5 Jahre) analysiert. 37 Patienten (82%) berichteten über vorausgegangene Verletzungen des Sprunggelenkes, davon 29 Patienten (64%) im Rahmen von sportlichen Aktivitäten. Neben 20 Arthroskopien wurde an 13 Gelenken eine Arthrotomie und an 12 Gelenken eine Osteotomie gewählt, um die ODT sicher vollständig einsehen zu können.

Methoden

62% der Patienten zeigten im Langzeitverlauf ein exzellentes, 27% ein gutes und 11% ein mäßiges oder schlechtes Resultat im Mazur-Score. Der durchschnittliche AOFAS-Score betrug 91 Punkte (66–100 Punkte). 8 Gelenke (18%) wurden erneut operiert (3 Osteophytenabtragungen, 3 Teilsynovialektomien, 2 Regeneratlockerungen). Progressive osteoarthrotische Veränderungen wurden an 7 Sprunggelenken (16%) nachgewiesen. 36 Patienten (80%) betreiben regelmäßig Sport, davon jedoch 6 Patienten (13%) auf niedrigerem Niveau. 4 Patienten (9%) sind aufgrund von Sprunggelenksbeschwerden nicht mehr sportlich aktiv. 5 Patienten (11%) betreiben keinen Sport aus sonstigen Gründen (andere Beschwerden, Beruf, Familie).

Signifikant schlechtere Ergebnisse im AOFAS- und Mazur-Score wurden bei Patienten über 40 Jahren, Adipositas sowie vorbestehenden osteoarthrotischen Veränderungen des Sprunggelenkes verzeichnet. Die Resultate im AOFAS- und Mazur-Score nach Arthroskopie, Arthrotomie und Osteotomie zeigten keine signifikanten Differenzen. Keinen signifikanten Einfluss auf das Resultat hatten ebenfalls das Stadium der ODT, die Anamnese eines Traumas, eine operative Vorbehandlung, die Lokalisation der ODT sowie eine zusätzliche anterograde Herdanbohrung.

Schlussfolgerung

Knochenmark-stimulierende Operationstechniken erreichen im Langzeitverlauf in beinahe 90% gute und sehr gute Ergebnisse bei der Behandlung der ODT. 67% der Patienten sind uneingeschränkt sportlich aktiv. Verfahren der autologen Gewebe- und Zelltransplantation zeigen gemäß der internationalen Literatur nach bis zu 4 Jahren ebenfalls überwiegend gute und exzellente Resultate, bei allerdings größerem technischen Aufwand sowie höheren Kosten. Vergleichende randomisierte Studien mit Langzeitergebnissen sind wünschenswert.

Dr. med. Stefan Hankemeier/Medizinische Hochschule Hannover, Unfallchirurgische Klinik/ Carl-Neuberg-Str. 1/30625 Hannover/Deutschland/Tel.: 0511-5320/ E-Mail: s.hankemeier@t-online.de

Inzidenz, Versorgungsstrategie und Outcome nach talaren Luxationen

E. H. Rzesacz (Braunschweig), H. Reilmann

Fragestellung

Im Rahmen einer prospektiven Studie sollen die Inzidenz, der Versorgungsalgorithmus und die Ergebnisse nach Versorgung der seltenen talaren Luxationen verifiziert werden.

Methoden

Von 01/96 bis 12/01 wurden bei 65 isolierten Verletzungen des Talus 8 Patienten mit einer talaren Luxation operativ versorgt. Dabei handelte es sich um 6 subtalare und in 2 Fällen um eine komplette Talusluxation. Nach den Kriterien von Zwipp 1994 handelte es sich bei den subtalaren Luxationen in 5 Fällen um eine anteromediale Luxation, lediglich bei 1 Patienten bestand eine posterolaterale Luxation. Bei insgesamt 2 Patienten bestand eine offene Luxation II-III°, davon bei einer luxatio tali totalis und im Fall der posterolateralen subtalaren Luxation. An Begleitverletzungen des Talus fanden sich zwei Frakturen des Processus fibularis tali. Bei den 8 prospektiv verfolgten Patienten handelte es sich um 5 Männer und 3 Frauen mit einem mittleren Alter von 23.7 Jahren. In 6 von 8 Fällen handelte es sich bei entsprechend aktiven Patienten um Sportverletzungen. Nach Einlieferung erfolgte die konventionelle Röntgendiagnostik mit Abbildung des traumatisierten Fußes in 3 Ebenen. Anschließend erfolgte in allen Fällen ein sofortiges operatives Vorgehen. Während bei den subtalaren Luxationen bis auf eine Ausnahme die Reposition geschlossen gelang, wurden die beiden totalen Talusluxationen und die postero-laterale subtalaren Luxation mit Inkarzeration der Tibialis posterior-Sehne jeweils offen reponiert. In allen Fällen erfolgte die Retention der Luxation durch eine temporäre Kirschnerdrahtfixation für 6 Wochen. Bei Vorliegen eines Abbruches des Processus fibularis tali erfolgte eine Schraubenostoesynthese zur Refixation. Bei den drei offen reponierten Luxationen wurde zusätzlich eine tibiotarsale Transfixation für die ersten 3 Wochen angelegt. Anschließend erfolgte wie für die subtalaren Luxationen eine Immobilisation im Unterschenkelgehgips bis zur Drahtentfernung.

Ergebnisse

Alle 8 Patienten konnten nach mindestens 1 Jahr und maximal 3.5 Jahren nachuntersucht werden. Zu den Nachuntersuchungszeitpunkten wurden die Patienten klinisch und radiologisch untersucht und zum subjektiven Ergebnis befragt. Zusätzlich erfolgte in allen Fällen eine NMR-Untersuchung. Unter Verwendung des Maryland foot score fand sich in 6 Fällen ein exzellentes oder gutes Ergebnis. Lediglich bei zwei Patienten war das Outcome nur befriedigend. In diesen beiden Fällen korrelierte dieses Ergebnis mit einer partiellen Talusnekrose im NMR-Bild. Das subjektive Ergebnis aller Patienten war jedoch mindestens gut. Alle Patienten erlangten ihr vormaliges sportliches Niveau wieder.

Schlussfolgerung

Ziel der Wiederherstellung nach den sehr seltenen talaren Luxationen muß ein anatomisch korrekt reponierter und biomechanisch gebrauchsfähiger Fuß sein. Die eigenen günstigen Verläufe sind nur durch die notfallmäßige Sofortversorgung, die weichteilschonende Reposition und das minimale operative Trauma erklärbar.

Dr. med. Ernst H. Rzesacz/Unfallchirurgische Klinik, Städtisches Klinikum Braunschweig/ Holwedestr. 16/38118 Braunschweig/Deutschland/Tel.: 0531/595-1253/Fax: 0531 7 595-1718/ E-Mail: h.reilmann@klinikum-braunschweig.de

Kreuzbandersatzplastik in B-PT-B Press-Fit Verankerung: Zyklische Belastungsversuche im Ziegenmodel

V. Musahl (Pittsburgh), S. D. Abramowitch, M. T. Gabriel, R. E. Debski, P. Hertel, F. H. Fu, S. L.-Y. Woo

Fragestellung

Mehr als 20 verschiedene Techniken sind für die VKB Rekonstruktion bekannt. Im Falle einer Revisions VKB Plastik kann die Entfernung zuvor eingebrachter Fixationsmaterialien zu einer zweizeitigen Operation zwingen. Eine-B-PT-B Press-Fit Technik bietet die Vorteile einer materialfreien Verankerung. Fraglich sind jedoch frühe Stabilität des Transplantatkonstruktes und Mikrobewegungen der Knochenblöcke. Das Ziel dieser Studie war es desshalb, die permanente Elongation, die Steifigkeit und die Traglast, resultierend aus einem Zugversuch eines Femur-VKB Transplantat-Tibia Komplex (FATC), zwischen einer B-PT-B Press-Fit vs. Interferenz-Schraubenfixation (IFS) zu vergleichen.

Methoden

Es wurden 20 Kniegelenke von Ziegen verwandt. In der Kontrollgruppe (N=10) wurde die Verankerung mit zwei 5×15 mm Metall IFS durchgeführt. Die Press-Fit Technik (N=10) wurde wie in der Literatur beschrieben durchgeführt. Für die Zugversuche wurden die Knie bis auf einen FATC von allen Weichteilen befreit und rigide an einer Material Prüfmaschine befestigt. Die Konstrukte wurden zunächst bis auf 3 N vorgespannt, um die Elongation auf 0 mm zu standardisieren. Eine Serie, bestehend aus 3 zyklischen Creep Tests, wurde zwischen 20–70 N, 20–105 N, und 20–70 N mit einer Geschwindigkeit von 50 mm/min für 100 Zyklen durchgeführt. Jeweils nach einer Stunde Erholungsphase wurden die Konstrukte wiederum auf 3 N vorgespannt, um die Elongation zu bestimmen. Zuletzt wurde mit einer Geschwindikeit von 5mm/min ausgerissen, während Steifigkeit und Traglast von der resultierenden Kraft-Weg Kurve notiert wurden. Statistische Analyse wurde mit einem gepaarten t-test durchgeführt; Signifikanz wurde auf p<0.05 festgelegt.

Ergebnisse

In der Press-Fit Gruppe haben vier und in der IFS Gruppe ein Konstrukt die zyklischen Belastungsversuche nicht überstanden. Für die verbleibenden 10 Konstrukte wurde die permanente Elongation nach drei zyklischen Creep Tests mit 1.70±0.59 mm und 1.46±0.76 mm gemessen (Press-Fit und IFS, p>0.05). Die Steifigkeit der Konstrukte wurde mit 57.95±4.98 N/mm in der Press-Fit Gruppe und 56.28±3.60 N/mm in der IFS Gruppe gemessen (N=10, p>0.05). Die Traglast war 232.27±68.92 N in der Press-Fit Gruppe und 332.13±142.10 N in der IFS Gruppe, p<0.05.

Diskussion

Die Ergebnisse dieser Studie zeigen, dass die Press-Fit Technik in ausgewählten Fällen eine sinnvolle Alternative zur IFS Technik darstellt, da der Chirurg während der Operation anhand eines Lachman Testes, den Erfolg der Rekonstruktion richtig einschätzen kann. Zusammenfassend wurde für die Steifigkeit der Press-Fit und IFS Konstrukte kein Unterschied nachgewiesen. Wegen der niedrigeren Kräfte bis zum Ausriss sollte die Rehabilitation jedoch verlangsamt vorgenommen werden.

Dr. med. Volker Musahl/University of Pittsburgh, Department of Orthopaedic Surgery, Musculoskeletal Research Center/210 Lothrop St./15213 Pittsburgh, PA/Amerika/ Tel.: 001-412-648 2000/Fax: 001-412-648 2001/E-Mail: vmusahl@pitt.edu

Aktive Bewegungsschiene versus passiver Bewegungsschiene in der Nachbehandlung der Kreuzbandplastik – Vorteile für die aktive Schiene

Ch. Bach (Ulm), W. Schwarz, H. Gerngroß, B. Friemert

Fragestellung

In der Nachbehandlung von Ersatzplastiken des vorderen Kreuzbandes werden passive und aktive Bewegungsschienen eingesetzt. In dieser Studie wurde untersucht, ob das propriozeptive Defizit nach VKB-Plastik durch die Anwendung der CAM- Schiene (aktiv) im Vergleich zur Behandlung mit der CPM- Schiene (passiv) signifikant verbessert werden kann.

Methoden

Es wurden 60 Patienten mit VKB-Ruptur in zwei Gruppen randomisiert (CPM: n=30, CAM: n=30). Alle Patienten erhielten eine arthroskopische VKB-Plastik (BTB o. STG). Zielgröße zur Ermittlung der extensionsnahen Propriozeption war die Seitendifferenz in einem Winkelreproduktionstest. Untersuchungszeitpunkte waren prä Op und am Tag der Entlassung (6–7. Tag) . Nach Untersuchung einer gesunden Kontrollgruppe (n=20) wurde eine Seitendifferenz von 2° als klinisch relevant festgelegt.

Ergebnisse

Präoperativ bestand zwischen den Gruppen kein Unterschied im propriozeptiven Defizit (CPM: 5,9°+2,2°; CAM: 5,7°+2,4°). Nach der postoperativen Schienenbehandlung zeigte sich, dass sich sowohl in der CPM- als auch CAM-Gruppe das Defizit vermindert hatte, allerdings war die CAM-Gruppe hochsignifikant besser (CPM: 4,2°+1,6°;

CAM: 2,0°+1,2°; p<0,001). Es bestand zwischen CAM-Gruppe und Kontrollguppe kein kein signifikanter Unterschied postoperativ.

Schlussfolgerung

Die CAM-Schiene reduziert im Vergleich zur CPM-Schiene innerhalb der ersten postoperativen Woche das propriozeptive Defizit hochsignifikant besser und sollte daher in der Nachbehandlung von Kniegelenksoperationen bevorzugt eingesetzt werden.

Christian Bach/Bundeswehrkrankenhaus Ulm/Johannes Palmstr. 58/89079 Ulm/Deutschland/ Tel.: 0731 9501017/E-Mail: christian.bach@t-online.de

3-D Kinematik von Patienten mit VKB-Ruptur und VKB-Rekonstruktion während des Gehens: Erhöhte Tibiarotation

A. V. Tokis (Ioannina), A. Papadonikolakis, S. Ristanis, C. Moraiti, C. D. Papageorgiou, A. D. Georgoulis

Fragestellung

Die VKB-Ruptur wird mit Änderung der Biomechanik und einer hohen Rate weiterer Pathologie des Kniegelenkes verbunden (Andriachi und Alexander, 2000). Die Kenntnissnahme der in vivo Kinematik sowohl der Patienten mit VKB-Ruptur wie auch der Patienten mit VKB-Rekonstruktion ermöglicht das Bestimmen der Anpassungen und der pathologischen Bewegungen der VKB-Defizienten aber auch der funktionellen Ergebnissen der VKB-Rekonstruktion.

Methoden

Mit Hilfe eines 3-D-optikelektronischen gait analysis Systems, das eine quantitatve Beschreibung des menschlichen Gehens erlaubt, wurde der Einfluss des VKB-Defizites und der Rekonstruktion auf die Kniegelenk-Kinematik untersucht. 10 Patienten (2 w, 8 m, Alter 26±5 Jahre) mit VKB-Ruptur und 9 Patienten (1 w, 8 m, Alter 25±4 Jahre) mit VKB-Rekonstruktion sowie auch ein altersangepasstes Kontrollkollektiv, wurden während des Gehens einer 10 m Strecke analysiert. Die 3-D Kinematik (Peak Performance motion analysis system, 50 Hz) beider unterer Extremitäten wurden zusammengestellt. Das normale Muster des Kniegelenkes beugen–strecken, Abduktion–Adduktion sowie auch interne-externe Rotation während eines Gehzyklus wurde untersucht.

Ergebnisse

Eine signifikante Differenz des Knie-Rotationswinkels während der initialen Schwungphase wurde bei den Patienten mit dem VKB-Defizit festgestellt, im Vergleich zu den Patienten die eine VKB-Rekonstruktion durchgeführt hatten (p<0.024) und des Kontrollkollektivs (p<0.007). Die Patienten mit der VKB-Ruptur rotierten die Tibia während der initialen Schwungphase internal, während die Patienten der anderen zwei Gruppen die Tibia external rotierten. Außerdem wurde eine signifikante Minderung des Umfangs des Oberschenkels mit der VKB-Ruptur im Vergleich zu der gesunden Extremität festgestellt. Dies liegt möglicherweise am Muskeldefizit sowohl des Quadriceps als auch der Hamstrings, was zu einer Minderung der Rotationstabilitätsfähigkeit des Kniegelenkes führen kann.

Schlussfolgerung

Unsere Studie zeigt, dass das geänderte Rotationsmuster der Tibia bei Patienten mit VKB-Ruptur auch während einer low-stress Aktivität, während des Gehens zu weiterer Kniepathologie führen kann. Außerdem ergibt sich die Effektivität der Rekonstruktion auch in Patienten mit low-level Aktivitäten mit der das normale Rotationsmuster des Kniegelenkes erhalten wird. Die besondere Bedeutung der Muskel-Rehabilitation nach VKB-Ruptur kommt hiermit auch zum Ausdruck.

Anastasios Tokis/Sports Medicine Centre, Dept. of Orthopaedics, University of Ioannina, Ioannina, Greece/P.O. box 1330/45221 Ioannina/Griechenland/Tel.: +30 651064980/ Fax: +30 651064980/E-Mail: oaki@cc.uoi.gr

Statistischer Vergleich der Knieinstabilität bei Spontanverlauf und Kreuzbandersatzplastik 5 Jahre nach ACL Ruptur – Eine kontrolliert prospektive Studie mit Kontrollgruppenvergleich

G. Zimmermann (Ludwigshafen), S. Rössing, A. Wentzensen, B. Öllers

Fragestellung

Prospektiv sollte zur bestmöglichen Vergleichbarkeit mit Hilfe einer gematchten Kontrollgruppe sowohl der Instabilitätsverlauf als auch die Kniefunktion und Stabilität bei Patienten mit vorderem Kreuzbandersatz gegenüber dem Spontanverlauf verglichen werden.

Methoden

Hierzu gingen 40 Patienten von innerhalb des Jahres 96 versorgten 60 Patienten nach dem Matching nach BMI, Alter, Geschlecht und Begleitverletzungsmuster ein. Alle Patienten wurden von einem Operateur nach der gleichen Methode mit dem Ersatz durch Patellarsehne versorgt. Erfasst wurden der Lysholm-, Tegner-Aktivitäts-, OAK- und IKDC-Score sowie eine instrumentelle Messung mit dem KT 1000. Die Nachuntersuchungsquote betrug über 90%.

Ergebnisse

Eine höchst signifikante Verbesserung zeigte sich in allen Scores, abhängig davon wie stark die Stabilität gewertet wurde, während die Patienten ohne Stabilisierung sich signifikant verschlechterten. Es besteht eine Korrelation zwischen dem IKDC- und Lysholm-Score und dem Outcome der KT 1000 Messung, jedoch nicht zu dem OAK- und Tegner-Score. Instabilität, Schmerz und Schwellung waren in der Gruppe der operierten Patienten signifikant besser, die Sportfähigkeit besserte sich nicht und die Muskelatrophie war in der Gruppe der Patienten mit Spontanverlauf sogar weniger ausgeprägt als bei den stabilisierten Patienten. In den 5-Jahresergebnissen ist eine statistische Überlegenheit des Kreuzbandersatzes bezüglich der Stabilität und den Scoreergebnissen gegenüber dem Spontanverlauf gegeben. Allerdings werden in den Scores auch sehr subjektive Parameter überproportional gewertet. Objektiv messbare Parameter wie Kniefunktion und Muskelatrophie unterscheiden sich in den beiden Gruppen nicht. Die statistische Überlegenheit resultiert letztlich nur aus der Verbesserung der Kategorie Stabilität. Immerhin über 50% der Patienten ohne Ersatzplastik sahen keinen Handlungsbedarf bezüglich einer Operation.

Schlussfolgerung

Die sehr umfangreiche Literatur zur Behandlung der ACL-Ruptur bietet momentan leider keine Studie welche prospektiv, statistisch sicher mit Kontrollgruppe, den klinischen Langzeitverlauf vergleichen kann. Als gesichert kann lediglich die Vermeidung von Sekundärschäden angesehen werden. Für weitere Vorteile muss der Beweis erst erbracht werden. Dies wäre anhand der vorliegenden Studie möglich, sollte die Nachuntersuchungsquote weiter hoch bleiben.

Dr. med. Gerald Zimmermann/BG Unfallklinik Ludwigshafen/Ludwig-Guttmann-Str. 13/ 67071 Ludwigshafen/Deutschland/Tel.: 0621-68100/E-Mail: ZimmermannSG@T-Online.de

Sportfähigkeit und Arthroseprogression nach Ersatz des hinteren Kreuzbandes bei komplexer hinterer Knieinstabilität

R. Meller (Hannover), K. P. Benedetto, U. Bosch, C. Krettek

Fragestellung

1. In welchem Ausmaß beeinflußt die Diagnose einer komplexen hinteren Knieinstabilität die Sportfähigkeit des Patienten? 2. Hat die Sportaktivität einen Einfluß auf die posttraumatische Arthroseprogredienz?

Methoden

An 23 Patienten wurde ein Ersatz des hinteren Kreuzbandes mit Rekonstruktion der posterolateralen Strukturen durchgeführt. Eine follow up Untersuchung wurde nach durchschnittlich 52 Monaten durchgeführt. Neben einer klinischen und radiologischen Diagnostik kamen apparative Laxizitätsmessungen (KT-1000, KSS) sowie isometrische Muskelmessungen mit dem Cybex-Dynamometer zum Einsatz. Die Ergebnisse wurden in verschiedenen Scoring Systemen (IKDC, OAK, Innsbrucker Sportfähigkeitsklassifikation) ausgewertet. Das radiologische outcome, insbesondere die Arthroseprogredienz wurde nach Fairbank klassifiziert. Es wurde nach Parametern gesucht, welche die postoperative Arhtroseprogredienz beeinflussen.

Ergebnisse

Bei 22 Patienten wurde die dorsale Translation um zumindest + reduziert, die postoperative Klassifizierung im IKDC und OAK Score erbrachte in 70,4% bzw. 81,5% der Fälle ein normales/fast normales bzw. sehr gutes/gutes Ergebnis. Kniebelastende Sportarten (high risk pivoting) wie Fußball und Tennis, welche von den Patienten vor dem Knietrauma ausgeübt wurden, konnten nur in 43% auch nach der Opertation ausgeübt werden. Hingegen konnten weniger kniebelastende Sportarten (low risk pivoting) wie Schwimmen und Radfahren in 96% der Fälle wieder aufgenommen werden. Drei von sechs Patienten mussten aufgrund dieser Verletzung einen zuvor ausgeübten Wettkampfsport aufgeben. Als ein Parameter, welcher die posttraumatische Arthroseprogredienz negativ beeinflusst, konnte die Gesamtsportaktivität nach dem Unfall definiert werden.

Schlussfolgerung

Zwar kann die Kniegelenksstabilität in fast allen Fällen durch die Rekonstruktion des hinteren Kreuzbandes und der posterolateralen Strukturen verbessert werden, dennoch nimmt die Sportfähigkeit nach einem komplexen Knietrauma mit Beteiligung des hinteren Kreuzbandes deutlich ab. Insbesondere müssen kniebelastende Sportarten aufgegeben werden. Darüberhinaus ist die Gesamtsportaktivität nach Trauma ein Faktor für eine beschleunigte Arthroseprogredienz. Ein Knietrauma mit komplexer hinterer Instabilität bedeutet für den Patienten somit trotz teilweiser Wiederherstellung der Stabilität eine verminderte Sportfähigkeit. Eventuell sollte in Hinblick auf eine Beschleunigung der posttraumatischen Arthroseprogression von kniebelastenden Sportarten abgeraten werden, obwohl diese von den Patienten ausgeübt werden könnten. In Zeiten zunehmender sportmedizinischer Betreuung obliegt es der Verantwortung des Arztes, seinen Klienten dahingehend zu beraten.

Dr. med. Rupert Meller/Medizinische Hochschule Hannover, Abteilung für Unfallchirurgie/ Carl Neubergstrasse 1/30625 Hannover/Deutschland/Tel.: 0173 3758295/Fax: 0049 511 523 2175/ E-Mail: rupertmeller@hotmail.com

Reinstabilität nach isolierter vorderer Kreuzbandersatzplastik – Eine Ursachenanalyse

M. Wenski (Hattingen), M. Schierl, J. Petermann

Fragestellung

In ca. 20% aller Patienten tritt eine Reinstabilität nach VKB Ersatzplastik auf. Es finden sich als Ursachen u.a. ein erneutes adäquates Trauma, eine Fehlpositionierung des Transplantates, ein Versagen der Fixation oder eine fehlende biologische Integration. In einer retrospektiven Analyse werden die Gründe analysiert, die zu einer operativen Intervention bei Reinstabilität führten.

Methoden

Zwischen 1995–2000 wurden 73 Patienten (55 männlich, 17 weiblich) nach einem isoliertem VKB-Ersatz bei Reinstabilität einer Kapselbandrekonstruktion unterzogen. Das Durchschnittsalter betrug 26,7 Jahre. Die Analyse stützt sich auf die Anamnese, der körperlichen Untersuchung, der KT 1000 Messung, einer digitalen Bestimmung der posterolateralen Instabilität, den durchgeführten Röntgenuntersuchungen und anderen bildgebenden Verfahren sowie dem intraoperativen Befund. Die Positionsbestimmung der Bohrkanäle wurde in der seitl. Kniegelenksüberstreckaufnahme und der Standard ap-Projektion vorgenommen. Die Lagebestimmung der Bohrkanäle wurde nach den Vorschlag von Lobenhoffer vorgenommen.

Ergebnisse

In 43 Fällen war des rechte Kniegelenk betroffen. Die Reinstabilität wurde in 9 Fällen durch ein Kniegelenksempyem und anschliessendem Transplantatausbau bewirkt. In 12 Fällen war ein Retrauma verantwortlich, wobei sich bei der Lageanalyse in 4 Fällen ein Impingementsyndrom 1° und in einem Fall eine zu weit anteriore Position des femoralen Kanales zeigte. Insgesamt fand sich eine Bohrkanalfehlplazierung bei 52 Patienten. Bei 27 Patienten konnte eine inkorrekte Plazierung der tibialen Bohrkanäle gefunden werden. Bei 24 Patienten bestand eine zu weit anteriore Positionierung des tibialen Bohrkanales, bei 3 Patienten lag das Transplantat zu weit posterior. Eine gleichzeitige femorale Fehlpositionierung fand sich bei 10 Patienten. Die Impingementgrade betrugen 2° bei 12 und 3° bei 17 Patienten. Bei 15 Patienten fand sich inkorrekte femorale Plazierung. Eine nicht versorgte begleitende posterolaterale Instabilität fand sich bei 5, eine OP technischer Fehler bei 4 Patienten. Bei je 1 Patienten war das Versagen der femoralen bzw. der tibialen Fixation die Ursache; bei 2 Patienten fand sich keine der oben aufgeführten Ursache, es ist von einer mangelnden biologischen Einheilung auszugehen.

Schlussfolgerung

Als Hauptursache für das Auftreten einer Reinstabilität nach VKB Ersatz findet sich die inkorrekte Positionierung des Transplantates. Eine intraoperative Lagekontrolle für die Bohrkanäle ist zu fordern.

Dr. med. Joerg Petermann/Klinik für Unfall- und Gelenkchirurgie/Nussbaumallee/ 63450 Hanau/Deutschland/Tel.: 0049 177 801 4900/E-Mail: de.joerg.petermann@web.de

Ethische Aspekte der Altersunfallchirurgie

P. Broos (Leuven)

Verletzungen im Alter

W. Friedl (Aschaffenburg)

Sportverletzungen im Alter

L. Gotzen (Marburg)

Morbidität und Mortalität nach operativer Versorgung hüftgelenksnaher Frakturen im höheren Lebensalter

P. Siozos (Mannheim), U. Obertacke

Fragestellung

Wie ist das Outcome nach operativer Versorgung prox. Femurfrakturen bei betagten, multimorbiden Patienten bezüglich Überlebensraten, Komplikationen und Rehabilitation?

Methoden

Es wurden zwischen 10/2000 und 12/2001 in der eigenen Klinik 175 Patienten >65 J. mit hüftgelenksnahen Femurfrakturen operiert. 151 Patienten konnten retrospektiv analysiert werden, davon 117 Frauen (77.5%) und 34 Männer (22.5%). Das Durchschnittsalter lag bei 80.1 J. (66–79 J.). 97.4% der Pat. konnten einem Follow-up von 3 Mon., 80.8% von 6 Mon. und 38.4% von 12 Monaten unterzogen werden.

Ergebnisse

Die häufigsten Diagnosen waren pertrochantere Femurfrakturen (45.8%) und mediale Schenkelhalsfrakturen (43.0%), seltener waren kombiniert per-subtrochantere (7.9%) und isoliert subtrochantere (3.3%) Frakturen. Im Mittel litt jeder Patient an 4 Nebendiagnosen, die häufigsten waren neurologische Erkrankungen (41.7%), Hypertonie (43.7%), urologische Erkrankungen (41.7%), Herzinsuffizienz (31.8%) und orthopädische Erkrankungen (29.8%). Die Verletzungsursachen waren zu 89.4% häusliche Stürze. Innerhalb von 24 h konnten 74.2% der Pat. operiert werden. 1/5 (21.2%) der Pat. wurde innerhalb von 24 h mobilisiert, bei Entlassung waren 90% der Pat. mit Hilfe gehfähig. Der mittlere stationäre Aufenthalt betrug 18.3 Tage, davon 1.2 Tage Intensivstation. Die Grundversorgung und die Orientiertheit der Pat. war postoperativ kaum verändert. Von präoperativ 48.7% voll orientierten Pat. blieben dies 47%. Die Grundversorgung war bei 89.4% postoperativ unverändert, bei 6.0% schlechter und 4.6% der Pat. waren im postoperativen Verlauf verstorben. 21.7% der Pat. erlitten Komplikationen als Folge ihrer präoperativen Erkrankungen (z.B. kardiale Dekompensation bei bek. Herzinsuffizienz). Insgesamt 40.4% der Pat. hatten Komplikationen von seiten der Fraktur oder Operation (10.6% Implantatprobleme, 6.0% Nachblutung, 3.3% Wundheilungsstörungen). Innerhalb der ersten 3 Monate sind 7.9% und nach 12 Monaten 19.2% der Patienten verstorben.

Schlussfolgerung

Die operative Versorgung von hüftgelenksnahen Frakturen hat bei Patienten im höheren Lebensalter mit meist bestehender Multimorbidität eine hohe Komplikationsrate, die jedoch in ihrer Auswirkung auf den frühen Rehabilitationsverlauf als gering anzusehen ist. Die kritische 90-Tage-Überlebensrate wurde von 92.1% der Patienten erreicht. Trotz des hohen Durchschnittssalters konnte postoperativ keine wesentliche Verschlechterung bezüglich Orientiertheit und Grundversorgung aufgezeigt werden. Die Organisation der Versorgung und der Nachbehandlung muß sich bei diesem Patientenkollektiv pragmatisch an den dargestellten Grenzen orientieren.

Dr. med. Patricia Siozos/Universitätsklinikum Mannheim/Theodor-Kutzer-Ufer 1–3/
68167 Mannheim/Deutschland/Tel.: 0621-383 2335/
E-Mail: Patricia.Siozos@uch.ma.uni-heidelberg.de

Pilotprojekt zur sektorübergreifenden Evaluation der Versorgungsqualität bei der Schenkelhalsfraktur

S. Paech (Düsseldorf), R. Smektala, L. Pientka, Ch. Ohmann

Fragestellung

Die Beurteilung der Versorgungsqualität bei der Schenkelhalsfraktur beschränkt sich derzeit auf die Dokumentation der stationären Akutbehandlung im Rahmen der vergleichenden externen Qualitätsicherung. Ein systematisches Patienten-follow-up mit Erfassung von Rehamaßnahmen (ambulant/stationär), Pflegebedürftigkeit und Komplikationen bzw. Reinterventionen findet nicht statt. Im Rahmen eines BMBF-geförderten Projekts zur Versorgungsforschung wurde die Machbarkeit der Verknüpfung vorhandener Datenquellen (Kostenträger, Medizinischer Dienst, Daten der externen Qualitätssicherung) zur Beschreibung und Evaluation der vollständigen Versorgungskette im patientenbezogenen Längsschnittverlauf untersucht.

Methoden

Für den Landesteil Westfalen-Lippe wurde unter Berücksichtigung der datenschutzrechtlichen Vorgaben für die Jahrgänge 1995 und 1999 ein patientenbezogenes Datenmatching der Daten der AOK, des MDK Westfalen-Lippe (MDK) und der Projektgeschäftsstelle Westfalen-Lippe (PGS) vorgenommen. Unter Verwendung patientenassoziierter Variablen (Alter, Geschlecht, KH-Aufnahme- und Entlassungsdatum, OP-Datum) und des Behandlungsorts (Institutionskennzeichen) erfolgte die Identifizierung und Zuordnung der korrespondierenden Datensätze. Die Verknüpfung und Auswertung der Teildatensätze (AOK, MDK, PGS) erfolgt nach Pseudonymisierung an neutraler Stelle (trust center).

Ergebnisse

Für den Jahrgang 1999 konnten die Daten von insg. 1393 Behandlungsfällen zugeordnet werden. Aufgrund der eingeschränkten Datenverfügbarkeit für den Jahrgang 1995 konnten für 1995 lediglich 758 Behandlungsfälle erfolgreich gematcht werden. Die Auswertungsstrategie umfaßt die Analyse von Früh- und Spätkomplikationen, Reinterventionen, Pflegebedürftigkeit, Lebensqualität und Behandlungskosten, stratifiziert nach Kliniktyp (Grund-, Schwerpunkt- und Maximalversorgung). Gemäß Projektplan liegen die Ergebnisse der Datenanalyse 06/02 vor.

Schlussfolgerung

In dem vorgestellten Pilotprojekt konnte eine sektorübergreifende patientenbezogene Verknüpfung verschiedener Datenquellen realisiert werden, welches eine umfassende Beurteilung der Behandlungsqualität bei der Schenkelhalsfraktur, auch auf Klinikebene, ermöglicht. Hiermit steht ein kostengünstiges, effektives Verfahren für die zukünftige externe vergleichende chirurgische Qualitätssicherung zur Verfügung, welches anderweitig vorhandene valide Datenquellen einbindet und bisher fehlende „follow-up"-Informationen zur Verfügung stellt.

Dr. med. Stefan Paech/Deutsches Krankenhaus Institut/Tersteegenstr. 3/40474 Düsseldorf/ Deutschland/Tel.: 0211-47051-0/Fax: 0211-47051-19/E-Mail: paech.s@t-online.de

Die mediale Schenkelhalsfraktur im Alter. Schraubenosteosynthese oder Endoprothese?

C. Orthey (Göttingen), K. Dresing, K. M. Stürmer

Fragestellung

Gibt es Unterschiede in der Lebensqualität (LQ) nach Versorgung einer Schenkelhalsfraktur (SHF) mittels Schraubenosteosynthese (Schr) oder Prothesenimplantation?

Methoden

Von 1/95 bis 3/98 wurden konsekutiv alle Patienten (Pat) >50 Jahre (J) mit SHF ausgewertet. Neben klinischen Daten wurden Operationsverfahren, und -ergebnis, sowie in einer Nachuntersuchung (NU) die LQ mit Fragebögen erfasst.

Ergebnisse

Die 193 Pat (71,9% weiblich, 28,1% männlich, Alter 77,9±10,7 J) waren zu 75,5% im häuslichen Umfeld gestürzt. Nur 4,1% hatten keine Vorerkrankungen (RF). Die anderen 95,6% waren multimorbide (im Mittel 3,3 RF pro Pat). Die mit Prothesen versorgten Pat hatten durchschnittlich 1 RF mehr als die mit Schr versorgten. Klassifikation der Frakturen: Nach Pauwels: Typ I: 4,3%, Typ II: 81,7%, Typ III: 14%; nach Garden (G): G I: 13,4%, G II: 6,7%, G III: 28,7%, G IV: 51,2%; nach AO: 31-B1: 15,2%, 31-B2: 55,5%, 31-B3: 29,3%. 89,3% hatten eine Osteoporose (Singh-Index I, II und III). 20,7% der Pat wurden mit Schrauben versorgt, 79,3% erhielten eine Prothese. In 76,1% erfolgte die Operation innerhalb von 24h. Frakturen vom Typ G I+II wurden in 72,7% mit Schr und in 27,3% mit Prothesen, Typ G III+IV in 7,6% mit Schr und in 92,4% mit Prothesen versorgt. Die Pat<60 J erhielten in 56,3% eine Schr, >60 J wurden 20% Schr und 80% Prothesen implantiert. Bei 48,7% traten postoperativ allgemeine, überwiegend kardiopulmonale Probleme auf. In 4,4% chirurgische Komplikationen. Die 36h-Letalität betrug 1%, die mittlere stationäre Verweildauer 13 Tage (T), für Schr und Prothesen identisch. Nach 26±11,6 Monaten konnte bei 93,8% der Pat der postoperative Verbleib geklärt werden: Letalität: 35,4% (338,7±376,5 T), 30 T-Letalität: 9,4%. Von den als G III+IV klassifizierten Frakturen waren 20% der Schr und 35,5% der Prothesen verstorben, bei den G I+II-Frakturen gab es diesbezüglich keinen Unterschied. 67,2% der Überlebenden konnten nachuntersucht werden: Subjektive Einschätzung des Op-Ergebnisses (in Klammern die Werte bei G III+IV für Schr vs. Prothese): 80,1% (50%/82,4%) gut bis sehr gut, 17,9% (50%/17,6%) mäßig bis schlecht; schmerzfrei: 64,3% (50%/66,6%); Mobilisation ohne Hilfsmittel: 22,4% (75%/13%); freie Gehstrecke bis 2 km: 15,3% (50%/3,7%); Rückkehr in das präop. häusliche Umfeld: 86,2% (100%/85,2%); 76% (100%/72,7%) der sich vorher selbst versorgenden Pat konnten dies auch postop.

Schlussfolgerung

Von den nachuntersuchten 85 Pat kehrten insgesamt 86,9% wieder in ihr gewohntes häusl. Umfeld zurück. Bei vergleichbaren Voraussetzungen sind die Pat mit Schr bei etwas höherer Schmerzrate mobiler, eigenständiger und haben eine höhere Überlebensrate. Die LQ nach Schr ist damit höher als nach Prothese einzuschätzen.

Carsten Orthey/Klinik für Unfallchirurgie, Plastische und Wiederherstellungschirurgie der Universität Göttingen/Robert-Koch-Str. 40/37075 Göttingen/Deutschland/ Tel.: 0551/39 6108/Fax: 0551/39 8981/E-Mail: corthey@gmx.de

Mechanische Komplikationen in der Versorgung der proximalen Femurfrakturen mittels Proximalem Femurnagel (PFN)

L. J. Capeller (Mannheim), T. Stockhausen, M. Majetschak, U. Obertacke, G. Voggenreiter

Fragestellung

Durch eigene Erfahrungen und auch veranlaßt durch die im Gegensatz zur bis heute vorliegenden Literatur hohen mechanischen Komplikationsraten, wurde eine retrospektive Untersuchung der mittels PFN versorgten pertrochanteren Frakturen in unserer Klinik durchgeführt.

Methoden

Untersucht wurden zwei Behandlungszeiträume:

1. Vom 01.01.2000 bis zum 31.08.2001 wurden bei insgesamt 85 Patienten 77 Frakturen des proximalen Femurendes sowie 8 pathologische Frakturen mit dem PFN stabilisiert. Anhand dieses Patientengutes erfolgte eine retrospektive Analyse hinsichtlich aufgetretener Komplikationen.
2. Vom 1.9.2001 bis zum 28.2.2002 wurden 22 Patienten mit per- und subtrochanteren Frakturen primär mit einem PFN versorgt. Aufgrund der bis zu diesem Zeitraum aufgetretenen Komplikationen wurde nun prospektiv verstärkt auf eine exakte ana-

tomische Reposition und Rekonstruktion der medialen Abstützung geachtet. Dazu erfolgte die offene Reposition und zusätzliche Osteosynthese mittels Zuggurtung. Als anatomische Reposition galt eine Dislokation der Hauptfragmente um weniger als Kortikalisbreite.

Ergebnisse

1. Im zuerst untersuchten Zeitraum traten bei insgesamt 15 von 85 Patienten (17,6%) revisionspflichtige mechanische Komplikationen auf. In 7 Fällen kam es zu einer Schraubendislokation: 5× Schraubenwechsel, 2× Entfernung der gelockerten Antirotationsschraube. In 4 Fällen kam es zum Ausbruch der Osteosynthese, was den Hüftgelenkersatz mittels Revisionsprothese erforderlich machte. In 2 Fällen kam es zum Nagelbruch in Höhe der Schenkelhalsschraube. In einem Fall trat nach erneutem Sturzereignis eine Femurschaftfraktur an der Marknagelspitze auf.
2. Im zweiten untersuchten Zeitraum traten bei 3 von 22 Patienten (13,6%) mechanische Komplikationen durch Schraubendislokationen auf, die eine Reosteosynthese erforderlich machten. Von 22 Patienten konnten 7 exakt anatomisch reponiert werden, davon 6 mittels Cerclage oder Zuggurtung. In 15 Fällen konnte die exakte anatomische Reposition nicht erreicht werden, es kam hier in 3 Fällen zu mechanischen revisionspflichtigen Komplikationen. Die Patienten mit einer exakten anatomischen Reposition wiesen keine mechanischen Komplikationen auf.

Schlussfolgerung

Bei einem hohen Prozentsatz von PFN- Implantationen bei per- und subtrochanteren Frakturen kommt es zu einer revisionspflichtigen mechanische Komplikation. Dies unterstreicht die Komplexität der versorgten Verletzungen. Unabdingbar ist unserer Meinung nach die anatomische Wiederherstellung der medialen Abstützung am proximalen Femur, die häufig nur durch offene Reposition und unter Verwendung von Drahtcerclagen erreicht werden kann.

LJ Capeller/Universitätsklinik für Unfallchirurgie/Theodor Kutzer Ufer 1–3/68167 Mannheim/ Deutschland/Tel.: 0621-383-2335/E-Mail: hans.capeller@uch.ma.uni-heidelberg.de

Die pertrochantäre Fraktur alter Menschen behandelt mit einer modularen Hüftprothese: Vergleich Finite-Elemente-Analyse mit klinischem Ergebnis

T. Baier (München), H.-J. Andress, S. Kahl, S. Piltz, K. Junghans, G. Lob

Fragestellung

Pertrochantäre Frakturen alter Menschen zusammen mit einer Coxarthrose können primär mit einer nichtzementierten modularen Hüftprothese versorgt werden. Durch die Finite-Elemente-Analyse (FEA) soll die Krafteinleitung bei verschiedener Schaftlänge und -dicke in den Femur dargestellt werden. Diese Daten werden verglichen mit dem klinischen Ergebnis der mit einer modularen Hüftprothese versorgten Patienten. Ziel ist, die optimale Schaftlänge, Schaftdicke und Schaftstabilisierung zu ermitteln.

Methoden

Für die FEA wurde ein 3D-CAD-Programm entwickelt, am Modell eines corticalen Femurknochens wurde eine pertrochantäre Fraktur simuliert und mit dem Modell einer modularen Hüftprothese kombiniert. Auf die Prothese wurde eine Torsionsbiegelast von 2.000 N (25 Grad, 45 Grad) appliziert. Es wurde die Streßbelastung im corticalen Knochen für verschiedene Schaftlängen (160–240 mm) und Durchmesser (10–12 mm) gemessen. Die klinische Untersuchung schloß 35 Patienten mit pertrochantärer Femurfraktur und Coxarthrose ein. Es wurde eine modulare Hüftprothese mit folgenden Kennzeichen verwendet: zementlos, Titan, stufenlose Anteversion, Möglichkeit einer dynamischen und/oder statischen Schaftverriegelung. Die Nachuntersuchungszeit betrug im Durchschnitt 12,7 Monate (6–27 Monate).

Ergebnisse

Die FEA-Analyse zeigte, daß eine Verminderung des Stress-Shieldings bei kürzeren und dünneren Schäften zu erwarten ist. Scherkräfte im Interface Knochen/Prothese wurden nicht beeinflußt durch die Länge des Prothesenschaftes. Prothesen mit dünnen Schäften zeigten höhere Scherkräfte als Prothesen mit dicken Schäften. Bei der Auswertung der klinischen Ergebnisse fand sich eine Gesamtkomplikationsrate von 3%. Die Krankenhausletalität betrug 5,7%, das Ziel einer sofortigen Vollbelastung konnte fast immer erreicht werden. Die pertrochantären Frakturen verheilten in allen Fällen, wobei eine Abnahme der Knochendichte radiologisch in vielen Fällen gezeigt werden konnte.

Schlussfolgerung

Wenn bei pertrochantären Frakturen eine proximale Fixation der Prothese nicht erreicht werden kann, soll der Durchmesser des Prothesenschaftes so gewählt werden, daß er einen max. corticalen Kontakt hat, um die Scherkräfte zu reduzieren. Lange Prothesenstämme ergeben nicht notwendigerweise eine höhere Stabilität. Temporäre Verriegelungen der Prothesen ergeben während der Zeit der Heilung der pertrochantären Fraktur eine zusätzliche Rotationsstabilität. Gute Ergebnisse bei der pertrochantären Fraktur des alten Menschen lassen sich mit modularen Hüftprothesensystemen erreichen.

Tanja Baier/Klinikum Großhadern/Marchioninistr. 15/81377 München/Deutschland/
Tel.: 089-70953577/Fax: 089-70956577/E-Mail: tanja.baier@gch.med.uni-muenchen.de

Welche Ergebnisse sind nach Osteosynthese bei dislozierten distalen Humerusfrakturen im Alter zu erwarten?

C. Stockmar (Leipzig), J. Korner, H. Lill, C. Josten

Fragestellung

Dislozierte distale Humerusfrakturen werden beim Erwachsenen in der Regel mit dem Ziel der frühfunktionellen Behandlung operativ versorgt. Beim alten Menschen wird dies kontrovers diskutiert, obwohl die konservative Behandlung wegen altersspezifischer Veränderungen wie Osteoporose und Arthrose zu überwiegend schlechten Ergebnissen führt.

Methoden

Zwischen Jan. 89 und Okt. 99 wurden 35 Patienten über 60 Jahre (61–92 Jahre, Median 71 Jahre) mit distaler Humerusfraktur osteosynthetisch versorgt. Nachuntersucht wurden 27 Patienten nach median 87 Monaten (24–121 Monate). 21 Patienten wiesen AO Typ C1-C3 Frakturen, 6 Patienten AO Typ A1-A3 Frakturen auf. AO Typ B-Frakturen kamen nicht vor. Die Osteosynthese erfolgte mit Doppelplatten und Verschraubung (n=24), Einzelplatte (n=2) und/oder interfragmentärer Zugschraube (n=1). 4 Patienten hatten erstgradig offene Frakturen, die initial mit Fixateur externe und nach 3–7 Tagen durch definitive Osteosynthese versorgt wurden Es erfolgte die Untersuchung von Patienten nach operativer Versorgung distaler Humerusfrakturen mittels Mayo Elbow Score (MES), der American Academy of Shoulder and Ellbow Surgeons self evaluation form (ASES) (subjektives Ranking von 0=unzufrieden bis 10=sehr zufrieden), Überprüfung der Beweglichkeit und der medialen, lateralen und Rotationsinstabilität. Die radiologische Untersuchung erfolgte durch Standard Röntgenaufnahmen des Ellenbogens. Postoperative Komplikationen und Nachbehandlung wurden durch Sichtung von Akten und Röntgenbildern erfaßt.

Ergebnisse

Im MES zeigten 5 Patienten sehr gute, 15 Patienten gute und 7 Patienten mäßige Ergebnisse. Bei 5 Patienten mit mäßigem Ergebnis war eine Immobilisation von mehr als 2 Wochen oder länger erfolgt und von den Patienten mit gutem oder sehr gutem Ergebnis waren 15 bereits nach 7 oder weniger Tagen mobilisiert worden. Im ASES vergab keiner der Patienten weniger als 5 Punkte, die Bandbreite reichte von 5–10 Punkten (Median 7). Der Bewegungsumfang lag im Median bei 100° und die Drehung bei 110°. 20 Patienten hatten ein Streckdefizit von median 20° (min. 10°, max. 20°) und ein Beugedefizit von 20° (min. 5°, max. 45°). Instabilitäten wurden nicht festgestellt. Bezogen auf die AO Klassifikation zeigten C2 und C3 Frakturen schlechtere Ergebnisse. Postoperative Komplikationen waren Materiallockerung oder -bruch (n=8) Revisionseingriffe waren in 4 Fällen notwendig. Eine Wundheilungsstörung wurde konservativ ausbehandelt. Radiologisch fand sich kein Bezug zwischen Arthrosezeichen im Röntgenbild und Beschwerden der Patienten.

Schlussfolgerung

Durch ORIF lassen sich auch beim alten Menschen überwiegend gute Ergebnisse bei geringer Komplikationsrate erzielen so daß auch im fortgeschrittenen Alter die Osteosynthese der konservativen Therapie vorzuziehen ist, zumal häufiger C-Frakturen vorliegen. Ziel ist die frühfunktionelle Behandlung mit Erreichen der bestmöglichen Altersaktivität.

Dr. med. Christoph Stockmar/Universitätsklinikum Leipzig A.ö.R., Unfall und Wiederherstellungchirurgie/Liebigstraße 20a/Leipzig/Deutschland/Tel.: 0341-9717335/ Fax: 0341- 9717309/E-Mail: Stockmar@gmx.de

B6 Neues bei Sprunggelenksfrakturen

Was gibt es Neues bei Sprunggelenksfrakturen?

I. Marzi (Frankfurt)

Neue biomechanische Aspekte der Sprunggelenksstabilität

R. Grass (Dresden)

Langzeitergebnisse bei funktionell konservativer Therapie von Knöchelfakturen Typ Weber B

M. Graf (Bochum), J. Richter, A. Kaminski, G. Muhr

Fragestellung

Die operative Behandlung der Knöchelfraktur vom Typ Weber B wird nach wie vor als Standardversorgung angesehen, obgleich die konservative Therapie bei bestimmten Bruchformen in der Literatur als adäquat beschrieben wird.

Methoden

Frische Frakturen vom Typ Weber B wurden anhand von konventionellen Röntgenaufnahmen auf das Ausmaß der Frakturdislokation und etwaige Begleitverletzungen untersucht. Dislozierte Frakturen wurden nach den Kriterien der AO-Technik frühzeitig operativ versorgt, während unverschobene und isolierte Brüche zunächst zusätzlichen Stabilitätstests unter Bildwandlerkontrolle unterzogen wurden. Die als stabil klassifizierten Frakturen wurden unter ambulanten Bedingungen funktionell konservativ behandelt.

Ergebnisse

Von Dezember 1990 bis Mai 1994 wurden insgesamt 146 Weber B-Frakturen, davon 61 (42%) operativ und 85 (58%) konservativ behandelt. Das Durchschnittsalter betrug 47 Jahre für die kons.-Gruppe und 42 Jahre für das operativ versorgte Patientenkollektiv. Der Nachuntersuchungszeitraum betrug für die die klinische Prüfung 72 Monate und 56 Monate für die radiologische Beurteilung. Basierend auf dem Olerud-Score erreichte die konservativ funktionell behandelte Gruppe 93,1 Punkte, die konservativ mittels Gipsretention behandelte Gruppe hingegen 88,2 Punkte. Das operativ behandelte Patientenkollektiv mit funktioneller Nachbehandlung erreichte 90,4 Punkte, mit mehrwöchiger Gipsretention dagegen 84,0 Punkte. Es bestand kein statistisch signifikanter Unterschied des Score-Ergebnisses zwischen den funktionell nachbehandelten Patienten, unabhängig vom konservativen oder operativen Therapieregime (p=0,73). Ebenfalls konnte kein statistisch signifikanter Unterschied zwischen den im Gips immobilisierten Patientengruppen nachgewiesen werden (p=0,4). Die frühfunktionelle Behandlung zeigte sich der immobilisierenden Therapie tendenziell überlegen. Eine positive Korrelation zwischen arthrogenen Begleitverletzungen, mehrwöchiger Immobilisation und einem unterlegenen funktionellen Endresultat war zu verzeichnen.

Schlussfolgerung

Die Ergebnisse dieser Langzeituntersuchung rechtfertigen das eigene Algorithmus zur konservativ funktionellen Behandlung von Außenknöchelfrakturen nach Stabilitätstestung und stehen in Übereinstimmung mit den in der Literatur verfügbaren Daten.

Dr. med. Markus Graf/Chirurgische Universitätsklinik Bergmannsheil Bochum/
Bürkle-de-la-Camp-Platz 1/44789 Bochum/Deutschland/Tel.: 0234-3020/
E-Mail: chirurgie@bergmannsheil.de

Frühbelastende Nachbehandlung stabil osteosynthetisch versorgter Frakturen des oberen Sprunggelenkes – Ergebnisse einer prospektiven Studie

Ch. Simanski (Köln-Merheim), D. Lehnen, B. Bouillon, R. Lefering, T. Tiling

Fragestellung

Ziel dieser prospektiven Machbarkeitsstudie war es, Patienten mit stabil osteosynthetisch versorgter oberer Sprunggelenksfraktur einer frühfunktionellen, frühbelastenden Nachbehandlung zuzuführen und das postoperative Outcome bis zu 12 Monaten postoperativ zu erfassen. Es sollte untersucht werden, ob mit diesem Konzept eine kürzere Rekonvaleszenz und schnelle Wiederaufnahme der Berufstätigkeit bei gleichem klinischem Outcome resultiert.

Methoden

Von 1/1999–2/2001 wurden 33 Patienten mit uni-, bi- und trimalleolären OSG-Frakturen in unserer Klinik stabil osteosynthetisch versorgt und nach einem frühfunktionellen, frühbelastenden Therapiekonzept nachbehandelt. Ausschlußkriterien für dieses Nachbehandlungskonzept waren osteosynthetisch instabile, kindliche und offene Frakturen, schlechte Patientencompliance und nicht Vorliegen des Patienteneinverständnisses. Die Patienten wurden nach der dritten postoperativen Woche in einer Sprunggelenksorthese belastet und die Zeit bis zum Erreichen der Vollbelastung und der Wiederaufnahme der täglichen Aktivitäten ermittelt. Das postoperative Outcome der Pat. wurde anhand einer systematischen Follow up Untersuchung nach 3,6, und 12 Monaten u.a. durch die subjektive Symptomevaluierung („Olerud Score") ermittelt. Der Olerud Score vergibt 100 Pkt. in 9 Kategorien (Schmerzen, Steifigkeit, Schwellung, Treppensteigen, Laufen, Springen, Hocken, Gehhilfen, Arbeiten). Die Summe wird in vier Gruppen eingeteilt: Bis 30 Pkt. „schlecht", bis 60 Pkt. „zufriedenstellend", bis 90 Pkt. „gut" und >90 Pkt. „exzellent".

Ergebnisse

Es konnten 17 Pat. mit klinisch instabiler unimalleolärer Weber B-, 12 Pat. mit unimalleolärer Weber C-Fraktur, 2 Pat. mit bimalleolärer Weber B- und 2 Pat. mit trimalleolärer Weber C-Fraktur eingeschlossen werden. Das Patientendurchschnittsalter betrug 48 Jahre, der Body-Mass-Index 27, die durchschnittliche OP-Zeit 64 min und die Krankenhausverweildauer 10,8 Tage. Alle Pat. belasteten spätestens nach der dritten postoperativen Woche teil, nach durchschnittlich 7,2 Wochen voll (2–12 Wochen). Nach 7,4 Wochen (1–18 Wochen) gingen die operativ Behandelten wieder ihren gewohnten privaten und beruflichen Tätigkeiten nach. Bezüglich des Gesamtergebnisses des Olerud Scores zeigte sich bereits nach drei Monaten im Mittel eine „gute" Sprunggelenksfunktion (73 Pkt.), die sich nach sechs Monaten auf 81 Pkt. und nach 12 Monaten auf nahezu „exzellente" Ergebnisse verbesserte (89 Pkt.).

Schlussfolgerung

Ein frühfunktionelles, frühbelastendes Nachbehandlungskonzept bei stabil osteosynthetisch versorgter OSG-Fraktur ist möglich, vorrausgesetzt der Patient besitzt eine ausreichende Compliance. Gemessen am Olerud Score erreichen diese Patienten bereits nach drei Monaten „gute" Ergebnisse und nach zwölf Monaten nahezu exzellente Funktionsergebnisse. Damit scheint sich sowohl die Zeit bis zur Vollbelastung als auch bis zur Erlangung der vollen Funktion deutlich zu verkürzen.

Dr. med. Christian Simanski/Unfallchirurgische Abteilung, Chirurgische Klinik Köln-Merheim, Ostmerheimerstrasse 200/51109 Köln/Deutschland/Tel.: 0221-89070/Fax: 022189073842/ E-Mail: Christian.Simanski@uni-koeln.de

Prospektiv randomisierte Studie zur Kosten-/Nutzenanalyse der frühfunktionellen Nachbehandlung bei operativ versorgten Sprunggelenkfrakturen

A. Losch (Göttingen), P. Meybohm, T. Schmalz, E. Knopf, M. Fuchs, K. Dresing,
A. Schleikis, S. Blumentritt, K. M. Stürmer

Fragestellung

Führt nach operativ versorgter Sprunggelenksfraktur eine frühfunktionelle Nachbehandlung zu einer Verbesserung des subjektiven und objektiven funktionellen Therapieergebnis?

Methoden

In dieser prospektiven Untersuchung wurden 40 Patienten mit operativ versorgter isolierter Weber C Fraktur (Osteosynthese der Fibula mittels 1/3 Rohrplatte, interfragmentärer Zugschraube und Syndesmosennaht) in 2 Gruppen randomisiert.

Gruppe A: 20 Patienten (8 Männer, 12 Frauen, Durchschnittsalter 37 Jahre, Körpergröße 174 cm, Gewicht 76 kg). 18 Patienten hatten eine 44B1 und 2 Patienten 44C1 Fraktur. Frühfunktionelles Behandlungskollektiv mittels EAP (Standardisiertes Therapieschema sofort nach Entlassung aus dem Krankenhaus, 3× pro Woche für 3 Stunden) sowie Nachbehandlung mittels selbstgefertigter Kombi-Cast Orthese.

Gruppe B: 20 Patienten (8 Männer, 12 Frauen, Durchschnittsalter 38 Jahre, Körpergröße 171 cm, Gewicht 74 kg). 19 Patienten hatten eine 44B1 und 1 Patient 44C1 Fraktur. 6 Wöchige Ruhigstellung mittels herkömmlichen Unterschenkelgehverband sowie nicht standardisierte ambulante Krankengymnastik in der Göttinger Umgebung.

Beide Gruppen wurden nach der 10. postoperativen Woche einem dynamischen Treppentest (zwei KISTLER- Kraftmessplatten, optoelektronisches Kamerasystem Primas, Holztreppe DIN 17,5 cm Stufenhöhe ohne Geländer), einer klinischen und radiologischen Untersuchung sowie Befragung zum subjektiven und objektiven Ergebnis mittels modifizierten Score nach Phillips unterzogen. Zum Statistischen Vergleich der Mittelwerte wurde nach Prüfung auf Normalverteilung der t-Test verwendet.

Ergebnisse

Es konnten 19 von 20 Patienten der Gruppe A und 14 von 20 Patienten der Gruppe B ausgewertet werden. Alle Pat. der Grp. A, aber nur 6 von 14 der Grp. B konnten die Treppe ohne Hilfe hinunter, bzw. 12 von 14 die Treppe hoch gehen. Der Vergleich der Dorsalflexion (Neutral-Null-Methode) zeigte eine signifikante Einschränkung von 6,5±2,1 Grad Grp. A zu 11,6±4,7 Grad der Grp. B. Bei der Plantarflexion signifikante Einschränkung von 8±3,2 Grad Grp. A versus 11,8±4,2 Grad Grp. B (p<0,01). Alle Frakturen waren knöchern konsolidiert, keine Syndesmoseninsuffizienz. Bei der Auswertung des modif. Phillipsscores hatten alle Pat der Grp. A ein gutes Ergebnis, in der

Grp. B 10× gut, 3× befriedigend und 1× schlechtes Ergebnis. Arbeitsunfähigkeit Grp. A 7,25 Wochen versus 9,86 Wochen in Grp. B. Direkte Therapiekosten 1172,48 € Grp. A versus 540,93 € Grp. B plus Krankengeld ab 6. Woche Arbeitsunfähigkeit von ca 63,34 € pro Tag. Somit liegen die gesamt Kosten in der Grp. B. um ca 445,23 € über denen der Grp. A.

Schlussfolgerung

Vor dem Hintergrund angestrebter Restitution und volkswirtschaftlichen Gesichtspunkten gewinnen die aufgezeigten Vorteile der frühfunktionellen Nachbehandlung eine deutliche klinische Relevanz. Das postoperative Management muss obigen Ergebnissen im Sinne einer frühfunktionellen Behandlung Rechnung tragen.

Dr. med. Andreas Losch/Uni-Klinikum Göttingen, Abteilung für Unfallchirurgie, Plastische und Wiederherstellungschirurgie/Robert-Koch-Straße 40/37077 Göttingen/ Deutschland/Tel.: 0551396108/E-Mail: dr.med.andreaslosch@surfeu.de

Hat der Operationszeitpunkt auf die Komplikationsrate bei der Behandlung von Sprunggelenksfrakturen einen Einfluß?

L. Schütz (Leipzig), M. Felgner, Ch. Stockmar, C. Josten

Fragestellung

Die Notwendigkeit der operativen Behandlung der Sprunggelenksfraktur zur Rekonstruktion der Gelenkfläche des Sprunggelenkes stellt ein wesentliches Element zur Wiederherstellung der Beinachse dar. In der Literatur wird die sofortige Operation propagiert, jedoch zeigt sich im klinischen Alltag der Behandlungsbeginn durch verschiedene Gründe verzögert. Um zu klären ob für den Patienten Nachteile in der Behandlung bei einer verzögerter Operation entstehen, wurde retrospektiv die Komplikationshäufigkeit und das Outcome unseres Patientengut hinsichtlich des Operationszeitpunktes untersucht.

Methoden

Im Zeitraum vom 1.1.2000–31.12.2001 wurden 84 Patienten mit einer Sprunggelenksfraktur operativ in unser Klinik behandelt. Das Durchschnittsalter der 40 weiblichen Pat. betrug 48,25 Jahre und der 44 männlichen Pat. 42,04 Jahre. Die Frakturen wurden anhand der AO-Klassifikation eingeteilt (A1: 2, A2: 3, A3: 4, B1: 17, B2: 17, B3: 21, C1: 7, C2: 11, C3: 2). Die Patienten wurden retrospektiv in zwei Gruppen unterteilt: Gruppe I mit einer sofortigen Operation und Gruppe II mit verzögerter operativer Therapie. Die Komplikationen, die während des stat. Aufenthaltes auftraten, wurden dokumentiert und in Korrelation zum Operationszeitpunkt gesetzt. Ferner wurden die Pat. nachuntersucht, hierbei wurde der Score von Olerud und Molander (sowie Philipps) verwendet.

Ergebnisse

Die Gruppe I beinhaltete 30 Patienten, Gruppe II 54 Patienten. Die verzögerte operative Therapie resultierte überwiegend aus einer prolongierten Vorstellung in unserer Klinik und den hieraus entstehenden ungünstigen lokalen Verhältnissen, aber auch aus organisatorischen Gründen. Offene Frakturen wurden sofort operiert. Die durchschnittliche stat. Verweildauer betrug insgesamt 11,96 Tage (Gruppe I 12,8 Tage, Gruppe II 11,59 Tage). Die Operation wurde in Gruppe II durchschnittlich nach 6,2 Tagen durchgeführt. Komplikationen der Gruppe I (n=30): Dislokationen 1, Hämatom 1, Infekt 5. Komplikationen der Gruppe II (n=54): Dislokationen 1, Infekt 6. Die Nachuntersuchung zeigte in Gruppe I in 70% gute bis sehr gute Ergebnisse, in Gruppe II ebenfalls in 73% der Patienten sehr gute bis gute Ergebnisse.

Schlussfolgerung

Die operativ verzögerte Behandlung der Sprunggelenksfraktur weist in unserem Patientengut keine höhere Komplikationsrate auf. Auch das Outcome der Patienten in der Nachuntersuchung zeigte keine signifikanten Unterschiede in den beiden Gruppen auf. Daher kann die Operation bei entsprechender Indikation auch verzögert erfolgen.

Dr. med. Ludwig Schütz/Universitätsklinikum Leipzig A.ö.R., Zentrum für Chirurgie, Unfall- und Wiederherstellungschirurgie/Liebigstraße 20a/Leipzig/Deutschland/ Tel.: 0341-9717311/Fax: 0341-9717309/E-Mail: schul@medizin.uni-leipzig.de

Der XS-Nagel – eine neue Osteosynthesetechnik zur Versorgung einfacher und komplexer Sprunggelenksfrakturen

J. Gehr (Aschaffenburg), F. Hilsenbeck, W. Neber, W. Friedl

Fragestellung

Nach Sprunggelenksfrakturen treten häufig Weichteilschäden auf. Gleichzeitig liegt nicht selten ein aufwendig zu rekonstruierender Defekt und ein hohes Infektions- und Stabilitätsverlustrisiko vor. Bei der konventionellen Plattenosteosynthese besteht oft das Problem der unzureichenden Fixation bei osteoporotischem Knochen und bei komplexen Frakturen. Der XS (XXS, XSL) Nagel stellt auch bei der Versorgung von OSG-Frakturen eine komplikationsarme Alternative dar. Er führt zur Verminderung der Weichteilprobleme und verbessert die Stabilität und die funktionelle Nachbehandlung.

Methoden

Der XS-Nagel (4,5 mm) für das Sprunggelenk (analog der Anwendung bei Olekranon- und Patellafrakturen)ist ein Verriegelungsnagel mit Kompressionsmöglichkeit. Bei hohen C-Frakturen kommen Langnägel (195 mm o. 270 mm) und bei engem Markraum kommt der dünnere XXS-Nagel (3,5 mm) zur Anwendung. Die Querverriegelung erfolgt mit K-Drähten mit Gewinde (Stärke 2 mm, (1,6 mm)). Seit 5/2000 wurden 225 OSG-Frakturen vornehmlich Weber B und C-Frakturen versorgt. Die Pat. wurden prospektiv beobachtet und nach 6 Monaten nachuntersucht.

Ergebnisse

Die Weber B Frakturen wurden postoperativ sofort vollbelastet, bei zusätzlicher Innenknöchelfraktur oder Innenbandbeteiligung mit 20 Kg teilbelastet und dann nach 5 Wo. vollbelastet. Begleitende Volkmannfrakturen wurden 6 Wochen entlastet. 94 Patienten konnten bisher nachuntersucht werden. Der Ovadia-Score ergab in 69,1% (65) ein exzellentes, 25,5% (24) gutes, in 2,1% (2) ein mäßiges und in 3,2% (3) ein unbefriedigendes Ergebnis. In 3 Fällen kam es zu einer Gewindedrahtwanderung ohne Komplikationen. Bei einem Pat. bestanden ausgedehnte Wundrandnekrosen, die mit einer Mesh versorgt wurden, sonst gab es keine revisionspflichtigen Weichteilprobleme.

Schlussfolgerung

Die intramedulläre Lage ist neben der hohen Belastbarkeit des X(X)S(L) Nagels ein wesentlicher Vorteile für die Behandlung von Sprunggelenksfrakturen. Komplexe Frakturen lassen sich einfacher stabilisieren. Lokale Wundkomplikationen sind selten und falls solche auftreten ist deren Behandlung problemlos.

Dr. med. Jonas Gehr/Klinikum Aschaffenburg Abtl. Unfallchirurgie/am Hasenkopf/ 63739 Aschaffenburg/Deutschland/Tel.: 06021-320/E-Mail: jondra@web.de

Stellenwert der Computertomographie bei der Evaluierung operativ versorgter OSG-Frakturen

S. Barthel (Dresden), R. Grass, H. Zwipp

Fragestellung

Computertomographische Analyse der im Rahmen der Versorgung von Pronations-Eversions- (PE) sowie Pronations-Abduktions-Frakturen (PA) erreichten Stellung der Fibula in der Incisura tibiofibularis.

Suffiziente Bandheilungen werden dadurch erzielt, dass Bandstümpfe durch ein Behandlungsverfahren in anatomische Nähe zueinander gebracht werden und somit ohne Defektbildung ausheilen können. Die im Rahmen von PE- und PA-Frakturen auftretenden Verletzungen des distalen tibiofibularen Syndesmosenkomplexes werden operativ versorgt, in dem die beteiligten Bandstrukturen revidiert werden, gelegentlich der vordere Bandkomplex adaptiert wird sowie durch Reposition der Fibula in der Incisura tibiofibularis und Retention mittels Stellschraube, die eine Voraussetzung für eine Bandheilung durch Wiederherstellung der anatomischen Beziehung darstellt.

Methoden

Im Rahmen einer prospektiven Untersuchung führten wir bei n=66 Patienten mit PE- und PA-Frakturen postoperativ eine computertomographische Kontrolle der Stellung der Fibula in der Incisura tibiofibularis durch. Hierbei wurde die Weite des vorderen und hinteren Syndesmosenspaltes sowie die Position der Fibula in Bezug zur Incisurmitte (anterior/posterior) vermessen. Es erfolgt die axiale Schnittführung beider Sprunggelenke beginnend von subtalar bis 3 cm oberhalb des Tibiaplafonds in einer Schichtdicke von 1,5 mm. Messebene 10 mm oberhalb des Tibiaplafonds. Gemessen werden der tiefste Punkt der Incisura fibularis in Bezug zur gegenüberliegende Fibula sowie der Abstand zwischen den Tangenten, die an die Vorderkanten der Fibula und Tibia gelegt werden (jeweils im Seitenvergleich).

Ergebnisse

In der Auswertung 66 computertomographisch kontrollierter Sprunggelenksfrakturversorgungen zeigte sich bei nur 6 Patienten eine seitengleiche Fibulastellung, bei 48 Patienten ergab die Untersuchung eine seitendifferente Fibulastellung ohne Indikation zur operativen Korrektur. Bei 12 Patienten ergab sich eine Indikation zur Korrektur aufgrund der ermittelten seitendifferenten Fibulastellung. Als Indikationskriterium wurden Diastasen über 2 mm sowie eine Subluxationsstellung der Fibula (gemessen über die Tangenten) von über 5 mm festgelegt.

Schlussfolgerung

- Die Reposition der Fibula im Bereich der Incisura tibiofibularis ist nicht als unproblematisch anzusehen
- Inkorrekte Stellschraubenimplantationen können eine Fehlstellung der Fibula in der Incisura tibiofibularis verursachen.
- Die Nativröntgendiagnostik ist weder qualitativ noch quantitativ in der Lage, derartige Fehlstellung zu diagnostizieren – von den 12 ermittelten korrekturbedürftigen Fehlstellungen, waren retrospektiv nur 2 in der angefertigten Nativröntgendiagnostik zu vermuten, wobei keine definitive Aussage bezüglich der Qualität oder des Ausmaßes zu treffen war.
- Insbesondere ein hochgradiger Zerstörungsgrad ligamentärer Strukturen erhöht die Inzidenz von Fehlstellungen der Fibula.

Sven Barthel/Klinik und Poliklinik für Unfall- und Wiederherstellungschirurgie
Universitätsklinikum Dresden/Fetscherstr. 74/Dresden/Deutschland/Tel.: 0351-458-3777/
Fax: 0351-458-4307/E-Mail: Sven.Barthel@mailbox.tu-dresden.de

Die komplizierte Arthrodese des Sprunggelenkes: antegrader Kompressionsnagel vs. Ringfixateur

F. Kutscha-Lissberg (Bochum), U. Hebler, R. Reimer, G. Muhr

Fragestellung

Es wurden über 30 Operationstechniken für die Fusion des Sprunggelenkes angegeben. In 80%–90% kommt es zur knöchernen Heilung. Nach entzündlicher Gelenkdestruktion, bei Vorliegen einer Polyneuropathie (PNP) und bei Pseudarthrosen nach Arthrodese sind die Konsolidierungsraten aufgrund von Minderdurchblutung (Entzündung) oder pathologischem Knochenstoffwechsel (PNP) niedriger. Für diese komplizierten Arthrodesen wird die Fusion mittels Fixateur propagiert. Die Nachteile liegen nicht nur in der langen Liegezeit des Fixateurs. Da das Fersenbein in die Montage eingebunden wird, kommt es zu einer Schädigung auch des unteren Sprunggelenkes, zusätzlich kommt es im Rahmen der Belastungsaufnahme zur Weichteilirritation und zu Pininfekten. Ziel der Untersuchung ist es die Komplikationsrate und die knöcherne Heilungsrate der antegraden Kompressionsnagelarthrodese mit dem Ringfixateur zu vergleichen.

Methode

Von 9/00–2/02 wurden 18 Pat., bei denen eine PNP, eine primäre Gelenkentzündung oder eine posttraumatische Osteitis (PO) für die Gelenkdestruktion ätiologisch führend waren, in eine prospektive Studie aufgenommen. Beide Verfahren wurden standardisiert von einem Operateur durchgeführt. 10 Pat. wurden mit Ringfixateur (GruppeA) und 8 Pat. mit Kompressionsnagel (GruppeB) behandelt. Von 9/00–7/01 wurde ausschliesslich der Ringfixateur (n=8) verwendet; ab 7/01 kam der antegrade Nagel zur Anwendung (n=8). Weichteildefekte >4 cm² wurden als Kontraindikation für die Nagelung angesehen und mit Ringfixateur stabilisiert (n=2). In Gruppe A lag bei 8 Pat. eine PO und in 2 Fällen eine diabetogene Charcotsymptomatik mit Infektion vor. Die PO war in 4 Fällen durch eine PNP kompliziert. In GruppeB lag 6× eine PO, 2× mit Pseudarthrose und 2× mit PNP, und 2× eine diabetogene Charcotsymptomatik, 1× mit Infektion, vor. In Gruppe A wurde 6× eine OSG, 3× zusätzlich eine USG und 1× eine tibiocalcaneare Fusion angelegt. In Gruppe B wurde 4× eine OSG, 3× zusätzliche eine USG, 1× eine tibiocalcaneare Fusion durchgeführt.

Ergebnisse

In GruppeA wurde bei einer durchschnittlichen Liegezeit des Fixateurs von 16 Wochen in 9 Fällen eine knöcherne Heilung bestätigt. In 2 Fällen perstistierte die Entzündung, 1× als Infektpseudarthrose. In Gruppe B konnte in 6 Fällen nach 6 Wochen, 1× nach 12 Wochen, die Vollbelastung aufgenommen werden, 1× wurde nach 6 Wochen Spongiosa angelegt, 1× persistierte eine Fistel. Die dynamische Pedobarographie zeigte ein besseres Gangbild bei isolierter OSG Arthrodese in Gruppe B.

Schlussfolgerung

Aufgrund der kleinen Gruppen und einer ätiologisch bedingten Inhomogenität der Kollektive ist ein direkter Vergleich schwierig. Es zeigte sich, dass beide Verfahren zuverlässlich sind. Eine gehäufte Reinfektion in Gruppe B wurde nicht beobachtet. Die Vorteile der Nagelung liegen in der rascheren Belastbarkeit der Arthrodese. Bessere funktionelle Ergebnisse könnten durch das frühe Erreichen eines regulären Gangbildes ohne USG Transfixation erklärt werden.

Dr. med. Friedrich Kutscha-Lissberg/Universitätsklinik für Chirurgie an den BG Kliniken des „Bergmannsheil" in Bochum/Bürkle-de-la-Camp-Platz 1/44789 Bochum/Deutschland/ Tel.: 0234-3020/E-Mail: Friedrich.Kutscha-Lissberg@ruhr-uni-bochum.de

Endoprothetische Versorgung des oberen Sprunggelenkes nach fehlverheilter Malleolarfraktur

M. Kapella (Birkenwerder), R. Kreusch-Brinker

Fragestellung

Nach Versuchen mit einer zementierten Totalprothese des oberen Sprunggelenkes durch Buchholz 1979 sind Entwicklungen im Bereich der Alloarthroplastik des oberen Sprunggelenkes über Jahre nur zurückhaltend angegangen worden. Zu Beginn der 90er Jahre wurde von einer skandinavischen Arbeitsgruppe eine zementfreie Version eines Oberflächenersatzes für die Gelenkkompartimente des oberen Sprunggelenkes mit beweglichem Polyäthyleninlay entwickelt (STAR = scandinavian total ankle replacement).

Methode

Seit 1996 wird dieses Modell bei ausgewählten Patienten zur Versorgung nach posttraumatischer bzw. rheumatischer Zerstörung des Gelenkes eingesetzt. Voraussetzung für die Indikationsstellung ist eine ausreichende Bewegungsamplitude von mindestens 40°, davon 15° Extensionsfähigkeit sowie intakte Hautverhältnisse auf der Vorderseite des oberen Sprunggelenkes und eine infektfreie Anamnese. Zwischen 1996 und Ende 2001 wurden insgesamt 43 Totalendoprothesen des oberen Sprunggelenkes bei 42 Patienten eingesetzt.

Ergebnisse

1 Patient mit chronischer Polyarthritis erhielt das Gelenk beidseitig. Dieser Patient hatte auf der erstversorgten Seite nach 6 Monaten einen Spätinfekt, so daß ein Ausbau mit Arthrodese über Fixateur notwendig wurde. Die sekundär versorgte Seite war bei

der Nachkontrolle beschwerdefrei und zeigte eine Beweglichkeit von Ex/Flex 15-0-25. Die weiteren 41 Patienten gliederten sich in 28 Patienten mit posttraumatischen Defektzuständen und 6 Patienten mit chron. Polyarthritis. In einem Nachuntersuchungsintervall von 8 bis 18 Monaten zeigten 26 von den 41 Patienten ein raumgreifendes, nur diskret hinkendes Gangbild mit einer Bewegungsamplitude zwischen 30 und 55° sowie erhaltener Extensionsfähigkeit bis über Neutralstellung. 3 Patienten gaben anhaltende Beschwerden im Bereich der Innen- und Außen- sowie Vorderseite des oberen Sprunggelenkes an und hatten ein Streckdefizit zwischen 5 und 15°. 6 der Patienten zeigten dabei eine Frühlockerung der Pilonprothese, so daß ein Wechsel in eine zementierte Pilonplatte bzw. bei 4 eine Arthrodese vorgenommen werden mußte. Das Ergebnis war für 27 der 41 Patienten sehr gut, bei 8 zufriedenstellend und für 6 ohne wesentlichen Gewinn für die Funktion und die Beschwerdesymptomatik im oberen Sprunggelenk.

Schlussfolgerung

Langzeitergebnisse können auf Grund der Dauer der Beobachtungszeit noch nicht mitgeteilt werden. Für eine kurz- bis mittelfristige Betrachtung bietet das Modell für 2/3 der Patienten eine Verbesserung der Lebensqualität der Sprunggelenksfunktion bei strenger Indikationsstellung mit einer ausreichenden präoperativen Bewegungsamplitude von mindestens 40° und stabiler Seitenbandführung.

PD Dr. med. Rüdiger Kreusch-Brinker/Asklepios Klinik Birkenwerder/Hubertusstr. 12–22/ 16547 Birkenwerder/Deutschland/Tel.: 0 33 03-522 131/Fax: 0 33 03-522 183/ E-Mail: R.koss@asklepios.com

B 7 Verletzungen großer Sehnen (ohne Hand)

Algorhythmus der frischen Achillessehnenruptur

H. Zwipp (Dresden)

Sind degenerative Veränderungen Vorraussetzung zur Ruptur großer Sehnen?

C. Stolz (Jena), E. Markgraf, E. Schulze

Fragestellung

Sind degenerative Veränderungen Vorraussetzung zur Ruptur großer Sehnen?

Methoden

1. Patientengut: Bizepssehnen: 13, Quadrizepssehnen: 10, Achillessehnen: 66 (Einschlusskriterien: Patienten mit operativ versorgten und histologisch nachuntersuchten Sehnenrupturen). Retrospektive Studie anhand anamnestischer Patientendaten und der postoperativen histologischen Untersuchung. Zusätzlich eine spezielle histopathologische Nachuntersuchung gezielt ausgesuchter Patientensehnen.
2. Bei der Auswertung der histopathologischen Präparate unterschieden wir zwischen vorbestehenden degenerativen Veränderungen des tendinösen Gewebes und rupturüblichen Veränderungen eines vorher intakten Sehnengewebes. Eine genaue Differenzierung war möglich.
3. Im Rahmen der statistischen Auswertung der rupturauslösenden Ereignisse faßten wir anamnestische Patientenangaben in 2 Gruppen zusammen, um sie besser statistisch auswerten zu können: 1. alltagsübliche Bewegungen; 2. starke Belastungen.
4. Auswertung: Korrelation zwischen dem histopathologischen Befund und der Stärke der einwirkenden Traumata im Falle einer Sehnenruptur.

Ergebnisse

1. Bizepssehnen:
   - vorbestehende degenerative Veränderungen: 54% (n=7)
   - Sehnenrupturen durch ein starkes rupturauslösendes Trauma: 100% (n=7)
   - rupturübliche Veränderungen gesunder Sehnen: 46% (n=6)
   - Sehnenrupturen durch ein starkes rupturauslösendes Trauma: 83% (n=5)
   - Sehnenrupturen durch ein nicht adäquates Trauma: 17% (n=1)

2. Quadrizepssehnen:
   - vorbestehende degenerative Veränderungen: 40%
   - Sehnenrupturen durch ein starkes rupturauslösendes Trauma: 100%
   - rupturübliche Veränderungen gesunder Sehnen: 60%

3. Achillessehnen:
   - vorbestehende degenerative Veränderungen: 58% (n=39)
   - Sehnenrupturen durch ein starkes rupturauslösendes Trauma: 79% (n=31)
   - Sehnenrupturen durch ein nicht adäquates Trauma: 21% (n=8)
   - rupturübliche Veränderungen gesunder Sehnen: 34% (n=23)
   - Sehnenrupturen durch ein starkes rupturauslösendes Trauma: 74% (n=17)
   - Sehnenrupturen durch ein nicht adäquates Trauma: 17% (n=4)

Schlussfolgerung

In unserem Patientengut finden sich sowohl Fälle mit vorbestehender degenerativer Tendopathie als auch ohne histopathologisch nachweisbare vorbestehende Sehnenveränderungen. Bei dem Großteil der Patienten mit einer Sehnenruptur war ein schweres Trauma als Rupturursache heranzuziehen. Diese Ergebnisse zeigen deutlich, dass eine degenerative Vorbelastung der Sehne keine absolute Bedingung zur Sehnenruptur ist.

Christian Stolz/FSU Jena, Unfall-, Hand-, Wiederherstellungschirurgie/Bachstraße 18/Jena/ Deutschland/Tel.: 03641/933978/E-Mail: Eberhard.Markgraf@med.uni-jena.de

Nahtversorgung menschlicher Achillessehnen – Primärstabilität unterschiedlicher Verfahren

N. M. Meenen (Hamburg-Eppendorf), A. Sarvary, K. Mühlenfeld, P. Sotonyi*, M. Morlock, G. Baranyi, J. M. Rueger

Fragestellung

Die Komplikationen der Achillessehnennaht können durch eine frühfunktionelle Therapie entscheidend reduziert werden. Die funktionelle Nachbehandlung erhält die Muskelkraft, verbessert Reparatur und Remodelling der Sehne und die Propriozeption. Wir haben erstmalig eine experimentelle Untersuchung über die Primärstabilität von resorbierbaren Nahtversorgungen von Achillessehnenrupturen durchgeführt, um mit dem Nachweis der primär stabilen Versorgung eine frühfunktionelle Nachbehandlung aufgrund von Meßdaten propagieren zu können.

Methoden

Es wurden an insgesamt 70 frischen Achillessehnen von Leichen 7 unterschiedliche Nahttechniken (je 10 Präparate) mit unterschiedlichen resorbierbaren Nahtmaterialien (PDS®) durchgeführt und dann die Präparate auf der Instron Prüfmaschine mit v=100mm/min. belastet. Für die Fixierung der Muskel-Sehnenübergänge wurde eine bewährte Gefriertechnik* angewandt. Die Daten wurden online registriert und mit SPSS statistisch ausgewertet.

Ergebnisse

Durchmesser und Umfang der Sehnen sowie das Alter der Achillessehnen haben keinen signifikanten Einfluß auf die maximale Reißkraft der Nahtversorgung (Kovarianzanalyse), statistisch signifikant jedoch ist der Einfluß des Geschlechts der Probanden (2-faktorielle Analyse). Die Stabilität (Mittelwerte) in abnehmender Reihenfolge: Bunnel PDS 0 + Plantarissehne (PS) = 325 N, Bunnel PDS-Kordel 0,7 = 291 N, Kessler PDS-Kordel 1,3 252 N, Kessler PDS 0 + PS = 210, Kessler PDS-Kordel 0,7 = 179 N, Bunnel PDS = 139 N, Kessler PDS Faden = 136 N. Die Unterschiede der Meßwerte aller Nahtformen sind statistisch signifikant. Auffällig ist die deutliche Zunahme der Stabilität durch Verwendung der Plantarissehne (+PS) als autologe Augmentation, was daher von uns neben der PDS 0 Bunnel-Technik als Standardverfahren durchgeführt wird. Ausreichende Stabiliät ergibt auch die transkutan minimal invasiv durchzuführende Kessler Technik mit PDS-Kordel 1.3 mm.

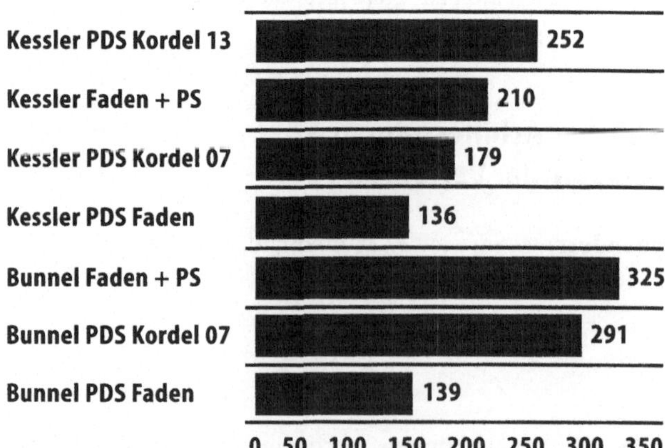

Abb. 1. Nahttechnik vs. Operationsverfahren: Max. Reißkraft (Mittelwerte) aus je 10 Präparaten (N) bei 100 mm/min

Schlussfolgerung

Bei so nachgewiesener Primärstabilität ist eine frühfunktionelle Nachbehandlung der stabilen Nahttechniken möglich, wobei in einem speziellen Schuh auch mit einer Belastung begonnen werden kann. Nach einem standardisierten Protokoll wird die Position innerhalb 6 Wochen in die Neutralposition verändert.

Reference
* Thermann H, Frerichs O, Biewener A, Krettek C, Schandelmaier P (1995) Biomechanische Untersuchungen zur menschlichen Achillessehnenruptur. Unfallchirurg 98: 570–575

Prof. Dr. med. Norbert M. Meenen/Unfall- u. Wiederherstellungschirurgie Chirurgische Klinik und Poliklinik Universitätsklinikum/Martininistr. 52/20246 Hamburg/Deutschland/
Tel.: +49-40-428032450/Fax: +49-40-428034512/E-Mail: meenen@uke.uni-hamburg.de

Das funktionelle Ergebnis nach konservativ-funktioneller Therapie der Achillessehnenruptur – eine Untersuchung mit dem Biodex® System 2000

M. Amlang (Dresden), V. Gudziol, C. Dahlen, H. Zwipp

Fragestellung

Die Fragestellung dieser Untersuchung ist eine umfassende und vergleichbare Beurteilung des funktionellen Ergebnisses nach konservativ-funktioneller Therapie der Achillessehnenruptur im Vario-Stabil® Schuh. Dazu soll neben dem Achillessehnenscore nach Trillart erstmalig der Achillessehnenscore nach Leppilahti eingesetzt werden. Der Achillessehnenscore nach Leppilahti ist durch Einbeziehung der isokinetischen Kraft bei 30°/sec, 90°/sec und 240°/sec der zur Zeit umfangreichste Test zur Beurteilung der Muskelfunktion nach Achillessehnenruptur. Die gemessenen Werte können dann direkt mit den Ergebnissen von Leppilahti verglichen werden. Er untersuchte 101 Patienten nach operativ behandelter Achillessehnenruptur.

Methoden

In der Zeit vom 1.1.1994 bis zum 30.5.1997 wurden in einer Spezialsprechstunde 108 Patienten mit Achillessehnenruptur prospektiv erfasst. Im Rahmen einer Promotion (V.G.) konnten insgesamt 81 Patienten nachuntersucht werden, davon 59 Patienten mit konservativ-funktioneller Therapie. In der konservativ-funktionell behandelten Gruppe wurden 44 Männer und 15 Frauen erfasst. Das durchschnittliche Alter betrug 43,3 Jahre. Der Zeitpunkt der Nachuntersuchung lag mindestens 12, durchschnittlich 30,2 Monate nach Ruptur. Bei allen Patienten wurde das funktionelle Ergebnis entsprechend dem Leppilahti- Score bestimmt. Zur isokinetischen Kraftmessung kam dabei das Biodex® System 2000 zum Einsatz.

Ergebnisse

Nach konservativ-funktioneller Therapie erreichten von den 59 Patienten im Score nach Trillat 24 Patienten (41%) ein sehr gutes, 26 Patienten (44%) ein gutes, 2 Patienten ein mäßiges (3%) und 7 Patienten (12%) ein schlechtes Ergebnis. (Trillat 1971: sehr gut: 58%, gut: 30%, befriedigend: 4%, schlecht: 8%) Im Score nach Leppilahti konnten folgende Werte bestimmt werden: 13 Patienten (22%) ein ausgezeichnetes, 24 Patienten (40,7%) ein gutes, 15 Patienten (25,4%) ein befriedigendes und 7 Patienten (12%) ein schlechtes Ergebnis (Leppilahti 1996: ausgezeichnet: 33,7%, gut: 45,5%, befriedigend: 16,8%, schlecht: 4%; dazu chirurgische Komplikationen: 22,8%, davon größere Komplikationen: 3%).

Schlussfolgerung

1. Mit der konservativ- funktionellen Therapie der Achillessehnenruptur können der operativen Methode vergleichbare funktionelle Ergebnisse erzielt werden.
2. Ziel ist die weitere Verbesserung der funktionellen Ergebnisse durch eine differenzierte Therapiewahl mit optimierter Selektion der für eine konservativ-funktionelle Therapie geeigneten Patienten.
3. Die percutane, peritendineumerhaltende Operationstechnik bei ungenügender Adaptation der Sehnenenden und der dynamische Sehnenersatz als Flexor hallucis longus- Transfer bei größeren Defektbildungen erweitern das therapeutische Spektrum mit dem Ziel einer individuellen Therapiewahl.

Dr. med. Michael Amlang/Klinik für Unfall- und Wiederherstellungschirurgie Dresden/ Fetscherstr. 74/Dresden/Deutschland/Tel.: 03514582206/Fax: 0351-4584307/ E-Mail: mmcm-amlang@t-online.de

Funktionalität der Achillessehne nach operativ versorgter Ruptur

P. Kühn (Aachen), R. Schmidt, T. Ambacher, C. Disselhorst-Klug, O. Paar, G. Rau

Fragestellung

Wird nach Achillessehnenruptur (ASR) die Kontinuität nicht wiederhergestellt, entsteht eine Atrophie der Muskelfasern. Folge sind Änderungen in der Kinematik und Kinetik durch Insuffizienz des M. triceps surae des betroffenen Beins. Das Ziel der Studie ist die Entwicklung und Validierung einer Methode, die diese Veränderungen bei der Durchführung bestimmter Übungen, die häufigen Bewegungen aus dem alltäglichen Leben entsprechen, quantitativ mißt und analysiert.

Methoden

25 gesunde Personen und 35 Patienten mit kompletter Ruptur der Achillessehne nahmen an der Studie teil. Durch ein speziell entwickeltes Bewegungsprogramm wurde die Funktionsfähigkeit der unteren Extremität getestet: Springen, Zehenspitzenstand,

Dehnung der Sehne durch Kniebeugung mit Bodenkontakt der Ferse und wiederholtes Heben in den Zehenspitzenstand. Alle Übungen wurden einbeinig durchgeführt. Die Trajektoren der Marker, die an Fuß und Unterschenkel befestigt waren, wurden mit einem Vicon 370 Bewegungsanalysesystem gemessen. Daraus wurden die Winkel im oberen Sprunggelenk bestimmt. Die Bodenreaktionskräfte wurden mit Kistler Kraftmeßplatten bestimmt. Es wurde aus allen Übungen der größte und kleinste Wert des Gelenkwinkels, der Winkelgeschwindigkeit und der Bodenreaktionskraft bestimmt. Diese Parameter wurden benutzt, um Unterschiede zwischen dem verletzten und dem nicht betroffenen Bein eines Patienten und zwischen Patienten- und Normkollektiv zu finden.

Ergebnisse

Statistisch signifikante Unterschiede bezüglich des verletzten Beins ließen sich beim Flexions- und Extensionswinkel und für die vertikale Kraftkomponente finden. Der sensitivste Parameter der Gelenkbewegung war der maximale Plantarflexionswinkel, die Winkelgeschwindigkeit beim Sprung und der aktive Bewegungsumfang, der signifikant unterschiedlich von nichtverletzten Patientenbeinen und vom Normkollektiv war. Weiterhin ist die maximale vertikale Kraft beim verletzten Bein verglichen mit dem nichtverletzten Bein deutlich reduziert. Andere Parameter zeigten keine signifikanten Unterschiede.

Schlussfolgerung

Durch die Bewegungsanalyse nach ASR können verletzte von nichtverletzten Patientenbeinen und vom Normkollektiv unterschieden werden. Es konnten verschiedene Parameter gefunden werden, die die Veränderungen im Bewegungsablauf der verletzten Extremität beschreiben können. Das Bewegungsprogramm ist speziell an der alltäglichen Belastung orientiert und mißt somit keine artifiziellen isokinetischen Unterschiede. Sinnvoll wäre die Bewegungsanalyse auf Knie und Hüfte auszudehnen, um die Kompensationsstrategien des verletzten Beins genauer zu betrachten.

Dr. med. Petra Kühn/Unfallchirurgie Universitätsklinikum Aachen/Pauwelsstraße/
52074 Aachen/Deutschland/Tel.: 0241/8089350/Fax: 0241/8082415/E-Mail: pkuehn@uka.de

Die operative Therapie und frühfunktionelle Orthesennachbehandlung der frischen Achillessehnenruptur

S. Hinsenkamp (Duisburg), M. Schofer, M. Settner, H.-R. Kortmann

Fragestellung

Ist die offene Naht mit frühfunktioneller Orthesennachbehandlung eine probate Methode in der Behandlung der frischen Achillessehnenruptur?

Methoden

Die Standardbehandlung der Achillessehnenruptur war über Jahre festgelegt durch Operation mit konsekutiver Gipsnachbehandlung. Neue Erkenntnisse bezüglich der Pathogenese einer Achillessehnenruptur und hinsichtlich frühfunktioneller Behandlungsmethoden bei Sehnenverletzungen sowie die bekannten Komplikationen nach operativer Intervention und Gipsbehandlung sind Anlass einer anhaltenden und kontroversen Diskussion. Im Rahmen einer retrospektiven Studie werden bei 100 Patienten die Nachuntersuchungsergebnisse eines operativ frühfunktionellen Therapieregimes dargestellt und anhand klinischer, sonographischer, sportmotorischer und isokinetischer Kriterien objektiviert.

Ergebnisse

Die Gesamtkomplikationsrate liegt bei 7%, wobei es in 4% der Fälle bei nachweislich nicht getragener Orthese zu einer Achillessehnenreruptur kam. Je einmal kommt es zu einer Unterschenkelvenenthrombose, verzögerten Wundheilung und Achillodynie. Bei der funktionellen Überprüfung zeigte sich die Beweglichkeit des oberen Sprunggelenkes der betroffenen Seite in 93% der Fälle frei erhalten. Bei 80% der Patienten besteht keine Muskelminderung des betroffenen Unterschenkels. Sonographisch ergibt sich bei allen Patienten eine Verdickung des ehemaligen Rupturbereiches der betroffenen Achillessehne. Die Auswertung der sportmotorischen Tests zeigt in 80% bzw. 98% der Fälle eine hervorragende koordinative bzw. propriozeptive Leistungsfähigkeit. Im Rahmen der isokinetischen Testung werden hinsichtlich der durchschnittlichen maximalen Kraftentwicklung 93,5% bei langsamer Winkelgeschwindigkeit und 97,5% bei mittlerer Winkelgeschwindigkeit des Drehmomentes der unverletzten Seite erreicht. Auch die durchschnittliche Arbeit für die Plantarflexion als Maß der Kraftausdauer lässt mit 96,8% (langsame Winkelgeschwindigkeit) und 97,2% (mittlere Winkelgeschwindigkeit) kein wesentliches Leistungsdefizit der ehemals verletzten Seite erkennen.

Schlussfolgerung

Die offene Naht mit frühfunktioneller Orthesennachbehandlung stellt ein geeignetes Therapiekonzept in der Behandlung der frischen Achillessehnenruptur dar. Komplikationen, wie sie bei der postoperativen Gipsimmobilisation auftreten, werden auf ein Minimum reduziert. Zusätzliche Vorteile ergeben sich durch eine Verkürzung der Arbeitsunfähigkeitszeiten, den hohen Tragekomfort der Laufschuhorthese sowie die uneingeschränkte Hygiene.

Dr. med. Stefan Hinsenkamp/Berufsgenossenschaftliche Unfallklinik Duisburg/ Großenbaumer Allee 250/47249 Duisburg/Deutschland/Tel.: 0203/76881/ E-Mail: stefan.hinsenkamp@bgu-duisburg.de

Der Wert der funktionellen Nachbehandlung bei operativ versorgter Achillessehnenruptur

A. Sitnik (Minsk), E. Beloenko, M. Tröger, H.-C. Pape, Ch. Krettek

Fragestellung

Die funktionelle Nachbehandlung der operativ versorgten Achillessehnenruptur ist allgemein weit verbreitet. Auch weiterhin bevorzugen jedoch viele Chirurgen die postoperative Ruhigstellung im Gips. Ziel dieser Arbeit ist es die Ergebnisse funktioneller Nachbehandlung bei offener und subkutaner Naht mit den Ergebnissen bei Ruhigstellung im Gips zu vergleichen.

Methoden

In einer prospektiv-randomisierten klinische Studie sind in der Zeit vom 01.01.2000 bis zum 20.02.2002 64 Patienten mit frischer Achillessehnenruptur eingeschlossen worden. Die Patienten wurden hierbei jeweils 3, 6 und 12 Monate postoperativ unter Zugrundelegung des Untersuchungs-Scores nach Thermann nachuntersucht. Das Alter der Patienten betrug im Durchschnitt 38,7 Jahre (20–64).

Gruppe 1 bestand aus 19 Patienten mit offener Naht bei Ruhigstellung im Gips für 8 Wochen.

Gruppe 2 schloß insgesamt 21 Patienten mit offener Naht bei funktioneller Nachbehandlung ein.

Gruppe 3 bestand aus 24 Patienten mit subkutaner Naht bei funktioneller Nachbehandlung.

Alter und Geschlecht waren in allen 3 Gruppen vergleichbar.

Die funktionelle Nachbehandlung bestand in einer schmerzlimitierten krankengymnastischen Übungsbehandlung mit aktiver und passiver Dorsal- und Plantarflektion des Fußes ab dem 3 bis 7 postoperativen Tag. Nach Erreichen der Neutralstellung des Fußes war die Vollbelastung in einer Orthese erlaubt. Ab der 6. postoperativen Woche wurde auf Vollbelastung im Konfektionsschuh übergegangen.

Ergebnisse

Die funktionelle Nachbehandlung führte im Vergleich zur Ruhigstellung im Gips zu einer statistisch signifikanten Verbesserung der Zwischen- und Endergebnisse (p<0,001). Bei der funktionellen Nachbehandlung zeigte sich schon 6 bis 12 Wochen postoperativ eine freie Beweglichkeit im oberen Sprunggelenk. Die Funktion des M. gastrocnemius war bei funktioneller Nachbehandlung signifikant früher wiederhergestellt, so dass für viele Patienten schon nach drei Monaten der sichere Zehenspitzenstand möglich war. Die Arbeits- und Sportunfähigkeitsdauer war bei funktioneller Nachbehandlung signifikant kürzer.

Tabelle 1. Die funktionelle Gesamtergebnisse nach Thermann (Mittelwert±SEM)

Gruppe	3 Mon.	6 Mon.	12 Mon.
1. Offene Naht + Gipsruhigstellung	48,9±10,7	72,7±5,6	79,5±8,9
2. Offene Naht + funkt. Nachbehandlung	69,1±6,4	82,1±3,5	93,0±4,9
3. Subkutane Naht + funkt. Nachbehandlung	65,9±6,0	79,9±7,9	89,5±6,9

Schlussfolgerung

Die funktionelle Nachbehandlung operativ versorgter Achillessehnenrupturen erlaubt eine schnellere Rehabilitation und erbringt im Vergleich bessere Endergebnisse. In der Gruppe mit offener Naht und funktioneller Nachbehandlung zeigten sich die besten Ergebnisse, sodaß wir insbesondere bei Patienten mit hohem Anspruch diese Methode bevorzugen.

Dr. med. Alexandre Sitnik/(1) Weißrussisches Forschungsinstitut für Traumatologie und Orthopädie/Skaryny Str. 43–86/Minsk/Balearen/Tel.: 00375172197095/
E-Mail: alexandre_sitnik@yahoo.com

Flexor hallucis longus (FHL) und Peroneus brevis Transfer (PB) bei alten Achillessehnenrupturen mit Defekt. Nachuntersuchung von 26 eigenen Fällen

G. Zeithammel (Stuttgart), S. Ensslin, G. Bauer

Fragestellung

Bei alten übersehenen oder insuffizient konservativ behandelten Achillessehnenrupturen entsteht meist durch Muskelkontraktion eine Lücke bzw. ein funktionsloser elongierter Narbenstrang. Zur Rekonstruktion muß die entstandene Lücke überbrückt bzw. der Narbenstrang durch vitales Muskel-/Sehnengewebe ersetzt werden. Verschiedene Faszien- oder Sehnentransplantate wurden beschrieben. Hierbei stellt sich jedoch das Problem einer suffizienten Blutversorgung in einem ohnehin schlecht vaskularisierten Gewebe.

Methoden

Zwischen 2/92 und 3/02 führten wir in 11 Fällen einen FHL- und in 17 Fällen einen PB-Transfer bei veralteten, übersehenen oder insuffizient konservativ behandelten Achillessehnenrupturen durch. Die Patienten wurden prospektiv erfasst und nachuntersucht. Zur Evaluierung der postoperativen Ergebnisse wurden modifizierte Bewertungskriterien nach Trillat herangezogen. Nachuntersucht wurden bislang 26 Patienten, der mittlere Nachbeobachtungszeitraum betrug 18 Monate (3–40 Monate). Das

Durchschnittsalter der Patienten lag bei 46 Jahren (24–72 J.) Betroffen waren 26 Männer und 2 Frauen. Postoperativ wurde zunächst eine 2-wöchige Ruhigstellung im Steigbügelgips sowie im Anschluß daran eine funktionelle Nachbehandlung in einer Achillessehnenlauforthese® für 4–6 Wochen durchgeführt.

Ergebnisse

In den meisten Fällen zeigte sich ein gutes Ergebnis (sehr gut n= 4, gut n=14, mäßig n=7, schlecht n=1). Die meisten Patienten waren sehr zufrieden und erreichten ein höheres Aktivitätsniveau als vor der Operation. Fast alle Patienten (n=22) konnten den Zehenspitzenstand auf der operierten Seite durchführen. Eine Reruptur trat nicht auf. In drei Fällen kam es zu einer oberflächlichen Wundheilungsstörung ohne Auswirkung auf das funktionelle Ergebnis.

Schlussfolgerung

Der Muskel-/Sehnentransfer (FHL, PB) liefert eine gute Kontraktionskraft bei zusätzlich guter Blutversorgung , was von entscheidender Bedeutung in dem schlecht vaskularisierten Defektbereich ist. Die Funktion des M. Trizeps surae kann somit wiederhergestellt werden. Der Funktionsverlust der transferierten Muskeln selbst ist von geringerer Bedeutung.

Dr. med. Gerhard Zeithammel/Sportklinik Stuttgart/Taubenheimstr. 8/70372 Stuttgart/ Deutschland/Tel.: 0711-5535-0/Fax: 0711-5535-188/E-Mail: zeithammel.gerhard@sportklinik-stuttgart.de

Die arthroskopisch assistierte Rotatorenmanschettenrekonstruktion mit Nahtankern

R. Theermann (Hamburg), W. Siekmann, C.-H. Hartwig

Fragestellung

Bei der Rotatorenmanschettenläsion stellt die konventionell offene operative Technik ein etabliertes Verfahren dar. Ziel der retrospektiven Studie war es, die Ergebnisse der arthroskopisch assistierten Rotatorenmanschettenrekonstruktion unter dem Einsatz eines Fadenankersystemes zu evaluieren.

Methoden

Die Sehnenruptur wurde nach arthroskopischer subacromialer Dekompression, Debridement und Vorbereitung des Sehnenlagers Mini-offen mit Titan-Fadenanker(n)

(Cork Screw) versorgt. Die koexistente LBS und ACG-Begleitpathologie wurde arthroskopisch mitbehandelt. In einem Beobachtungszeitraum von 1/1998–3/2001 wurden 77 Patienten (32 w, 45 m, Durchschnittalter 57,1 Jahre) operiert. Alle Patienten wurden durchschnittlich 18 (9–36) Monate postoperativ klinisch, sonographisch und röntgenologisch nachuntersucht. Es wurde die VAS, der Constant- und der UCLA-Score erhoben.

Ergebnisse

Die VAS fiel von durchschnittlich 8,4 (10–4) Punkten präoperativ auf 2,6 (7–0) Punkte postoperativ. Der Constant-Score war präoperativ bei durchschnittlich 50 (38–56) Punkten, postoperativ bei 82 (69–94) Punkten. Der UCLA-Score war präoperativ bei durchschnittlich 21 (7–31), postoperativ bei durchschnittlich 30 (15–34) Punkten. Nach der Ergebnisgraduierung waren im Constant-Score 67 gute, 9 mäßige und 1 schlechtes Ergebnis erkennbar. Implantatspezifische Komplikationen konnten nicht festgestellt werden. Lediglich 2 Patienten mit Frühinfekten mussten revidiert werden. Eine oberflächliche Wundheilungsstörung (subcutane Fadenreaktion) heilte nach lokalen Maßnahmen folgenlos aus. Sichere sonographische Zeichen einer Reruptur fanden sich bei 9 Patienten.

Schlussfolgerung

Die arthroskopisch assistierte Rotatorenmanschettenrekontruktion mit dem Cork-Screw-Fadenanker-System ermöglicht eine gute Einheilung der Rotatorenmanschettenläsion. Implantatspezifische Komplikationen wurden nicht beobachtet. Die mittelfristigen Ergebnisse sind im dargestellten Nachuntersuchungsintervall gut.

Dr. med. Ralf Theermann/Michaelis-Krankenhaus/Am Weiher 7/20255 Hamburg/Deutschland/ Tel.: 040-2783990/Fax: 04104-1561/E-Mail: RalfTheermann@aol.com

Distale Bicepssehnenrupturen – Langzeitergebnisse nach operativer Versorgung in 48 Fällen

A. Schmidt (Hamburg), M. Faschingbauer, M. E. Wenzl, S. Fuchs

Fragestellung

Die distale Bicepssehnenruptur – ein an sich eher seltenes Ereignis – stellt eine klare OP-Indikation dar. In der Literatur sind überwiegend Nachuntersuchungen kleiner Patientenkollektive zu finden. Wir sind daher bei 48 eigenen Patienten retrospektiv der Frage nachgegangen, inwieweit die OP-Methode das funktionelle Ergebnis, berufliche Reintegration u. subjektive Zufriedenheit beeinflusst.

Methoden

Im Zeitraum vom 1.2.91 bis 7.12.00 wurden bei 48 Pat.(ml.) 48 distale Bicepssehnen-rupturen operiert (Alter ⊘ 48 J., 28–62 J.). 22mal war der dominante Arm betroffen. 30mal erfolgte die operative Versorgung in den ersten 7 Tagen, 9mal innerhalb von 14 T., 9mal verspätet (19–580 T.). Zwei Rekonstruktionsverfahren wurden angewandt:

- die anatom. Reinsertion an der Tub. radii über einen einzigen volaren Zugang (10 Pat., davon 2 mit Ankerhaken u. 2 mit KF-Schrauben),
- über einen zusätzlichen zweiten dorsal gelegenen Zugang (35 Pat. n. Boyd-Anderson, 3 Pat. mit Sehnenplastik).

Ergebnisse

Das durchschnittliche Nachuntersuchungsintervall betrug 52,5 Monate (4–134 M.). Die Auswertung erfolgte nach den Kriterien Bewegungsausmaß, isokinet. Kraft-diagnostik, Komplikationen, berufliche Reintegration u. persönliche Zufriedenheit. Unabhängig von der OP-Methode wiesen 33 Pat. eine freie Beweglichkeit des Ellenbo-gengelenkes auf, 13 Pat. hatten ein Supinationsdefizit von 20–30° kombiniert mit ei-nem Streckdefizit von 5–10°. Bei diesen zeigten sich radiologisch gehäuft heterotope Ossifikationen. Bei 2 nach Boyd-Anderson operierten Pat. fand sich ein isolierter Ver-lust der Umwendbewegung aufgrund einer radioulnaren Synostose. Von den 10 über einen einzigen volaren Zugang operierten Pat. wiesen 3 eine temporäre Läsion des R. sup. N. rad. auf, einer des N.cut. antebrachii lat.. Von den 38 von volar u. dorsal ver-sorgten Pat. hatten 4 eine temporäre sensible Irritation. Drei Pat. mussten sich einer 2. OP unterziehen: bei radioulnarer Synostose, wegen eines entzündlichen Weichteiltu-mors an der Reinsertionsstelle u. aufgrund ausgedehnter Bicepssehnenansatzver-knöcherung. Die durchschnittliche Arbeitsunfähigkeit betrug 4,9 Monate (0,9–21,2 M.). Alle Pat. kehrten in ihren ursprünglichen Beruf zurück. Eine Reruptur der refi-xierten Sehne trat in keinem Fall auf. Hinsichtlich Funktion, Belastbarkeit u. Schmerz-symptomatik (mod. Score n. Murphy) lag bei 31 Pat. ein sehr gutes Ergebnis vor, bei 16 ein gutes u. bei einem Pat. ein unbefriedigendes (rez. Synostosenbildung mit aufgeho-bener Umwendbewegung).

Schlussfolgerung

V.a. bei frühzeitiger operativer Versorgung der Ruptur der distalen Bicepssehne i.S. der anatomische Reinsertion ist mit einer weitgehenden restitutio ad integrum zu rechnen – unabhängig davon, ob ein singulärer volarer oder ein zweiter dorsaler Zu-gang verwendet wird. Für die OP-Methode nach Boyd-Anderson spricht jedoch die signifikant geringere Anzahl von Nervenläsionen.

Dr. med. Annette Schmidt/Berufsgenossenschaftliches Unfallkrankenhaus Hamburg/
Bergedorferstraße 10/21033 Hamburg/Deutschland/Tel.: 040-7306-0/
E-Mail: m.wenzl@buk-hamburg.de

B8 Biomaterialien (aktive und resorbierbare Implantate, Knochenersatz)

Klinische Anwendungen von Biomaterialien in Gegenwart und Zukunft

J. Rueger (Hamburg)

Tissue Engineering von Röhrenknochen mit stromalen Zellen aus dem Knochenmark auf einer primär vaskularisierten biologischen Matrix unter Verwendung eines Bioreaktors

O. Brenning (Hannover), M. Jagodzinski, H. Mertsching, S. Hankemeier, I. Albers, M. van Griensven, C. Krettek, U. Bosch

Fragestellung

Ziel dieser Studie ist der Ersatz von Röhrenknochen durch ein vitales Konstrukt von stromalen Zellen aus dem Knochenmark (BMSC) auf einer mit Endothelzellen revaskularisierten Zellmatrix (BioVaM).

Methoden

Die Zellmatrix wird aus Schweinejejunum gewonnen. Dabei bleibt der Gefäßstiel erhalten. Es wurde ein Azellularisierungsverfahren entwickelt, bei dem das Kapillargerüst des Jejunums intakt bleibt. Eine Besiedelung des Kapillarnetzes erfolgt mit aus dem Blut gewonnenen Vorläuferzellen. In die Matrix wurden 6×10^6 stromale Zellen aus dem Knochenmark in 6ml flüssige demineralisierte Knochenmatrix injiziert. Anschliessend erfolgte die Kultivierung im Bioreaktor. Die Vitalität der Endothelzellen wurde mittels Azan Färbung, die der BMSC mit von Kossa Färbung untersucht.

Ergebnisse

Die histologische Analyse der Konstrukte zeigte nach 6 wöchiger Kultivierung im Bioreaktor vitale Zellen mit calzifizierender Matrix. Ebenso konnte die Vitalität der Endothelzellen nachgewiesen werden. Die Sekretion von alkalischer Phosphatase der Konstrukte stieg von der ersten bis zur 6. Woche nach Besiedelung signifikant (von 0.41±0.32 U/l/μg Protein auf 0.86±0.21 U/l/μg Protein; p=0.04).

Schlussfolgerung

Mit der in dieser Studie vorgestellten Besiedelung von primär vaskularisierter biologischer Matrix (BioVaM) mit Endothelzellen und aus stromalen Zellen aus dem Knochenmark gewonnenen osteogenen Zellen ist das Tissue Engineering eines vitalen Knochen bildenden Konstruktes im Bioreaktor möglich. Die Kultivierung im Bioreaktor stimuliert die Bildung von Knochenmatrix des Gewebes signifikant.

Dr. med. Ole Brenning/Medizinische Hochschule Hannover/Carl-Neuberg-Str. 1/ 30625 Hannover/Deutschland/Tel.: 0511 9060/Fax: 0511 9060/E-Mail: ohbrenning@web.de

Tissue Engineering von Gelenkknorpel auf osteointegrativen Trägermaterialien

F. Feyerabend (Hamburg), J. Schröder, C. Göpfert, J. Petersen, N. Meenen, P. Adamietz

Fragestellung

Die Knorpelherstellung in vitro ist problematisch. Vliese aus PGA oder PLLA erfreuen sich großer Beliebtheit zur Unterstützung der Bildung von dreidimensionalen Knorpelstrukturen. Diese Vliese sind jedoch nicht am subchondralen Knochen zu fixieren. Alternativ ist auch die Züchtung von Knorpel auf einem osteointegrativen Träger zur Fixierung am Knochen denkbar. Das Hauptproblem der in vitro-Chondrogenese besteht hier darin, dass aggregierende Chondrozyten zwar Knorpel bilden, dieser sich aber nicht an Oberflächen adhärieren lässt. Gleichzeitig wird die Kollagen II-Synthese unterdrückt und die Proliferation stimuliert, wenn die Bedingungen für eine Adhäsion der Chondrozyten gegeben sind.

Methoden

Es wurden Untersuchungen zur Eignung verschiedener Trägermaterialien zur Herstellung von implantierbaren Träger-Knorpel-Konstrukten durchgeführt. Aufgrund unterschiedlicher Einsatzbereiche wurden bioresorbierbare (Hydroxylapatit (HA)-Plättchen) und nicht resorbierbare Träger (Titan und Keramik) untersucht. Des weiteren wurde der Einfluss verschiedener Oberflächen getestet. Neben den glatten Oberflächen der o.a. Träger wurden die HA-Plättchen modifiziert. Zum einen wurde die Oberfläche granuliert, zum Anderen wurde eine Compound-Struktur bestehend aus einem im Hydroxylapatit verankerten PGA-Vlies hergestellt. Aus Knieglenken adulter

Mini-Pigs wurde Knorpel entnommen, mit Kollagenase und Hyaluronidase verdaut und so die Chondrozyten isoliert. Die Zellen wurden auf die verschiedenen Träger zentrifugiert und durch Zugabe von IGF-I und TGF-β zur Chondrogenese angeregt. Alternativ wurden Zellen aufzentrifugiert und zunächst 10 Tage mit bFGF behandelt, danach wurde IGF-I und TGF-β substituiert. Die Konstrukte wurden biochemisch, histologisch und immunologisch analysiert.

Ergebnisse

Durch Zugabe von Zytokinen war es auf allen Materialien möglich, Chondrozyten nach Sedimentation gleichzeitig zu adhärieren und zur Chondrogenese zu stimulieren. Die Compound-Struktur zeigte allerdings keine Vorteile. Der gebildete Knorpel befand sich nur im Vlies und adhärierte nicht am Träger. Bei den anderen Trägern war die Verbindung auf unregelmäßigen Oberflächen besser als auf glatten. Noch bessere Ergebnisse wurden durch die zeitlich versetzte Zugabe verschiedener Faktoren erzielt. Die aufgebrachten Chondrozyten konnten zunächst für 10 Tage zur Proliferation angeregt werden, um danach zur Chondrogenese umgeschaltet zu werden. Die so gebildeten biohybriden Konstrukte zeichneten sich durch eine besonders gute Haftung des Knorpels auf den Trägern aus.

Schlussfolgerung

Die Implantation von biohybriden Konstrukten ist ein vielversprechender Ansatz zur Behandlung von Knorpelschäden. Durch die von uns entwickelte Methode lässt sich auf jedem relevanten biokompatiblen Trägermaterial in vitro Knorpel züchten. Die Wahl des Trägermaterials kann vom Einsatzgebiet abhängig gemacht werden.

Frank Feyerabend/Institut für medizinische Biochemie und Molekularbiologie,
UK Eppendorf/Martinistr. 52/20146 Hamburg/Deutschland/Tel.: 040 42803-2811/
E-Mail: Ffeyerabend@t-online.de

Charakterisierung einer neuartigen Kollagen Typ-I Matrix für die Kultivierung von Chondrocyten

K. Gavenis (Aachen), B. Schmidt-Rohlfing, U. Schneider, F. U. Niethard

Fragestellung

In den letzten Jahren werden zunehmend häufiger Matrices für die Kultivierung von Chondrocyten verwendet. Hierdurch soll die Dedifferenzierung von Chondrocyten, wie sie bei der Kultivierung in Monolayern auftritt, vermieden werden. Dargestellt werden die eigenen Ergebnisse einer neu entwickelten Kollagen Typ-I Matrix.

Methoden

Humane Chondrocyten wurden durch enzymatischen Verdau aus Knorpelgewebe gewonnen und zunächst in einem Monolayer bis zur Passage 2 amplifiziert. Die anschliessend trypsinierten Zellen wurden in eine Kollagen Typ-I Matrix in einer definierten Konzentration (2×105 Zellen/ml) eingebracht und über festgelegte Zeiträume (3 Tage, 1 Wo., 2, 4 und 6 Wo.) kultiviert. Histologisch wurde an den Proben HE-, Toluidin-Blau und Safranin-O Färbungen vorgenommen. Immunhistochemisch wurden Antikörper gegen Aggrecan und Kollagen-II eingesetzt; zusätzlich erfolgten Ki-67 und TUNEL Färbungen. Mittels semiquantitativer und real-time PCR wurde das Expressionsverhalten von Aggrecan und Kollagen-II gemessen.

Ergebnisse

Im Rahmen der Kultivierung traten bereits nach 2 Wochen deutliche Zeichen der zellulären Dedifferenzierung auf. Eine Redifferenzierung der Zellen konnte auch im weiteren Verlauf nicht beobachtet werden. Während Aggrecan nachweisbar war, konnte Kollagen-II in den 2-, 4- und 6-Wochen-Proben immunhistologisch nicht gefunden werden. Diese Ergebnisse konnten molekularbiologisch bestätigt werden bei fehlender Expression von Kollagen-II. Mittels Ki-67 Färbung konnte eine fehlende Prolifereation der Chondrocyten nachgewiesen werden.

Schlussfolgerung

Während die Kollagen-I Matrix etliche Vorteile hinsichtlich der Handhabung aufweist und eine homogene Durchmischung der Zellen in der Matrix ermöglicht, kann eine Dedifferenzierung nicht vermieden werden. Weitere Untersuchungen sollen klären, ob durch Änderung der Kultivierungsbedingungen sowie durch Modifikationen der Matrix die Nachteile behoben werden können.

Karsten Gavenis/Orthopädische Klinik, RWTH Aachen/Pauwelsstrasse 30/
52074 Aachen/Deutschland/Tel.: +241 8088863/Fax: +241 8082453/
E-Mail: kgavenis@klinikum.rwth-aachen.de

Zyklische mechanische Dehnung moduliert die Zytokinsekretion aus humanen Fibroblasten

M. Skutek (Hannover), M. van Griensven, J. Zeichen, U. Bosch

Fragestellung

Die ex vivo Generierung von funktionellen Konstrukten im Rahmen des Tissue Engineering erfordert die Identifizierung einer geeigneten Zellquelle, die Regulation der

Zellproliferation und Matrixsynthese durch spezifische Signalmoleküle (Wachstumsfaktoren, Zytokine), eine 3D-Matrix und die mechanische Stimulation. Kenntnisse über die zelluläre Reaktionen auf zyklische Dehnung sind für die Optimierung von Zell-Matrix-Konstrukten von großer Bedeutung. Ziel dieser Studie ist der Einfluss von zyklischer mechanischer Dehnung auf die Sekretion von transforming growth factor-beta (TGF-β1), platelet derived growth factor (PDGF-AB), basic fibroblast growth factor (bFGF) und von Interleukin-6 (IL-6) sowie Tumor-Nekrose-Faktor alpha (TNF-α) aus humanen Fibroblasten.

Methoden

Für die in vitro Experimente wurden humane Fibroblasten aus der Patellarsehne von n=6 Patienten (Alter 31,5±7,8 Jahre) verwendet. Zellen der 3. Passage wurden auf Silikonschalen kultiviert und mit einem elektromechanischen Stimulationsgerät zyklisch biaxial gedehnt. Die Dehnungsamplitude betrug 5%, die Frequenz 1Hz. Variiert wurde die Dauer der Stresszyklen (15 und 60 Minuten). Die Sekretion endogener Zytokine wurde mit einem ELISA nach 4 und 8 h bestimmt (R&D Systems, Minneapolis, USA) und mit nicht gedehnten Kontrollen verglichen. Statistik: Kruskal-Wallis-Test, Signifikanzniveau p<0,05.

Ergebnisse

Zyklische mechanische Dehnung veränderte das Sekretionsmuster der untersuchten Zytokine bis auf TNF-α, das unterhalb der Nachweisgrenze von 4,4 pg/ml lag, im Vergleich zu nicht gedehnten Kontrollen. Nach 15 Minuten Dehnung war nach 4h im Vergleich zur Kontrolle IL-6, TGF-b1 und PDGF-AB erhöht (p≥0,05). Nach 8 Stunden war IL-6 in den gedehnten Zellen um 61% erhöht (p=0,02). Die übrigen Zytokine waren tendenziell bis auf bFGF ebenfalls erhöht. Nach 60 Minuten Dehnung war nach 4 Stunden die Konzentrationen von IL-6, TGF-β1 und bFGF in den gedehnten Zellpopulationen größer als in den nicht gedehnten Kontrollen. Nach 8 Stunden waren alle vier Zytokine erhöht (p≥0,05).

Schlussfolgerung

Zyklische Dehnung stimulierte die Sekretion von IL-6 aus humanen Sehnenfibroblasten signifikant im Vergleich zu nicht gedehnten Kontrollen. TGF-β1, bFGF und PDGF-AB wurden unter diesen Versuchsbedingungen in Abhängigkeit von der Zeitdauer der zyklischen Dehnung differentiell sezerniert. Beim Tissue Engineering kann somit allein durch mechanische Stimulation die Zellproliferation und Matrixsynthese, und damit auch die mechanischen Eigenschaften von Zell-Matrix-Konstrukten moduliert werden.

Dr. med. Michael Skutek/Unfallchirurgische Klinik, MH-Hannover/Carl-Neuberg Str. 1/
30625 Hannover/Deutschland/Tel.: 0511 532 2026/Fax: 0511 532 5877/E-Mail: skutek@aol.com

Evaluation eines Zell-Matrix-Biokomposits zur Knorpeldefekt-Therapie im Schafmodell

M. Russlies (Lübeck), P. Rüther, C. Bröhl, E. M. Ehlers, F. Krug, P. Behren

Fragestellung

Chondrozyten dedifferenzieren in Monolayer-Kulturen zu fibroblastenartigen Zellen, redifferenzieren aber in dreidimensionalen Kultursystemen. Diesem Prinzip folgend haben wir unter Verwendung einer Kollagen I/III Membran (Chondrogide®; Geistlich Biomaterials, Wolhusen, Schweiz) ein matrix-gekoppeltes Chondrozyten-Transplantat (MACT) entwickelt. Ziel dieser Studie war die chondrogene Potenz des og. Zell-Matrix-Biokomposits an definierten Knorpeldefekten im Schafsmodell zu evaluieren.

Methoden

In den Knien von 18 adulten Schafen wurden je zwei 7 mm Defekte am medialen Kondylus und auf der patellofemoralen Gleitbahn wie folgt therapiert:

1. Leerdefekte
2. autologe Chondrozyten (1 Mio Zellen) + Periostlappen genäht
3. Kollagen-I/III-Membran beladen mit autologen Chondrozyten (1 Mio/cm^2) eingeklebt

Die biomechanische und histologische Evaluation (HE, MG, AB, O'Driscoll-Score) erfolgte nach einem Jahr. Für die Testung der biomechanischen Belastbarkeit des Reparationsgewebes wurden osteochondrale Präparate der Defektregionen und von korrespondierenden Arealen der Gegenseite in der Prüfmaschine mit einem spherisch konfigurierten Indentor (3 mm) einer konstanten Anpresskraft von 0,5 N über 25 s ausgesetzt. Die gemessene Eindringtiefe des Indentors bezogen auf die jeweilige Dicke des Reparationsgewebes entspricht dem sog. „Creep-Index".

Ergebnisse

Im Schafsknie besteht eine topographische Abhängigkeit der Knorpelverformbarkeit (p<0,02): patellofemoral lateral 68,0±2, medial 71,0±8,7, medialer Kondylus superior 44,3±1,7, inferior 41,5±1,6. In den Defektarealen zeigte sich unabhängig von der jeweiligen zellgebundenen Therapieform durchweg eine höhere Verformbarkeit als bei den entsprechenden gesunden Arealen. Histologisch zeichneten sich auf Grund der erheblichen interindividuellen Streubreite keine signifikanten Unterschiede ab. Tendentiell war eine bessere Adhärenz des Regenerationsgewebes in den kondylären Defektarealen, insbesondere bei den eingenähten Transplantaten zu erkennen. Es fanden sich hier mehr Chondrozyten-Cluster und weniger minderwertiges Gewebe als in der patellaren Gleitbahn. Offenbar wirkt sich hier die höhere Druckbelastung günstig auf die Differenzierung des Reparationsgewebes aus.

Schlussfolgerung

Durch Beladung der Kollagen-I/III-Membran entsteht ein widerstandsfähiges Zell-Matrix-Komposit, das sich zum Transport kultivierter, autologer Chondrozyten in Knorpeldefekte eignet. Auch nach mehreren Tagen im Kulturmedium läßt es sich problemlos nähen, kleben oder mit Pins fixieren. Im Schafmodell war nach 1 Jahr kein signifikanter Unterschied in der biomechanischen Belastbarkeit unter den Reparationsgeweben nachweisbar. Im Vergleich zu gesundem Knorpel waren die Regenerate signifikant weniger widerstandsfähig. Histologisch ergaben sich keine signifikanten Differenzen unter den Therapiegruppen.

Dr. med. Martin Russlies/klinik für Orthopädie, Universitätsklinik Lübeck/
Ratzeburger Allee 160/23538 Lübeck/Deutschland/Tel.: 0451-500 2301/Fax: 0451-500 3333/
E-Mail: Mrusslies@AOL.com

Entwicklung eines Bioreaktors zur Kultivierung von Chondrozyten in einer 3D Matrix

B. Schmidt-Rohlfing (Aachen), K. Gavenis, U. Schneider, F. U. Niethard

Fragestellung

Die Kultivierung von humanen Chondrozyten in einer 3D Matrix zur Verhinderung einer cellulären Dedifferenzierung gewinnt im Rahmen des tissue engineering zunehmend an Bedeutung. Eine weitere Optimierung kann durch Modifikationen der physikalischen Kultivierungsbedingungen erzielt werden.

Methoden

Eine Durchflusskammer wurde entwickelt, um definierte hydrostatische Drücke (statisch und dynamisch) sowie Scherkräfte auf Knorpelgewebe zu applizieren. Die Kammer ist aus Plexiglas hergestellt; über ein Schlauchsystem ist sie mit zwei Pumpen verbunden, wovon die eine den (hydrostatischen) Druck steuert und die andere durch Änderungen des Durchflusses Scherkräfte auf die Proben ausübt. Der hydrostatische Druck (bis zu 2 bar) kann über einen Druckaufnehmer gesteuert werden. Im Rahmen einer Pilotstudie wurden Proben (n = 24) bis zu einer Dauer von 6 Wochen kultiviert und anschliessend histologisch, immunhistologisch und molekularbiologisch untersucht. Zur Kontrolle wurden Proben mitgeführt, die unter Standard-Bedingungen und fehlendem hydrostatischem Druck kultiviert wurden.

Ergebnisse

Das kultivierte Gewebe konnte über definierte Zeiträume bis zu 6 Wochen problemlos kultiviert werden. Die Ausdünnung der Proben war bei einer Begrenzung des Durchflusses auf 100 ml/min minimal. Unter alternierendem Druck (0,2 Hz) konnte immunhistologisch eine vermehrte Kollagen-II Produktion nachgewiesen werden. In der semiquantitativen PCR liess sich dieses Ergebnis hinsichtlich einer veränderten Kollagen-II Expression bestätigen.

Schlussfolgerung

Durch diese neuartige Kulturkammer ergibt sich die Möglichkeit, eine Vielzahl von physikalischen Variationsmöglichkeiten zu testen. Im Rahmen der sich anschließenden histologischen, immunhistologischen und molekularbiologischen Testverfahren können die günstigsten Bedingungen für die Kultivierung von Chondrozyten in einer 3D Matrix ermittelt werden.

Dr. med. Bernhard Schmidt-Rohlfing/Orthopädische Klinik, RWTH Aachen/ Pauwelsstrasse 30/ 52074 Aachen/Deutschland/Tel.: +241 8089410/Fax: +241 8082453/ E-Mail: bernhard.schmidt@post.rwth-aachen.de

Effekt von autologen Wachstumsfaktoren auf die Osteo- und Angiogenese in vivo bei Implatation von biodegradierbaren Hydroxylapatit – eine tierexperimentelle Studie

O. Kilian (Gießen), S. Wenisch, I. Flesch, M. Otto, R. Schnettler

Fragestellung

Es soll der Einfluß von autologen Wachstumsfaktoren auf die Osteo- und Angiogenese nach Implantation von biodegradierbaren Hydroxylapatit (HA) am Tiermodell Minipig untersucht werden.

Methoden

Nach Blutentnahme wurde plättchenreiches Plasma gewonnen und thrombozytäre Wachtumsfaktoren wie PDGF-AB, bFGF, TGFbeta, VEGF und IGF-I extrahiert. Mittels ELISA wurden die jeweiligen Konzentration bestimmt. Im Tiermodell erfolgte bei Minipig nach Setzen eines metaphysären Defektes mit dem diamond bone cutting system (DBCS) am Kniegelenk die Implantation des biodegradierbaren HA mit bzw. ohne Zugabe von Wachstumsfaktoren. Nach einer Überlebenszeit von 10 bzw. 20 Tagen wurden die Tiere getötet und dias implantierte Knocherersatzmaterial entnommen. Die Proliferationsaktivität wurde mittels KI67 ermittelt. Zur Beurteilung der Granulationsphase erfolgte der immunhistochemische Nachweis von EDA und EDB-Fibronectin. Zelluläre Strukturen wurden durch die Bestimmung von alpha smooth muscle actin determiniert. Zur Beurteilung der Angioneogenese wurde Faktor VIII bestimmt und die Gefäßzahl pro Schnitt berechnet. Mittels Transmissionselektronenmikroskopie konnten zu zellulären Strukturen wie Zellen des phagocytären Systems, osteoblastäre Zellen als auch Endothelzellen Aussagen getroffen werden.

Ergebnisse

Die Zellproliferation ist bei Zugabe von Wachtumsfaktoren zum HA deutlich vermehrt. Bei Zugabe von Wachtumsfaktoren kommt es bereits am 10. Tag zum massiven Auftreten von EDA- und EDB Fibronectin als extrazelluläre Matrixproteine. Es finden sich ebenfalls vermehrt alpha smooth muscle actin, wobei diese den Myofibroblasten als auch Pericyten (gefäßnah) zugeordnet werden. Der Faktor VIII Nachweis ist bei Zugabe von Wachtumsfaktoren deutlich vermehrt und auch die Gefäßzahl pro Schnitt ist erhöht. In den Semidünnschnitten ist zu erkennen , daß ohne Zugabe von Wachstumsfaktoren am 10. Tag im wesentlichen resorptive Zellen in verschiedenen Differenzierungsgraden vorliegen, während bei Zugabe von Wachstumsfaktoren neuer Geflechtknochen als auch neugebildete Gefäße zu erkennen sind. Es zeigten sich neben osteoblastären Zellen, positive alkalische Phosphatase, Osteozyten und reife Gefäße mit einer Basalmembran. Weiterhin konnten Zellinteraktionen ultrastrukturell dargestellt werden.

Schlussfolgerung

Durch die Zugabe von autologen Wachstumsfaktoren bei Implantation von HA kommt es im Vergleich zur Stimulation der Resorptionsvorgänge und zur frühzeitigen Ausbildung von Geflechtknochen und der Gefäßneubildung.

Dr. med. Olaf Kilian/Klinik und Poliklinik für Unfallchirurgie der Universität Gießen/
Rudolf-Buchheim-Straße 7/38385 Gießen/Deutschland/Tel.: 0641/9944600/
E-Mail: olaf.kilian@chiru.med.uni-giessen.de

Verhalten von Kalzium-Phosphat Zementen unter verschiedenen Belastungen in vivo

A. Gisep (Davos), D. Wahl, R. Wieling, M. Bohner, E. Schneider, B. Rahn

Fragestellung

Die Rekonstruktion von Knochendefekten verlangt oft große Mengen an Füllsubstanzen. Neben autologen Transplantaten werden immer häufiger auch injizierbare, resobierbare keramische Materialien implantiert. Die verschiedenen Zemente – vom Gips bis zu diversen Kalzium-Phosphat Verbindungen – zeigen verschiedenste mechanische und biologische Eigenschaften und ermöglichen daher unterschiedlichste Anwendungen. In einem Schafmodell wurden 2 Kalzium-Phosphat Zemente in verschieden Defekte eingebracht. Zementresorption, Knochenneubau sowie das Verhalten des

Implantatmaterials in vivo wurde untersucht. Zusätzlich wurden die Defekte ex vivo mechanisch getestet und die Ergebnisse mit den histologischen Resultaten korreliert.

Methoden

Die keramischen, resorbierbaren Zemente (1 einphasiger Hydroxylapatit- und 1 zweiphasiger Brushite-β-TCP-Zement) wurden in einen Schlitzdefekt an der proximalen Tibia sowie in ein Bohrloch in der Femurkondyle beim Schaf implantiert (Tierversuchs-Nummer GR 01/2000). Die Defektheilung wurde nach 8 und 20 Wochen histologisch untersucht. Die mechanischen Tests wurden an explantierten Tibiae aus dem Schlachthof durchgeführt. Zuerst wurde die intakte Tibia auf Kompression getestet, anschliessend mit Defekt und zum Schluss aufgefüllt mit keramischem Knochenzement. Ein Teil der Knochen wurde mit gesetztem Defekt bis zum Bruch geprüft.

Ergebnisse

Die mechanischen Untersuchungen zeigen, dass das nach Defektsetzung verbleibende Tibia-Plateau unter physiologischen Lasten ex vivo den angelegten Lasten mit erheblichen Deformationen antwortet. Der im Defekt befindliche Zement kann diese Lasten grossenteils übernehmen, wird aber davon hoch beansprucht. In den histologischen Proben können die Folgen dieser schwingenden Belastung klar erkannt werden. Ist die Füllung des Defektes initial nicht perfekt, führt die Belastung zu einer erhöhten Resorption der zementnahen Knochenstrukturen im Tibia-Plateau. In 3 von 12 Fällen resultierte dies in der die Bildung eines Keils (nach anterior) zwischen Tibia-Plateau und implantiertem Zement, der nur mit Bindegewebe gefüllt ist (zweiphasiger Zement). Der einphasige Zement blieb im posterioren Teil des Defektes intakt, während der anteriore Teil unter den Belastungen versagt hat und in kleine Fragmente zerbrochen ist. In den Bohrlöchern der Femurkondylen waren keine solchen belastungsinduzierten Degradationen des Zementes sichtbar. Die Strukturen blieben erhalten und die Defektheilung mit Zementresorption und Knochen-remodelling konnte ungestört ablaufen.

Schlussfolgerung

Resorbierbare keramische Knochenzemente können in wenig lasttragenden Anwendungen ihre Rolle als Knochenersatzmaterial sehr gut erfüllen. Resorption und Heilung laufen einwandfrei ab. Sobald im Defekt höhere Kräfte erwartet werden, sollte die Stabilität jedoch zusätzlich mit metallischen Implantaten gewährleistet werden.

Armando Gisep/AO Forschungsinstitut/Clavadelerstrasse/Davos Platz/Schweiz/
Tel.: +41 81 414 23 42/Fax: +41 81 414 22 88/E-Mail: armando.gisep@ao-asif.ch

Einwachsverhalten eines neuen keramischen Knochenersatz-materials auf Basis eines TiO2-Perlitglas-Verbundes

H. J. Erli (Aachen), C. Ragoß, P. Klever, M. Rüger, A. K. Bosserhoff, O. Paar

Fragestellung

Heute verfügbare Knochenersatzstoffe zeigen neben oft unbefriedigender Resorption eine unzureichende mechanische Belastbarkeit. Vorgestellt wird eine offenporöse Keramik, die sich aufgrund ihrer mechanischen Eigenschaften und guten Biokompatibilität als lasttragender Knochenersatzwerkstoff eignet. Untersucht wird die Beeinflussung humaner Osteoblasten durch das neuartige Knochenersatzmaterial im Zellkulturmodell.

Methoden

Verwendet wurde ein neuartiges offenporöses Knochenersatzmaterial mit einer Zusammensetzung aus TiO2 und einem vulkanischen Glas. Nach dem Sintern des TiO2 bei 1600°C führt das aufgeschmolzene Glas zu einem interkonnektierenden Porensystem. Neben dem TiO2 und der zu ca. 67% aus SiO2 und 13% aus Al2O3 bestehenden Perlitglasphase liegt keine dritte Phase vor. Für die Anwendung als Knochenersatzmaterial konzentrieren sich die Arbeiten auf die Herstellung von Porengrößen im Bereich 150 µm und 450 µm. Bei nachgewiesener Biokompatibilität des neuen Materials wurden Tests mit Zellkulturen humaner Osteoblasten durchgeführt, in denen die drei Werkstoffe: monolithisches TiO2, aufgeschmolzenes Perlitglas und Ecopore in direkten Kontakt mit humanen Osteoblasten gebracht wurden, um den möglicherweise unterschiedlichen Einfluß der beiden Hauptkomponenten (TiO2, Perlit) auf die Biokompatibilität des Verbundes Ecopore zu untersuchen. Bestimmt wurden Proliferation, spezifische Syntheseleistungen der Osteoblasten und die Ausschüttung entzündungsinduzierender Zytokine (IL-1,IL-6,TNFα).

Ergebnisse

Auf den drei Testmaterialien zeigt sich ein annähernd exponentielles Wachstumsverhalten der Zellen. Unterschiede hinsichtlich der Wachstumskinetik zwischen den anorganischen Materialien lassen sich im Beobachtungszeitraum nicht feststellen. Humane Osteoblasten wachsen auf der Keramik ungehindert und können einen konfluenten Zellrasen bilden. Die Morphologie einzelner Zellen entspricht ihrem typischen Erscheinungsbild. Weder Ecopore noch TiO2 oder der verwendete Glaswerkstoff wirken in diesem Testsystem toxisch auf humane Osteoblasten oder induzieren eine erhöhte Ausschüttung der bestimmten Zytokine.

Schlussfolgerung

Das verwendete Material weist bereits in der getesteten Form günstige Eigenschaften für den geplanten Einsatz auf und wird in weiteren Schritten in unveränderter sowie weiter modifizierter Form im Tierversuch als Knochenersatzmaterial eingesetzt.

Dr. med. Hans Josef Erli/Unfallchirurgie der RWTH Aachen/Pauwelsstr.30/52074 Aachen/ Deutschland/Tel.: 0241-8089350/Fax: 0241-8082415/E-Mail: herli@uk-aachen.de

Entwicklung einer innovativen Sehnen- und Bandersatzstruktur mit neuartiger Fixation im Knochen

V. Fernandez (Aachen), H. J. Erli, R. Marx, S. Goldbach, C. Peil, J. Leygraf, O. Paar

Fragestellung

Für die frühbelastbare Wiederherstellung von Defekten an Bändern und Sehnen stehen heute keine befriedigenden Implantate zur Verfügung. Neben der Definition und Entwicklung eines idealen Materials ist das Problem der Fixation des Implantates am Knochen bisher nicht gelöst. Ziel der hier vorgestellten Studie ist die Entwicklung einer lasttragenden Bandersatzstruktur, die eine sichere Knochenverankerung ermöglicht.

Methoden

In einem Kooperationsprojekt wurde aus einem biokompatiblen Polymer eine neuartige Bandersatzstruktur entwickelt, die in ihren mechanischen Eigenschaften an die defekte Struktur angepaßt werden kann. Dieses Band wird durch eine spezielle Klebetechnik im Kopf eines einschraubbaren Fixationselementes verankert, wodurch eine sichere Knochenverankerung erreicht wird. Neben der mechanischen Testung mit Dauerbelastungs- und Ausreissversuchen erfolgte die Testung der Struktur im Defektmodell der Kaninchenachillessehne. Der Tierversuch umfaßt 30 weibliche Kaninchen, bei denen operativ eine Defektsituation der distalen Achillessehne einer Seite von 1,5 cm Länge erzeugt wurde. Dieser Defekt wurde durch das beschriebene autologe Sehnentransplantat überbrückt, indem dieses distal über die Hohlraumschraube im Calcaneus verankert und proximal über Nähte im Muskel-Sehnen-Spiegel befestigt wurde. Durch Bodenhaltung erfolgte direkt postoperativ die Vollbelastung des operierten Laufs. Nach 8 bzw. 16 Wochen Beobachtungsphase wurden sowohl der operierte als auch der unangetastete Hinterlauf jedes Tieres explantiert. Die Auswertung umfaßte neben klinischer, radiologischer und histologischer Aufarbeitung der Explantate mechanische Untersuchungen mit Bestimmung der Zugfestigkeit der jeweiligen Knochen-Sehnen-Komplexe.

Ergebnisse

Die Überprüfung der Zugfestigkeit der implantierten an die Kaninchensehne ange-
paßten Sehnenersatzstrukturen nach 8 Wochen ergab bei einer Vorkraft von 5N eine
maximale Zugkraft von im Mittel 232,4 N±44,6 N und lag damit höher als zum Operationszeitpunkt mit 218,2 N±21 N. Die Messung der Ausreißkraft der nicht operierten Gegenseiten ergab eine maximale Zugkraft von 194,2 N±49,0 N. Das Versagen der
Explantate erfolgte in allen Fällen im Sehnenspiegel, beim anschließenden Aus-
reißversuch der Bänder aus dem Knochen lag die Ausreißkraft bei 240,8 N±53,4 N.

Schlussfolgerung

Die Ergebnisse nach 8 Wochen erlauben den Schluß, daß die getestete Struktur nach
Adaptation an den humanen Einsatz geeignet ist, eine frühfünktionelle, belastete
Nachbehandlung nach Versorgung von Defektsituationen an Bändern und Sehnen zu
ermöglichen.

Dr. med. Victoria Fernandez/Unfallchirurgie der RWTH Aachen/Pauwelsstr.30/52074 Aachen/
Deutschland/Tel.: 0241-8089350/Fax: 0241-8082415/E-Mail: V.Fernandez@web.de

Verbesserte knöcherne Einheilung von Titanimplantaten durch Kollagenbeschichtung

S. Rammelt (Dresden), E. Schulze, E. Wolf, A. Biewener, H. Worch, H. Zwipp

Fragestellung

Ziel der vorliegenden Studie war die Verbesserung der Gewebeverträglichkeit von
Titan-Implantaten durch „Biologisierung" der Oberfläche mit der Adsorption von
Kollagen Typ I.

Methoden

Nach 4 h Fibrillogenese bei 37°C wurden 3–6 µg/cm2 lyophilisiertes Kalbshaut-Kol-
lagen Typ I für 15 Minuten auf TiAl6V4 adsorbiert. In die rechte Tibia von adulten
Wistar-Ratten wurde ein 0.9mm Titan-Kirschner-Draht als Marknagel eingebracht.
Jeweils 6 Tiere mit unbeschichten (Ti) bzw. mit Kollagen I- beschichteten (Ti/Koll)
Drähten wurden an 6 Zeitpunkten (1, 2, 4, 7, 14, 28 d postop.) getötet. Die Tibiae wur-
den zur Aufarbeitung für die Trenn-Dünnschliff-Technik nach Fixation und Entwäs-
serung in ein Kunstharz auf PMMA-Basis (Technovit 9100 N) eingebettet und in
Längsrichtung des Implantates mit einer Exact-Trenn-Schleif-Einheit getrennt. Das
Implantat eines Präparatteiles wurde herausgelöst und die nunmehr implantatfreie Ti-
bia horizontal mit einem Hartschneidemesser in 5 µm dicke Schnitte zerteilt. Nach

dem Herauslösen des Methacrylates konnten immunhistochemische Markierungen mit allen für Paraffin-Schnitte gebräuchlichen Antikörpern durchgeführt werden. Die quantitative Auswertung (Zellzahlen/Zählkammer) wurde mit dem Mann-Whitney U-Test auf Signifikanz überprüft.

Ergebnisse

Nach unspezifischer Einwanderung von Lymphozyten und Granulozyten am 1. postoperativen Tag, wurden am 2. Tag neben einer großen Anzahl von Fibroblasten wenige mehrkernige Riesenzellen und mononukleäre phagozytierende Zellen gesehen. Am 4. Tag waren bereits Osteopontin- und Osteocalcin-positive Osteoblasten direkt am Interface der Ti/Koll-Stifte nachweisbar. Die Interface um diese Implantate war zellreicher mit einer signifikant erhöhten Zahl Cathepsin-D- und ED-1-positiver phagozytierender Zellen ($P<0.05$). Im Gegensatz dazu wurde um die unbeschichteten Ti-Stifte am 14. Tag eine vermehrte Reaktivität für Osteopontin und Osteonectin sowie eine höhere Anzahl phagozytierender Zellen gesehen, während um die Ti/Koll-Implantate bereits neu gebildeter Geflechtknochen auftrat. In der Dünnschliff-Aufarbeitung der eingebetteten Proben mit liegendem Implantat wurde nach 28 Tagen eine innige Bindung mit dem metaphysären Knochen sowie eine manschettenförmige Bindegewebs- und Knochenneubildung um den in der Markhöhle liegenden Stift beobachtet. Letztere war um die Ti/Koll-Implantate kräftiger ausgeprägt.

Schlussfolgerung

Das beschleunigte und vermehrte Auftreten von phagozytierenden Zellen an der Interface sowie die erhöhte Aktivität von Osteoblasten mit Expression knochenspezifischer Matrixproteine (Osteopontin, Osteocalcin) lassen auf ein erhöhtes Knochenremodeling um kollagenbeschichtete Ti-Implantate schließen. Morphologisch lässt sich ein früheres und solideres knöchernes Einwachsverhalten nachweisen. Die Studie zeigte darüber hinaus die Praktikabilität der immunhistochemischen Darstellung der Implantat-Knochen-Interface am unentkalkten Präparat nach Einbettung in Technovit 9100 N

Dr. med. Stefan Rammelt/Klinik für Unfall- und Wiederherstellungschirurgie, Universitätsklinikum Dresden/Fetscherstr. 74/Dresden/Deutschland/Tel.: 0351 458 3777/ Fax: 0351 458 4307/E-Mail: strammelt@hotmail.com

Poly(D,L-Lactid) Beschichtung stimuliert die osseäre Integration von mechanisch belasteten und unbelasteten Schanz'Schrauben

K. Partale (Berlin), P. Klein, H. Schell, G. Schmidmaier, H. Bail, H. Bragulla, G. Duda

Fragestellung

Schraubenkanal-Infektionen sind bei der externen Fixation wesentliche Komplikationen. Diese Studie analysierte den Einfluss einer Poly (D,L-lactid) Beschichtung und mechanischer Belastung auf die osseäre Integration der Schrauben während der Frakturversorgung. Es wurden die Schrauben-Knochen Kontaktflächen und die kortikale Integration der Schrauben histologisch untersucht.

Methoden

An 12 Schafen wurde eine standardisierte Osteotomie der rechten Tibia (3 mm Spalt) durchgeführt und mit einem monolateralen Fixateur externe stabilisiert. Es wurden zusätzliche Schanzschrauben eingebracht, die mechanisch unbelastet waren. Die Schrauben wurden mit einem biodegradierbaren Poly (D,L-lactid) randomisiert beschichtet. Nach 9 Wochen wurden mikrobiologische Abstriche genommem und es erfolgte die histologische Aufarbeitung der Schrauben-Knochen Kontaktflächen und eine anschließende histochemische und histomorphometrische Analyse. Ein histologischer Grading Score bewertete die osseäre Integration der Implantate.

Ergebnisse

Klinisch gab es keine Zeichen für schwere Schraubenkanal-Infektionen. Die Mikrobiologie ergab jedoch, dass bei 19% der beschichteten Schrauben versus 32% der unbeschichteten Schrauben schwere Infektionen durch Staphylococcus aureus auftraten. Die histologische Auswertung der verbleibenden Proben zeigte, dass beschichtete Schrauben eine bessere Osseointegrität aufwiesen. In der Histomorphometrie wurde in der unbelasteten Schraubengruppe ein signifikant höheres knöchernes Remodeling [p<0,05] und eine höhere Osteoklastenaktivität [p<0,05] im Interface-Bereich festgestellt. Bei belasteten Schrauben konnte deutlich mehr umgebender Kallus und eine geringere kortikale Dichte am Schraubeneintritt beobachtet werden.

Schlussfolgerung

Poly(D,L-lactid)- Beschichtung bei Schanzschrauben stimuliert die osseäre Integration durch eine Verminderung des kortikalen Remodelings und der Osteoklastenaktivität. Darüber hinaus reduziert sie das Risiko von Pinkanalinfektionen. Die Menge des stabilisierenden Kallus war bei belasteten Schrauben erhöht. Poly(D,L-lactid) ist eine vorteilhafte Beschichtung von Schrauben im Fixateur externe-System, zusätzlich bietet sie Möglichkeit einer Inkorporation von Wachstumshormonen und Antibiotika.

Klas Partale/Forschungslabor der Unfall-und Wiederherstellungschirurgie der Charite, Campus Virchow Klinikum/Augustenburger Platz 1/13353 Berlin/Deutschland/ Tel.: 030 450 559 077/Fax: 030 450 559 969/E-Mail: klas.partale@charite.de

Biodegradierbare PDLLA-Interferenz-schrauben bei VKB-Plastik mit 4-fach Semitendinosus/Gracilis-Transplantat – klinische und radiologische Ergebnisse

J. Nobel (Braunschweig), D. Loitz, T. Ragg, H. Reilmann

Fragestellung

Biodegradierbare Interferenzschrauben finden zunehmend in der Kreuzbandchirurgie Verwendung. Die Zusammensetzung beeinflusst die Materialeigenschaften entscheidend hinsichtlich Festigkeit, Resorptionsverhalten und Biokompatibilität. PDLLA ist eine amorphe Substanz mit mittlerer Resorptionsgeschwindigkeit und guter Bioverträglichkeit. Anhand von klinischen und radiologischen Parametern soll die Transplantateinheilung bei Verankerung mit Poly-D,L-Laktid-Schrauben (Sysorb®) untersucht werden.

Methoden

Von Januar 1999 bis Dezember 2000 wurde bei 94 Patienten eine VKB-Plastik mit 4-fach-Semitendinosus/Gracilis-Transplantat mit gelenknaher Bio-Interferenzschraubenverankerung durchgeführt. Distal erfolgte eine Zusatzfixation durch Knüpfen der Armierungsfäden über eine tibiale Knochenbrücke.Die Bohrkanäle wurden in Dilatationstechnik angelegt. Die Nachbehandlung erfolgte orthesenfrei mit Teilbelastung an Gehstützen für 6 Wochen. Nachuntersucht wurden 87 Patienten (mittleres Alter 29,9 Jahre, 14 bis 60 Jahre, mittlere Nachuntersuchungszeit 17,9 Monate), wobei 10 Patienten in der vorliegenden Betrachtung ausgeschlossen wurden (2× Komplextrauma, 4× Reruptur, 4× bds. VKB-Ersatz). Die Nachuntersuchung erfolgte klinisch nach Kriterien des IKDC und Lachmantest mittels Aircast-Rolimeter®, sowie radiologisch durch konventionelle Röntgenaufnahmen.

Ergebnisse

Anhand des IKDC wurde das Ergebnis A (normal) bei 23 (29,8%), B (beinahe normal) bei 43 (55,9%) und C (abnormal) 11 (14,3%) Patienten ermittelt. Bei 4 Patienten (alle „C" nach IKDC) bestanden klinisch eine Instabilität. Das Ergebnis D (stark abnormal) trat nicht auf. Der Lachmantest wurde mit Rolimeter® durchgeführt. Die Differenz im Seitenvergleich betrug durchschnittlich 2,05 mm (2× unter 1 mm, 12× 1 mm, 49×

2 mm, 9× 3 mm, 4× 4 mm, 1× 5 mm). In der Röntgenuntersuchung fanden sich bei 49 Patienten (62,8%) keinerlei Hinweise auf eine mögliche ossäre Reaktion durch Degradation des Schraubenmaterials. Bei 29 Pat. (38,2%) waren im Bereich des ehemaligen, knöchern durchbauten Schraubenlagers Umbauzonen nach Kanalaufweitungen erkennbar, die im Mittel 4,1 mm (1–12 mm) betrugen. Nur bei einem Patienten (IKDC „C") bestanden eine echte Bohrkanalerweiterung mit 7mm kombiniert mit klinischen Lockerungszeichen. Bei 4 Pat. war neben Lysezeichen von durchschnittlich 4 mm (3–5 mm) ebenfalls leichte Kanalaufweitungen von je 2mm erkennbar, jedoch keine Instabilitätszeichen (IKDC „B"). Bei 24 Pat. waren lediglich leichte Lysezonen im Bereich des Schraubenlagers erkennbar und lagen im Mittel bei 4mm. Der IKDC (A=8, B=15, C=1, D=0) lag etwas besser als bei der Gesamtgruppe.

Schlussfolgerung

Die funktionellen Ergebnisse decken sich mit der Literatur. Hinweise auf Unverträglichkeitsreaktionen oder mangelnde Stabilität durch Degradation des verwendeten Biomaterials ergaben sich nicht. Die Ergebnisse bestätigen, daß PDLLA-Schrauben zur Transplantatverankerung geeignet sind.

Jens Nobel/Unfallchirurgie, Städtisches Klinikum Braunschweig/Heidestr. 8/16540 Stolpe/ Deutschland/Tel.: 0177 2661980/Fax: 017799 2661980/E-Mail: nobel_jens@web.de

Werkstoffadaptiertes Implantatdesign am Beispiel eines resorbierbaren Spreizdübels zur Verankerung von Semitendinosus-Transplantaten

S. Piltz (München), R. Dieckmann, W. Plitz, G. Lob

Fragestellung

Die gebräuchlichen resorbierbaren Implantate zur Verankerung autologer Semitendinosus-Transplantate imitieren bisher etablierte Implantate in Metall. Die spezifischen Unterschiede in den Werkstoffeigenschaften machen aber andersartige Verankerungsprinzipien und damit ein werkstoffadaptiertes Implantatdesign erforderlich („Denken in Plastik"). Zur Fixation von Semitendinosus-Transplantaten für Kreuzbandersatzplastiken haben wir daher einen resorbierbaren Zweischalenspreizdübel mit Implantationsinstrument entwickelt, der folgende Anforderungen zu erfüllen hat:

1. Die biomechanischen Eigenschaften müssen mit Standardimplantaten vergleichbar sein
2. Das Implantat muss resorbierbar sein
3. Die Implantation muss möglichst atraumatisch sein
4. Es sollen keine Torsionskräfte auf das Implantat und das Transplantat einwirken
5. Das Verankerungsprinzip soll sowohl eine tibiale als auch eine femorale Fixation möglich machen

Methoden

Dreisträngige Semitendinosustransplantate wurden in je 10 Kälbertibiae eingebracht und entweder mit einer Titanschraube (I; RCI-Schraube 7×25 mm), einer resorbierbaren Schraube aus PLA (II; Arthrex 8×23 mm) oder dem Spreizdübel aus PLLA (III; 5,8/10,8×35 mm) fixiert. Bei einer Vorspannung von 10 N wurde mit einer axialen Zuggeschwindigkeit von 1 mm/s wurde bis zum Versagen belastet.

Ergebnisse

Die Ausrißkräfte in I (357 N, 283–495), II (326 N, 194–483) und III (343 N, 267–452) zeigten keine signifikanten Unterschiede. Der Spreizdübel wies mit 61 N/mm die höchste Steifigkeit auf gegenüber 48 N/mm in Gruppe I und 52 N/mm in Gruppe II (p<0.01 I vs. III). In Gruppe I ergaben sich mit 1,4 Nm signifikant höhere Drehmomente als in Gruppe II mit 1,0 Nm. Im Gegensatz zu Gruppe III traten Rupturen des Nahtmaterials in Gruppe I zweimal und in Gruppe II einmal auf.

Schlussfolgerung

Der Spreizdübel zeigt im Ausrißversuch vergleichbare biomechanische Eigenschaften. Spezifische Nachteile der Schraubenfixation wie Zerschneiden der Sehnen, der Sehnennähte und Verdrehen des Transplantates durch das Drehmoment beim Einschrauben konnten nachweislich vermieden werden. Dies ist auf das atraumatisches Einsetzen des Dübels im nicht expandierten Zustand zurückzuführen. Aufgrund der gleichmäßigen Einpressung an die Tunnelwand kann vermutet werden, dass dies auch Auswirkungen auf das Einheilverhalten hat.

Dr. med. Stefan Piltz/Unfallchirurgie der Chirurgischen Klinik und Poliklinik, Klinikum Großhadern, LMU München/Marchioninistr. 15/81366 München/Deutschland/ Tel.: 089-7095-3500/Fax: 089-7095-8899/E-Mail: spiltz@gch.med.uni-muenchen.de

Neue biodegradable Polylactid-Composite Implantate zur Behandlung von osteochondralen Frakturen

A. Prokop (Köln), A. Jubel, U. Hahn, C. Udomkaewkanjana, H. G. Brochhagen, K. E. Rehm

Fragestellung

Bei der Behandlung von osteochondralen Frakturen mit biodegradablen Implantaten werden insbesondere unter der Degradation je nach Implantat, Untersuchungsmethode und Beobachtungszeitraum osteolytische Knochen- und entzündliche Weichteilreaktionen in bis zu 60% beschrieben. Bei Polylactidimplantaten sind derartige Reaktionen nur vereinzelt beobachtet worden. Zur weiteren Minimierung wurde einem bereits im Handel erhältlichen Polyl-L-DL-Lactit Stift (Polypin) 10% β-Tricalciumphosphat beigemischt (C-Stift).

Methoden

In einer vergleichenden tierexperimentellen Vorstudie wurden bei 36 Schafen osteochondrale Frakturen an der Femurkondyle abwechselnd mit Polypin oder C-Stiften fixiert und die Tiere bis zu 36 Monate nachuntersucht. Unter der Degradation wurden klinisch bei beiden Stiften asymptomatische Stiftkanalerweiterungen zwischen dem 12.–18. Monat beobachtet. Nach 36 Monaten waren alle Stifte histologisch sichtbar durch Narben oder Knochengewebe ersetzt. Weichteilentzündungen wurden nicht gesehen. Zwischen dem 1.11.1996 und dem 1.3.2002 wurden 68 Patienten mit osteochondralen Frakturen mit den neuen C-Stiften versorgt. Alle Patienten wurden klinisch, radiologisch alle 6 Monate und abschließend im CT und oder MRT nachuntersucht und die klinischen Ergebnisse sowie Knochen- und Weichteilreaktionen nach einer Klassifikation von Hoffmann (Unfallchir. 100: 658, 1997) bewertet.

Ergebnisse

Überwiegend wurden Radiuskopffrakturen (31), Hüftgelenks- und Kopf- (9), Sprunggelenks-, (8) und Kniegelenksfrakturen (7) behandelt. 42× wurden nur C-Stifte oder 26× eine Kombination mit metallischen Implantaten eingesetzt. Unmittelbar Postoperativ traten keine Komplikationen auf. Ein Patient verstarb unfallunabhängig nach 6 Monaten. 60 Patienten wurden durchschnittlich nach 24 Monaten (2–63 Mo.) nachuntersucht. Die klinisch-funktionellen Ergebnisse waren dabei in über 90% der Fälle gut und sehr gut. Eine entzündliche Weichteilreaktionen wurde in keinem Fall im gesamten Verlauf beobachtet. In 10 Fällen konnten nach 2–43 Monaten Synovialis-PE's gewonnen werden, die alle ohne Fremdkörperreaktionen (IA-0 nach Hoffmann) waren. Im konventionellen Röntgen wurden keine und im CT nach 12, 23 und 24 Monaten 3 asymptomatische Osteolysen (O-1 u. O-2 nach Hoffmann) beobachtet. Beide Befunde waren im Verlauf rückläufig. Bei der letzten Untersuchung nach 42, 58 und 63 Monaten waren nur noch Knochengewebe in den ehemaligen Stiftkanälen nachzuweisen.

Schlussfolgerung

Die neuen Implantate eignen sich sehr gut für die Fixierung kleiner osteochondraler Frakturen. Die Degradation findet zwischen dem 22–30. Monat statt. Bei 4,4% der Patienten wurde in dieser Zeit im CT asymptomatische und im Verlauf regrediente Osteolysen gesehen die keine klinische Bedeutung hatten. Nach 36 Monaten sind die Stifte resorbiert und mit Knochen oder Narbe ersetzt.

PD Dr. med. Axel Prokop/Unfall-, Hand- und Wiederherstellungschirurgie, Klinikum der Universität zu Köln/Joseph-Stelzmann-Str. 9/50924 Köln/Deutschland/Tel.: +49-221-4784888/ Fax: +49-221-4787185/E-Mail: axel.prokop@uni-koeln.de

Osteosynthese distaler Radiusfrakturen mit Pins aus kompaktem Knochen

M. Schädel-Höpfner (Marburg), C. Hofmann, L. Gotzen

Fragestellung

Für die geschlossene Reposition und perkutane Stabilisierung von distalen Radiusfrakturen sind resorbierbare Implantate wegen des Wegfalls der Metallentfernung vorteilhaft. Ein derartiges Implantat sind Stifte aus humaner oder boviner Knochenkompakta, die wir als CB-Pins (Completely Biological) bezeichnen. Die Resultate der Anwendung von CB-Pins bei distalen Radiusfrakturen werden anhand einer Analyse von Ergebnissen, Komplikationen und Pinintegration dargestellt.

Methoden

Nach Erarbeitung der Herstellungsmethoden und biomechanischen Festigkeituntersuchungen wurden Pins aus kompaktem Knochen zuerst im Rahmen einer Pilotstudie klinisch erprobt. Von 1996 bis 2001 wurden insgesamt 70 Patienten wegen instabilen distalen Radiusfrakturen mit CB-Pins operativ stabilisiert und prospektiv erfaßt. Nach geschlossener Reposition wird die Fraktur zunächst mit Kirschnerdrähten stabilisiert, die dann schrittweise gegen CB-Pins von 2,5 bis 3,0mm Durchmesser ausgetauscht werden. Anschließend werden die Pins auf Niveau der Radiuskortikalis gekürzt. Eine Ruhigstellung erfolgt über 4 bis 6 Wochen. Bisher wurden 53 Patienten im Mittel nach 26 Monaten (12–48) nachuntersucht. Das mittlere Alter dieser 53 Patienten betrug 50 Jahre (21–79). Gemäß der AO-Klassifikation überwogen C-Frakturen (n=27) gegenüber A-Frakturen (n=22) und B-Frakturen (n=4). Die Patienten wurden klinisch und radiologisch untersucht und die Ergebnisse nach den Scores von Stewart, Sarmiento und Martini ausgewertet.

Ergebnisse

Als Komplikationen waren in zwei Fällen postoperative Instabilitäten bei Pinbruch zu registrieren. Weiterhin zeigten sich in drei Fällen Irritationen des oberflächlichen Radialisastes und einmal eine Ruptur der langen Daumenstrecksehne. Infekte oder Fremdkörperreaktionen wurden nicht beobachtet. Die klinische Untersuchung zeigte beim Vergleich mit der unverletzten Gegenseite eine im Mittel geringe Bewegungseinschränkung (2 bis 6 Grad für alle Ebenen) und einen moderaten Kraftverlust (84%). Der mittlere Schmerzwert betrug 7.4 auf einer visuellen Analogskala von 0 bis 100. Radiologisch fanden sich ein geringer Verlust der dorsalen Inklination und ein Längenverlust des Radius von durchschnittlich 2mm. Der radiologische Score nach Stewart ergab bei 50 Patienten gute und sehr gute Ergebnisse. Eine vollständige Pinintegration war frühestens nach zwei Jahren zu beobachten und teilweise nach vier Jahren noch nicht abgeschlossen. Nach dem Sarmiento-Score und dem Martini-Score fanden sich in 89% bzw. 87% gute bis sehr gute Ergebnisse.

Schlussfolgerung

Pins aus Knochenkompakta stellen biologische Fixationselemente dar, die für die Osteosynthese distaler Radiusfrakturen eine adäquate Stabiliät bieten. Der Wegfall eines zweiten operativen Eingriffs zur Metallentfernung und überwiegend gute und sehr gute klinische und radiologische Ergebnisse sprechen bei korrekter Indikationsstellung für den Einsatz von CB-Pins bei distalen Radiusfrakturen.

Dr. med. Michael Schädel-Höpfner/Klinik für Unfall-, Wiederherstellungs- und Handchirurgie, Philipps-Universität Marburg/Baldingerstraße/35033 Marburg/Deutschland/
Tel.: 06421-2866216/Fax: 06421-2866721/E-Mail: schaedel@mailer.uni-marburg.de

Langzeitergebnisse der knöchernen Integration von Hydroxylapatitkeramik

M. Müller (Kiel), J. Heldt, J. Grimm, M. Heller, H.-J. Egbers

Fragestellung

Das osteokonduktive Verhalten von Knochenersatzmaterialien spielt bei der Defektauffüllung in der Frakturbehandlung die entscheidende Rolle. Durch die vorliegenden Untersuchungen sollte anhand von Röntgen- und MRT-Untersuchungen das Langzeitverhalten von HAK nach Defektauffüllung in Lendenwirbelkörpern und in Fersenbeinen bezüglich Integration und Implantatform qualitativ und quantitativ verifiziert werden.

Methoden

Ist die knöcherne Integration des Knochenersatzmaterials nach Implantation in den Wirbelkörper mit der nach Defektauffüllung in spongiösen Anteilen des Fersenbeines zu vergleichen? Auf einer Pilotstudie basierend, wurden je 10 Patienten mit Frakturen im Bereich BWS/LWS-Übergang und Calcaneus nach Defektauffüllung mit HAK langfristig nachuntersucht. In der analysierten Gruppe fanden sich 11 Frauen und 9 Männer im Alter von 18 bis 67 Jahren, bei einem Durchschnittsalter von 41 Jahren. Die Wirbelkörperbrüche waren mit HAK-Granulat aufgefüllt worden, die Defekte am Fersenbein in Press-fit-Technik mit HAK-Zylindern versorgt worden. Das Einheilungsverhalten wurde 3 und 6 Monate postoperativ, nach 1 Jahr und nach einem durchschnittlichen Intervall von 4,5 Jahren nach operativer Versorgung beurteilt. Neben röntgenologischen Meßtechniken wurde die Auswertung anhand von MRT-Untersuchungen unter Kontrastmittelgabe vorgenommen. Dabei wurde das Signal/Rauschverhältnis als Quotient aus Signalintensität am Ort der HAK-Auffüllung und der Luft bestimmt.

Ergebnisse

Das HAK-Granulat wurde im Bereich der LWS intrakorporell implantiert, war nach 6 bis 9 Monaten eingebaut. Die KM-Aufnahme im Zentrum der HAK ist geringer als in den Randstrukturen. Die knöcherne Integration der HAK war im Wirbelkörper während des gesamten Untersuchungszeitraumes nicht homogen, im Gegensatz zu den betreffenden Bezirken im Calcaneus, wo die HAK-Zylinder vollständig integriert waren. Hier war eine intensive Perfusion und entsprechende KM-Aufnahme im MRT auch nach 4,5 Jahren zu erkennen. Die Randbereiche des Knochenersatzmaterials waren in allen Regionen besser perfundiert als die zentralen Abschnitte. Röntgenologisch konnte die gute Platzhalterfunktion intrakorporell an der Wirbelsäule und im Fersenbein während des gesamten Untersuchungszeitraumes bestätigt werden. Es trat kein mechanisches Versagen auf.

Schlussfolgerung

1. Verlaufsbeobachtungen bestätigen die Biokompatibilität und Osteokonduktion der HAK.
2. HAK behält nach Implantation von Formkörpern oder Granulat die Stützfunktion unverändert bei.
3. Die ossäre Integration ist nach Press-Fit-Implantation homogener als die von Granulat.
4. Durch MRT kann die knöcherne Integration qualitativ und quantitativ bewertet werden.

Dr. med. Michael Müller/Klinik für Unfallchirurgie, Uni-Klinik Kiel/Arnold-Heller-Str. 7/ 25105 Kiel/Deutschland/Tel.: 0431 597-4381/Fax: 0431 597-4381/ E-Mail: muellerm@unfchir.uni-kiel.de

Titan – ein zementierbarer Werkstoff in der Hüftendoprothetik?

M. Neuß (Aachen), D. C. Wirtz, S. Clemens, F. U. Niethard

Fragestellung

In zahlreichen internationalen Studien wurde bei der Implantation von Hüfttotalendoprothesen mit Knochenzement ein frühzeitiges Versagen der zementierten Prothesenschäfte aus dem Werkstoff Titan im Vergleich zu Cobalt-Chrom-Prothesenschäften scheinbar offenkundig (z.B. „Schwedenstudie"). Diese Ergebnisse führten zu der weitverbreiteten These, dass die zementierte Implantation von Titanschäften in der Hüftendoprothetik obsolet sei.

Methoden

Im Rahmen einer Metaanalyse sollte diese These überprüft werden und eine genauere Untersuchung der am Implantatversagen beteiligten Faktoren durchgeführt werden. Bei insgesamt 13302 implantierten Prothesenschäften aus Titan wurde eine Differenzierung bezüglich des Schaftdesigns (Kragenprothese vs. Prothese ohne Kragen), der Oberflächenbeschaffenheit (matt vs. rauh) und der proximalen Schaftgeometrie (schmal vs. breit) vollzogen.

Ergebnisse

Hierbei zeigte sich, dass die Kragenprothesen eine niedrigere Lockerungsrate aufwiesen, als die kragenlosen Vergleichsprothesen (7,24% vs. 9,9% [n=1451 bzw. n=3629]). Bezüglich der Oberflächenbeschaffenheit waren in der Metaanalyse die matten Prothesen den rauhen überlegen, was sich in einer Lockerungsrate von 6,6% vs. 9,8% (n=1157 bzw. n=1985) niederschlug. Die mittlere Standzeit der matten Prothesen war mit 8,1 Jahren ebenfalls signifikant höher, als die der rauhen Prothesen mit 4,8 Jahren. Bei der proximalen Schaftgeometrie zeigten sich nur tendenziell Unterschiede. Die schmalen Schäfte wiesen eine Lockerungsrate von 10% auf, wobei die Lockerungsrate der breiten Schäfte 7,7% betrug (n=3204 bzw. n=1876). Die mittlere Standzeit unterschied sich mit 6,7 Jahren respektive 6,2 Jahren unwesentlich.

Schlussfolgerung

Die Akzeptanz des Werkstoffs Titan ist als einziger determinierender Faktor für das Implantatversagen von zementierten Titan-Implantaten in der Hüftendoprothetik nicht hinnehmbar. Das Prothesendesign, die Oberfläche und die Schaftgeometrie sowie vermutlich noch andere Faktoren (z.B. Oberflächenkonditionierung) spielen eine entscheidende Rolle bei der Lockerung von zementierten Titanschäften. Bei optimiertem Design (u.a. matte Oberfläche, großer proximaler Querdurchmesser, Kragen) sind mit zementierten Titanimplantaten vergleichbar gute Ergebnisse wie mit zementierten CoCr-Implantaten zu erzielen. Weitere Untersuchungen zur Oberflächenkonditionierung der Titanschäfte sind nötig, um das hinsichtlich der Materialeigenschaften besser geeignete Titan (z. B. E-Modul) als zementierbaren Werkstoff in der Hüftendoprothetik zu rehabilitieren.

Dr. med. Michael Neuß/Orthopädische Universitätsklinik RWTH Aachen/
Pauwelsstr. 30/52074 Aachen/Deutschland/Tel.: 0241-8089410/Fax: 0241-8082453/
E-Mail: DCWirtz@ukaachen.de

Schnelle in vitro-Beurteilung von Biokompatibilität mittels funktionell gradierter Probekörper am Beispiel von Ni-NiTi-Ti

D. Bogdanski (Bochum), M. Köller, M. Bram, J. Choi, M. Epple, G. Muhr

Fragestellung

Die Analyse der biologischen Verträglichkeit von beschichteten und unbeschichteten Implantatmaterialien erfordert hohen Aufwand in zellbiologischen in vitro-Untersuchungen und tierexperimentellen Studien. Zielsetzung dieser Studie war es, am Beispiel der biologischen Verträglichkeit von Nickel-Titan-(NiTi)-Legierungen einen gradierten Probekörper herzustellen und in Biokompatibilitäts-Analysen einzusetzen, um gleichzeitig und schnell Materialien in unterschiedlichen Zusammensetzungen bzw. Legierungen analysieren zu können.

Methoden

Pulvermetallurgisch wurden ein Gradientenwerkstück mit 10 unterschiedlichen Zusammensetzungen hergestellt, der den Bereich vom zelltoxischen Nickel (NiTi, 90 : 10) über Nitinol (NiTi, 50:50) zu reinem Titan abdeckte. Das Vorhandensein verschiedener intermetallischer Phasen und der quasi-kontinuierliche Übergang in der elementaren Zusammensetzung der Gradientenabschnitte wurde durch kristallographische Analyse und energiedispersive Röntgenspektroskopie bestimmt. Die Biokompatibilität wurde nach Kokultur (3 Tage, 37°C, 5% CO_2, Zellkulturmedium) mit Zelllinien bestimmt, die Rückschlüsse auf die Biokompatibilität im Knochenbereich, im Kieferbereich und im kardiovaskulären Bereich erlauben: Primäre humane Osteoblasten, humane Osteoblasten-ähnliche Osteosarkoma-Zellen (SAOS-2, MG-63), immortalisierte Endothelzellen (EA-Hy) und murine Fibroblasten (3T3). Morphologie und Proliferation der Zellen wurden durch digitale Mikrophotograpie und digitale Bildbearbeitung mit AnalySIS 3.1 (Soft Imaging System) analysiert und quantifiziert.

Ergebnisse

Die Analysen zeigten Schädigungen aller Zellen im Ni-reichen Bereich (ab Zusammensetzung NiTi 60:40 bis hin zu höheren Ni-Gehalten) in der direkten Nähe der Werkstücke. Zelltoxizität manifestierte sich als Abrunden der Zellen einschließlich der Ablösung des Zellmonolayers bis hin zu zellfreien Zonen am Ni-terminalen Ende des Probekörpers. Ab einer NiTi 50:50-Zusammensetzung bis zum Ti-terminalen Ende der Gradientenwerktücke zeigten sich zelltypische Monolayer mit direktem Kontakt zur Werkstückoberfläche ohne Anzeichen einer Zellschädigung.

Schlussfolgerung

Die Verwendung von Gradientenwerkstücken erlaubt eine schnelle Beurteilung der Biokompatibilität in vitro und prinzipiell auch in vivo und ist besonders geeignet, in frühen Entwicklungsphasen von Implantaten eingesetzt zu werden.

Denise Bogdanski/Chirurgische Klinik und Poliklinik, BG Kliniken Bergmannsheil – Universitätsklinik/Bürkle-de-la-Camp-Platz 1/44789 Bochum/Deutschland/Tel.: 0234-3074724/ E-Mail: denise.bogdanski@ruhr-uni-bochum.de

C Forum

C1 Experimentelle Unfallchirurgie

Die Mikrozirkulation des Periostes
nach schwerem geschlossenem Weichteilschaden

K. D. Schaser (Berlin), H. Bail, L. Zhang, N. Haas, Th. Mittlmeier

Fragestellung

Ziel war die Visualisierung und quantitative Analyse periostaler Mikrozirkulation nach geschlossenem Weichteil (WT-) schaden über 7 Tage.

Methoden

Am li. Unterschenkel von 24 SD-Ratten wurde mittels der CI-Technik eine standardisierte geschlossene WT-verletzung (G III) gesetzt. Nach Kompartmentdruckmessung (Pim) wurde das tibiale Periost zur intravitalen Fluoreszenzmikroskopie präpariert. Es erfolgte eine Aufteilung in 4 Gruppen (2h; 24h; 48h und 7 Tage post Trauma, jeweils n=6). Nicht-traumatisierte Ratten (n=6) dienten als Kontrollen. Gemessen wurden die mikrovask. Durchmesser (D), funkt. Kapillardichte (FCD), mikrovask. Permeabilität (leakage), Erythrozytenfließgeschwindigkeit (VRBCV) sowie die Leukozyten-Endothelzell-Interaktion. Ferner wurden das kapilläre Blutflußvolumen (BV) errechnet und das Feucht-Trockengewicht (Musc. tib. ant.) sowie der Ödemindex (EI=verletzte/ unverletzte Seite) bestimmt.

Ergebnisse

Das geschlossene WT-trauma führte zu einer heterogenen kapill. Perfusion mit diffuser mikrovask. Thrombose, Perfusionsverlangsamung und massiver Leukozyten-Endothelzell-Interaktion in meta- und diaphysären Periostarealen. Es bewirkte ferner eine signifikante Reduktion der periostalen FCD bis zu 48h post Trauma mit Zunahme der mikrovaskulären Permeabilität. Die Leukozytenadhärenz am Endothel periostaler Venolen war über den gesamten Untersuchungszeitraum signifikant erhöht. Im Vergleich zu den Kontrollen (Pim=7,2±0,4; EI=1,01±0,02) fand sich sowohl eine signifikante Erhöhung des Pim (2 h: 24,3±2,2; 24 h: 24,5±1,8; 48 h: 22,1±1,9 und 7d: 13,4±2,3) als auch des EI (2 h: 1,11±0,13; 24 h: 1,20±0,13; 48 h: 1,20±0,21 und 7d: 1,06±0,17).

Tabelle 1.

	FCD (cm^{-1})	rollende Leukozyten (%)	Leukozyten-adhärenz ($1/mm^2$)	Mikrovask. Permeab. (%)	Kapilläre Diameter (μm)	Kapill. Blutfluß-volumen (picoliter/sec)	VRBC ($\mu m/s$)
Kontrollen	265,2±30,4	27,8±6,1	210,6±41,8	0,43±0,99	9,6 ±1,4	19,7±9,7	218±10
2h	121,5±25,4[a]	37,7±3,6	731,0±113,2[a]	0,67±0,01[a]	9,6±0,6	11,0±2,2	127±2[a]
24h	165,1±15,5[a]	43,3±6,7[a]	747,8±128,3[a]	0,63±0,04[a]	10,6±3,0	17,6±7,0	160±17[a]
48h	196,3±22,6[a]	48,0±7,7[a]	477,9±65,2[a]	0,63±0,02[a]	8,8±0,3	9,2±1,9[a]	136±25[a]
7d	216,1±27,8	48,3±11,3[a]	553,7±101,9[a]	0,50±0,04[a]	9,8±1,8	14,0±5,	186±35

[a] $p < 0,05$ vs. Kontrollen; ANOVA für wiederholte Messungen mit Bonferroni-Korrektur

Schlussfolgerung

Die Ergebnisse demonstrieren erstmals in vivo die mikrovask. Periostreaktion auf ein WT-trauma und zeigen die negativen Auswirkungen des WT-schadens auf die periostale und damit ossäre Durchblutung auf. Ein isolierter geschlossener WT-schaden bewirkt im Periost eine über 7 Tage persistierende mikrovask. und endotheliale Dysfunktion. Diese prolongierten Mikrozirkulationsstörungen könnten von kausaler pathogenetischer Bedeutung für die verzögerte Heilung von Frakturen mit schwerem WT-schaden sein.

Dr. med. Klaus-Dieter Schaser/Klinik für Unfall- und Wiederherstellungschirurgie, Universitätsklinik Charité, Medizinische Fakultä/Augustenburger Platz 1/13353 Berlin/ Deutschland/Tel.: 030-450 552098/Fax: 030-450 552958/E-Mail: klaus-dieter.schaser@charite.de

Systemisch appliziertes Wachstumshormon (GH) stimuliert die frühe Phase der Knochenheilung in einem Osteotomiemodell der Ratte – die lokale Applikation hingegen nicht

M. Hüning (Berlin), T. Lindner, G. Krummrey, A. Flyvbjerg, M. Raschke, H. Bail

Fragestellung

Wachstumshormon (GH) ist ein wichtiger Regulator des Knochenmetabolismus mit stimulierendem Effekt auf die Knochen- und Frakturheilung dessen genauer Wirkmechanismus auf die Knochenheilung jedoch noch ungeklärt ist. Aus der Entwicklungsphysiologie stammt die Somatomedin-Hypothese ab,derzufolge der GH-Effekt durch Insulin-like growth factor-1 (IGF-1) endokrin vermittelt wird. Demgegenüber steht die sog. Duale-Effektor-Theorie, die eine ineinandergreifende primär lokale GH- und IGF-I-Wirkung hypothetisiert. Um zukünftige Therapie-Optionen, z.B. lokale Applikationsformen, evaluieren zu können, sollte die systemische gegenüber der lokalen GH-Wirkung sowie dem potentiellen Mediator IGF-1 in einem standardisierten Modell der Knochenheilung analysiert werden.

Methoden

Bei 120 adulten Ratten wurde nach Anlage eines monolateralen Fixateur externe eine Femur-Osteotomie (0,3 mm Spaltbreite) durchgeführt. 2 Gruppen mit systemischer und 3 Gruppen mit lokaler Applikation (mittels osmotischer Mini-Pumpen) wurden untersucht: GH-sys 3 mg/kg/Tag bzw. Placebo-sys s.c. GH-lok 100 µg/kg/Tag bzw. IGF-1-lok bzw. Placebo-lok Nach 7, 14 und 21 Tagen wurden die Femora entnommen, Paraffin eingebettet und Alzianblau gefärbt. 3 Schnitte eines jeden Tieres wurden mit Hilfe eines histologischen Scoring-systems jeweils im Spaltbereich sowie periostal, endostal und medullär hinsichtlich der Knochenheilung mit Punkten bewertet. Zur statistischen Analyse wurde der Mann-Whitney-U-test angewandt.

Ergebnisse

Nach 7 Tagen zeigte die GH-sys Gruppe gegenüber Placebo ein fortgeschrittenes Stadium der Knochenheilung (89:69, p<0,05). Nach 14 Tagen wies die Placebo-Gruppe im Spaltbereich häufig noch Bindegewebe oder reichlich Knorpel auf, der in der GH-sys-Gruppe nicht oder nur vereinzelt nachzuweisen war. Die GH-sys-Gruppe war zu diesem Zeitpunkt gebietsweise komplett knöchern überbrückt (141:115, p<0,05). Nach 21 Tagen fand sich bei fast allen GH-Tieren eine solide knöcherne Verbindung, in der Placebo-Gruppe beobachtete man bei einem Teil der Tiere eine komplette Überbrückung, es fand sich jedoch auch stellenweise Knorpelgewebe. Der histologische Score ergab keinen Unterschied mehr zu diesem Zeitpunkt. In den Gruppen mit lokaler Applikation zeigte sich zu keinem Zeitpunkt ein signifikanter Unterschied zwischen den Gruppen untereinander. Nach 14 Tagen Heilung war ein fortgeschrittenes Stadium nach IGF-1 Gabe erreicht, das nicht statistisch signifikant war.

Schlussfolgerung

Die vorliegenden Daten zeigen, daß die GH-Wirkung auf die Knochenheilung primär systemisch und nicht lokal vermittelt wird. Insofern kann die Somatomedin-Hypothese für die Knochenheilung zumindest partiell Gültigkeit behalten. Dennoch müssen neben der bekannten Mediatorenrolle des IGF-I weitere endokrine oder lokale wirkende Faktoren bei der Übermittlung des GH-Effektes diskutiert werden, da lokal hochdosiertes IGF-I nicht an den systemischen GH-Effekt heranreichte.

Martin Hüning/Klinik für Unfall- und Wiederherstellungschirurgie, Charité, Campus Virchow/ Augustenburger Platz 1/13353 Berlin/Deutschland/Tel.: 030-450552012/Fax: 030-450552901/ E-Mail: martin.huening@charite.de

Lokal appliziertes BMP-2 verbessert die Torsionssteifigkeit und die Kallusmorphologie bei geschlossenen Frakturen der Rattentibia. Untersuchungen zu zwei Zeitpunkten

G. Schmidmaier (Berlin), B. Wildemann, F. Cromme, M. Raschke

Fragestellung

Bone morphogenetic protein-2 (BMP-2), ein Mitglied der TGF-beta Superfamilie, besitzt eine hohe osteogene Potenz. In vivo Studien konnten zeigen, dass von Kollagenschwämmen freigesetztes BMP-2 die Frakturheilung beschleunigt [1]. Das Einbringen von Kollagenschwämmen erfordert jedoch das Öffnen der Fraktur und das Kollagen kann unerwünschte Nebenwirkungen haben. Eine neu entwickelte Poly(D,L-Laktid) Beschichtung für Osteosynthesen erlaubt das Einarbeiten von Wachstumsfaktoren und deren kontrollierte Freisetzung während der Heilung ohne das Einbringen weiterer Fremdkörper [2].

Methoden

Unter standardisierten Bedingungen wurde bei 5 Monate alten weiblichen SD-Ratten (n=64) eine geschlossene Querfraktur der Tibia erzeugt und intramedullär mit Titan Kirschner-Drähten stabilisiert.

Gruppe I: unbeschichtet, 28 Tage
Gruppe II: beschichtet mit PDLLA + rh-BMP-2 (50 µg), 28 Tage
Gruppe III: unbeschichtet, 42Tage
Gruppe IV: beschichtet mit PDLLA + rh-BMP-2 (50 µg), 42 Tage

Röntgenuntersuchungen in 2 Ebenen erfolgten im zeitlichen Verlauf. Nach 28 bzw. 42 Tagen wurden die Tiere getötet. Die frakturierten und unfrakturierten Tibiae wurden freipräpariert und für die biomechanische Torsionstestung (Zwick 1455, Ulm) aufgearbeitet (n=8 pro Gruppe). Für die Histologie wurden die Tibiae unentkalkt in Methylmethacrylat eingebettet. Folgende Färbungen wurden an 5 µm Schnitten durchgeführt: Safranin O/Lichtgrün und von Kossa. Die Histomorphometrie des Kallus wurde anschliessend an einem Bildanalysesystem (KS 400, Zeiss) ausgewertet.

Ergebnisse

Die radiologischen Ergebnisse zeigten eine bessere Frakturkonsolidierung durch die BMP-2 Behandlung. Sowohl nach 28 als auch nach 42 Tagen wiesen die mit BMP-2 behandelten Tibiae ein signifikant höheres maximales Drehmoment und eine signifikant höhere torsionale Steifigkeit im Vergleich zur Kontrollgruppe auf. Angaben in% zur unfrakturierten Gegenseite (Max. Drehmoment: MD; Torsionale Steifigkeit TS):

MD, 28 d: Kontrolle: 29,6%, BMP-2: 108,1%*
ST,   28 d: Kontrolle: 52,2%, BMP-2: 105,5%*

MD, 42 d: Kontrolle: 76,9%, BMP-2: 139,8%*
ST,   42 d: Kontrolle: 67,4%, BMP-2: 129,1%*;
* p<0.05 zur Kontrolle (ANOVA)

Die histomorphometrische Analyse ergab eine deutlich fortgeschrittene Kallusmor-
phologie in den BMP-2 Gruppen im Vergleich zu den Kontrollgruppen des gleichen
Zeitpunkts. Zu beiden Zeitpunkten war signifikant weniger Knorpel und signifikant
mehr mineralisierte Fläche im Kallus der BMP-2 Gruppen (p<0.05, ANOVA).

Schlussfolgerung

Zu beiden Zeitpunkten wurde ein deutlich stimulierender Effekt des lokal applizierten
BMP-2 auf die Frakturheilung gemessen. Die verbesserte biomechanische Stabilität
wird durch die histomorphometrischen Ergebnisse gestützt. Die BMP-2 Gruppen zeigen zu beiden Zeitpunkten eine erhöhte Stabilität und eine vorangeschrittene Kallus-
morphologie.

[1] Welch RD, J Bone Miner Res 1998 13:1483–1490
[2] Schmidmaier G, J Biomed Mater Res 2001 58: 449–455

Dr. med. Gerhard Schmidmaier/Unfall- und Wiederherstellungschirurgie/
Augustenburger Platz 1/13353 Berlin/Deutschland/Tel.: 030 450 552043/Fax: 030 450 552943/
E-Mail: gerhard.schmidmaier@charite.de

Untersuchung des Langzeiteffektes von thermischer Schrumpfung (RF shrinkage) des chronisch relaxierten vorderen Kreuzbandes (VKB) am Schafsmodell

S. U. Scheffler (Berlin), V. Schönfelder, P. Hunt, H. Chwastek, N. P. Südkamp, A. Weiler

Fragestellung

Können durch thermische Schrumpfung eines chronisch relaxierten vorderen Kreuzbandes langfristig seine mechanischen Eigenschaften und damit die Gelenkstabilität
des Kniegelenkes am Schafsmodell wiederhergestellt werden?

Methoden

In 16 Schafen wurde die tibiale Inseration des VKB chirurgisch angehoben, um eine
VKB Elongation zu simulieren. Hierzu wurde die Eminentia intercondylaris durch eine rechteckige Osteotomie um ca. 3 mm angehoben und mit einer Bikortikalschraube
fixiert. In 8 Testtieren wurde das VKB soweit thermisch geschrumpft, dass im manuel-
len Schubladentest eine erhöhte vordere Knielaxizität nicht mehr beobachtet werden
konnte. Hierzu wurde eine monopolare Radiofrequenzsonde (Karl Storz GmbH) ver-

wendet. Um eine sehr schonende Nachbehandlung zu simulieren, wurde eine Achillotenotomie bei allen Tieren durchgeführt. 24 Wochen nach Durchführung der Operation wurden sämtliche Kniegelenke einer biomechanischen Testung in 60° Beugung
unterzogen. Zuerst wurde die antero-posteriore Auslenkung (apA) des Kniegelenkes
bei ±50 N gemessen, danach wurde ein Versagenstest ausgeführt und die Steifigkeit
sowie die Versagenskraft des Kniegelenkes bestimmt. Zum initialen Vergleich wurden
außerdem die mechanischen Eigenschaften des intakten, chronisch relaxierten und
geschrumpften VKB zum Zeitpunkt Null getestet. Eine statistische Datenanalyse der
erhobenen Daten wurde mit einem Mann-Whitney-U Test durchgeführt. Das Signifikanzniveau wurde bei p<0.05 festgelegt.

Ergebnisse

Durch Anhebung der tibialen Inseration kam es zu einem signifikanten Anstieg der
apA (+202%) im Vergleich zur intakten VKB Gruppe (p<0.001). Nach thermischer
Schrumpfung konnte die apA fast vollständig auf das Niveau der VKB intakten Kniegelenke reduziert werden. Nach 24 Wochen wurde eine signifikant geringere Versagenskraft des thermisch behandelten VKB im Vergleich mit dem nur chronisch relaxierten VKB beobachtet (p<0.021). Ein signifikanter Unterschied hinsichtlich der apA
konnte zwischen diesen beiden Gruppen nicht gefunden werden.

		apA (mm)	Steifigkeit (N/mm)	Versagenskraft (N)
Zeitpunkt Null	VKB intakt	2.31±0.52	209±39	1409±298
	VKB elongiert	5.93±1.18	–	–
	VKB elongiert & geschrumpft	2.94±0.69	–	–
24 Wochen	VKB elongiert	4.19±0.86	143±31	788±305
	VKB elongiert & geschrumpft	4.68±1.99	105±51	445±203

(Daten angegeben als Durchschnittswerte±Standardabweichung)

Schlussfolgerung

Die thermische Schrumpfung des VKB scheint zu einer erhebliche Abnahme der mechanischen Eigenschaften des Bandgewebes zu führen. Die initial erreichte Wiederherstellung der ap-Auslenkung konnte nach Ablauf von 24 Wochen in diesem Tiermodell nicht aufrechterhalten werden, obwohl eine Achillotenotomie ausgeführt wurde.
Daher sollte Zurückhaltung in der Nachbehandlung des thermisch geschrumpften
VKB geübt werden. Unsere Daten belegen, dass ein klinischer Vorteil durch allgemeine thermische Schrumpfung des VKB zumindest fraglich ist und die exakten Indikationen für den Einsatz dieser Methodik erst noch festgelegt werden müssen.

Sven Scheffler/Abteilung für Unfall- und Wiederherstellungschirurgie, Charité,
Campus Virchow Klinikum, Humboldt Un/Augustenburger Platz 1/
13353 Berlin/Deutschland/Tel.: (030) 450-559539/E-Mail: sven.scheffler@charite.de

Beeinflusst ein bilaterales Thoraxtrauma die Funktion der Alveolarmakrophagen?

U. C. Liener (Ulm), M. Huber-Lang, M. W. Knöferl, U. B. Brückner, L. Kinzl, F. Gebhard

Einleitung

Die schwere Lungenkontusion ist weiterhin mit einer hohen Morbidität und Letalität behaftet. Mitverantwortlich hierfür ist, neben einer pulmonalen Insuffizienz, die hohe Inzidenz an Pneumonien und septischen Komplikationen. Dies lässt eine Dysfunktion der bakteriellen Abwehr vermuten. Ziel der Untersuchung war es daher zu überprüfen, ob sich nach einer experimentellen bilateralen Lungenkontusion eine Dysfunktion der Alveolarmakrophagen nachweisen lässt.

Methoden

Insgesamt wurden 32 männliche Wistar Ratten in 1 Kontrollgruppe (n=8) und 3 (jeweils n=8) Thoraxtraumagruppen (TX) randomisiert. Das Thoraxtrauma wurde in Narkose durch eine auf den Thorax des Tieres fokussierte Druckwelle erzeugt. Vorausgegangene Studien belegen, dass diese Druckwelle eine bilaterale Lungenkontusion mit den für dieses Trauma typischen Veränderungen erzeugt. Die Kontrolltiere wurden, außer der Druckwellenverletzung den gleichen Manipulationen unterzogen und dann getötet. Die Traumatiere wurden 10 Minuten(TX –10 m), 6 (TX –6 h) und 24 (TX –24 h) Stunden nach dem Trauma getötet. Die Alveolarmakrophagen wurden durch bronchoalveoläre Lavage und anschließende Zentrifugation isoliert und in Gegenwart von unterschiedlichen LPS Konzentrationen (0, 100, 1000 ng/ml) für die Dauer von 4 Stunden kultiviert. Ihre Freisetzung von TNF-alpha, IL-1 beta und des Chemokins MIP-2 wurde im Kulturüberstand mittels ELISA gemessen.

Ergebnisse

Im Vergleich zu den Kontrolltieren setzen die Alveolarmakrophagen der TX –6 h und TX –24 h Tiere bis zu 10-fach mehr (p<0,005) TNF-alpha frei. Die Freisetzung von IL-1 beta war in der TX-24h Gruppe im Vergleich zu den Kontrolltieren bis um den Faktor 8 höher und lag auch deutlich (p<0,005) über den Werten der TX –10 m und TX –6 h Gruppen. Eine vergleichbare Kinetik wurde für die MIP-2 Freisetzung beobachtet, wobei bereits die Werte der TX-10m Gruppe gegenüber den Kontrollen erheblich (p<0,005) erhöht waren.

Schlussfolgerung

Die Ergebnisse dieser Untersuchung belegen erstmalig, dass eine schwere Lungenkontusion zu einer ausgeprägten Aktivierung der Alveolarmakrophagen führt. Ob dieses Phänomen tatsächlich mit einer Dysfunktion der Phagozytose und/oder geänderten

Antigenpräsentation verbunden ist, muss durch weiterführende Untersuchungen geklärt werden.

Dr. med. Ulrich Christoph Liener/Abteilung für Unfall-, Hand- und Wiederherstellungschirurgie, Universität Ulm/Steinhövelstraße 9/89075 Ulm/Deutschland/Tel.: 0731-50026172/ Fax: 0731- 50026742/E-Mail: ulrich.liener@medizin.uni-ulm.de

Freisetzung vasoaktiver Arachidonsäuremetabolite nach experimenteller Lungenkontusion

C. Bartl (Ulm), U. C. Liener, M. W. Knöferl, S. Marquardt, U. B. Brückner, F. Gebhard

Einleitung

Das Thoraxtrauma stellt beim polytraumatisierten Patienten eine Schlüsselverletzung dar, welche einen entscheidenden Einfluß auf das Überleben hat. Die genauen Zusammenhänge zwischen Thoraxtrauma und der dadurch hervorgerufenen Immunreaktion sind ungeklärt und bedürfen weiterer Untersuchung. Arachidonsäure-Metabolite wie Thromboxan (TXA), Prostazyklin (PGI), Prostaglandin F2alpha und sein Metabolit 13,14-dihydro-15-keto-Prostaglandin F2 alpha (PGM) werden in der Lunge produziert. Neben einer vasoregulativen Funktion besitzen diese Mediatoren aber auch vielfältige immunmodulatorische Eigenschaften. In experimentellen Untersuchungen konnte gezeigt werden, daß Prostanoide an der Entwicklung des initialen Schadens sowie am Entstehen sekundärer Veränderungen beteiligt sind. Ziel dieser Untersuchung war es daher, die Veränderungen der Plasmakonzentration verschiedener Arachidonsäuremetabolite sowie des Gasaustausches zu charakterisieren.

Methoden

Das Thoraxtrauma wurde am narkotisierten, nicht intubierten Tier, kontaktlos durch eine Druckwelle erzeugt. Insgesamt wurden 64 männliche Wistar-Ratten (Gewicht 309±47(SD)g) in je 4 Thoraxtrauma- (n=8) und 4 Kontrollgruppen (n=8) randomisiert. Kontrolltiere wurden, außer der Druckwellenverletzung, den gleichen Manipulationen unterzogen. Die Tiere wurden nach 6, 24, 48 und 72 Stunden getötet und die Plasmaspiegel von TXB (stabiler Metabolit von TXA), 6-keto PGF1 alpha (stabiler Metabolit von PGI), PGF2 alpha und PGM sowie der arterielle Sauerstoffpartialdruck (paO2) bestimmt. Anschließend wurden die Lungen makro- und mikroskopisch aufgearbeitet.

Ergebnisse

Die Druckwelle bewirkte makroskopisch eine bilaterale Kontusion der Lungen ohne Verletzungen der Thoraxwand oder intraabdomineller Begleitverletzungen. Histologisch zeigten die Traumatiere alveoläre und bronchiale Einblutungen. In der Frühphase (6 h) bestand bei traumatisierten Tieren eine Gasaustauschstörung mit reduzierten paO2 Werten. Nach 6 Stunden zeigten Traumatiere erhöhte (p<0,05) PGF2 alpha Spiegel. Die Plasmakonzentrationen von TXB waren nach 24 h ebenfalls deutlich (p<0,05) erhöht. Zu keinem Zeitpunkt konnten Unterschiede in den Plasmaspiegel von PGI oder PGM nachgewiesen werden.

Schlussfolgerung

Die in diesem Modell entstandene Schädigung der Lungen entspricht den Veränderungen, die nach bilateraler Lungenkontusion beim Menschen nachgewiesen werden. Das Trauma führte zu einer signifikanten Erhöhung proinflammatorischer (TXA, PGF2 alpha), jedoch nicht antiinflammatorischer (PGI) Arachidonsäuremetabolite. Die reduzierten paO2 Werte sowie die erhöhten Serumspiegel von PGF2 alpha bei unveränderter Plasmakonzentration seines Metaboliten PGM weisen eine anhaltende Gasaustauschstörung und Dysfunktion der Syntheseleistung der Lunge nach. Die in dieser Untersuchung erstmals beobachtete späte Erhöhung von Thromboxan könnte auf eine zweiphasige Entzündungsreaktion nach pulmonaler Kontusion hin deuten.

Christoph Bartl/Abteilung für Unfall-, Hand- und Wiederherstellungschirurgie; Universitätsklinik Ulm/Steinhövelstraße 9/89075 Ulm/Deutschland/Tel.: 0731-50027162/ Fax: 0731-50026742/E-Mail: ulrich.liener@medizin.uni-ulm.de

Biomechanische Analyse unterschiedlicher chirurgischer Verfahren zur Rekonstruktion der posterolateralen Kniegelenksinstabilität

T. Nau (Wien), Y. Chevalier, N. Duval, V. Vécsei, J. A. deGuise

Fragestellung

Zur Rekonstruktion der posterolateralen Kniegelenksinstabilität wurden verschiedene chirurgische Verfahren vorgestellt, wobei die vorliegenden klinischen Resultate keiner Methode einen eindeutigen Vorteil einräumen. Das Ziel der vorliegenden experimentellen Arbeit war es, die resultierende dreidimensionale Gelenkskinematik einzelner Techniken anhand eines kombinierten Verletzungsmodells (hinteres Kreuzband/posterolaterale Kapselecke) zu untersuchen.

Methoden

Die 3D-Kinematik im Rahmen eines Bewegungszyklus zwischen 90° Beugung und voller Streckung an 9 Leichenkniepräparaten wurde mittels computerunterstützter Methodik und eigens konstruierter Testvorrichtung aufgezeichnet. Zusätzlich erfolgten Messungen der AP- und Rotationslaxizität in 30° und 90° Beugestellung. Die Untersuchungen wurden beim intakten Kniegelenk, nach Durchtrennung der posterolateralen Kapselbandstrukturen sowie des hinteren Kreuzbandes, gefolgt von einer alleinigen Rekonstruktion des hinteren Kreuzbandes durchgeführt. Danach wurde die posterolaterale Ecke mittels 3 verschiedener Verfahren rekonstruiert: 1. Bizepstendodese (BT), 2. Posterolaterale Corner Sling Procedure (PLCS), 3. Knochen-Patellarsehne-Knochen Transplantat (KBK). Die statistische Analyse erfolgte mittels zweifaktorieller ANOVA.

Ergebnisse

Die simulierte Kombinationsverletzung des hinteren Kreuzbandes und der posterolateralen Kapselecke zeigte eine signifikante Zunahme der Translation nach posterior bei 30° (mean=10,91±2,33 mm) als auch bei 90°Beugung (mean=14,63±2,34 mm). Ebenso kam es zu einer signifikant gesteigerten Aussenrotation in beiden Beugestellungen (30°: mean=15,62±4,63 Grad, 90°: mean=19,52±4,81 Grad). Die Laxizitätsmessungen zeigten sowohl für die AP-Translation als auch für die Rotation für alle drei Verfahren zufriedenstellende Resultate, die allesamt keine signifikanten Unterschiede zum intakten Kniegelenk aufwiesen. Im Vergleich zum intakten Kniegelenk zeigte sich im Rahmen der 3D kinematischen Untersuchung, dass sowohl die Techniken der BT (mean=3,9°, p=0.043) als auch des KBK (mean=4,3°, p=0,012) das Kniegelenk in eine abnorme Innenrotation führen. Die PLCS (mean=2,2°, p=0,079) zeigte eine tendenziell signifikante Innenrotation zwischen 0° und 60° Beugung. Die Varus/Valgus Rotation sowie die Anterior/Posteriore Translation zeigten diesbezüglich keine signifikanten Veränderungen im Vergleich zum intakten Kniegelenk.

Schlussfolgerung

Die vorliegende Arbeit zeigt, dass trotz guter Ergebnisse bei den Laxizitätsmessungen, alle drei untersuchten Techniken zur Rekonstruktion der posterolateralen Instabilität das Kniegelenk im Rahmen einer geführten Bewegung in eine unphysiologische Innenrotation zwingen. Diese Störung der Kinematik führt zum Auftreten unterschiedlicher Kräfteverhältnisse an den einzelnen Kapsel-Bandstrukturen und kann auch mit eine Ursache für ein frühzeitiges Therapieversagen sein.

Dr. med. Thomas Nau/Universitätsklinik für Unfallchirurgie Wien/Währinger Gürtel 18–20/ Wien/Österreich/Tel.: 0043 1 40400 5902/Fax: 0043 1 40400 5939/E-Mail: thnau@hotmail.com

Analyse der initialen posttraumatischen Funktion von Monozyten anhand der intrazellulären Zytokin -Synthesekapazität

C. Kirchhoff (München), P. Biberthaler, S. Zedler, T. Hummel, W. Mutschler, M. Jochum

Fragestellung

Die Beeinträchtigung der Monozyten (Mo)-Funktion in der frühen posttraumatischen Phase wurde als einer der Schlüsselmechanismen in der Entwicklung von Multiorganversagen (MOV) polytraumatisierter Patienten identifiziert. Dabei ergaben sich Hinweise darauf, dass der Störung der Protein-Syntheseleistung pro- und antiinflammatorischer Mediatoren (Zytokine) eine entscheidende Bedeutung zukommt. Die Dynamik der Veränderungen in der initialen posttraumatischen Phase ist in diesem Kontext jedoch bislang unzureichend charakterisiert. Ziel der Studie war es daher, mittels Durchflusszytometrie (FACS) die Fähigkeit von polytraumatisiertern Patienten zu überprüfen, auf externe Stimulation hin relevante Mediatoren der inflammatorischen Kaskade (TNF-a, IL-1b und IL-8) de novo synthetisieren zu können.

Methoden

Eingeschlossen wurden 8 polytraumatisierte Patienten (Injury Severity Score (ISS) >16 Punkte); es wurden Blutproben nach Aufnahme im Schockraum, sowie 12 h, 24 h und 48 h standardisiert nach Trauma abgenommen. Als Kontrolle wurden 7 gesunde Probanden untersucht. Um die Kapazität der Zytokin-Syntheseleistung zu bestimmen, wurde Vollblut 4 h lang mit LPS inkubiert. Die Freisetzung von neu synthetisiertem TNF-a, IL-1b und IL-8 wurde mittels Monensin unterbunden. Die Zytokin produzierenden Mo wurden anhand Phycoerythrein (PE) konjugierter spezifischer Antikörper durch FACS-Analyse detektiert und als prozentualer Anteil der gesamten Mo-Population quantifiziert. Die longitudinalen Ergebnisse wurden mittels ANOVA und SNK-Test sowohl mit dem Wert der Kontrollgruppe als auch mit dem jeweiligen Baseline-Wert bei Aufnahme verglichen (p<0,05).

Ergebnisse

Der mittlere ISS der eingeschlossenen Patienten betrug 40±20 Punkte. In der Kontrollgruppe lag der prozentuale Anteil von Mo, welche auf Stimulation hin mit einer adäquaten Zytokin-Syntheseleistung reagieren konnten, für TNFa bei 90%, für IL-1b bei 90% und für IL-8 bei 98%. Bei Aufnahme (ca. 90 min nach Unfall) war die Syntheseleistung der Patienten-Mo bereits tendenziell reduziert (TNFa 71%, IL-1b 67% und IL-8 89%). Im weiteren Verlauf war der prozentuale Mo-Anteil der TNFa-positiven Zellen bei polytraumatisierten Pat. 12h, 24h und 48h nach Trauma mit 47%, 45% bzw. 47% signifikant sowohl gegenüber der Kontrollgruppe als auch der Baseline signifikant reduziert. Entsprechende Ergebnisse zeigten sich für die Synthesekapazitäten von IL-1b und IL-8.

Schlussfolgerung

Mit der vorliegenden Studie können wir erstmals die frühzeitige Störung der Zytokin-Produktion von Mo polytraumatisierter Pat. in der initialen posttr. Phase demonstrieren. Interessanterweise war der prozentuale Anteil von synthesefähigen Mo bei Aufnahme bereits tendenziell, nach 12 h, 24 h und 48 h jedoch signifikant vermindert. Daraus lässt sich folgern, dass die postulierte posttraumatische Anergie des Immunsystems nicht, wie nach bisherigen Erkenntnissen angenommen, erst 48 h nach dem Unfall, sondern wesentlich früher einzusetzen scheint.

Chlodwig Kirchhoff/Chirurgische Klinik und Poliklinik, LMU-München-Innenstadt, AG Biberthaler/Nussbaumstrasse 20/80336 München/Deutschland/Tel.: 089-5160-2511/ Fax: 089-5160-2585/E-Mail: Peter.Biberthaler@ch-i.med.uni-muenchen.de

Tissue engineering von Knochen – Dreidimensionales Wachstum von humanen mesenchymalen Stammzellen in vitro

M. Schieker (München), T. Tischer, M. Stengele, C. Pautke, S. Milz, W. Mutschler

Fragestellung

Bei der Behandlung von Knochendefekten wird große Hoffnung auf das Tissue Engineering gesetzt. Als Ausgangszellen hierfür eignen sich besonders mesenchymale Stammzellen (MSC) aufgrund ihrer Fähigkeit zur Differenzierung in verschiedene Gewebe und vor allem der Möglichkeit zur Selbstreplikation. In der vorliegenden Untersuchung wurden humane MSC in vitro proliferiert und unter osteogener Stimulierung auf einer bereits klinisch zur Knochendefektauffüllung zugelassenen Leitschiene kultiviert. Ziel war neben der Etablierung des Modells insbesondere der immunhistochemische Nachweis der Zelldifferenzierung sowie der Matrixbildung im dreidimensionalen System im Vergleich zur 2D-Zellkultur.

Methoden

Die Vermehrung der humanen mesenchymalen Stammzellen (PoieticsTM) erfolgte in DMEM unter Zugabe von FBS, L-Glutamin und Antibiotika. Die zylinderförmigen Leitschienen (Tutobone®, d= 9 mm, h= 3 mm) wurden mit jeweils $1{,}6 \times 10^6$ Zellen besiedelt. Die Kultivierung erfolgte im Bioreaktor für 2 Wochen bei kontinuierlichem Mediumfluss (3,3 ml/h). Zur osteogenen Stimulation wurden dem Medium Dexamethason, Ascorbinsäure und b-GP zugesetzt. Für die Vergleichsgruppen wurde ein Teil der Ausgangszellen fixiert, der andere Teil in 2D-Kultur ebenfalls unter osteogener Stimulation weitergeführt. Nach 2 Wochen erfolgte die Fixierung in Methanol. Die 3D-Präparate wurden nach auflichtmikroskopischer Auswertung entkalkt und geschnitten. Anschließend erfolgte die immunhistochemische Färbung aller Präparate. Alle Versuche wurden dreifach durchgeführt.

Ergebnisse

Innerhalb der Leitschienen konnte homogenes, dreidimensionales Zellwachstum und deutliche Matrixbildung gezeigt werden. Die immunhistochemischen Nachweise für Osteocalcin (OC), Prokollagen I, Kollagen I und IV, Osteonectin (ON) und Versican waren in den 3D-Präparaten stark positiv. Keine Färbung konnte für Alkalische Phosphatase (AP) nachgewiesen werden, sowie nur sehr schwach für Decorin und Osteopontin (OP). Im Vergleich zu 3D- war in der stimulierten 2D-Kultur die Färbung für OC deutlich schwächer ausgeprägt. Ohne osteogene Stimulation konnten in der 2D-Kultur deutlich positive Färbungen für Prokoll. I, Koll. I und Versican festgestellt werden, schwache Färbungen für Koll. IV, OP sowie ON. Keine Färbungen hingegen für AP, OC sowie Decorin.

Schlussfolgerung

1) Die Kultivierung von hMSC unter kontinuierlichem Medienfluss ist über einen Zeitraum von 2 Wochen möglich und führt unter Zugabe von osteogen stimulierenden Medien zum dreidimensionalen Zellwachstum sowie zur Ausbildung einer Zellmatrix.
2) Als Zeichen osteogener Differenzierung färbt der osteoblasten-typische Marker Osteocalcin deutlich positiv. AP, Koll. I, OP, und ON eignen sich in unseren Untersuchungen nicht als spezifische Marker der osteoblastären Kaskade.
3) Dreidimensionales Zellwachstum auf Leitschienen im Bioreaktor unter kontinuierlichem Medienfluß stellt einen zusätzlichen Stimulus für die osteogene Differerenzierung dar.

Dr. med. Matthias Schieker/Chirugische Klinik und Chirurgische Poliklinik – Innenstadt, Klinikum der LMU München/Nussbaumstr. 20/80336 München/Deutschland/
Tel.: 089 5160 7589/Fax: 089 5160 5482/E-Mail: Matthias.Schieker@ch-i.med.uni-muenchen.de

Charakterisierung von humanen mesenchymalen Stammzellen für das Tissue Engineering von Knochen

C. Pautke (München), M. Schieker, T. Tischer, S. Milz, W. Mutschler

Fragestellung

Mesenchymale Stammzellen (hMSC) zeichnen sich durch ihre Eigenschaften der Selbstreplikation und der Differenzierbarkeit in verschiedene Gewebe aus. Besonders für die Gewinnung von hMSC im Rahmen der klinischen Anwendung des Tissue Engineering von Knochen ist ihre Identifikation im undifferenzierten Zustand von entscheidender Bedeutung, da mit beginnender Differenzierung o.g. Eigenschaften der hMSC verloren gehen. Allerdings sind bis heute keine charakteristischen Stammzellmarker bekannt, die eine eindeutige Erkennung undifferenzierter hMSC erlauben. Daher ist es das Ziel dieser Arbeit, humane mesenchymale Stammzellen durch ein immunhistochemisches Färbeprofil zu charakterisieren und mit differenzierten humanen Osteoblasten (hOB) zu vergleichen. Hierdurch soll ein Markerprofil entstehen, welches eine Unterscheidung undifferenzierter und differenzierter Zellen innerhalb der osteogenen Kaskade zulässt.

Methoden

Humane mesenchymale Stammzellen (Poietics™) und primäre humane Osteoblasten (PromoCell) wurden entsprechend der Herstellerangaben kultiviert. Für die immunhistochemischen Färbungen erfolgte die Fixierung der Zellen auf Glasobjektträgern. Es wurden 20 verschiedene Primärantikörper gegen Antigene der Proteine Alkalische Phosphatase (AP), Osteocalcin (OC), Osteonectin (ON), Osteopontin (OP), Osteoprotegerin (OPG), Bone Sialoprotein (BSP), Prokollagen-I, Kollagene Typ I, II, III, IV, V, VI, VII, IX, X, Decorin, Versican sowie Matrixmetalloproteinase (MMP)-2 und -9 verwandt. Die Antikörperbindungen wurden mit Hilfe des Detektionssystems Vectastain ABC Elite Kit nachgewiesen.

Ergebnisse

Sowohl humane mesenchymale Stammzellen als auch humane Osteoblasten weisen homogene und charakteristische Färbeprofile auf, die sich hinsichtlich der Nachweise für Koll.-IV, OPG, BSP, OC und Decorin voneinander unterscheiden. HMSC färbten positiv für ON, OP, Prokoll.-I, Kollagen Typ I, III, IV, V, VI, X, Versican und MMP-2. HOB zeigten positive immunhistochemische Reaktionen für OC, ON, OP, OPG, BSP, Prokollagen-I, Kollagen Typ I, III, V, VI, X, Decorin, Versican, MMP-2. Dabei konnte für OC und Decorin eine Abhängigkeit von der Zelldichte ermittelt werden, da diese Proteine nur in Zellkonfluenz positiv nachgewiesen werden konnten.

Schlussfolgerung

1. HMSC weisen ein charakteristisches Färbeprofil auf, das sich in fünf Proteinen von hOB unterscheidet. 2. HOB zeigen ein Färbemuster, welches für OC und Decorin eine Abhängigkeit von der Zelldichte aufweist und somit auf eine konfluenzabhängige Reifung der Osteoblasten hinweist. 3. AP, ON, OP sowie Koll.-I scheinen keine geeigneten Marker der osteogenen Differenzierung in vitro zu sein, da ON, OP und Koll.-I auch bei hMSC nachgewiesen werden können und der Nachweis von AP in hOB negativ ist. 4. Da bisher keine spezifischen Marker für mesenchymale Stammzellen existieren, erscheint das präsentierte Färbeprofil geeignet, hMSC auch ohne eine Induktion der Differenzierung identifizieren zu können.

Dr. med. Christoph Pautke/Chirugische Klinik und Chirurgische Poliklinik – Innenstadt, Klinikum der LMU München/Nussbaumstr. 20/80336 München/Deutschland/
Tel.: 089 5160 7574/Fax: 089 5160 5482/E-Mail: Christoph.Pautke@ch-i.med.uni-muenchen.de

Differenzierungsabhängiger Einfluß von Tissue Engineering Produkten auf das Angiogeneseverhalten

P. Angele (Regensburg), D. Schumann, P. v. Breitenbuch, R. Kujat, M. Guba, M. Nerlich

Fragestellung

Optimierung von Tissue Engineering Scaffolds in Hinblick auf Integration in chondrale Knorpeldefekte (Meniskus, Gelenkknorpel)

Einleitung

Biodegradable Tissue Engineering Scaffolds mit spezifischer Biomaterialzusammensetzung und räumlicher Struktur werden in Verbindung mit Zellen chondrogenen Differenzierungspotentials (z.B. mesenchymale Stammzellen) zur Reparatur von osteochondralen Defekten verwendet. Vorarbeiten zeigten einen ausgeprägten angiotaktischen Einfluß von mesenchymalen Stammzellen. Über den angiogenetischen Einfluß dieser Zell-Matrix-Konstrukte in Abhängigkeit vom Differenzierungsgrad ist wenig bekannt und soll daher in dieser Studie in vivo mittels Online-Monitoring untersucht werden.

Methoden

24 nu/nu Mäusen wurden transparente Titan-Rückenhautkammern implantiert. In diese Kammern wurden biodegradable Scaffolds (Hyaluronsäure/Gelatine-Kompositträgerscaffold) mit definierter Porengröße (250 µm) eingesetzt. Als Experimentalgruppe wurden die Scaffolds mit humanen mesenchymalen Stammzellen aus dem Knochenmark beschichtet, die für 1 Tag oder für 14 Tage vorkultiviert wurden. Die gerichtete Gefäßeinsprossung in diese Scaffolds wurde über einen Zeitraum von 14 Tagen in vivo mikroskopisch dokumentiert. Abschließend wurden die Scaffolds, bezüglich osteochondraler Differenzierung und Angiogenese histologisch aufgearbeitet (Toluidinblau und Endothelfärbung).

Ergebnisse

Die Kontrollgruppe zeigt nach 6 Tagen ein deutliches Gefäßwachstum am Rand der Scaffolds ohne in die Struktur selber einzudringen. Nach 14 Tagen ist histologisch nur eine begrenzte Angiogenese im Scaffoldrandbereich nachweisbar. Mit Hilfe der Gefäßdichtebestimmung zeigten sich in der Kontrollgruppe folgende Ergebnisse: Peripherie 55,0±8,6 (MW±SD) Gefäße/cm^2, Zentrum keine Gefäßdichte. In der Experimentalgruppe mit Hilfe der Intravitalmikroskopie nach 6 Tagen ein starker angiotaktischer Einfluss der zellbeladenen Matrices nachweisen, wenn die Vorkultivierung 1 Tag beträgt. Die Gefäßdichtebestimmung der Experimentalgruppe zeigte in der Peripherie 55,2±4,7 (MW±SD) Gefäße/cm^2; zentral waren 13,9±1,9 (MW±SD) Gefäße/cm^2 nachweisbar (signifikant besser als Kontrollgruppe bei p<0,05). Dies ließ sich histologisch bestätigen. Wurde jedoch eine chondrogene Kultivierungsphase von 14 Tage der in vivo Implantation vorgeschaltet, entspricht die Gefäßdichtebestimmung im Zentrum und am Rande des Implantats den Daten der Experimentalgruppe (Peripherie 53,2±3,7 (MW±SD) Gefäße/cm^2).

Schlussfolgerung

Chondrogene Zellen besitzen hohe angiotaktische und angiogenetische Wirkung im Zell-Scaffold-Konstrukt über einen Untersuchungszeitraum von 14 Tagen im Gegensatz zum zellfreien Scaffold, wenn im Matrixkonstrukt noch undifferenzierte, mesenchymale Stammzellen vorliegen. Nach chondrogener Differenzierung ist dieser angio-taktische Effekt aufgehoben und entspricht dem Effekt der zellfreien Matrix. Unter-schiedlicher Differenzierungsgrad an Zell-Matrixkonstrukten ermöglicht somit eine Steuerung von Angiogenese- und somit Integrationsgrad von chondralen Implantaten.

Dr. Peter Angele/University Regensburg, Dep. of Trauma Surgery/Franz Josef Strauss Allee 11/ 93053 Regensburg/Deutschland/Tel.: 0911-944-6805/Fax: 0911-944-6806/ E-Mail: peter.angele@klinik.uni-regensburg.de

Die systemische Applikation von GH hat keinen Einfluss auf die VEGF- Expression und Gefäßneubildung während der intramembranösen Knochenheilung

T. Lindner (Berlin), M. Hüning, H. Bail, A. Kroeller, A. Flyvbjerg, M. Raschke

Fragestellung

Die Vaskularisierung des Kallus ist ein entscheidender Mechanismus während der Knochenheilung. Vascular endothelial growth factor (VEGF) ist bereits als essentieller Angiogenesefaktor der enchondralen Ossifikation in der Wachstumsfuge identifiziert worden und könnte auch bei der Angiogenese der Frakturheilung von großer Bedeu-tung sein. Wie bereits gezeigt wurde, führt die systemische Gabe von Wachstums-hormon (GH) zur Stimulation der Knochenheilung. Neben den bereits bekannten Mediatoren in der GH- Kaskade könnte auch eine vermehrte Expression von VEGF und somit eine verstärkte Vaskularisierung des Kallus eine Rolle in der Vermittlung dieses Effektes spielen.

Methoden

Bei 48 weiblichen SD-Ratten wurde nach Anlage eines Fixateur externe das linke Fe-mur osteotomiert. 24 Tiere erhielten täglich 3 mg/kg GH, die anderen NaCl subkutan appliziert. Die Femora wurden nach 7, 14 und 21 Tagen (n=8) entnommen und wei-terverarbeitet. Auf 4 μm Serienschnitten wurden VEGF sowie alpha- smooth- muscle-actin (a-sma) mit spezifischen Antikörpern immunhistochemisch dargestellt. Die Auszählung positiver Signale bzw. Gefäßanschnitte erfolgte mikroskopisch auf drei Schnitten jedes Tieres. Als statistischer Test wurde der Mann-Whitney-U-Test ange-wandt.

Ergebnisse

Nach 7 Tagen fand sich, in der GH Gruppe vermehrt, endostal im Osteotomiespalt zell-reicher, unreifer Geflechtknochen neben mesenchymalem Bindegewebe. Dort wurde in beiden Gruppen massiv VEGF von Osteoblasten und Präosteoblasten exprimiert.

Zwischen Mesenchym und Knochen ließen sich neue Gefäße periostaler und endostaler Herkunft darstellen. Am 14. Tag hatte die Zahl VEGF- positiver Zellen deutlich abgenommen, zeigte sich aber weiterhin in den gleichen Zelltypen an den Ossifikationszonen. Die Zahl a-sma- positiver Gefäße war ebenfalls reduziert. Bei den GH Tieren war es im Gegensatz zu den Placebotieren schon stellenweise zur knöchernen Überbrückung des Defektes gekommen. 21 Tage nach Osteotomie sah man eine knöcherne Konsolidierung des Osteotomiespaltes der GH Tiere, während die Placebotiere nur inkomplett knöchern überbrückt waren. Es ließen sich in beiden Gruppen nur noch einzelne VEGF-positive Osteoblasten im Randbereich lokalisieren. Zwischen den Gruppen ließen sich zu keinem Zeitpunkt statistisch relevante Unterschiede in der Expression von VEGF oder der Anzahl der Gefäßanschnitte finden.

Schlussfolgerung

Die vermehrte Expression von VEGF in den Osteoblasten des Spaltbereiches nach 7 Tagen impliziert, dass dieser Faktor besonders in der Angiogenese der Frühphase der intramembranösen Ossifikation eine entscheidende Rolle spielt. Eine fehlende verstärkte Expression des VEGF unter der systemischen Applikation von GH sowie einer mit der Kontrollgruppe vergleichbaren Anzahl von Gefäßanschnitten im Kallus lässt schlußfolgern, dass der stimulative Effekt von GH auf die intramembranöse Knochenheilung in unserem Modell nicht primär mit einer verstärkten Vaskularisierung gekoppelt ist.

Dr. med. Tobias Lindner/Klinik für Unfall- und Wiederherstellungschirurgie, Charité, Campus Virchow Klinikum/Augustenburger Platz 1/13353 Berlin/Deutschland/ Tel.: 0172- 5667553/E-Mail: tobias.lindner@charite.de

Expression von Metalloproteinasen und angiogenetischen Faktoren während der Frakturheilung in Abhängigkeit von TNF-α

W. Lehmann (Hamburg), C. Edgar, T.-J. Cho, L. C. Gerstenfeld, T. A. Einhorn, J. M. Rueger

Fragestellung

Eine Fraktur des Knochens unterbricht die normale Blutzirkulation und führt zu Nekrosen und Ischämie im angrenzenden Gewebe. Unter normalen Umständen kommt es zu einer kompletten Wiederherstellung der mechanischen Eigenschaften des Knochens. Während der enchondralen Ossifikation ist das Einwachsen von Blutgefäßen essentiell für das weitere Remodelling des Knochens. Unzureichende Durchblutung führt zu verzögerter Frakturheilung und Pseudarthrosen. Damit Blutgefäße in den Frakturkallus einwachsen können, muß die extrazelluläre Matrix (ECM) gespalten werden. Metalloproteinasen (MMP's) sind Endopeptidasen, welche die extrazelluläre Matrix aufbrechen können und so den Weg freimachen für das Einsprossen von neuen Blutgefäßen. Gleichzeitig werden angiogenetische Faktoren freigesetzt. Ziel dieser Studie war die Bestimmung der zeitlichen Expression von Metalloproteinasen und angiogenetischer Faktoren in der Frakturheilung. Um den direkten Einfluß von TNF-α als einem essentiellen Entzündungsmediator auf die Expression unterschiedlicher MMP's und angiogenetischer Faktoren zu untersuchen, verwendeten wir ein Mausmodell mit Kontroll- und TNF-α-Rezeptor defizienten Mäusen.

Methoden

In 36 8–10 Wochen alten Kontrollmäusen als Kontrollgruppe und 36 p55-/-p75-/- Knock-Out Mäusen, denen beide Rezeptoren für TNF-α fehlen, wurde mit Hilfe einer Frakturmaschine die Diaphyse der linken Tibia frakturiert und intramedullär stabilisiert. Nach 0, 5, 7, 10, 14, 21 und 28 Tagen wurde von je 6 Mäusen aus dem Frakturkallus die RNA extrahiert und mit GEArrays (NEN Life Science Products, Inc., Boston, MA, USA) auf alle bekannten Metalloproteinasen und 25 angiogenetische Faktoren untersucht. Die relative Expression wurde mit einem Image Analyzer (Alpha Innotech Image Analysis System, San Leandro, CA, USA) im Vergleich zum housekeeping gene GAPDH bestimmt.

Ergebnisse

Über den gesamten Verlauf der Frakturheilung wurden vor allem MMP -2, -9, -13, -14 und -24 exprimiert. In den transgenen p55-/-p75-/- Mäusen fand sich eine deutliche Verzögerung und geringere Expression für diese MMP's. Ihren Peak zeigten diese MMP's am 10. Tag während der enchondralen Phase der Frakturheilung, wenn die Gefäße in den Knorpelkallus einwachsen und der Knorpel durch neuen Knochen ersetzt wird. Von allen angiogenetischen Faktoren wurde Pleiotrophin über den Zeitverlauf am höchsten exprimiert und war in den Knock Out Mäusen ebenfalls verzögert und reduziert.

Schlussfolgerung

Unsere Ergebnisse demonstrieren, daß eine Vielzahl von MMP's und bekannten angiogenetischen Faktoren an der Frakturheilung beteiligt sind und ihre Expression vielfach durch TNF-α gesteuert wird. Pleiotrophin scheint ein essentieller Regulator der Frakturheilung zu sein. Weiterhin unterstreichen diese Daten die Bedeutung von TNF-α für die Heilung des Knochens.

Dr. med. Wolfgang Lehmann/Klinik für Chirurgie, Abteilung für Unfall- und Wiederherstellungschirurgie, Universitätsklinikum Ha/Martinistrasse 52/20246 Hamburg/Deutschland/ Tel.: 040-428032450/E-Mail: wlehman72@hotmail.com

Tissue Engineering in der Ligamentheilung anhand der Innenbandheilung im Hasenknie

V. Musahl (Pittsburgh), S. D. Abramowitch, T. W Gilbert., E. Tsuda, J. H.-C. Wang, S. L.-Y. Woo

Einleitung

Nach Verletzung heilen viele Bänder nicht von alleine. Für solche, die heilen, wie das Innenband im Knie, wurden die biomechanischen Eigenschaften des Narbengewebes bis zu 52 Wochen nach Verletzung, verglichen mit dem gesunden Band, als minderwertig beschrieben. Ziel dieser Studie war, einen Weg zu finden, die Ligamentheilung zu unterstützen. Im Speziellen wurde ein small intestinal submucosa (SIS) Scaffold als funktionell befunden, da er hauptsächlich Collagen vom Typ I enthält und Migration lokaler Zelllinien unterstützt. Unsere Hypothese war daher, dass die biomechanischen Eigenschaften des heilenden Innenbandes, wenn es mit SIS behandelt würde, signifikant verbessert werden könnten, verglichen mit einer unbehandelten Kontrollgruppe.

Methodik

Ein 6 mm großer chirurgischer Defekt wurde im Innenband von 20 ausgewachsenen, weiblichen New Zealand White Hasen gesetzt. Ein 10×4×0.2 mm großer SIS Streifen wurde auf den Defekt aufgenäht (n=10), während der Defekt in 10 weiteren Hasen unbehandelt blieb, die als Kontrollgruppe dienten. Das linke Innenband wurde jeweils Sham-operiert (n=20). Die Hasen wurden 12 Wochen postoperativ euthanasiert, die Hinterbeine wurden entnommen und präpariert, so dass ein Femur-Innenband-Tibia Komplex (FMTC) untersucht werden konnte. Die Querschnittsflächen der Bänder wurden mit einem Laser-Mikrometer-System gemessen. Der FMTC wurde dann in eine Material-Prüfmaschine eingespannt und ausgerissen. Steifigkeit und Traglast wurden von der resultierenden Kraft-Weg-Kurve notiert, und das Elastizitätsmodul, eine mechanische Eigenschaft der Gewebequalität, wurde bestimmt. Statistische Analyse wurde mit einem ungepaarten t-test durchgeführt; Signifikanz wurde auf $p<0.05$ festgelegt.

Ergebnisse

Es werden biomechanische Ergebnisse für 16 Tiere vorgestellt. Die Querschnittsfläche sowohl in der SIS Gruppe (n=8), als auch in der Kontrollgruppe (n=8) nahm, verglichen mit der Sham-operierten Seite, zu (7.88 ± 3.39 mm^2 und 7.16 ± 4.66 mm^2, respektive, $p>0.05$). Der Versagensmodus während des Zugversuches war für vier Präparate der Kontrollgruppe, für drei der SIS Gruppe und für alle Sham-operierten Präparate Ruptur der Ligamentsubstanz. Die übrigen Präparate rissen an der tibialen Bandinsertion. Die Steifigkeit der FMTC war 29.15 ± 9.15 N/mm und 45.72 ± 13.25 N/mm, und die Traglast war 66.44 ± 31.40 N und 117.38 ± 34.54 N, für die Kontrollgruppe und die

SIS Gruppe, respektive (p<0.05). Das Elastizitätsmodul der Ligamentsubstanz war 149.02±76.54 MPa für die Kontrollgruppe und 279.68±132.05 MPa für die SIS Gruppe, respektive (p<0.05).

Schlussfolgerung

Heilung eines Innenbanddefektes konnte in dieser Studie erfolgreich verbessert werden. Die verbesserten mechanischen Eigenschaften des Innenbandes lassen darauf schliessen, dass SIS-Behandlung die Gewebequalität verbessert und machen weitere Studien möglich, die funktionelles Tissue Engineering der Bandheilung untersuchen.

Dr. med. Volker Musahl/University of Pittsburgh, Pittsburgh, Department of Orthopaedic Surgery, Musculoskeletal Research Ce/210 Lothrop St./15213 Pittsburgh, PA/Amerika/ Tel.: 001-412-648 2000/Fax: 001-412-648 2001/E-Mail: vmusahl@pitt.edu

Vergleich zweier Methoden zur Stimulation der Frakturheilung: systemische Wachstumshormon-Gabe und lokale Wachstumsfaktoren-Applikation und deren Kombination

M. Raschke (Berlin), B. Wildemann, J. Heeger, G. Schmidmaier

Fragestellung

Wachstumshormon (GH) hat nachweislich eine wichtige Rolle beim Knochenwuchs und der Heilung. GH wirkt zum einen direkt auf Zellen im Knochen oder indirekt durch die Stimulation der IGF-Produktion. Die systemische Applikation von GH zeigte in verschiedenen Studien eine Verbesserung der Heilung. Ebenso konnte eine Heilungsbeschleunigung durch die lokale Applikation von Wachstumsfaktoren (WF) nachgewiesen werden. Ziel dieser Studie ist die Untersuchung der Kombination beider Methoden im Vergleich zur Wirkung der einzelnen Methode.

Methoden

Bei 5 Monate alten Ratten (n=80) wurde eine standardisierte Fraktur der rechten Tibia erzeugt und mit Titan K-Drähten intramedullär stabilisiert. Rekombinantes Ratten-Wachstumshormon (2 mg/kg) oder Placebo (0,9% NaCl) wurden täglich s.c. injiziert. Wachstumsfaktoren IGF-I und TGF-beta1 wurden zur lokalen Applikation in eine biodegradierbare Poly(D,L-Laktid)-Beschichtung für Implantate eingearbeitet.

GI: unbeschichtet/Placebo
GII: unbeschichtet/GH
GIII: PDLLA+IGF-I (50 µg)+TGF-b1 (10 µg)/Placebo
GIV: PDLLA+IGF-I (50 µg)+TGF-b1 (10 µg)/GH

Röntgenuntersuchungen in 2 Ebenen und die Analyse systemischer Parameter erfolgten im Verlauf sowie biomechanische Torsionstestungen (Zwick 1455) nach 28 Tagen (frakturierte und unfrakturierte Tibia). Für die histomorphometrischen Untersuchungen wurden unentkalkte Tibiae in Methylmethacrylat eingebettet und 5 µm-Schnitte mit Safranin O/Lichtgrün oder von Kossa gefärbt. Die Quantifizierung erfolgte mit einem Bildanalysesystem (Zeiss).

Ergebnisse

Die mit GH behandelten Tiere zeigten ab dem 14. Tag eine signifikante Gewichtszunahme. Es kam zu keinen Änderungen in weiteren untersuchten systemischen Parametern. Alle Versuchsgruppen zeigten eine erhöhte torsionale Steifigkeit (TS) und ein erhöhtes maximales Drehmoment (MD) im Vergleich zur Kontrollgruppe. Die höchste torsionale Steifigkeit wurde bei der GIII gemessen gefolgt von GIV und dann GII. (in% zur Gegenseite)

MD GI: 30%, GII: 74%, GIII: 125%, GIV: 116%
TS GI: 52%; GII: 79%, GIII: 139%, GIV: 116%

Die Werte zwischen GIII und IV waren nicht signifikant, jedoch zu GII. Keine Änderung der unfrakturierten Tibiae ergab sich in der biomechanischen Testung. Die Kortikalis der GH-behandelten Tibiae wies in der Histomorphometrie signifikant mehr mineralisierte Fläche im Vergleich zu den Placebo-Gruppen auf. Die lokale Applikation von WF und auch die zusätzliche systemische GH-Gabe führten zu einer signifikanten Reduktion des Knorpels im Kallus. Die GII (GH) zeigte hier keinen Unterschied.

Schlussfolgerung

Beide Methoden, lokale und systemische Applikation, führen zu einer Verbesserung der Frakturheilung bei der Ratte. Die Kombination beider Methoden ist in den biomechanischen Ergebnissen der lokalen Applikation unterlegen. Die Ergebnisse zeigen deutlich, dass die lokale Applikation von IGF-I und TGF-b1 die Frakturheilung signifikant beschleunigt ohne, dabei systemische Nebenwirkungen (Gewichtszunahme) zu haben.

PD Dr. med. Michael Raschke/Unfall- und Wiederherstellungschirurgie/
Augustenburger Platz 1/13353 Berlin/Deutschland/Tel.: 030 450 552789/
Fax: 030 450 552904/E-Mail: michael.raschke@charite.de

Systemische Verteilung und immunologische Auswirkungen nach lokaler Applikation von Ad-Luc

M. Egermann (Davos), A. Baltzer, E. Schneider, C. A. Lill

Fragestellung

Rekombinante Wachstumsfaktoren wie BMP-2 sind in der Lage, die Knochenheilung zu beschleunigen und besitzen daher ein großes Potential für einen zukünftigen Einsatz im Bereich der Traumatologie. Aufgrund einer raschen Proteolyse ist ihre Wirkdauer kurz und ihr klinischer Einsatz deshalb kritisch. Eine Lösung dieses Problems könnte der transiente Gentransfer mit adenoviralen Vektoren darstellen. Bisher konnte in Kleintiermodellen gezeigt werden, dass Ad-BMP-2 in der Lage ist, die Knochenheilung zu beschleunigen.

Ziel dieser Studie ist der Nachweis einer in-vivo-Transduktion sowie die Darstellung der systemischen Verteilung und immunologischen Auswirkungen nach lokaler Applikation adenoviraler Vektoren am Tiermodell Schaf.

Methoden

Adenovirale Vektoren, codierend für das Reportergen Luciferase, wurden in einer Dosierung von 3×10^{11} Vektoren in den Beckenkamm von 14 Tieren appliziert. 2 weitere Tiere dienten als Kontrolltiere und wurden mit physiologischer Kochsalzlösung behandelt. Am 2., 14., 21., 28., 35., 42., 49. und 56. Tag, wurden jeweils 2 Tiere euthanasiert und pro Tier 20 verschiedene Organ- und Gewebeproben entnommen. In diesen Proben wurde einerseits die Enzymaktivität der Luciferase und andererseits die DNA mittels PCR nachgewiesen. Vor and nach Applikation der Vektoren erfolgte zu 12 Zeitpunkten (Tag 0–56) eine Blutabnahme mit hämatologischer Diagnostik und Antikörpertestung gegen adenovirale Vektoren.

Ergebnisse

Eine hohe Enzymaktivität der Luciferase (7'048–716'417 RLU) im Knochengewebe der Applikationsstelle und in den umliegenden Weichteil- bzw. Muskelgeweben weist auf eine erfolgte Transduktion hin. Zwischen Tag 7 und Tag 56 wurde eine annähernd kontinuierliche Abnahme dieser Luciferaseaktivitäten gefunden. Alle weiteren Organproben zeigten keine Luciferaseenzymaktivität (0–85 RLU). Die Luciferase-DNA konnte sowohl in den Geweben an der Applikationsstelle als auch in weiteren Organproben zu mehreren Zeitpunkten nachgewiesen werden. Die statistische Auswertung der hämatologischen Untersuchungen zeigte keinen Einfluss auf das Blutbild durch die lokale Applikation adenoviraler Vektoren. Antikörper gegen adenovirale Vektoren konnten nachgewiesen werden.

Schlussfolgerung

Die Ergebnisse dieser Studie zeigen eine erfolgreiche in-vivo-Transduktion nach lokaler Applikation adenoviraler Vektoren. Die Vektoren werden geringfügig systemisch verbreitet, es kommt aber zu keiner signifikanten Transduktion von Zellen ausserhalb der Applikationsstelle. Diese Gentransfermethode stellt eine nebenwirkungsarme und gering belastende Behandlungsmöglichkeit dar, womit die Voraussetzungen für einen weiteren Einsatz am Schaf gegeben sind. Untersuchungen über eine Beschleunigung der Frakturheilung mit Ad-BMP-2 können nun erfolgen.

Dr. med. Marcus Egermann/AO Forschungsinstitut Davos/Clavadelerstrasse/Davos/Schweiz/ Tel.: ++41-81-4142445/Fax: ++41-81-4142288/E-Mail: marcus.egermann@ao-asif.ch

Der Effekt von Wachstumsfaktoren und Carriersystemen auf die intervertebrale Fusion

F. Kandziora (Berlin), R. Pflugmacher, M. Scholz, J. Schäfer, G. Schollmeier, K. J. Schnake, H. Bail, G. Duda, G. Schmidmaier, M. Rschke, N. P. Haas

Einleitung

Die BMP-2 Applikation mittels Kollagen-Carrier stellt den goldenen Standard der experimentellen Spondylodese dar. Ziel dieser Studie war es, in einem zervikalen Schafsmodell die Wirksamkeit einer neuen Wachstumsfaktorenkombination auf die intervertebrale Spondylodese zu untersuchen. Zusätzlich sollte ein neu entwickelter biodegradierbarer Carrier aus Poly-(D,L-laktid)(PDLLA) auf seine Wirksamkeit untersucht werden.

Methoden

Bei 40 Merino-Schafen wurde eine intervertebrale cervikale Fusion mit 5 verschiedenen Stabilisierungsverfahren (n=8) durchgeführt. Gruppe 1: Harmscage; Gruppe 2: Harmscage mit PDLLA-Beschichtung; Gruppe 3: Harmscage mit einer PDLLA-Beschichtung und BMP-2; Gruppe 4: Harmscage mit Kollagen-Carrier und BMP-2; Gruppe 5: Harmscage mit einer PDLLA-Beschichtung und IGF-I und TGF-β1. Prä- und postoperativ, sowie im Verlauf wurden Röntgenbilder angefertigt anhand derer Intervertebral-, Lordosewinkel und Bandscheibenraumhöhen vermessen wurden. Nach 12 Wochen wurden die Tiere getötet und funktionsradiologische Untersuchungen durchgeführt. Quantitative CT-Untersuchungen zur Bestimmung von Knochendichte, Mineralsalzgehalt und Kallusvolumen wurden vorgenommen. Biomechanische Testungen in Flexion/Extension, Rotation und Neigung wurden durchgeführt um den Bewegungsumfang, die neutrale und elastische Zone des Bewegungssegmentes zu ermitteln. Histomorphologische, histomorphometrische Untersuchungen und polychrome Sequenzmarkierungen wurden vorgenommen.

Ergebnisse

Im Vergleich zu den unbeschichteten Cages zeigten die beschichteten Cages eine signifikant höhere Knochendichte des Kallus und ein signifikant höheres Knochenvolumen/Gesamtvolumen Verhältnis. Im Vergleich zur unbeschichteten und beschichteten Cage Gruppe zeigte sich bei Verwendung von BMP-2 oder IGF-I/TGF-β1 eine höhere Fusionsrate in den radiologischen Parametern, eine höhere biomechanische Stabilität und eine fortgeschrittene intervertebrale Fusion. Beim Vergleich beider Carrier Systeme mit BMP-2 ergab sich für den PDLLA Carrier ein höheres Kallusvolumen. Die BMP-2 Gruppe zeigte im Vergleich zur IGF-I/TGF-β1-Gruppe eine geringere residuale Beweglichkeit auf Funktionsröntgenbildern und eine höhere Anzahl von Versuchstieren bei denen sich nach 9 Wochen Knochenformationen im Intervertebralraum anhand polychromer Sequenzmarkierung nachweisen ließ. Im Gegensatz dazu zeigte die IGF-I und TGF-β1-Gruppe eine höhere Knochendichte des Kallus.

Schlussfolgerung

Die neue PDLLA-Beschichtung ist als Carrier für Wachstumsfaktoren sicher und effektiv. Die kontinuierliche Freisetzung von Wachstumsfaktoren aus dem PDLLA-Carrier ermöglicht im Vergleich zum Kollagen-Carrier signifikant bessere Resultate. Die BMP-2 und die IGF-I/TGF-β1 Applikation mittels PDLLA-beschichteten intervertebralen Cage verbessert signifikant die Resultate der intervertebralen Spondylodese. Die neue Wachstumsfaktorenkombination IGF-I und TGF-β1 war dabei dem „golden standard" BMP-2 äquivalent.

Dr. med. Frank Kandziora/Unfall- und Wiederherstellungschirurgie, Universitätsklinikum Charité der Humboldt Universität Berlin/Augustenburgerplatz 1/13353 Berlin/Deutschland/ Tel.: 030 450 552413/Fax: 030 450 552901/E-Mail: frank.kandziora@charite.de

Einfluß des Verletzungsmusters auf die posttraumatische Immundepression schwer mehrfachverletzter Patienten

M. Majetschak (Mannheim), U. Krehmeier, G. Voggenreiter, M. Bardenheuer, U. Obertacke, F. U. Schade

Fragestellung

Schweres Trauma geht mit einer ausgeprägten Immundysfunktion einher, welche sich u.a. anhand einer reduzierten Zytokinsyntheseleistung der Leukozyten nachweisen lässt und für die erhöhte Empfänglichkeit für Sepsis/Multiorganversagen verantwortlich gemacht wird. Es wurde gezeigt, dass das Ausmaß der Immundepression mit steigender Verletzungsschwere zunimmt. Der spezifische Beitrag einer Verletzung einer einzelnen Körperregion an der komplexen Regulation der systemisch nachweisbaren posttraumatischen Immundepression ist jedoch unbekannt. Daher wurde in einer prospektiven Studie der Einfluß von Schädel-Hirn (SH)-, Thorax- und Abdominaltrauma auf die leukozytäre Zytokinsynthesefähigkeit nach Polytrauma untersucht.

Methoden

57 Polytraumapatienten (PT)(Alter: 39±15 J.; ISS: 27±10; Kontrollgruppe: 21 Probanden (P)) wurden untersucht. Einschlusskriterien waren: 1. ISS >15 Pkt., 2. Alter 18–65 J., 3. keine penetrierenden Verletzungen, 4. keine Vorerkrankungen, 5. Aufnahme <8 h nach Trauma. Die leukozytäre Zytokinsynthesefähigkeit wurde am Beispiel der LPS-stimulierten TNF-Produktion des Blutes an den Tagen 0, 1, 2, 4, 6, 8, 14 ermittelt. Die systemische Freisetzung immunmodulierender Faktoren wurde anhand der Wirkung von Patientenseren vom Unfalltag auf die LPS stimulierte TNF-Produktion von Probandenblut quantifiziert. Zur Bestimmung des Einflusses einer spezifischen Körperregion auf die Zytokinsynthesefähigkeit wurden PT mit gleicher Gesamtverletzungsschwere (ISS) mit und ohne Verletzungen des Kopfes, Thorax und Abdomens verglichen. Verletzungen der einzelnen Körperregionen wurden mittels AIS quantifiziert. Die statistische Auswertung erfolgte mit Student's t-Test/ANOVA sowie der Berechnung partieller Korrelationskoeffizienten. Als Signifikanzniveau wurde $p<0,05$ (2-seitig) gewählt.

Ergebnisse

58% der PT hatten Verletzungen des Kopfes/Halses (AIS kopf/hals 2.8±1.0; AIS gesicht: 1.2±1.4), 60% des Thorax (AIS thorax 3.4±0.8) und 44% des Abdomens (AIS abdomen 3.1±0.8). Die TNF-Produktion war gegenüber P innerhalb der ersten Tage nach Trauma (Tag 0–4) signifikant reduziert. Im Gegensatz zu der Gesamtverletzungsschwere, welche signifikant mit der Reduktion der Zytokinsynthesefähigkeit am Unfalltag korrelierte ($p=0.026$), bestanden keine relevanten Korrelationen mit der Verletzungsschwere einer einzelnen Körperregion. Signifikante Unterschiede zwischen PT mit und ohne Verletzung einer spezifischen Körperregion bestanden lediglich zwischen PT mit und ohne Thoraxtrauma an den Tagen 4 und 8. Serum von PT zeigte eine inhibitorische Wirkung auf die Zytokinsynthesefähigkeit von P-blut unabhängig vom Verletzungsmuster.

Schlussfolgerung

Die nach Polytrauma nachweisbare reduzierte leukozytäre Zytokinsyntheseleistung wird durch die Gesamtheit aller Verletzungen ausgelöst. Ein dominanter Einfluss einer einzelnen Körperregion auf die Ausprägung der posttraumatischen Immundysfunktion scheint nicht vorzuliegen.

PD Dr. med. Matthias Majetschak/Klinik für Unfallchirurgie/Theodor-Kutzer-Ufer 1–3/ 68167 Mannheim/Deutschland/Tel.: 0621 383 2335/Fax: 0621 383 2009/ E-Mail: matthiasmajetschak@hotmail.com

Inhibition of Cartilage Integration at the Articular Surface

C. Englert (Regensburg), B. L. Schumacher, T. Klein, K. McGowan, A. Giurea, R. L. Sah

Aim

In vivo, articular cartilage lacerations, extending from the surface into the tissue, do not heal. In addition, the opposing surfaces of art. cartilage are normally freely separated. On the other hand, in vitro, art. cartilage integration can occur across horizontal planes of cartilage tissue that were taken below the art. surface and cultured.

The purpose of this study was to investigate whether the integrative properties of the art. surface of cartilage was distinct from that of the deeper zones of cartilage.

Methods

Cartilage was harvested from the patellofemoral groove of bovine calves. From osteochondral fragments, successive cartilage blocks (8 mm×2.5 mm×0.25 mm) were prepared from the superficial 1.5 mm region of cartilage, with the first block ("a") containing the intact articular surface, and the next blocks called "b" to "f". Samples, containing pairs of cartilage blocks, were created by placing blocks in partial apposition with an overlap region of 4×2.5 mm². The art. and cut surfaces of the "a" block were referred to as "as" and "ac". A total of 84 cartilage blocks from 7 knee joints were used. Experimental groups were as follows (the following surfaces in apposition): (I) as: as, (II) ac: ac, (III) c: d, (IV) e: f. The culture medium included 20% FBS and 100 µg/ml ascorbate. For the first 12 days of culture, medium was supplemented with 2 µCi/ml [3H]proline, then washed and cultured an add. 2 days without added radiolabel. Following this 2-week culture, mechanical adhesion of cartilage blocks was assessed by subjecting samples to single-lap shear test to failure [3]. Adhesive strength was calculated as the maximum force during testing divided by the measured overlap area. After mechanical testing, tissue was solubilized using proteinase K, and portions of these digests were analyzed for total [3H] radioactivity as an index of deposition of newly formed collagen and protein. Groups were compared by ANOVA.

Results

The integration of opposing calf cartilage surfaces differed markedly with depth from the art. surface. Group I, with the art. surfaces in apposition, did not integrate (0.0±0 kPa, n=25). The other experimental groups (II, III, IV) did integrate (adhesives strengths of 37.84±5.9, 42.21±7.7, and 49.02±8.6 kPa, respectively). In contrast, [3H]proline incorporation was not significantly different (ANOVA, p=0.21) amongst the different experimental groups.

Conclusions

Art. cartilage doesn't integrate at the art. surface. Whether this is due to the metabolic activity of the cells in that region, components adsorbed to the art. surface, or both, remain to be determined. If a synovial fluid component, adsorbed to the art. surface, prevents the surface cartilage from integrating, the same component may be adsorbed to the deeper cartilage surfaces that become exposed at a laceration site and prevent integration from occuring across the laceration site. Such a mechanism would help to explain why lacerations don't tend to heal.

Dr. med. Carsten Englert/Universitätsklinikum Regensburg/Franz-Josef-Strauß-Allee 11/
93052 Regensburg/Deutschland/Tel.: 0941-944-6805/Fax: 0941-944-6806/
E-Mail: Englertcarsten@comundo.de

Expression knorpelrelevanter Markergene humaner artikulärer Chondrozyten kultiviert in unterschiedlichen kollagenen Trägermaterialien

K. Steinbach (Reutlingen), T. Rauschert, J. Müller, K. Weise

Fragestellung

Die biologische Rekonstruktion artikulärer Knorpeldefekte mittels in vitro angezüchteter autologer Chondrozyten gewinnt zunehmend an klinischer Bedeutung. In der vorliegenden Studie wurden verschiedene, z.T. kommerziell erhältliche, Trägermaterialien (Kollagen-Typ-I, -I/II, Kollagen-Typ-I/Hyaluronsäure (HA)) mit humanen artikulären Chondrozyten besiedelt, um die prinzipielle Eignung der unterschiedlichen Träger für eine matrixgekoppelte Chondrozyten-Transplantation zu untersuchen. Zu unterschiedlichen Kultivierungszeitpunkten wurde die Expression knorpelrelevanter Markergene der eingesäten Chondrozyten in diesen Trägermaterialien in vitro untersucht.

Methoden

Humane artikuläre Chondrozyten, aus gesundem Spenderknorpel des Kniegelenks isoliert, wurden in der Monolayerprimärkultur expandiert und nach zell- und molekularbiologischer Qualitätsprüfung in die zu untersuchenden Trägermaterialien eingesät. Nach einer, zwei und drei Wochen Kultivierungszeit wurden die Chondrozyten aus den Trägern enzymatisch isoliert und die Expression knorpelrelevanter Markergene mittels real time-PCR (LightCycler, Fa. Roche) quantifiziert. Als Kontrolle diente das Expressionsmuster der zu Beginn in die Träger eingesäten Chondrocyten. Die Ergebnisse wurden jeweils durch einen dreifachen Versuchsansatz verifiziert.

Ergebnisse

Im Vergleich zur Kontrolle zeigten die Chondrozyten in allen untersuchten Trägermaterialien eine hochsignifikante Reduktion ihrer Kollagen-Typ-II-Expression. Mangelnde Zellvitalität konnte als Ursache hierfür ausgeschlossen werden. Parallel zur chondrozytären Reduktion der Kollagen-Typ-II-Expression konnte in allen untersuchten Trägern eine Aktivierung der Interleukin-1β-Expression festgestellt werden. Im untersuchten Kollagen-Typ-I-HA-Träger (9:1, w/w) war die IL-1β-Induktion um das 100-fache im Vergleich zum nicht HA ergänzten Träger erhöht. Induktion von IL-1β in der Monolayerkultur konnte nicht festgestellt werden. Für BMP-2 und –4 konnte eine Rekonstitution der chondrozytären Expression in den Trägern nachgewiesen werden, wie sie für frisch isolierte, nicht dedifferenzierte Chondrozyten gefunden wurde.

Schlussfolgerung

In allen untersuchten Trägermaterialien konnte die initiale Expression von Kollagen-Typ-II der zuvor in der Monolayerkultur expandierten Chondrozyten nicht erhalten werden. Für BMP-4 und insbesondere für BMP-2 konnte im Gegensatz hierzu ein Expressionsprofil gefunden werden, wie es für differenzierte Chondrocyten beschrieben wurde (1). Diese Ergebnisse deuten darauf hin, dass die untersuchten kollagenen Trägermaterialien nur partiell stabilisierenden Einfluss auf den Phänotyp der eingesäten Chondrozyten ausüben. Als therapeutisch bedenklich ist die Induktion der chondrozytären IL-1β-Expression in den Trägern zu werten. Der inflammatorisch wirkende Botenstoff gilt als bedeutender metabolischer Induktor destruierender, osteoarthrotischer Gelenkveränderungen.

(1) Dell'Accio et al. 2001, Arthritis Rheum.

Karin Steinbach/TETEC GmbH/Aspenhaustrasse 25/72770 Reutlingen/Deutschland/
Tel.: 07121-51487-60/Fax: 07121-51487-61/E-Mail: steinbach@tetec-gmbh.de

Spender- und kulturabhängige Expression knorpelrelevanter Markergene in humanen artikulären Chondrozyten

C. Gaissmaier (Tübingen), W. K. Aicher, J. Fritz, K. Weise

Fragestellung

Humane artikuläre Chondrozyten dedifferenzieren in der Monolayerkultur, womit ein Syntheseverlust knorpelspezifischer Matrixproteine verbunden ist. Ob sich mit der Dedifferenzierung auch eine Veränderung der Expression von Wachstums- und Differenzierungsfaktoren einstellt und ob bei frisch isolierten Chondrozyten spenderabhängige Unterschiede in der Expression knorpelrelevaner Markergene existieren war die Fragestellung in unseren Untersuchungen.

Methoden

Von insgesamt n=25 Patienten wurden im Rahmen einer ACT artikuläre Chondrozyten in der Monolayerkultur angezüchtet und nach Expansion für weitere Untersuchungen in Alginatbeads rekultiviert. In Abhängigkeit der Populationsverdoppelung (PD) und Kultivierungsweise wurde nach Zellernte die Expression von b-FGF, IGF-I, -II, TGF-β-1, -2, -3, CTGF, GDF-5, BMP-2,-4, IL-1, -6, -10, -11, -16, -18 und Kollagen-Typ-II mittels quantitativer real time PCR (LightCycler, Fa. Roche) untersucht.

Ergebnisse

Generell bestanden kulturunabhängige Unterschiede in der quantitativen Genexpression von Chondrozyten der unterschiedlichen Spender. Spenderunabhängig korrelierte eine hohe Transkriptionsleistung für Kollagen-Typ-II, BMP-2 und IL-10 mit einer geringen für BMP-4, GDF-5 und IL-18. Mit zunehmender PD nahm die Transkription von Kollagen-Typ-II, BMP-2 und IL-10 ab und die von BMP-4, GDF-5, CTGF und IL-18 zu. Die Rekultivierung dedifferenzierter Chondrozyten in Alginatbeads führte zu einer Teilumkehr der beschriebenen Transkriptionsveränderungen. In 3 von 25 Fällen konnte unabhängig von den Zellkulturbedingungen IL-1 Expression nachgewiesen werden, die mit einer deutlich reduzierten Transkription von Kollagen-Typ-II verbunden war.

Schlussfolgerung

Neben spenderabhängigen Expressionsunterschieden führt die Expansion humaner Chondrozyten in der Monolayerkultur zu einer komplexen Veränderung ihrer Syntheseleistungen. Die Transkription von Kollagen-Typ-II und BMP-2 sistiert, die von anderen Wachstumsfaktoren nimmt zu. Die Bedingungen der Monolayerkultur bewirken eine Induktion inflammatorisch wirkender (IL-18) und die Suppression antiinflammatorisch wirkender Botenstoffe (IL-10). Ob diese Veränderungen der Zytokinexpression durch Dedifferenzierung verursacht werden oder ob umgekehrt Dedifferenzierung hierdurch entsteht ist noch unklar und derzeit Gegenstand weiterer Experimente. Im Tiermodel können irreversibel dedifferenzierte humane Chondrocyten nach Transplantation keinen hyalinen Knorpel mehr regenerieren (1). Die drei transplantierten Patienten mit nachgewiesener IL-1 Expression ihrer Chondrozyten befanden sich im follow-up in der Gruppe der Patienten die nicht mit dem Therapieergebnis der ACT zufrieden waren. Aufgrund dessen sind Expressionsanalysen knorpelrelevanter Markergene zur Beurteilung der Transplantatqualität und zur Beurteilung der Methodeneffizienz in der Weiterentwicklung bestehender Verfahren zur ACT unumgänglich.

[1] Dell'Accio et al. 2001, Arthritis Rheum.

Dr. med. Christoph Gaissmaier/Berufsgenossenschaftliche Unfallklinik Tübingen/Schnarrenbergstr.95/72076 Tübingen/Deutschland/Tel.: 07071-6060/E-Mail: weise@bgu-tuebingen.de

Biologische Eigenschaften Matrix-assoziierter Knorpelzelltransplantate

C. Resinger (Wien), W. Schlegel, M. Truppe, G. Strießnig, V. Vécsei, S. Marlovits

Fragestellung

Zur Therapie umschriebener Läsionen des Gelenkknorpels werden autologe Chondrozyten gekoppelt an Zellträgermaterialien verwendet. Als Biomaterialien stehen Kollagenmembranen und Hyaluronsäurevliese in klinischer Anwendung. Ziel der vorliegenden Untersuchung ist die Beschreibung der biologischen Eigenschaften dieser Biomaterialien in vitro.

Methoden

Humane artikuläre Chondrozyten wurden nach enzymatischer Isolierung in Monolayerkultur vermehrt, danach als Einzelzellen auf die Trägersubstanzen aufgebracht und anschließend in einem stationären Zellkultursystem für den Zeitraum von 4 Wochen kultiviert. Als Trägersubstanzen dienten eine porcine KollagenI/III Membran (BioguideO, Geistlich Biomaterials) und ein Hyaluronsäurevlies (HyaffO, Fidia).Die wöchentliche Analyse der kultivierten Zell-Trägerkonstrukte erfolgte nach zellulären, histologischen, morphologischen und molekularbiologischen Kriterien. Die Bestimmung der Zellvitalität erfolgte mittels Trypanblautest. Der Phänotyp der kultivierten Zellen wurde mit immunhistochemischen Methoden unter Verwendung spezifischer monoklonaler Antikörper gegen humanes Kollagen Typ I und Typ II, Protein S-100 und Vimentin determiniert. Zur histologischen Darstellung wurden Schnittserien mit Hämatoxylin-Eosin, Azan und zur Darstellung der sulfatierten Proteoglykane mit Alcianblau und Safranin-O gefärbt. Die molekularbiologische Analyse diente der Darstellung der mRNA-Expression von Kollagen Typ I und Typ II.

Ergebnisse

Die Vitalität der Zellen bleibt über den Zeitraum von 4 Wochen weitgehend unverändert und beträgt bei beiden Trägermaterialien über 90%. Die immunhistochemische Charakterisierung der Zellen zeigt bei beiden Biomaterialien nach einer Kultivierungszeit von 2 Wochen einen Nachweis von Kollagen Typ II, Protein S-100 und Vimentin. In den histologischen Schnittserien wird mit Zunahme der Kultivierungsdauer an der Oberfläche der Kollagenmembranen eine Ausbildung von mehrschichtigen Zelllagen beobachtet, während die Hyaluronsäurevliese eine weitgehend homogene Durchdringung mit Ausbildung von Zellnestern aufweisen. Bei beiden Materialien gelingt über den beobachteten Kultivierungszeitraum kein Nachweis knorpelspezifischer extrazellulärer Matrix mittels Alcianblau und Safranin-O. Die mRNA-Espression zeigt in den ersten Versuchsserien eine deutliche und sehr früh einsetzende Kollagen-Typ II Expression.

Schlussfolgerung

Beide Trägermaterialien zeigen in vitro während der Kultivierung von 4 Wochen einen günstigen Einfluss auf die Differenzierung humaner artikulärer Chondrozyten, lassen aber die Ausbildung einer knorpelspezifischen extrazellulären Matrix vermissen. Für den Einsatz als Trägermaterialien für die Transplantation von Knorpelzellen scheinen beide Materialien geeignet.

Dieses Projekt wird mit Unterstützung des Lorenz-Böhler Fonds und des Medizinisch Wissenschaftlichen Fonds des Bürgermeisters der Stadt Wien durchgeführt.

Dr. med. Christoph Resinger/Univ.-Klinik für Unfallchirurgie/
Währinger Gürtel 18-20/Wien/Österreich/Tel.: +43-1-40400-5964/
Fax: +43-1-40400-5947/E-Mail: christoph.resinger@akh-wien.ac.at

Heilungsverhalten von Knorpel in vitro und ex vivo

J. P. Petersen (Hamburg), W. Dömeland, A. Ruecker, J. Schröeder, F. Feyerabend,
P. Adamietz, R. Poertner, J. M. Rueger, N. M. Meenen

Fragestellung

Verletzter Gelenkknopel zeigt in vivo keine Tendenz zur hyalinen Reparatur. Selbst Fissuren heilen nicht. Eine Therapieoption bei Knorpelschäden ist die Herstellung von „tissue engineerten" Implantaten in vitro, die in den Defekt eingesetzt werden können. Eine der zentralen Fragen bei diesem Verfahren ist, ob dieser Knorpel mit dem umgebenden Gewebe, also dem Knorpel des Patienten, zusammenheilt. Um der Antwort näher zu kommen, wurden in der hier vorgestellten Arbeit die Heilungskapazität von ex vivo Knorpel mit in vitro hergestelltem Knorpel verglichen.

Methoden

In vitro: Knorpel wurde aus den Gelenken von Mini-Pigs entnommen und die Chondrozyten nach Verdau der extrazellulären Matrix in Monolayerkultur zu fibroblasten-ähnlichen Zellen dedifferenziert und proliferiert. Bei ausreichender Zellzahl erfolgte die Herstellung von Knorpelpellets. Hierzu wurden die Zellen zur Redifferenzierung in Alginat suspendiert. Nach 8–12 Tagen wurden die Zellen aus dem Alginat herausgewaschen und zur endgültigen Produktion von Knorpel mit typischer extrazellulärer Matrix in einer Konzentration von 5×10^5 Zellen/ml sedimentiert und für 14 Tage kultiviert. Diese Knorpel wurde der Länge nach zerschnitten und mit 6-0 Ethilon an den Schnittflächen zusammengenäht. Die so behandelten Präparate wurden 21 Tage kultiviert. Ex vivo: 1×1 cm große und 2 mm dicke Knorpelchips wurden aus den Gelenkflächen von Mini-Pigs entnommen, der Länge nach zerschnitten und mit Ethilon 6-0 wieder zusammengenäht. Bei der Entnahme wurde streng darauf geachtet, dass nur hyaliner Knorpel entnommen wurden. Auch hier erfolgte die 21-tägige Kultivierung.

Nach der Kultivierungsphase wurden die Proben entnommen, fixiert und histologisch (Färbung mit HE und Toluidin-Blau), immunhistochemisch, elektronenmikroskopisch und mittels Polarisationsmikroskopie untersucht.

Ergebnisse

Sowohl der in vitro als auch der ex vivo Knorpel war an den Schnittstellen flächig und nahezu vollständig verheilt. In den elektronenmikroskopischen und den polarisations mikroskopischen Aufnahmen zeigte sich eine Durchflechtung der Schnittstelle mit Fasern. Die immunhistologischen Untersuchungen ergaben im Schnittbereich eine Präsenz von für hyalinen Knorpel typischem Kollagen II bei gleichzeitiger Anwesenheit von Kollagen I.

Schlussfolgerung

Wir können zeigen, daß frisch durchtrennte Knorpelflächen unter Kulturbedingungen heilen können. Sowohl der in vitro hergestellte Knorpel mit seinen aktivierten Zellen, als auch der aus einem Gelenk stammende (ex vivo) Knorpel zeigt dieses Phänomen und damit grundsätzlich gute Voraussetzungen für das Einheilen von tissue engineertem Gelenkknorpel. Die Ursache für das Ausbleiben der Heilung in vivo muß noch geklärt werden. Offensichtlich enthält die Synovialflüssigkeit Bestandteile, die eine Aktivierung der Chondrozyten und damit eine Heilung verhindern. Gelingt es in unseren weiteren Untersuchungen, diese Bestandteile zu identifizieren, können Heilungen auch in vivo herbeigeführt werden.

Jan Philipp Petersen/Abt. für Unfall- und Wiederherstellungschirurgie, Universitätsklinikum Hamburg Eppendorf/Martinistrasse 52/20246 Hamburg/Deutschland/Tel.: 040 428036937/ E-Mail: jpetersen@uke.uni-hamburg.de

Führt niedrig energetischer, niedrig gepulster Ultraschall zu einer Erhöhung von Flüssigkeitsverschiebungen im Knochen? – Erste Ergebnisse im „ex vivo" Modell des Schafsvorderlaufes

C. Gatzka (Hamburg), P. Metzner, J. Ruedinger, U. Schlegel, M. L. Knothe Tate, J. M. Rueger

Fragestellung

In der aktuellen Literatur zeigen sich Hinweise, das niedrig energetischer, niedrig gepulster Ultraschall zum einen die Frakturheilung beschleunigt, zum anderen eine Konsolidierung von Pseudarthrosen bewirkt. Ziel dieser Untersuchung war es, ein bestehendes „ex vivo" Tiermodell dahingehend zu modifizieren, daß durch Ultraschall induzierte Flüssigkeitsverschiebungen im Knochen nachweisbar werden. Hiermit sollte die Hypothese experimentell unterstützt werden, daß die Wirksamkeit niedrig energetischen Ultraschalls auf der Vermehrung intraossärer, extravaskulärer Flüssigkeitsverschiebungen basiert.

Methoden

Versuchsdurchführung an Vorderläufen von 10 alpinen Schweizer Bergschafen (Alter 3–5 Jahre, Gewicht 60–85 kg): Initial Gabe eines Heparin® Bolus. Nachfolgend Vetarnacol® Euthanasie, gefolgt von Vorderlaufamputationen bds. und arteriellem Anschluss derselben an ein externes Perfusionssystem. Perfusion der Vorderläufe unter konstantem Fluss mit einem niedermolekularen Tracer (Procion Rot, Konz.: 0,08%) über 7 Minuten. Beschallung von jeweils fünf Vorderläufen in a) metaphysären und b) diaphysären Arealen des Metacarpus (Schallkopf: Fa. Exogen, Frequenz: 1,5±5% MHz, Signal Impuls Dauer 200±10% Mikrosekunden, Wiederholungsrate: 1±10% KHz). Das kontralaterale Bein dient als Kontrollgruppe. Die Wahl der Schafe erfolgt randomisiert. Histologische Aufarbeitung (Frischschnitte, Dicke 60–80 µm, Einbettung in Xylol/Eukit) und Auswertung mit dem Konfokalmikroskop (CLSM 510®, Fa. Zeiss, D). Vergleich der Anfärbungsintensitäten in zuvor definierten Arealen des Knochens. Hohe Intensitäten belegen einen hohen Flüssigkeitsfluß, niedrige Intensitäten weisen auf wenig Flüssigkeitsverschiebungen hin.

Ergebnisse

Zwischen beschallten und unbeschallten Arealen konnte eine vermehrte Traceranreicherung in beschallten Arealen des Knochens im Vergleich zum unbeschallten Knochen nachgewiesen werden. Für die Metaphyse (a) ist dies statistisch hoch signifikant ($p<0.0001$). Für die Diaphyse (b) zeigt sich keine statistisch signifikante Vermehrung ($p<0.15$).

Schlussfolgerung

Im verwendeten Versuchsaufbau werden die Effekte niedrig energetischen Ultraschalls auf intraossäre Flüssigkeitsverschiebungen untersucht. Im „ex vivo" Perfusionsmodell des Schafvorderlaufs zeigen sich mit dem gewählten Nachweisverfahren in beschallten Vorderläufen eine im Seitenvergleich erhöhte Rate an Flüssigkeitsverschiebungen. Dies kann ein Erklärungsansatz für die Wirksamkeit von Ultraschall sein. Hieraus ergeben sich für die Zukunft neue Behandlungsansätze für niedrig energetischen Ultraschall. Zu nennen sind über die bereits bestehenden Anwendungsgebiete hinaus der Einsatz zur Beschleunigung der Einheilung von zementfreien Prothesen oder die Unterstützung der Frakturheilung bei hochbetagten Patienten mit altersbedingter Inaktivitätsosteoporose.

Dieses Forschungsvorhaben wurde unterstützt durch einen AO-FORK Grant (2000/G64).

Dr. med. Christian Gatzka/Universitätsklinikum Hamburg Eppendorf/Martinistr. 52/ 20246 Hamburg/Deutschland/Tel.: 040/428032450/E-Mail: gatzka@uke.uni-hamburg.de

Beschleunigt niedrig gepulster Ultraschall die Gewebedifferenzierung von TE Knorpel in vivo?

G. N. Duda (Berlin), A. Kliche, A. Haisch, H. Schell, M. Sittinger

Fragestellung

Zur Füllung von Defekten der Gelenkknorpel ist nur begrenzt autologes Material vorhanden; heterologe Transplantationen sind durch das Infektionsrisiko bedingt geeignet. Mit der Methode des Tissue Engineering (TE) ist es grundsätzlich möglich, ausreichende Mengen an Knorpelgewebe zu erzeugen[1]. Für den Einsatz TE Knorpels als Gelenkknorpelersatz ist das frühzeitige Erreichen einer hinreichenden mechanischen Stabilität der Transplantate Voraussetzung. Ziel dieser Studie war es, mit Hilfe niedrig gepulsten Ultraschalls eine Beschleunigung des Reifungsprozesses von TE Knorpel zu erreichen.

Methoden

Aus frischem, bovinem Gelenknorpel wurden Zellen gelöst und in vitro vermehrt (Ham's F12). Die Chondrozyten wurden mit Hilfe einer Fibrinsuspension in resorbierbaren Ko-Polymer Fleece aus Vicryl fixiert (2 mm dick; Poly-L-lactid-poly-L-glycolid; 25 Mio Zellen/cm^3). Die Gewebe waren in subcutane Taschen im Rücken von 42 Nacktmäusen implantiert. Vom 2. postop. Tag an waren je 7 Tiere 20 min täglich mit niedrig gepulstem Ultraschall (Exogen) stimuliert. Je 7 Tiere erhielten eine Scheinbehandlung. Nach 3, 6 und 12 Wochen wurden die Gewebe entnommen, biomechanisch getestet (Indentation, 5mm/min), histologisch aufbereitet (HE, Alcian und Azan) und einer RT-PCR zugeführt (Col1, Col2 und TGF-β1).

Ergebnisse

Während des Experiments wurden keine Infektionen beobachtet. Die TE Präparate zeigten ein knorpelartiges Aussehen, waren flexibel und von fester Konsistenz. Die geringste Steifigkeit und Versagenslast zeigten die 3 Wochen Implantate gefolgt von den 6 und 12 Wochen Implantaten (p<0.03, T-Test). E-Modul und Versagenslast waren nach 6 und 12 Wochen vergleichbar mit denjenigen nativer Knorpelproben. Nach 6 und 12 Wochen zeigten die Gewebe in makroskopischen und histologischen Untersuchungen hyalin-artige Strukturen. Zwischen stimulierter und Kontrollgruppe zeigten sich keine Unterschiede in der Genexpression von Col1 und Col2. Die 3 Wochen Kontrollgruppe zeigte eine signifikant höhere TGF-β1 Expression als die US-Gruppe und die 6-Wochen Gruppen (p<0.05, T-Test).

Schlussfolgerung

In verschiedenen Anwendungen hat niedrig gepulster Ultraschall eine stimulierende Wirkung in der Frühphase der Chondrogenese gezeigt[2]. In der vorliegenden Studie konnte an TE Gewebe jedoch weder in biomechanischen noch in histologischen Untersuchungen eine stimulierende Wirkung nachgewiesen werden. Die in der Kontrolle nach 3 Wochen erhöhte Expression von TGF-β1 deutet auf eine initial verlangsamte Differenzierung gegenüber der US-Gruppe hin. Im vorliegenden Modell scheint die potentiell stimulierende Wirkung von Ultraschall keine langfristige Verbesserung der Qualität TE Gewebe zu bewirken. Unabhängig von der zusätzlichen Behandlung zeigten die TE Gewebe makroskopisch, histologisch und biomechanisch jedoch schon nach 6 Wochen mit nativem Gewebe vergleichbare Eigenschaften.

[1] Vacanti, 1994, Otolaryngol Clin N Am, 27, 263ff;
[2] Yang, 1996, J Orthop Res, 14, 802ff.

PD Dr. med. Georg Duda/Unfall- und Wiederherstellungschirurgie, Charité, Campus Virchow-Klinikum, Humboldt Universität zu B/Augustenburger Platz 1/13353 Berlin/Deutschland/ Tel.: 030 450 559079/Fax: 030 450 559969/E-Mail: georg.duda@charite.de

Zur Bedeutung von Neuroleukin bei der Frakturheilung und Gelenkknorpelprotektion – eine in vitro und in vivo Analyse

D. W. Sommerfeldt (Hamburg), J. Zhi, W. Linhart, M. Hadjiargyrou, C. T. Rubin, J. M. Rueger

Fragestellung

Frakturheilung, Knochen- und Knorpelzelldifferenzierung sind mehrstufige Prozesse, in deren unterschiedlichen Phasen verschiedene genetische Programme ablaufen. Ziel der Studie war es a) Gene zu identifizieren, die einer spezifischen Phase der Osteoblastendifferenzierung zuzuordnen sind, b) die Expression auf mRNA- und Proteinebene in vitro und in vivo zu charakterisieren und c) über eine Einflussnahme auf die Sekretion/Expression des entsprechenden Moleküls einen Wirkmechanismus zu postulieren.

Methoden

mRNA von je 10^6 Zellen wurde in drei separaten Experimenten an Tag 1, 2, 4, 7, 10, 13, 16, 19, 22, 25, 28 und 31 (n=36) isoliert und eine ddPCR (Liang und Pardee, 1992) durchgeführt. Unterschiedlich exprimierte mRNA Sequenzen wurden isoliert, geklont und sequenziert. Die unterschiedliche Expression der isolierten Fragmente wurde im Northern Blot bestätigt. Immunzytochemische Untersuchungen wurden zur Lokalisation der Expression im Frakturkallus der Ratte (Tag 5 und 21) und in der Wachstumsfuge von Mäusen durchgeführt. Schließlich erfolgte die Inhibierung des regulatorischen Proteins in vitro mit Messung der alkalischen Phosphatase (Differenzierung), der DNA-Synthese (Proliferation) und von Kossa-Färbung (Mineralisation).

Ergebnisse

Das multifaktorielle Enzym Neuroleukin = NLK (auch: autocrine motilitiy factor AMF, phosphoglucose isomerase) wurde aufgrund der unterschiedlichen Expression während der Osteoblastendifferenzierung in der ddPCR isoliert, geklont und sequenziert. Im Northern Blot konnte eine Steigerung um das 3.5-fache während der Matrixformationsphase nachgewiesen werden. Immunzytochemisch konnte Neuroleukinexpression sowohl in der Matrix als auch in Osteoblasten im Sinne eines sezernierten Signalmoleküls nachgewiesen werden. NLK wurde während der Frakturheilung nur im neugeformten Knochen nachgewiesen. Die Expression beschränkte sich hier auf Osteoblasten und proliferierende Chondrozyten. In der Wachstumsfuge wurde Neuroleukin außerdem im hochdifferenzierten artikulären hyalinen Knorpel nachgewiesen, nicht jedoch in hypertrophen Chondrozyten oder Osteozyten. Die Inhibierung von NLK führte dosisabhängig zu einer Verzögerung bzw. totalen Blockierung der Mineralisation in vitro.

Schlussfolgerung

1. Neuroleukin (NLK) wird selektiv in der Proliferationsphase (Tag 5–13) der Osteoblastendifferenzierung exprimiert. 2. Es ist ein spezifisch in einer Subpopulation von Osteoblasten und Chondrozyten exprimiertes und sezerniertes Protein. 3. Seine kompetitive Hemmung führt dosisabhängig zum völligen Verlust der Osteoblastendifferenzierung. 4. In vivo erfolgt die Expression sowohl während der Frakturheilung der Ratte als auch während des normalen Skelettwachstums bei der Maus ebenfalls phasenspezifisch und somit reguliert. Diese Daten sowie die spezifische Expression im hyalinen Gelenkknorpel legen eine regulatorische Funktion für die Knochen- und Knorpelreifung während der Entwicklung und der Knochenbruchheilung nahe.

Dr. med. Dirk W. Sommerfeldt/Universitätsklinikum Hamburg-Eppendorf, Abt. für Unfall- und Wiederherstellungschirurgie/Martinistr. 52/20246 Hamburg/Deutschland/
Tel.: 040-42803 8060/Fax: 040-42803 2495/E-Mail: sommerfeldt@uke.uni-hamburg.de

Die Expression eines Muskel-Aktins während der Kallusdistraktion

B. Kinner (Regensburg), D. Paccica, L. Gerstenfeld, T. Einhorn, M. Nerlich, M. Spector

Fragestellung

Die Kallusdistraktion hat sich zu einer wichtigen Methode der Behandlung muskuloskeletaler Defekte entwickelt. Was unter diesen speziellen Bedingungen auf zellulärer Ebene geschieht ist jedoch noch weitgehend ungeklärt. Besonders zytoskeletalen Elementen wird hier eine Bedeutung zugeschrieben. Neuere Untersuchungen haben gezeigt, dass Osteoblasten und Chondrozyten das Gen für ein kontraktiles Aktin-Isomer, α-smooth muscle actin (SMA), exprimieren und in vitro ein Kollagen-Glycosaminoglycan Analog der Extrazellularmatrix kontrahieren können. Ziel dieser Untersuchung war es die Verteilung SMA exprimierender Zellen, die an der Distraktions-Osteogenese beteiligt sind, in einem standardisierten Modell an der Ratte zu untersuchen.

Methoden

Die Versuche wurden unter Verwendung eines gut charakterisierten Distraktions-Osteogenese Models an der Ratte (n=19) durchgeführt. Nach Anbringen eines unilateralen Fixateur externe wurde eine quere Osteotomie der mittleren Femurdiaphyse durchgeführt. Um eine Entlastung der operierten Extremität zu simulieren, erfolgte bei der Hälfte der Tiere eine Exartikulation im Kniegelenk. Latenzphase: 3 Tage. Distraktionsgeschwindigkeit: 2×0,25 mm pro Tag. Jeweils 5 Tiere wurden nach 7,12, und 18 Tagen euthanisiert und das Femur nach Entfernung des Fixateurs in Formalin fixiert und in Paraffin eingebettet. Es schlossen sich histologische und immunhistochemische Untersuchungen unter Verwendung eines monoklonalen Anti-SMA Antikörpers an. Mittels semiquantitativer Scores wurde die Morphologie des Distraktionsspalts sowie die Verteilung und Anzahl SMA positiver Zellen bewertet.

Ergebnisse

SMA exprimierende Zellen waren in hoher Zahl im Distraktionsspalt vorhanden. Dazu kam es zu einem signifikanten Anstieg der SMA Expression mit der Zeit (p=0.009). Dabei war die SMA Expression in bindegewebigen Anteilen des „Distraktionskallus" am höchsten und nahm zentrifugal ab. Die SMA Expression konnte auch in Osteoblasten, deren Vorläuferzellen und Chondrocyten nachgewiesen werden. Es bestand eine signifikant höhere SMA Expression im Distraktionskallus im Vergleich zum unbeteiligten Knochen. Ein Einfluss der Belastung der Extremität auf die SMA Expression war nicht vorhanden.

Schlussfolgerung

Dies ist der erste Bericht über die Expression eines kontraktilen Muskel-Aktins während der Distraktions-Osteogenese. Die Untersuchung zeigt, dass SMA in einer

Vielzahl verschiedener Zellen unter diesen Bedingungen exprimiert wird. Die SMA vermittelte Kontraktilität der Zellen ermöglicht den Zellen möglicherweise aktiv die neu gebildete Extrazellularmatrix zu modellieren. Weiterhin könnte sie ein Ausdruck dafür sein, dass die Zellen der Dehnung, der sie unter diesen speziellen Bedingungen ausgesetzt sind, aktiv entgegenwirken. Diese Ergebnisse dienen als Grundlage für weitere Untersuchungen zur Funktion der SMA Expression während der Distraktions-Osteogenese.

Dr. med. Bernd Kinner/Abteilung für Unfallchirurgie, Klinikum der Universität Regensburg/ Franz-Josef-Strauss-Allee 11/93042 Regensburg/Deutschland/Tel.: (0941) 944-6805/ E-Mail: DrKinner@aol.com

Zell-Zell-Kommunikation über Gap-Junctions ist wichtig für die Fusion humaner Osteoklasten in vitro

A. F. Schilling (Hamburg), S. Filke, J. M. Rueger, M. Amling

Fragestellung

Humane Osteoklastenvorläufer fusionieren in vitro erst ab einer Zelldichte, die direkten Zell-Zell-Kontakt zuläßt. Diese Beobachtung führte uns zu der These, daß Zell-Zell-Kommunikation über Gap-Junctions eine Rolle für die Fusion zu Osteoklasten spielen könnte.

Methoden

Um diese These zu überprüfen wurden in einem ersten Schritt Kulturen humaner Osteoklasten immunhistochemisch auf das Vorhandensein von Connexin 43, einem Gap-Junction-Hemikanal untersucht, dessen Expression auf Osteoklasten bei Ratten bekannt ist. Die Funktion dieses Kanals wurde dann in vitro während der Differenzierung zu Osteoklasten blockiert. Dieses geschah durch tägliche Gabe von Heptanol zu den Kulturen, einem Blocker der Gap-Junction-Kommunikation. Nach einer vierwöchigen Kultur wurden die Zellen fixiert und auf TRAP gefärbt, einem typischen Osteoklastenmarker.

Ergebnisse

Humane Osteoklasten zeigen in der Immunfluoreszenz eine deutliche Expression von Connexin 43. Nach vierwöchiger Kultur zeigte sich durch Blockierung der Gap-Junctions durch Heptanol eine Halbierung der Anzahl multinukleärer, TRAP positiver Zellen bei im Vergleich zur Kontrolle gleichbleibender Anzahl mononukleärer Zellen.

Schlussfolgerung

Die gleichbleibende Anzahl mononukleärer Zellen schließt eine toxische Wirkung von Heptanol auf die Zellen als Erklärung des beobachteten Effekts aus. Die stark verminderte Anzahl von multinukleären TRAP positiven Zellen in den Heptanolgruppen nach vier Wochen weist darauf hin, daß ein funktionierendes Zell-Zell-Signaling über Gap-Junctions wichtig für die Fusion von mononukleären Vorläufern zu funktionellen multinukleären Osteoklasten ist.

Arndt Schilling/Experimentelle Unfallchirurgie, UKE, Uni-Hamburg/Martinistr. 52/ 20246 Hamburg/Deutschland/Tel.: 040-42803-4681/Fax: 040-42803-8010/ E-Mail: a.schilling@uke.uni-hamburg.de

Die Bedeutung des Il-6 in der Pathogenese von Sepsis und DHEA Behandlung

M. van Griensven (Hannover), P. Hoevel, C. Krettek, H.-C. Pape

Fragestellung

Welcher Einfluß hat das Interleukin-6 (IL-6) auf das Überleben nach polymikrobieller Sepsis? Spielt dies eine Rolle bei dem positiven Effekt des Dehydroepiandrosterons (DHEA)?

Methoden

20 IL-6$^{-/-}$ und 20 Wildtyp (WT-) Mäuse wurden jeweils in 2 Gruppen eingeteilt. Eine Gruppe wurde mit DHEA in einer Konzentration von 40 mg/kgKG behandelt und eine mit Vehikel. Eine polymikrobielle Sepsis wurde mittels zoekaler Ligation und Punktion (CLP) induziert. Die Nadelgröße betrug 21G. Zusätzlich wurde 2 Gruppen von IL-6$^{-/-}$ Mäuse mit (n=10) oder ohne (n=10) DHEA behandelt, welche alle nach der Sepsisinduktion mittels CLP 10 ng rekombinantes IL-6 erhielten. Die Tiere wurden 96 Stunden beobachtet und dann geopfert. Die Mortalität und die Zytokinspiegel im Serum wurden bestimmt.

Ergebnisse

Die Gruppe der WT-Mäuse verzeichnete eine Mortalität von 47% nach CLP. Die Gabe von DHEA verringerte diese auf 12%. Dieser Effekt wurde in den IL-6$^{-/-}$ Mäuse nicht beobachtet, wobei die Mortalität in der behandelten und unbehandelten Gruppe bei 60% lag. Die Substitution des IL-6 resultierte in ähnliche Ergebnisse wie erzielt in den WT-Mäusen (Vehikel: 46%, DHEA: 16%). Die Konzentrationen der Zytokine waren am höchsten in den Vehikel behandelten WT-Mäusen nach CLP (TNF-α: 845 pg/ml, IL-1β:

298 pg/ml, IL-6: 3087 pg/ml, IL-10: 1635 pg/ml). Diese Spiegel waren signifikant verringert nach DHEA Gabe (TNF-α: 533 pg/ml, IL-1β: 150 pg/ml, IL-6: 1430 pg/ml, IL-10: 656 pg/ml). Ähnliche Ergebnisse wurden nach IL-6 Substituierung gemessen. In den IL-6$^{-/-}$ Tieren wurde kein TNF-a oder IL-6 detektiert. Es waren jedoch sehr hohe Spiegel von IL-10 (2092 pg/ml) vorhanden ohne DHEA und nicht wenn DHEA verabreicht wurde (74 pg/ml).

Schlussfolgerung

DHEA reduziert signifikant die Mortalität in dem Sepsis Modell in WT und IL-6 substituierten Mäusen und nicht in IL-6$^{-/-}$ Mäusen. Dies bedeutet, daß DHEA seine Effekte über IL-6 ausübt. Außerdem ist IL-6 wichtig für das Überleben, wenn es in der vulnerablen Phase in den richtigen Konzentration anwesend ist.

Dr. med. Martijn van Griensven/Unfallchirurgische Klinik, Medizinische Hochschule Hannover/Carl-Neuberg-Straße 1/30625 Hannover/Deutschland/Tel.: 0511-5322026/ Fax: 0511-5328928/E-Mail: Griensven.Martijn.van@MH-Hannover.de

C5a Rezeptor Antagonist (C5aRa) zeigt protektive Effekte während experimenteller Sepsis

M. Huber-Lang (Ulm), V. Sarma, J. Lambris, L. Kinzl, F. Gebhard, P. A. Ward

Fragestellung

Trotz entscheidender Fortschritte in der chirurgischen und intensivmedizinischen Versorgung nach Polytrauma, Verbrennungsverletzungen oder ausgedehnten operativen Eingriffen, stellt die Sepsis im posttraumatischen/postoperativen Verlauf immer noch eine Haupttodesursache dar. Bei der Entwicklung und Progression der Sepsis spielen Aktivierungsprodukte des Complementsystems (insbesondere C3a und C5a) und deren Rezeptorinteraktion eine wesentliche Rolle. Daher wurde in einem tierexperimentellen Sepsismodell die immunmodulatorische Wirkung des kürzlich entwickelten C5a Rezeptor Antagonisten (C5aRa) erforscht.

Methoden

Die Sepsis wurde experimentell in C57BL/6 Mäusen (25–30 g) durch eine Ligatur und Punktion des Zökums (CLP) hervorgerufen, welches als etabliertes Sepsismodell die pathophysiologischen Bedingungen der menschlichen Sepsis realitätsnah simuliert. Anschliessend wurde in vivo und in vitro die Wirkung des kleinmolekularen, zyklischen C5aRa (Phe-[Orn-Pro-D-cyclohexylalanin-Trp-Arg]) untersucht. Für die statistische Signifikanzprüfung kamen der Fischer's Exakt Test und die ANOVA Analyse mit Student-t Test zur Anwendung.

Ergebnisse

In einer Letalitätsstudie überlebten alle Mäuse mit einer reinen Laparotomie ohne CLP (Scheinoperation) das Beobachtungszeitintervall von 10 Tagen, während nur 10% der Mäuse mit CLP-induzierter Sepsis mehr als 96 h überlebten. Im Gegensatz dazu zeigten Mäuse, die direkt nach CLP 1 mg/kg C5aRa i.v. erhalten hatten, eine signifikant erhöhte Überlebensrate von bis zu 60% nach 10 Tagen. In vitro war die dosisabhängige chemotaktische Antwort von Neutrophilen (von Kontrollmäusen isoliert) auf rekombinantes Maus C5a (rmC5a) in Anwesenheit von C5aRa (1 mM) nahezu erloschen. Wurden Neutrophile für 1 h mit 10 nM rmC5a – entsprechend gemessener C5a Konzentrationen im Serum während menschlicher Sepsis- inkubiert, so verloren sie ihre Fähigkeit, auf Stimulation bakterizides Sauerstoffperoxid (H2O2) zu produzieren. Wurden hingegen Neutrophile in Anwesenheit von C5aRa (in unterschiedlichen Konzentrationen) mit 10 nM rmC5a inkubiert, so blieb die H2O2-Antwort auf Stimulation dosisabhängig vollständig erhalten.

Schlussfolgerung

Die vorliegende Studie zeigt, dass während der experimentell-induzierten Sepsis (die zu einer massiven Produktion von C5a führt) eine signifikante Verbesserung der Überlebensrate durch die i.v. Gabe eines C5aR Antagonisten erreicht werden kann. Desweiteren weisen die Experimente darauf hin, dass durch Blockade des C5aR die ''oxidative burst'' Antwort und somit die Bakterienclearance der Neutrophilen erhalten bleibt. Diese Ergebnisse könnten in der Entwicklung einer wirksamen Therapie gegen Sepsis in der Traumatologie und Chirurgie von großer Bedeutung sein.

Dr. med. Markus Huber-Lang/Abteilung Unfallchirurgie, Hand- und Wiederherstellungs-chirurgie, Universitätsklinik Ulm/Steinhövelstr. 9/89075 Ulm/Deutschland/Tel.: 0731-500-27350/ Fax: 0731-500-27349/E-Mail: mshuberlang2000@aol.com

Gewebetoxizität antiseptischer Spüllösungen

T. Kalteis (Regensburg), C. Lüring, J. Schaumburger, J. Grifka

Fragestellung

Antiseptische Spüllösungen (lokale Antiinfektiva) werden für die perioperative Haut- und Wunddesinfektion sowie für die Spülbehandlung septischer Wunden empfohlen und in der täglichen klinischen Routine verwendet. Grundlegende Eigenschaften müssen ein breites Wirkspektrum (bedingte Keimfreiheit nach Anwendung), eine geringe systemische Toxizität und eine gute lokale Gewebeverträglichkeit sein. In einem in-vivo Versuchsmodell wurden gängige antiseptische Spüllösungen hinsichtlich ihrer Gewebeverträglichkeit getestet. Neben dem Einfluss auf das mikrovaskuläre Gefäß-system wurde der spezifische Irritations-Wert (IS) sowie die jeweilige konzentrations-abhängige Irritationsschwelle (IT) bestimmt.

Methoden

Zur Verträglichkeitsuntersuchung der Spüllösungen wurde der Hühner-Ei-Test an der Chorionallantoismembran (HET-CAM-Test) verwendet. Dieser Test, ein etabliertes Replacement-Verfahren für tierexperimentelle Studien, erlaubt die in-vivo Toxizitätstestung von Lösungen und Feststoffen an einem komplexen physiologischen System. Nach 10-tägiger Bebrütung befruchteter SPF-Hühnereier wurde die Chorionallantoismembran präpariert und jeweils 0,3 ml der Testsubstanzen aufpipettiert. Die lokalen Gewebereaktionen (Hämorrhagie, Lyse, extra- bzw. intravaskuläre Koagulation) wurden mit Hilfe eines Auflichtmikroskops nach einem standardisierten Protokoll erfaßt und dokumentiert. Es folgten die Berechnung des jeweiligen Irritations-Wertes (IS) und die Bestimmung der konzentrationsabhängigen Irritationsschwelle (IT). Getestet wurden weit verbreitete Antiseptika, wie Dibromol®, Jodobact®, Kodan®, Octenisept®, Lavasept 0,2%®, Wasserstoffperoxid, sowie die Wirkstoffe Chlorhexidindigluconat 0,5% und 2-Propanol 60%. Referenzlösung war 0,9% NaCl.

Ergebnisse

Typische vaskuläre Reaktionen an der Chorionallantoismembran waren: massive intra- und extravaskuläre Koagulationen (Chlorhexidindigluconat 0,5%, Kodan®), Kapillarabbrüche (Dibromol®, 2-Propanol 60%) und Hämorrhagien (Octenisept®, Jodobact®). Keine gewebetoxischen Veränderungen konnten nach der Applikation von Wasserstoffperoxid, Lavasept 0,2%® sowie 0,9% NaCl nachgewiesen werden. Die höchsten Irritations-Werte berechneten sich für Chlorhexidindigluconat 0,5% (IS 20) und Kodan (IS 18). Eine geringere Toxizität ergab sich für Dibromol® (IS 14), Octenisept und 2-Propanol 60% (je IS 11). Unbedenkliche Werte zeigten sich bei Jodobact® (IS 2), Lavasept 0,2% (IS 1) sowie Wasserstoffperoxid (IS 0).

Schlussfolgerung

Angesichts der Ergebnisse des HET-CAM-Testes muss bei einigen der untersuchten handelsüblichen Antiseptika auch in den angebotenen Konzentrationen von erheblichen gewebetoxischen Reaktionen ausgegangen werden. Entsprechend den berechneten Irritationsschwellen sollten einige Substanzen nur in den als unbedenklich geprüften Verdünnungsstufen zur Wunddesinfektion und -spülung angewandt werden (Kodan® IT 5%, Dibromol® IT 10%, Chlorhexidindigluconat 0,5% IT 10%, Octenisept® IT 20%, Jodobact® IT 50%).

Dr. med. Thomas Kalteis/Orthopädische Universitätsklinik Regensburg/
Kaiser-Karl-V.-Allee 3/93077 Bad Abbach/Deutschland/Tel.: 09405/18-0/
Fax: 09405/18-2920/E-Mail: thomas.kalteis@klinik.uni-regensburg.de

Cefuroxim-Kinetik und Bakterizidie des Blutserums und Wundsekrets bei traumatischen Wunden unter Vakuumversiegelung und Hüft-TEP-Implantationen

M. Bischoff (Ulm), P. Frei, D. Maier, L. Kinzl, M. Trautmann

Fragestellung

Cefuroxim (Zinacef®) wird in unserer Klinik als Standardantibiotikum bei offenen Frakturen und bei Hüft-TEP-Implantationen eingesetzt. Geschlossene Weichteilverletzungen wie z.B. das Kompartment-Syndrom erhalten keine Antibiose. Gegenstand der Untersuchung war die antibakterielle Aktivität des Blutserums und des Wundsekretes bei traumatischen Wunden mit und ohne Cefuroxim unter Vakuumversiegelung im Vergleich zu elektiven Operationen ohne Vakuumversiegelung.

Methoden

In einer kontrollierten, prospektiven, nicht-randomisierten Studie wurden bei jeweils 12 Patienten mit einer offenen Fraktur (Gruppe A), einer geschlossenen Fraktur (Gruppe B), die aufgrund des Weichteilschadens eine Vakuumversiegelung erhielten das Wundsekret vom 1., 3. und 5. postoperativen Tag gesammelt und gegen die Testkeime Staph. aureus und epidermidis sowie E. coli angesetzt. Gruppe A erhielt über den Behandlungszeitraum eine systemische Antibiose mit 3×1,5 g Cefuroxim i.v., Gruppe B erhielt keine Antibiose. Zum Vergleich wurde das Wundsekret der Gruppe C (10 Patienen mit elektiver Hüft-TEP-Implantation) am 1. postoperativen Tag untersucht. Angewandt wurde der Bakterizidie-Serum-Test nach Stratton. Zum Vergleich innerhalb der Gruppen wurde die Bakterizidie des Blutserums bestimmt.

Ergebnisse

Die höchste Konzentration von Cefuroxim im Wundsekret in Gruppe A wurde 5 Stunden nach systemischer Gabe gemessen. Die Cefuroxim-Konzentration im Wundsekret lag während des gesamten Zeitraumes in allen Gruppen mit einem mittleren Wert von 10 mg/l deutlich über der minimalen Hemmkonzentration gegenüber den drei Testkeimen. Wie erwartet war die Bakterizidie des Wundsekretes mit Cefuroxim in Gruppe A höher als in Gruppe B ohne Antibiotikumzusatz. In Gruppe A fand sich gegen E. coli eine Bakterizidie von 86,5% der Proben, bei Staph. aureus von 94,6% und bei Staph. epi. von 100%. In Gruppe B fand sich eine Bakterizidie gegen E. coli von 57%, gegen Staph. aureus von 60% und gegen Staph. epi. von 80%. Für Gruppe C betrugen die Werte 80%, 90% und 90%.

Schlussfolgerung

Eine systemische Antibiose mit Cefuroxim erreicht im Wundsekret aller Wunden eine ausreichende antibakterielle Wirkung. Die höchsten Werte werden erst nach 2 Stunden erreicht. Auch ohne systemische Antibiose zeigt das Wundsekret bei der Vakuumversiegelung gegen die Testkeime eine hohe eigene antibakterielle Aktivität, obwohl die korpuskulären Bestandteile im Wundsekret im Verlauf der 5 Tage deutlich abnehmen. Unsere Ergebnisse zeigen, daß die Dekontaminationseigenschaften der Vakuumversiegelung gegeben sind und das Cefuroxim ein geeignetes Standardantibiotikum in der Unfallchirurgie ist.

Dr. med. Mark Bischoff/Uniklinik Ulm, Abt. für Unfall-, Hand- und Wiederherstellungschirurgie/Steinhövelstr. 9/89075 Ulm/Deutschland/Tel.: 0731-500-27265/Fax: 0731-500-27349/ E-Mail: mark.bischoff@medizin.uni-ulm.de

Ubiquitin Serum- und Urinspiegel nach Polytrauma und bei Sepsis

L. Ostroverth (Mannheim), U. Krehmeier, G. Voggenreiter, M. Bardenheuer, C. Denz, M. Quintel, U. Obertacke, M. Majetschak

Fragestellung

Das Heat-Shock Protein Ubiquitin ist ein kleines, höchst konserviertes Protein mit zahlreichen regulativen intrazellulären Funktionen. Extrazelluläre Wirkungen von Ubiquitin sind bislang jedoch nahezu unbekannt. Neben Apoptose-induzierenden werden immunmodulatorische Eigenschaften von extrazellulärem Ubiquitin vermutet. Da Polytrauma als auch Sepsis mit einer ausgeprägten Immundepression einhergehen, wurden erstmalig in einer prospektiven Studie systemische Ubiquitin-Serum- und Urinspiegel nach Polytrauma und bei Sepsis gemessen und mit der Zytokinsynthesefähigkeit des Blutes verglichen.

Methoden

Es wurden Blutproben von 34 Probanden, 15 Polytraumapatienten (ISS 27±10) während eines 14-tägigen Zeitraumes nach Trauma (Tage 0, 1, 2, 8, 14) und 19 Patienten mit Sepsis, schwerer Sepsis und septischem Schock (ACCP/SCCM-Kriterien) untersucht. Ubiquitin-Serum und -Urinspiegel wurden mittels Fluoroimmunoassay quantifiziert. Die qualitative Analyse von systemischem Ubiquitin erfolgte mittels Westernblot. Bei polytraumatisierten Patienten und Probanden erfolgte die Bestimmung der Zytokinsynthesefähigkeit im Modell der Endotoxin induzierten TNF Produktion von Vollblut. TNF wurde mit ELISA bestimmt. Die statistische Auswertung erfolgte mittels ANOVA. Als Signifikanzniveau wurde $p < 0.05$ (2-seitig) gewählt.

Ergebnisse

Gegenüber Probanden (60±48 ng/ml) konnten bei Polytraumapatienten am Unfalltag 7-fach (444±328 ng/ml) und bei Sepsispatienten 5-fach (319±214 ng/ml) erhöhte Ubiquitin-Serumspiegel ermittelt werden (p<0.05). Die Bestimmung der Ubiquitin-Serumspiegel bei 10 Polytraumapatienten über 14 Tage ergab folgende Ergebnisse: Unfalltag: 370±235 ng/ml, Tag 1: 178±134 ng/ml, Tag 2: 86±79 ng/ml, Tag 8: 182±132 ng/ml, Tag 14: 194±296 ng/ml. Die Ubiquitin-Urinspiegel lagen in der gleichen Größenordnung wie die korrespondierenden Serumspiegel (Urin Probanden: 44±22 ng/ml, Urin-Sepsis: 180±166 ng/ml). Die qualitative Analyse der Serum- und Urinspiegel mittels Westernblot bestätigte die Messungen und zeigte neben freiem Ubiquitin weitere Ubiquitin-immunreaktive Proteine sowohl im Serum als auch im Urin. Hohe Ubiquitin Serumspiegel korrelierten signifikant mit einer erniedrigten Zytokinproduktionsfähigkeit des Blutes nach Polytrauma.

Schlussfolgerung

Sowohl in der Sepsis als auch nach Polytrauma sind signifikant erhöhte Ubiquitin-Serum- und Urinpiegel nachweisbar, die zumindest nach Polytrauma mit einer reduzierten Zytokinsynthesefähigkeit einhergehen. Möglicherweise können erhöhte systemische Ubiquitinkonzentrationen als Marker der Traumaschwere bzw. des Krankheitsgeschehens dienen.

Liljana Ostroverth/Klinik für Unfallchirurgie Universitätsklinikum Mannheim/ Theodor-Kutzer-Ufer 1–3/68167 Mannheim/Deutschland/Tel.: 0621 383 2335/ Fax: 0621 383 2009/E-Mail: matthiasmajetschak@hotmail.com

Kardiopulmonale und inflammatorische Reaktionen nach bilateralem Thoraxtrauma in einem neu entwickelten Tier-Modell der Maus

M. W. Knöferl (Ulm), U. C. Liener, D. Seitz, U. B. Brückner, L. Kinzl, F. Gebhard

Fragestellung

Die zugrundeliegenden Pathomechanismen der hohen Komplikationsrate und Letalität nach schwerer Lungenkontusion sind noch unzureichend erforscht. Für deren experimentelle Untersuchung stehen verschiedene Groß- und Kleintiermodelle zur Verfügung. Ein entscheidender Nachteil der verfügbaren Modelle liegt jedoch in den eingeschränkten immunologischen Untersuchungsmöglichkeiten der verwendeten Tierarten. Ziel dieser Studie war es deshalb, ein kliniknahes Kleintiermodell der kontaktlosen bilateralen Lungenkontusion in der Maus zu etablieren und die resultierenden kardiopulmonalen, inflammatorischen sowie histologischen Veränderungen zu charakterisieren.

Methoden

Männliche C3H/HeN Mäuse (Gewicht 25±1,5 g (SEM), n=10/Gruppe) wurden in eine Thoraxtrauma- und eine Kontrollgruppe randomisiert. In Sevofluran Spülmasken-Narkose wurde das Trauma durch eine auf den Thorax des Tieres gerichtete Druckwelle erzeugt. Kontrolltiere wurden außer der Druckwellenverletzung gleichen Manipulationen ausgesetzt. Während der 180 minütigen Beobachtungszeit wurden die Herzfrequenz und der arterielle Mitteldruck über einen in die Femoralarterie eingebrachte Katheter sowie die Atemfrequenz gemessen. Die Lungen wurden nach Tötung der Tiere histologisch aufgearbeitet und die Plasmakonzentrationen von IL-6 und TNF-α mittels ELISA bestimmt.

Ergebnisse

Das Thoraxtrauma führte initial zu einer Apnoe (Dauer 24±9 s, SEM) sowie zu einem Abfall des arteriellen Mitteldruckes von durchschnittlich 88±3 mmHg auf 21± 5 mmHg. Innerhalb der ersten 30 min war eine Erholung des arteriellen Mitteldruckes zu beobachten, das Ausgangsniveau bzw. die Werte der Kontrollgruppe wurden jedoch nicht erreicht. Die Herzfrequenz sank unmittelbar nach dem Thoraxtrauma von 585±25 auf 283±36 Schläge/min und stabilisierte sich im weiteren Verlauf deutlich unterhalb der Ausgangswerte bzw. Werten der Kontrollgruppe. Die Konzentrationen von IL-6 waren nach Thoraxtrauma mit 149±35 pg/ml deutlich (p<0,05) gegenüber Kontrolltieren (32±7 pg/ml) erhöht. Ebenfalls signifikant erhöht (p<0,05) waren die TNF-α Spiegel in Traumatieren (40±5 pg/ml) verglichen mit den Kontrolltieren (21±2 pg/ml). Histologisch waren bei den Traumatieren die charakteristischen Zeichen einer beidseitigen Lungenkontusion mit ausgeprägten alveolären und bronchialen Hämorrhagien zu sehen.

Schlussfolgerung

Das neu entwickelte Modell eines bilateralen Thoraxtraumas in der Maus verursacht reproduzierbar die typischen kardiopulmonalen und histologischen Veränderungen einer schweren Lungenkontusion und führt zu einer ausgeprägten, systemisch fassbaren inflammatorischen Reaktion. Aufgrund der vielfältigen immunologischen Untersuchungsmöglichkeiten, die für das Versuchstier Maus zur Verfügung stehen, erscheint das hier vorgestellte Tiermodell zu detaillierten Analysen inflammatorischer Reaktionen nach Thoraxtrauma hervorragend geeignet.

Dr. med. Markus W. Knöferl/Abteilung für Unfallchirurgie, Hand- und Wiederherstellungschirurgie, Universitätsklinik Ulm/Steinhövelstr. 9/89075 Ulm/Deutschland/Tel.: 0731 50027231/ E-Mail: markus.knoeferl@medizin.uni-ulm.de

Posttraumatische Neuroprotektion durch genetische Überexpression eines löslichen Komplement-Inhibitors im experimentellen Schädel-Hirn-Trauma

P. F. Stahel (Berlin), M. Rancan, M. C. Morganti-Kossmann, S. R. Barnum, W. Ertel

Fragestellung

Die pathophysiologische Bedeutung des Komplement-Systems für die Induktion sekundärer Hirnschäden nach Schädel-Hirn-Trauma (SHT) ist weitgehend unerforscht. Wir untersuchten die Bedeutung der konstitutiven Komplement-Inaktivierung in transgenen Mäusen mit Astrozyten-spezifischer Überexpression des löslichen Inhibitors der Komplement-Konvertasen, „soluble Complement regulatory protein y" (sCrry), auf das Ausmass der sekundären Neuropathologie und den klinisch-neurologischen Verlauf nach SHT.

Methoden

Wild-typ C57BL/6 (WT, n=31) und transgene GFAP-sCrry Mäuse (n=36) wurden einem standardisierten Modell des geschlossenen SHT in der Maus exponiert. Die transgenen Mäuse weisen eine selektiv-intrazerebrale Überexpression des sCrry Gens über den Astrozyten-spezifischen GFAP-Promoter auf und sezernieren sCrry konstitutiv im intrakraniellen Kompartiment. Das posttraumatische neurologische Defizit wurde mit einem etablierten Score („Neurological Severity Score", NSS), welcher die geblindete Erfassung von 10 klinischen Parametern umfasst, zu definierten Zeitpunkten bis 4 Wochen nach Trauma evaluiert. Der ΔNSS (NSS 1h-NSS zu späteren Zeitpunkten) wurde als Parameter der neurologischen Erholung nach Trauma berechnet. Die Funktion der Blut-Hirn-Schranke wurde durch Messung der intrazerebralen Evans blue-Extravasation quantifiziert und die intrathekale zelluläre Infiltration sowie die Deposition aktivierter Komplementfragmente im verletzten Gehirn mittels immunhistochemischer Färbungen von Kryoschnitten mit spezifischen Antikörpern untersucht. Das Studienprotokoll wurde durch die kantonale Tierversuchskommission Zürich bewilligt (Int. Nr. 2124).

Ergebnisse

Die transgenen Mäuse zeigten ein signifikant vermindertes neurologisches Defizit mit tieferem NSS und eine signifikant verbesserte neurologischen Erholung mit höherem ΔNSS als die verletzten WT Mäuse zu allen erfassten Zeitpunkten bis zu 4 Wochen nach SHT (P<0.01, Mann-Whitney-U test). Die transgenen Tiere hatten ausserdem eine signifikant reduzierte intraparenchymatöse Evans blue Anreicherung in der verletzten Hemisphäre im Vergleich zu den WT Mäusen (1'140±480 ng/mg vs. 495±188 ng/mg Hirngewebe; P<0.05, unpaired Student's t-test), entsprechend einer

verminderten Blut-Hirn-Schranken-Störung nach Trauma. Die immunhistochemische Analyse erbrachte den Nachweis einer reduzierten Komplement C3b Deposition
und einer reduzierten leukozytären Infiltration in der verletzten Hemisphäre der
GFAP-sCrry Mäuse im Vergleich zu den WT Tieren.

Schlussfolgerung

Die lokale Inhibition der Komplement-Aktivierung im verletzten Gehirn durch genetische Überexpression eines löslichen Komplement-Inhibitors vermittelt neuropro-
tektive Funktionen nach SHT. Diese Daten schaffen die Grundlage für neue potentielle Therapiekonzepte durch Gen-Modulation zur Reduktion der sekundären Hirnschäden beim Neurotrauma. Diese Studie wurde durch den Schweizerischen Nationalfonds
unterstützt (grant No. 31-61448.00).

Dr. med. Philip Stahel/Klinik für Unfall- und Wiederherstellungschirurgie, Universitätsklinikum Benjamin Franklin, Freie Un/Hindenburgdamm 30/12200 Berlin/Deutschland/
Tel.: 030-8445-645270/Fax: 030-8445-4464/E-Mail: pfstahel@aol.com

Ein injizierbares Komposit aus Kalziumphosphat-Zement und OP-1 (rhBMP-7, Bone Morphogenetic Protein-7) ermöglicht zuverlässig die transpedikuläre lumbale intervertebrale Fusion (TLIF). Eine doppelt kontrollierte, prospektive Studie am Schafsmodell

T. R. Blattert (Würzburg), G. Delling, P. S. Dalal, C. A. Toth, A. Weckbach

Fragestellung

Techniken zur anterioren lumbalen intervertebralen Fusion (ALIF) (Beckenkamm-
späne, Plattensysteme, Cages) erzielen zwar primäre ventrale Kompressionsstabilität,
sind jedoch charakterisiert durch erhebliche Zugangsmorbidität mit häufig unbefriedigenden Fusionsraten und sekundärem Korrekturverlust. Demgegenüber bietet die
transpedikuläre lumbale intervertebrale Fusion (TLIF) mit autologer Spongiosa wegen ihrer Minimalinvasivität theoretisch bestechende Vorteile, versagt jedoch klinisch
aufgrund der fehlenden Kompressionsstabilität des Transplantats. Fragestellung war
daher, ob durch Modifikation der TLIF mit Ersatz der Spongiosa durch ein primär
druckstabiles Material die Methode zum Erfolg gebracht werden könnte. Hierfür entwickelten wir ein injizierbares Komposit aus osteokonduktivem Kalziumphosphat-
Zement und osteoinduktivem OP-1. Dieses Material erreicht eine dem unverletzten
Wirbelkörper vergleichbare Druckstabilität.

Methoden

Das gewählte Design entsprach einer doppelt kontrollierten, prospektiven Studie. Zielparameter waren Fusionshäufigkeit und -qualität. 36 Schafe wurden dorsal von L4 auf L6 instrumentiert. Unter endoskopischer Kontrolle erfolgten die Bandscheibenausräumung L4/L5 und die Dekortikation der benachbarten Endplatten. Bei 12 Schafen wurde der Defekt mit dem Komposit (CP-OP-1) augmentiert. Eine erste Kontrollgruppe (n=12) wurde mit dem Kalziumphosphat-Carrier ohne OP-1 (CP), eine zweite (n=12) mit autologer Spongiosa behandelt. Die Tiere wurden nach 8 Wochen getötet und radiologisch (Nativ-Röntgen, CT), histologisch, histomorphometrisch und mittels Fluorochromsequenzanalyse ausgewertet.

Ergebnisse

In der Spongiosa-Gruppe gelangten nur 10 Schafe zur Auswertung. Radiologisch und histologisch erzielte die TLIF mit CP-OP-1 eine Fusionsrate von 10/12 im Vergleich zu 2/12 in der CP-Gruppe und 1/10 in der Spongiosa-Gruppe (p=0,002, Wilcoxon-Test). Auch das radiologische und histologische Scoring zeigte signifikante Unterschiede mit deutlicher Überlegenheit der CP-OP-1-Gruppe (p=0,001). Im Vergleich zur CP-Gruppe war die CP-OP-1-Gruppe von einer signifikant höheren Ossifikationsrate an der Knochen-Zement-Grenzschicht (p<0,001) und einer geringeren Zementresorption (p=0,021) gekennzeichnet. Exzessive Resorption war in der CP-Gruppe verantwortlich für 4/12 Fälle mit heftiger aseptischer Entzündungsreaktion.

Schlussfolgerung

Eine Biointegration des CP-Carriers ohne OP-1 findet nicht statt. Vielmehr verursachen auftretende Scherkräfte eine frühzeitige CP-Fraktur mit nachfolgender Zementfragmentation und ausgeprägter -resorption. Dies kann zu heftigen aseptischen Entzündungsreaktionen führen. Im Gegensatz dazu ermöglicht der osteoinduktive Effekt des OP-1 eine Integration des CP-OP-1, die in einer vollständigen Kallus-Umscheidung des Komposits sowie einer soliden intervertebralen Fusion resultiert. Erstmalig gelingt damit eine erfolgreiche TLIF. Die Morbiditäten der Spongiosaentnahme und des vorderen Zugangs werden vermieden.

Dr. med. Thomas R. Blattert/Unfall- & Wiederherstellungschirurgie, Chirurgische Universitätsklinik Würzburg/Josef-Schneider-Strasse 2/97080 Würzburg/Deutschland/ Tel.: 0931 201-32 53/Fax: 0931 201-32 53/E-Mail: blattert@chirurgie.uni-wuerzburg.de

Einfluss von Anteversion und Lateralisierung auf die Beanspruchung im Knochen und Zementmantel in THA

R. Kleemann (Berlin), M. O. Heller, U. Stöckle, G. N. Duda

Fragestellung

Der Hüftgelenkersatz zählt zu den erfolgreichsten Behandlungen in der Unfallchirurgie und Orthopädie. Aseptisches Auslockern, primär hervorgerufen durch ein Versagen des Zement-Implantat-Verbundes und induzierte Osteolyse, kann als Hauptursache zur Begrenzung der Lebensdauer von künstlichen Hüftgelenken identifiziert werden. Die Lebensdauer des Systems wird von der Orientierung und dem Design der Prothese beeinflusst. Das Ziel dieser Studie war, den Einfluss der Anteversion, einer lateralisierten Prothesenform und deren Kombination auf die Beanspruchung in Knochen und Zement zu analysieren und damit das Versagensrisiko unterschiedlicher Orientierungen und Implantatgeometrien abzuschätzen.

Methoden

Basierend auf in vivo gemessenen Hüftkontaktkräften wurde ein muskulo-skelettales Modell entwickelt und validiert. Für zwei Anteversionswinkel (4°/24°) und zwei Implantatgeometrien (normal/+5.4mm lateralisiert) wurden die Muskel- und Gelenkkontaktkräfte beim Laufen und Treppensteigen bestimmt. Aus CT-Daten wurde ein FE-Modell des Femurs generiert. Nach Resektion des Femurkopfes am FE-Modell wurde eine zementierte Prothese eingefügt. Zwischen Implantat und Zement wurde Reibung (r=0.25) angenommen. Die Knochen- und Zementbeanspruchungen wurden unter Berücksichtigung der Muskel- und Gelenkkontaktkräfte während der Übungen Laufen und Treppensteigen analysiert.

Ergebnisse

Unterschiedliche Anteversionswinkel und Prothesenoffsets führten zu einer Beanspruchungsänderung in Knochen und Zement als Folge veränderter muskulo-skelettalen Belastung. Eine Erhöhung der Anteversion bewirkte eine deutliche Beanspruchungszunahme in Knochen und Zement (max. +55%). Die Verwendung einer lateralisierten Prothese führte trotz Belastungsabnahme ebenfalls zu einer Beanspruchungszunahme in Knochen und Zement (max. +5%). Die Kombination beider Parameter bewirkte im Vergleich zur alleinigen Erhöhung der Anteversion je nach Übung unterschiedliche Resultate: Beim Laufen nahm die Beanspruchung im Zement ab (max. -10%), beim Treppensteigen jedoch zu (max. +63%). Allgemein konnte beobachtet werden, dass Treppensteigen eine höhere Beanspruchung von Knochen und Zement bewirkt als Laufen in der Ebene.

Schlussfolgerung

Der Anteversionswinkel scheint einen wesentlichen Einfluss auf die Beanspruchung und somit auf das Versagensrisiko des künstlichen Hüftgelenks zu haben. Eine Lateralisierung der Prothese und das damit verbundene Offset erwiesen sich als weniger kritisch für die Interfacebeanspruchung. In der klinischen Praxis sollte demzufolge der intra-operativen Kontrolle der Anteversion eine besondere Beachtung zukommen.

Ralf Kleemann/Klinik für Unfall- und Wiederherstellungschirurgie, Charité, Campus Virchow-Klinikum, PF 24/Augustenburger Platz 1/13353 Berlin/Deutschland/Tel.: +4930450559017/ Fax: +4930450559969/E-Mail: ralf.kleemann@charite.de

Posttraumatische Osteitis nach Implantatinfektion: Polymorphkernige neutrophile Granulozyten (PMN) im entzündlichen Infiltrat

C. Wagner (Ludwigshafen), K. Kondella, T. Bernschneider, V. Heppert, A. Wentzensen, G. M. Hänsch

Fragestellung

Persistierende bakterielle Infektionen an Osteosynthesematerialien bzw. Endoprothesen führen zu lokalen, chronisch-destruktiven Entzündungen und stellen als posttraumatische Osteitis eine schwerwiegende Komplikation unfallchirurgischer bzw. orthopädischer Eingriffe dar. Der Pathomechanismus der Knochendestruktion ist unbekannt. Wir untersuchen die Hypothese, daß infiltrierende immunkompetente Zellen, insbesondere polymorphkernige neutrophile Granulozyten (PMN), durch frustrane Phagozytose, also durch Freisetzung zytotoxischer und proteolytischer Mediatoren, zu einer progredienten Zerstörung des Gewebes führen.

Methoden

Bei 10 Patienten mit Implantatinfekt wurde das Infektionsgebiet bei Entfernung des Implantates mit 100 ml Kochsalzlösung gespült. Aus dieser Lavage wurden Leukozyten isoliert und mittels Durchflußzytometrie (FACScan) charakterisiert.

Ergebnisse

Es konnten $1–2\times10^7$ Leukozyten pro Lavage gewonnen werden. Bei allen Patienten wurden 70–85% der Zellen als PMN (CD66b positiv) und bis zu 20% als T-Lymphozyten (CD3 positiv) identifiziert. B-Lymphozyten und Monozyten waren dagegen nur in geringer Zahl nachweisbar. Um den Aktivierungszustand der PMN zu analysieren, wurde die Expression der Fcgamma Rezeptoren CD16 und CD64 gemessen. Hierbei zeigte sich ein deutlicher Verlust des niedrig-affinen Fc-Rezeptors CD16; der hoch-affine Rezeptor CD64 war nicht oder nur gering exprimiert. Dass der Verlust des CD16 mit der Krankheitsaktivität einhergeht, bestätigte sich bei den zwei Patienten, bei denen ein zweiter Eingriff durchgeführt wurde: nach Rückgang der lokalen Entzündung waren deutlich weniger PMN in der Lavage nachweisbar; diese exprimierten jedoch vermehrt CD16. Parallele in vitro Versuche mit PMN gesunder Spender zeigten, dass Kurzzeit-Kultur unter infektionsanalogen Bedingungen zu einem ähnlichen Phänotyp führten: nach initialer Aufregulierung beider Fc-Rezeptoren (30 min–2 h nach Stimulation) war zunächst CD16, und nach 24–48 h auch CD64 vermindert exprimiert. Dieser Befund führt zu der Interpretation, dass Verlust von CD16 und CD64 eine Erschöpfung der PMN durch kontinuierliche, maximale Aktivierung anzeigt.

Schlussfolgerung

Für das Krankheitsbild der posttraumatischen Osteitis bedeuten diese Ergebnisse einen ersten Hinweis darauf, dass PMN das Infektionsgebiet zwar infiltrieren, aber trotz maximaler Aktivierung nicht in der Lage sind, die Infektion zu kontrollieren. Diese erfolglose „frustrane" Phagozytose erklärt zum einen die Persistenz der Bakterien und zum anderen die chronische Gewebedestruktion als Folge der Freisetzung proteolytischer Enzyme.

Dr. med. Christof Wagner/Klinik für Unfall- und Wiederherstellungschirurgie, Berufsgenossenschaftliche Unfallklinik Ludwigsha/Ludwig-Guttmann-Straße 13/67071 Ludwigshafen/Deutschland/Tel.: 0621 6810-0/Fax: 06221 565536/E-Mail: Christof.Wagner@urz.uni-heidelberg.de

Einmaliges Aufbohren als Alternative zur unaufgebohrten Nagelung in der Behandlung von Femurschaftfrakturen bei polytraumatisierten Patienten – eine tierexperimentelle Studie

M. Mousavi (Wien), A. Kolonja, R. David, V. Vécsei

Fragestellung

Das Behandlungskonzept der Oberschenkelschaftfrakturen bei Polytraumatisierten Patienten ist weiterhin umstritten. Dem biomechanisch überlegenen Verriegelungsnagel steht der unaufgebohrte Nagel gegenüber, der durch die geringere intramedulläre Drucksteigerung die pulmonale Belastung deutlich reduziert. Das Ziel dieser Studie war, der Frage nachzugehen, ob die einmalige Aufbohrung des Markraumes mit dem Wiener Bohrer zu vergleichsweise geringerer Fetteinschwemmung und pulmonaler Belastung als bei der konventionellen stufenweisen Aufbohrung bzw. bei der unaufgebohrten Nagelungstechnik führt.

Methoden

In einem hämorrhagischen Schockmodell an Schafen mit intakten Femura wurden 21 Tiere in 3 Gruppen (n=7) geteilt. Sie wurden während 90 Minuten bis zu einem mittleren arteriellen Druck von 40–45 mmHg aus der A. femoralis entblutet. Das gewonnene Blut wurde in Blutbeuteln mit 1500 IE Heparin versetzt und mit 50 ml Ringerlactatlösung verdünnt. Bei Unterschreiten eines MAP von 40 mmHg wurde umgehend das eigene Blut und kristalloide Lösungen reinfundier. Es wurde somit das Zustandsbild eines schwerverletzten Patienten mit hämorrhagischem Schock imitiert.

Gruppe 1:   unaufgebohrte Nagelung (9 mm Durchm., 200 mm solide)
Gruppe 2:   einmalige Aufbohrung mit dem „Wienerbohrer" mit kontrollierten Bohrparameter (Drehzahl & Vorschub)
Gruppe 3:   Konventionelle stufenweise Aufbohrung mit kontrollierten Bohrparameter (Drehzahl & Vorschub) mit dem AO-Bohrer.

Intramedullärer Druck (IMP), hämodynamische und respiratorische Prameter wurden kontinuierlich gemessen. Transösophageale Sonografie (TES) und Gurd Test wurden nach jedem Bohrvorgang durchgeführt. Die Schafe wurden an beiden Oberschenkeln operiert.

Ergebnisse

IMP-mean in Gruppe 1: 450 mmHg
IMP-Mean in Gruppe 2: 660 mmHg
IMP-Mean in Gruppe 3: 850 mmHg

Die Fettintravasation in der Gruppe 1 gemessen im Gurd Test und in der TES war geringer als in der Gruppe 2. Hinsichtlich der pulmonalen Belastung konnten keine signifikant unterschiedliche ZVD- und PCWP-Schwankungen beobachtet werden. Im Vergleich zeigt die Gruppe 2 jedoch signifikant niedrigere Fettintravasationsrate als die in der Gruppe 3.

Schlussfolgerung

Fetteinschwemmung ist ein kumulatives Phänomen, das bei stufenweiser Aufbohrung besonders zum Tragen kommt. Ein signifikanter Unterschied der systemischen Parameter hinsichtlich des Operationszeitpunktes (d.h. erste oder zweite Operation/linke oder rechte Seite) war selbst innerhalb der Gruppen zu vermerken. Die hämodynamische und pulmonale Belastung der ersten Operation hatte eine im Sinne eines Preloads negative Auswirkung auf die Operation der zweiten Seite. Durch einmaliges Aufbohren der Markhöhle auf den gewünschten – dem Nagel entsprechenden Durchmesser – wird das systemisch belastende stufenweise Aufbohren des Markraumes umgangen. Mit der Verbesserung des Prototyps kann durch einmaliges schonendes Aufbohren ein stabiles Implantat, mit geringer Fettintravasationsrate eingesetzt werden.

Prof. Dr. med. Mehdi Mousavi/Universitätsklinik für Unfallchirurgie Wien/
Währingergürtel 18–20/Wien/Österreich/Tel.: +43-1-40400-5619/
Fax: +43-1-40400-5939/E-Mail: mehdi.mousavi@akh-wien.ac.at

Transforming Growth Factor Beta 1 (TGF-β1) und Polytrauma – Verlauf der Plasmaspiegel und assoziierte Komplikationen

R. A. Laun (Greifswald), O. Schröder, M. Schoppnies, H.-D. Röher, K.-M. Schulte, A. Ekkernkamp

Fragestellung

Störungen der Immunantwort werden als einer der Hauptfaktoren für Komplikatioen nach schwerem Trauma angenommen. Der Transforming growth factor beta 1 (TGF-β1) ist ein multifunktionales Zytokin, welches Proliferation, Zelldifferenzierung, Wundheilung und Angiogenesis beeinflusst. Der Einfluss des TGF-β1 auf Traumapatienten und deren Outcome ist bis dato unklar.

Methoden

Verletzungsmuster, klinischer Verlauf sowie Outcome Parameter von 99 in einem 15-Monatszeitraum akquirierten Patienten mit einem lebensbedrohenden Verletzungsmuster mit einem mittleren ISS von 38 Punkten (38±14) wurden im Rahmen einer prospektiven monozentrischen Studie untersucht. Die TGF-β1-Plasmaspiegel wurden über je 5 Tage nach Aufnahme gemessen und mittels ELISA bestimmt. Die statistische Analyse erfolgte mittels Mann-Whitney U test für kontinuierliche Variablen oder mittels Chi-square test oder Fisher's exact test für metrische Parameter. Die Risikofaktoranalyse erfolgte als univariate Analyse. Alle statistischen Tests erfolgten zweiseitig. Ein P-Wert kleiner 0.05 wurde als statistisch signifikant angenommen.

Ergebnisse

Die TGF-β1 Plasmaspiegel steigen direkt nach dem Trauma stark an und fallen bis zum Tag 5 ab. Die mittleren und maximalen TGF-β1-Plasmaspiegel sind signifikant zeitlich und zum Teil invers assoziiert mit Sepsis (P 0,02), hepatischer (P 0,02) und renaler Dysfunktion (P 0,03).

Schlussfolgerung

Die vorliegenden Daten zeigen erstmals beim Polytraumapatienten eine zeitabhängige Wirkung der TGF-β1-Plasmaspiegel und sind mit dem Auftreten von Komplikationen nach Polytrauma assoziiert.Diese Ergebnisse werfen interessante Fragen über die antiinflammatorische Komponenten des Zytokins TGF-β1 auf.

Dr. med. Reinhold Alexander Laun/Abteilung für Unfall- und Wiederherstellungschirurgie Universitätsklinik Ernst Moritz Arndt Univers/Friedrich-Loeffler-Strasse 23b/17487 Greifswald/Deutschland/Tel.: 03834 86 6101/Fax: 03834 86 6102/E-Mail: laun@mail.uni-greifswald.de

Überbrückende Plattenosteosynthese bei Querfrakturen der Schafstibia – Frakturheilung und biomechanische Festigkeit im Langzeitversuch

C. Dumont (Göttingen), F. Kauer, T. Engelhardt, W. Knopp, U. Schmidtmann, K. M. Stürmer

Fragestellung

Die klinische Erfahrung zeigt, dass nach primärer Frakturheilung die Frakturfestigkeit bei Querfrakturen über 6 Monate hinaus problematisch ist. Es soll untersucht werden, wann bei sekundärer Frakturheilung unter überbrückender Plattenosteosynthese die Frakturfestigkeit gegeben und wie der Ablauf der Frakturheilung ist.

Methoden

Tierexperimentelle Untersuchung. Bei 11 Schafen (Milchschafe, >2 Jahre) wurde an der Tibia standardisiert eine partielle Sägekortikotomie mit manuell komplettierender Bruchtechnik gesetzt. Überbrückende elastische Plattenosteosynthese (9 Loch, 4,5 mm LCDCP, breit,) periosterhaltend, ohne Zugschraube. Vollbelastung sofort. Versuchsdauer 26 Wochen. Röntgen postOP und nach 26 Wochen. Polychrome Fluoreszenzmarkierungen in der 2., 4., 6., 10., 14., 18., 22. und 26. Woche. Bruchgrenzenbestimmung. Bestimmung der Biegesteifigkeit der operierten Tibiae mit und ohne Platte (querkraftfreier 4-Punkt-Biegetest bis 1500 N, cyclisch 5mm/min). Vergleich mit der Gegenseite im Rechts/Linksversuch. Histologie: Sagittale Längsschnitte, unentkalkt 400 µm, ausgewählte bis auf 70 µm. Mikroradiographien, Durchlicht-/Auflichtmikroskopie.

Ergebnisse

10 Schafe konnten vollständig ausgewertet werden. Komplikationen: 1 Plattenlockerung, 1 Schraubenlockerung ohne Implantatbruch. Peri-/Endostale Kallusfrühreaktion: 2. bis 4. Woche, Knöcherne Überbrückung (Faserknochen): 6. bis 10. Woche, Remodellingbeginn und lamellärer Umbau: 14. bis 18. Woche, Kallusresorption und Umbau: >22. bis 24. Woche. Die Bruchgrenze der Tibia wurde zwischen 4601–5138 N (∅ 4873 N) ermittelt. Die Steigung der Kraft/Dehnungskurve als Maß der Steifigkeit betrug mit Platte (MP) 0,81 (SD: 0,28) vs. ohne Platte (OP) 0,94 (SD: 0,05) und für die intakte Gegenseite 0,98 (SD: 0,14). Damit war die Steifigkeit der operierten Seite ohne Platte (OP) geringer als die der intakten Gegenseite, keine Signifikanz (p>0,05, t-Test). Die gespeicherte Energie, gemessen als Area under the curve (AUC) war (MP) 1705,3 (SD: 431) vs. (OP) 1835,1 (SD: 483,6). Die AUC der Gegenseite betrug 1792,9 (SD: 550,8).

Schlussfolgerung

Unter überbrückender Plattenosteosynthese bildet sich frühzeitig ein belastungsfähiger peri- und endostaler Kallus. Der Faserknochen im Frakturspalt wird ab der 14. bis 18. Woche durch lamellären Umbau ersetzt. Das Remodelling ist nach 26 Wochen noch nicht abgeschlossen. Die Frakturfestigkeit nach sekundärer Frakturheilung ist unter überbrückender Plattenosteosynthese nach $^1/_2$ Jahr mit der Gegenseite vergleichbar.

Dr. med. Clemens Dumont/Unfallchirurgie, Plastische und Wiederherstellungschirurgie, Universität Göttingen/Robert-Koch-Str. 40/37085 Göttingen/Deutschland/Tel.: 0551/396108/ Fax: 0551/398981/E-Mail: clemens.dumont@t-online.de

Einfluß des Cagedesigns auf die intervertebrale Fusion

M. Scholz (Berlin), F. Kandziora, R. Pflugmacher, J. Schäfer, G. Schollmeier, K. J. Schnake, H. Bail, G. Duda, N. P. Haas

Fragestellung

Die intervertebrale Spondylodese mit Spongiosa-augmentierten intervertebralen Cages findet zunehmende klinische Verbreitung, obwohl experimentelle Daten weitgehend fehlen. Ziel dieser Studie war es daher, in einem zervikalen Schafsmodell den Effekt von Designparameter (Auflagefläche, maximale Pore) auf das Einheilungsverhalten von Cages zu untersuchen.

Methoden

In vitro Untersuchungen: 24 Wirbelsäulenexplantate (C2–C5) von Merino-Schafen wurden in Flexion, Extension, Rotation und Seitneigung mittels nicht-destruktiver Steifigkeitsmessung biomechanisch getestet. Die Präparate wurden (1) intakt (Kontrollgruppe; n=24), sowie nach Diskektomie C3/C4 und Stabilisierung mit (2) autologem trikortikalem Beckenkammspan (n=8), (3) Harmscage (n=8) und (4) Syncage-C (n=8) evaluiert.

In vivo Untersuchungen: Bei 24 Merino-Schafen wurde eine intervertebrale cervikale Fusion C3/C4 mit 3 verschiedenen Stabilisierungsverfahren (n=8) durchgeführt. Gruppe 1: autologer trikortikaler Beckenkammspan; Gruppe 2: Harmscage gefüllt mit autologer Spongiosa; Gruppe 3: Syncage-C gefüllt mit autologer Spongiosa. Prä- und postoperativ, sowie nach 1, 2, 4, 8 und 12 Wochen wurden Röntgenbilder angefertigt anhand derer Intervertebralwinkel, Grund-Deckplattenwinkel sowie Bandscheibenraumhöhen und intervertebraler Höhenindex vermessen wurden. Nach 12 Wochen wurden die Tiere getötet und biomechanische Testungen in Flexion/Extension, Rotation und Neigung durchgeführt um die Steifigkeit des Bewegungssegmentes zu ermitteln. Histomorphologische und histomorphometrische Untersuchungen wurden vorgenommen.

Ergebnisse

Im Vergleich zum trikortikalem Beckenkammspan waren beide Cages in der Lage die Höhe des Bandscheibenraums und die Lordosierung des Bewegungssegmentes signifikant besser zu erhalten. In vitro zeigte der Syncage-C, in vivo der Harmscage die signifikant höchste biomechanische Steifigkeit. Die Unterschiede zwischen in vitro und in vivo Steifigkeit waren für den Beckenkammspan und den Harmscage signifikant, jedoch nicht für den Syncage-C. Der Harmscage zeigte histomorphometrisch ein signifikant beschleunigtes Einheilungsverhalten im Vergleich zum Syncage-C.

Schlussfolgerung

Die Auflagefläche eines Cages hat für das Sinterungsverhalten des Implantats in vivo nur eine untergeordneter Bedeutung. Hingegen weist die Größe der maximalen Pore eines Spongiosa-gefüllten Cages eine positive Korrelation zum Einheilungsverhalten des Implantates auf. Da kein Zusammenhang zwischen der in vitro Primärstabilität und der in vivo Sekundärstabilität von intervertebralen Implantaten in dieser Studie bestand, sind biomechanische in vitro Untersuchungen nicht dazu geeignet das Einheilungsverhalten eines Cages zu prognostizieren.

Matti Scholz/Unfall- und Wiederherstellungschirurgie, Universitätsklinikum Charité der Humboldt Universität Berli/Augustenburgerplatz 1/13353 Berlin/Deutschland/Tel.: 030450552413/ Fax: 030450552901/E-Mail: frank.kandziora@charite.de

Das Cut-Out Phänomen; eine experimentelle biomechanische Analyse des Migrationsverhaltens von Schenkelhalsschrauben bei pertrochanteren Frakturen

S. K. Tschöke (Berlin), U. Horas, R. Schnettler

Fragestellung

Mit steigendem Lebensalter nimmt auch die Zahl der „low-energy" -Frakturen, besonders der hüftglenksnahen Frakturen, zu. Für pertrochantere Frakturen stellt das operative Verfahren in minimalinvasiver Technik heute den internationalen Standard dar. Die modernen Schraubenmodelle bieten die Möglichkeit, die Osteosynthese wahlweise mit extra- oder intramedullären Kraftträgern durchzuführen. Besonders in osteoporotischen Knochen wird die Morbidität maßgeblich durch auswandernde Schrauben verursacht, dem sogenannten Cut-Out. Die Varisierung des proximalen Frakturfragments und im Extremfall Perforation der Schraubenspitze durch den Hüftkopf zwingen zum Zweiteingriff und endoprothetischen Ersatz des Hüftgelenks.

Methoden

Am Beispiel der pertrochanteren Fraktur untersuchten wir in einem standardisierten biomechanischen Testverfahren die Migrationseigenschaft von fünf international eingesetzten Schenkelhalsschrauben (DHS, Gamma, OHS, Richards CHS, PFN) in Knochenersatzmaterial aus Polyurethanschaum. Dabei wurden an einer eigens dafür entwickelten Versuchsvorrichtung auf einer MTS 858.02 im dynamischen Ein-Bein-Stand verschiedene Parameter wie unterschiedliche Knochendichte (osteopor., nicht-osteopor.), Eindrehtiefe, CCD-Winkel, selbst-/nicht-selbstschneidendes Gewinde und der Vergleich von Einzel- zu Doppelschraubensystem isoliert verändert und analysiert. Die Abstützung durch extra- oder intramedulläre Kraftträger waren nicht Gegenstand der Untersuchungen.

Ergebnisse

SH-Schrauben in dichtem Knochenersatzmaterial zeigten mit $p \leq 0,006$ eine signifikant höhere Migrationsschwelle als Schrauben in dichtegemindertem Material. Eine tiefe, gelenknah eingebrachte SH-Schraube mit großem Gewindedurchmesser zeigte ebenfalls eine signifikant höhere Migrationstoleranz gegenüber gelenkfern eingebrachten Schrauben mit kleinerem Gewindedurchmesser ($p \leq 0,038$). Mit steigendem CCD-Winkel ließ sich eine Tendenz zur Stabilitätssteigerung im dynamischen Belastungsversuch feststellen. Im implantatinternen Vergleich des PFN zeigte das Doppelschraubensystem mit SH-Schraube und Antirotationsschraube eine höhere Migrationsresistenz gegenüber einer einzeln und zentral eingebrachten SH-Schraube. Eine mediale Platzierung der proximalen im Vergleich zur distalen Schraube verhielt sich im Doppelschraubensystem instabiler.

Schlussfolgerung

Anhand der im Knochenersatzmaterial erzielten Ergebnisse der biomechanischen Testung, lassen sich folgende Empfehlungen für den klinischen Einsatz von SH-Schrauben in pertrochanteren Frakturen aufstellen: Eine gelenknahe und zentrale Platzierung der SH-Schrauben reduziert das Cut-Out-Risiko signifikant. Die Verwendung von SH-Schrauben mit großem Gewinde verringert die Wahrscheinlichkeit der Schraubenmigration in osteoporotischem Material. Ein steiler CCD-Winkel kann im proximalen Frakturfragment die Schwelle zur Schraubenwanderung durch dichtegeminderten Knochen heraufsetzen. Der Einsatz eines Mehrschraubensystems kann das Cut-Out-Risiko verringern.

Sven Kevin Tschöke/Unfall- und Wiederherstellungschirurgie des UKBF der FU Berlin/ Kirchstrasse 1/14199 Berlin/Deutschland/Tel.: 030 89735969/Fax: 030 89735969/ E-Mail: sven.k.tschoeke@gmx.de

Änderung der Genexpression in Monozyten polytraumatisierter Patienten

B. Bach (München), P. Biberthaler, V. Mayer, P. Neth, W. Mutschler, M. Jochum

Fragestellung

Für die Ausbildung eines posttraumatischen multiplen Organversagens (MOV) wird die Modulation der Monozytenfunktion als einer der initiierenden Faktoren diskutiert. Allerdings sind die zugrundeliegenden intrazellulären Steuerungsmechanismen bislang noch weitgehend unklar. Ziel der vorliegenden Studie war es daher, durch simultane Analyse von 1176 Genen möglicherweise traumaspezifische mRNA-Expressionsmuster in Monozyten polytraumatisierter Patienten mittels semiquantitativer Microarraytechnik zu ermitteln.

Methoden

In unsere prospektive Pilotstudie wurden 6 Patienten nach Polytrauma (ISS≥22 Punkte) eingeschlossen. Sowohl bei Aufnahme als auch 6, 12, 24 und 48 Stunden nach dem Trauma wurden Blutproben entnommen und Monozyten mittels Magnetic Beads (CD14) isoliert. Monozytäre mRNA wurde mit Hilfe des QIAGEN Rneasy Kit (Qiagen, Hilden, Deutschland) gewonnen und durch Microarraytechnik nach radioaktiver Markierung [^{32}P] quantifiziert. Der Wert bei Aufnahme wurde als individuelle „baseline"-mRNA-Expression bestimmt und die veränderten Expressionen in den follow-up-Proben wurden zu dieser „baseline" in Beziehung gesetzt. Eine Veränderung der Expression eines Gens um den Faktor 2 wurde als relevant gewertet. Die Expression von housekeeping genes (HPRT, HLAC, 40S RP S9 etc.) wurde einerseits als technische Kontrolle der Microarraytechnik und andererseits zur Aufklärung traumaspezifischer Veränderungen bestimmt.

Ergebnisse

Die Patienten (Alter: 45±9 Jahre) wiesen einen mittleren ISS von 37±8 Punkten auf. Die Expression der housekeeping genes war zu keinem Zeitpunkt verschieden vom jeweiligen baseline-Wert, während individuell unregelmäßige Veränderungen in ca. 10% der 1176 Gene aufgetreten waren. Interessanterweise zeigten 3 Gene (LAT=Linker for activation of T-cells, IL-2R=IL2-Rezeptor und TK=Tyrosinkinase) bei allen Patienten einen gleichsinnigen transienten Expressionsanstieg während der 48 h Beobachtungsphase.

Schlussfolgerung

Mit der vorliegenden Pilotstudie demonstrieren wir erstmalig die simultane Analyse von 1176 Genen in Monozyten polytraumatisierter Patienten im frühen posttraumatischen Verlauf. Im Hinblick auf ein traumaspezifisches Expressionsmuster war allerdings nur eine sehr geringe Anzahl an Genen nach Trauma deutlich beeinflusst. Die biologische Funktion der durch diese Gene codierten Proteine dient sowohl der Zell-Zell-Interaktion (LAT, Il-2R) als auch der intrazellulären Signaltransduktion (TK). Nicht verändert waren hingegen Gene, welche für pro- oder antiinflammatorische Mediatoren codieren. Die Aufklärung der Diskrepanz zum frühzeitigen Nachweis dieser Faktoren auf Proteinebene in der systemischen Zirkulation ist Bestandteil aktueller Studien.

Belinda Bach/Chirurgische Klinik und Poliklinik, LMU-München-Innenstadt, AG Biberthaler/Nussbaumstrasse 20/80336 München/Deutschland/Tel.: 089-5160-2511/ Fax: 089-5160-2585/E-Mail: Peter.Biberthaler@ch-i.med.uni-muenchen.de

Die Versorgung der instabilen extraartikulären Radiusfraktur mit anatomisch angepasster winkelstabiler Plattenosteosynthese

U. M. Petereit (Saalfeld), I. Bruns

Fragestellung

Die zur Verfügung stehenden Osteosyntheseverfahren und Implantate sind nach wie vor bei der Behandlung der Radiusfraktur, besonders A3-Fraktur, mit ausgedehnter Trümmerzone mit unbefriedigenden Ergebnissen behaftet. Komplikationen wie Pintrackinfekte, Materialwanderung sowie sekundäre Korrekturverluste als auch Immobilisationsdystrophien mindern die klinischen Ergebnisse. Es wurde ein neues Implantat entwickelt, das auf Grund seiner anatomischen Form, seiner Winkelstabilität zu einer wesentlichen Verbesserung des Patienten- und Behandlerkomfort beitragen soll.

Methoden

Nach Entwicklung des Implantates, einer anatomisch angeformten winkelstabilen Radiusplatte zur palmaren Implantation, wurden im Rahmen einer prospektiven Studie, im Zeitraum 12/1999 bis 10/2001, 50 Patienten mit instabiler A3-Fraktur des körperfernen Speichenendes versorgt. Die Nachbehandlung erfolgte nach einem definierten Studiendesign. Hierbei wurden klinische und röntgenologische Untersuchungen am entsprechenden Tag und Woche ausgeführt.

Ergebnisse

Bei den Verlaufskontrollen ergaben sich keine Korrekturverluste. Die im Rahmen der radiologischen Kontrollen diagnostizierten Trümmerzonen mit Substanzverlusten bedurften keinerlei knochenprotektiver Maßnahme (Spongiosaplastik bzw. Implantation von Knochenersatzstoffen). Nach primär postoperativ abschwellender Therapie mit Splintruhigstellung für maximal 7 Tage ist eine frühfunktionelle, belastende Nachbehandlung möglich. Hierbei führte die Stabilität des Materials sowie der winkelstabilen Schraubenanordnung zu keinerlei Implantatlockerung. Auf Grund standardisierter OP-Methode sowie Nachbehandlung war eine geringe Komplikationsrate zu verzeichnen. Infektionen wurden nicht beobachtet. Begleitend wurde eine Ruptur der langen Daumenstrecksehne behandelt. Eine einmalige Plattenverbiegung auf Grund einer maximalen Belastung durch eine Parkinsonpatientin lag vor. Bei der abschließenden Röntgenkontrolle konnte in allen Fällen ein knöcherner Durchbau der Trümmerzone bei vorherigem Substanzverlust beobachtet werden.

Schlussfolgerung

Die winkelstabile palmare, anatomisch angepasste Plattenosteosynthese zeigt sich als Verfahren der frühen Belastungsstabilität mit folgenden Vorteilen:

- postoperative Röntgenkontrollen nur noch 2 mal erforderlich
- kein Einsatz von Spongiosaplastik bzw. Knochenersatzstoffen zur Defektauffüllung
- nicht zwingende Metallentfernung
- keine Korrekturverluste

Dr. med. Uwe-Matthias Petereit/Unfallchirurgische Abteilung der Thüringen-Klinik Saalfeld/ Rainweg 68/Saalfeld/Saale/Deutschland/Tel.: 03671-541356/Fax: 03671-541299/ E-Mail: UwePetereit@t-online.de

Die mechanischen Bedingungen während der Frakturheilung bei unaufgebohrter Marknagelung im Schafsmodell

H. Schell (Berlin), P. Klein, M. Opitz, F. Kandziora, H. Bragulla, H. Bail, G. N. Duda

Fragestellung

Der unaufgebohrte Tibianagel (UTN) ist ein klinisch häufig eingesetztes Verfahren für die Stabilisierung von Tibiafrakturen. Im Gegensatz zum externen Fixateur gilt der UTN als besonders steif [1, 2].

Generell erfolgt die Heilung über die Bildung von Kallusgewebe, wenn kein Kontakt zwischen den Frakturfragmenten besteht. Die Kallusbildung wird entscheidend durch die interfragmentäre Bewegung beeinflusst [3].

In dieser Studie wurde eine instabile, standardisierte Fraktursituation simuliert und mit einem UTN versorgt. Ziel der Studie war, den Einfluß der initialen mechanischen Situation auf das Langzeit-Heilungsergebnis zu untersuchen.

Methoden

12 Schafe mit einem diaphysären 3 mm Defekt der Tibia wurden entweder mit einem unaufgebohrten Tibianagel (UTN) oder einem monolateralen Fixateur externe versorgt. Die Steifigkeit der Konstrukte wurde in vitro ermittelt. In vivo wurden ein Mal wöchentlich die interfragmentären Bewegungen und die Bodenreaktionskräfte gemessen. Post mortem erfolgte nach einer Standzeit von neun Wochen die biomechanische Testung beider Tibiae und die histomorphometrische Auswertung des Kallus.

Ergebnisse

Die UTN-Gruppe zeigte initial signifikant höhere interfragmentäre Bewegungen. Die Bewegungen beider Gruppen fielen über den Heilungsverlauf ab und glichen sich innerhalb von vier Wochen an. Biomechanisch war die Kallussteifigkeit der UTN-Gruppe signifikant niedriger, histomorphometrisch enthielt der Kallus signifikant mehr Bindegewebe und signifikant weniger mineralisierten Knochen.

Schlussfolgerung

Die Gruppen zeigten signifikante Unterschiede sowohl bei den initialen interfragmentären Bewegungen als auch im Heilungsergebnis. Die großen initialen Bewegungen führten in der UTN-Gruppe zu einem biomechanisch und histomorphometrisch minderwertigeren Kallus als Zeichen einer verzögerten Kallusbildung. Obwohl der UTN als besonders steife Osteosyntheseform gilt, zeigten sich im Schaf in Folge schlechter mechanischer Rahmenbedingungen in der Initialphase der Frakturheilung ein verzögerter Heilungsprozeß und hochgradige kortikale Osteolysen. Die in der Studie beobachteten negativen Effekte des UTN auf die Heilung mögen in der klinischen Anwendung vermindert werden durch die Vermeidung einer Verriegelung auf Diastase und durch die Kontrolle und gegebenenfalls Korrektur des Belastungsverhaltens des Patienten.

[1] Schandelmaier et al. (1996), J Orthop Trauma, 10; 1, 37–44;
[2] Chao et al. (1989), Clin Orthop 241, 24–35;
[3] Claes et al. (2000), Chirurg. 71; 7, 989–94

Hanna Schell/Forschungsabteilung der Unfall- und Wiederherstellungschirurgie Charité Campus Virchow-Klinikum/Augustenburger Platz 1/13353 Berlin/Deutschland/ Tel.: +49 30 450559077/Fax: +49 30 450559969/E-Mail: hanna.schell@charite.de

Dorsale atlantoaxiale Instrumentierung:
Biomechanischer in-vitro Vergleich von 6 verschiedenen Techniken

M. Richter (Ulm), H.-J. Wilke, R. Schmidt

Fragestellung

Die Standardtechnik zur dorsalen atlantoaxialen Spondylodese ist die transartikuläre Verschraubung C1/2 nach Magerl in Kombination mit einem Cerclage-Knochenspan Konstrukt nach Gallie oder Brooks. Die dafür notwendige sublaminäre Drahtpassage birgt jedoch das Risiko einer neurologischen Komplikation, die transartikuläre Verschraubung ist technisch anspruchsvoll und auf Grund anatomischer Gründe nicht immer durchführbar und die Spanentnahme führt zu einer Entnahmemorbidität. Deshalb sollte in dieser Studie die biomechanische Primärstabilität einer neuen Instrumentierungstechnik mit transartikulärer Verschraubung C1/2 und Atlashakenklammer, die ohne Cerclage und Knochenspan auskommt, sowie alternativer Techniken ohne Passage des Gelenkes C1/2 untersucht werden.

Methoden

6 humane HWS Präparate wurden in einem speziellen Wirbelsäulensimulator unter Einleitung reiner Momente in Seitneigung, Flexion/Extension und axialer Rotation getestet. Die atlantoaxiale Instabilität wurde durch Dissektion aller den Dens umgebenden Bänder sowie einer Densosteotomie hergestellt. Der Defektzustand wurde mit ±1.5 Nm getestet, genau wie alle Instrumentierungen. Diese wurden zusätzlich noch mit ±2.5 Nm getestet. Anschliessend wurden die folgenden Instrumentierungen untersucht: 1.Gallie Fixation, 2. Transartikuläre Verschraubung (TA) und Gallie Fixation, 3. Transartikuläre Verschraubung, 4. Transartikuläre Verschraubung und Atlasklammer, 5. Isthmus Schrauben C2 und Atlasklammer, 6. Isthmus Schrauben C2 und Massa lateralis Schrauben C1 mit Stabsystem.Der Bewegungsumfang (ROM) wurde gemessen und mit dem Wilcoxon signed rank Test statistisch ausgewertet.

Ergebnisse

Die Mediane aller Präparate für die Instrumentierungen betrugen bei ±2.5 Nm in Grad: Seitneigung: 1. 10.8 (9.2–16.4), 2. 0.1 (0.0-0.2), 3. 0,1 (0.1-0.2). 4. 0.1 (0.1-0.1), 5. 1.4 (0.2–3.5), 6. 0.3 (0.2-0.6). Für Flexion/Extension: 1. 9.4 (5.8–20.2), 2. 1.9 (1.3–2.0), 3. 3.4 (3.0–5.4), 4. 0.6 (0.6–1.0), 5. 3.3 (1.7–6.5), 6. 2.6 (1.2–5.0). Für axiale Rotation: 1. 54.5 (41.9–62.7), 2. 0.8 (0.5–1.4), 3. 0.9 (0.6–1.4), 4. 0.9 (0.4–1.3), 5. 5.3 (1.7–10.8), 6. 2.3 (1.6–3.3). Die TA verringerte den ROM am besten für Seitneigung und axiale Rotation. Die 3-Punkt Fixationen verringerten zusätzlich den Bewegungsumfang für Flexion/Extension, wobei die niedrigsten Werte für TA und Atlasklammer auftraten (p<0.05). Die alternativen Techniken waren nicht so stabil wie die 3-Punkt Fixationen, aber stabiler als die Gallie Fixation.

Schlussfolgerung

Die TA mit Atlasklammer bietet eine biomechanisch stabile Fixation welche nicht auf die Struktur und Festigkeit eines Knochenspans angewiesen ist und weiterhin ohne sublaminäre Passage auskommt. Die alternativen Techniken zeigten zwar eine geringere Primärstabilität als die 3-Punkt Fixationen, können jedoch in Fällen wo eine TA nicht durchführbar ist angewendet werden.

PD Dr. med. Marcus Richter/Rehabilitationskrankenhaus Ulm, Orthopädische Klinik der Universität Ulm/Oberer Eselsberg 45/89081 Ulm/Deutschland/Tel.: 0731/177-5106/ E-Mail: marcus.richter@medizin.uni-ulm.de

Stellenwert der intramedullären Nagelung für die Behandlung einer proximalen Humerusfraktur: eine biomechanische in-vitro Studie

M. H. Hessmann (Mainz), W. Sternstein, T. Hauer, P. M. Rommens

Fragestellung

Während intramedulläre Implantate sich in der Behandlung metaphysärer Frakturen des Femurs und der Tibia zunehmend durchsetzen und bewähren, ist der Stellenwert der intramedullären Nagelung in der Behandlung proximaler Humerusfrakturen nicht eindeutig geklärt. In einer experimentellen Untersuchung soll die Stabilität von 2 neuen Nagelsystemen, welche speziell für die Behandlung von Oberarmkopffrakturen entwickelt worden sind, im Vergleich zur Plattenosteosynthese beurteilt werden.

Methoden

Zur Simulation einer instabilen subkapitalen Humerusfraktur wurden an allen Proben aus 16 nicht formalinisierten Humeruspaaren eine Osteotomie mit medialem keilförmigen Defekt von 8 mm vorgenommen. Im Paarvergleich wurden 2 neu entwickelte proximale Humerusnägel gegenüber einer winkelstabilen Platte mit semielastischen Schraubeneigenshaften getestet. Der eine Nagel wurden proximal winkelstabil mit konventionellen Schrauben (PHN-K), der andere winkelstabil mit einer Spiralklinge (PHN-S) verriegelt. An jeder Probe wurde die Verformung durch die Wirkung von Axialkraft (120 N) und Torsion (2,5 Nm) gemessen. Die Reihenfolge der Belastungsart war randomisiert. Nach jeweils 4 Lastwechseln wurde die Belastungsart geändert und ein Dauertest mit 200 Lastwechseln in beiden Belastungsarten durchgeführt.

Ergebnisse

Der PHN-S wies sowohl unter axialer Belastung wie auch unter Torsion gegenüber der Platte eine statistisch signifikant höhere Steifigkeit auf (Vorzeichentest; p=0,0078) Der PHN-K war nur in der Torsion im Vergleich zur Platte wesentlich steifer. Interindividueller Vergleich der beiden Nagelsysteme mittels Wilcoxon Test ergab eine signifikant höhere Steifigkeit für den PHN-S. Während unter Dauerbelastung kein signifikanter Unterschied zwischen Platte und PHN-K erkannt werden konnte, wies der PHN-S eine deutlich geringere plastische Deformierung auf.

Schlussfolgerung

Unter biomechanischen Aspekten ist die Nagelung für die Osteosynthese einer instabilen subkapitalen Humerusfraktur eine gute Alternative zur Plattenosteosynthese. Obwohl beide Implantate proximal winkelstabil verriegelt werden können, ist das Implantat mit proximaler Spiralklingenverriegelung dem PHN mit konventioneller Verriegelung deutlich überlegen.

Dr. med. Martin Henri Hessmann/Klinik und Poliklinik für Unfallchirurgie/
Langenbeckstrasse 1/55131 Mainz/Deutschland/Tel.: 06131/172845/Fax: 06131/176687/
E-Mail: Hessmann@unfall.klinik.uni-mainz.de

C2 Innovationen

Verbesserung der knöchernen Einheilung von Titanimplantaten durch Besiedelung mit mesenchymalen Vorläuferzellen

K.-H. Frosch (Göttingen), I. Sondergeld, K. Dresing, T. Rudy, D. Schild, K. M. Stürmer

Fragestellung

Für eine frühzeitige Mobilisation und Rehabilitation nach Knie- oder Hüftgelenksendoprothesen ist eine schnelle und sichere knöcherne Einheilung der Implantate notwendig. Ziel unserer Studie war es, die knöcherne Integration von porösen Titanimplantaten durch Besiedelung mit autologen, mesenchymalen Vorläuferzellen zu beschleunigen.

Methoden

17 adulten Chinchilla Bastard Kaninchen wurde am Tibiakopf zunächst Knochenmark entnommen und daraus eine Kultur mesenchymaler Vorläuferzellen angezüchtet. Unter Stimulation mit Vit. D, Vit. C und β-Glycerophosphat kam es zur Ausdifferenzierung der Zellen in die osteoblastäre Reihe. Nach Zellkonfluenz wurden Titanimplantate (8×5×4 mm) mit Porenkanälen der Durchmesser 400, 500 und 600 µm in die Kultur gegeben, so dass die Zellen in die Bohrkanäle der Implantate einwuchsen. Nach 4 Wochen Kulturzeit wurden die zellbesiedelten Implantate press-fit in das distale Femur des Spendertieres eingesetzt. Als Kontrolle wurden in das Femur der Gegenseite Titanimplantate ohne vorherige Zellbesiedelung eingebracht. Die Tiere wurden nach 5, 11 und 42 Tagen geopfert. Mittels polychromer Sequenzmarkierung und Mikroradiographie histologischer Querschnitte der Porenkanäle wurde der in die Kanäle eingewachsene Knochen beurteilt.

Ergebnisse

Bei beiden Versuchsgruppen entstand erstes Knochengewebe nach 5 bis 10 Tagen an den Mündungen der Porenkanäle. Nach 11 Tagen fand sich in den Implantaten mit vorheriger Zellbesiedelung signifikant (p<0,05) mehr Knochengewebe (19,8% vs 5,8%) mit einem signifikant (p<0,05) höheren Knochen-Implantatkontakt (13,3% vs 5,7%) als in den Implantaten ohne vorherige Zellbesiedelung. Die Phase der durchschnittlich höchsten Knochenneubildung fand bei besiedelten Implantaten zwischen dem 15. und 30. Tag statt, bei unbesiedelten Implantaten zwischen 25. und 40. Tag. Nach 6 Wochen waren die Porenquerschnitte an den Mündungen der Implantate mit vorheriger Zellbesiedelung durchschnittlich zu 68,6% von Knochengewebe ausgefüllt, diejenigen ohne Zellbesiedelung zu 49,8% (p<0,05). Sowohl mit als auch ohne vorherige Zellbesiedelung zeigten 600 µm Poren die beste Besiedelung mit Knochengewebe. Ein signifikanter Einfluss des Bohrenkanaldurchmessers auf die Knochenneubildung war nur nach 6 Wochen nachweisbar.

Schlussfolgerung

Die Besiedelung von Titanimplantaten mit autologen mesenchymalen Vorläuferzellen beschleunigt signifikant die Bildung von Knochengewebe in den Implantatporen und erhöht signifikant den Knochen-Implantatkontakt. Für das tissue engineering mit mesenchymalen Vorläuferzellen und Titanimplantaten erwiesen sich Poren von 600 µm Durchmesser als am günstigsten. Die physiologisch kontrollierte und verbesserte Osseointegration von zellbesiedelten Titanimplantaten ist eine vielversprechende Biotechnologie für zukünftige klinische Anwendungen. Das vorliegende Forschungsprojekt wurde von der Else Kröner-Fresenius-Stiftung mit Personal- und Sachmitteln gefördert.

Dr. med. Karl-Heinz Frosch/Klinik für Unfallchirurgie, Plastische und Wiederherstellungschirurgie, Universitätsklinikum Götting/Robert-Koch-Str. 40/37075 Göttingen/Deutschland/ Tel.: 0551-392462/Fax: 0551-398991/E-Mail: karl-heinz.frosch@t-online.de

Degradable metallische Osteosynthesematerialien auf Magnesiumbasis

F. Witte (Hannover), H. Windhagen, I. Abeln, E. Switzer, A. Meyer-Lindenberg, M. Niemeyer, V. Kaese

Fragestellung

Zukünftige degradable Implantate könnten aus Magnesiumbasislegierungen (Mg-L) bestehen. Diese haben 3fach höhere Zugfestigkeiten und einen 4fach höheren E-Modul als degradable Polymere. Es ist jedoch bekannt, daß die hohen Degradationsraten technischer Mg-L zu einer starken H2-Entwicklung mit sichtbaren Gasblasen führen. Weiterhin werden die Korrosionsprodukte herkömmlicher Metallimplantate für die Entstehung von Kontaktallergien verantwortlich gemacht. Daher wurde zum einen das allergische Verhalten von Mg-L im Vergleich zu Standardmaterialien untersucht. Zum anderen wurde der Frage nachgegangen, ob ein Legierungszuschlag von Seltenerden-Metallen (SE) zu einer Reduktion der Degradationsrate und damit der H2-Produktion führt.

Methoden

An 154 weibliche Albino-Meerschweinchen wurde ein Allergietest nach Magnusson-Kligman durchgeführt (OECD,ISO-Standard). Mg-L (AZ91,AZ31,LAE442,WE43), Titan (TiAl6V4) und ein SR-poly-96L/4D-lactid wurden in gelöster und fester Form gegen eine Positiv- und Negativkontrolle getestet. Die Hautrötungen wurden 24h und 48h nach dem Challanging klinisch beurteilt, anschließend biopsiert und auf histomorphologische Allergiezeichen untersucht. In die Femura von 48 Meerschweinchen wurden beidseits 1,5 mm × 20 mm Stifte aus 2 Aluminium-Zink-haltigen Mg-L (AZ-Mg-L) und aus 2 SE-haltigen Mg-L (SE-Mg-L) implantiert. Die 12 Tiere einer Materialtestgruppe wurden in 2 Zeitgruppen zu je 6 Tieren über 6 und 18 Wochen beobachtet. Auf postoperativen Röntgenkontrollen wurde die H2-Entwicklung und der Masseverlust des Stiftes nach einer Scala bestimmt, während der Knochen-Implantatkontakt auf Trenndünnschliffen beurteilt wurde. Der Korrosionsangriff der Mg-Stifte wurde durch die max. Profilhöhe quantifiziert.

Ergebnisse

Die Hauttests zeigten nach 24 h in der Gruppe der gelösten Substanzen eine Hautrötung bei 10% (SR-poly-96L/4D-lactid,AZ31) sowie 30% (Titan,AZ91) der Testtiere, in der Gruppe mit festen Partikel in 90% bzw. 100%. Nach 48 h reduzierte sich die initiale Hautrötung. Es konnte kein histomorphologischer Allergienachweis erbracht werden. Die AZ-Mg-L zeigten in den ersten 6 Wochen hohe Korrosionsraten, hingegen wiesen SE-Mg-L einen sig. (p<0,038,U-Test) geringeren Masseverlust mit einer niedrigeren H2-Entwicklung auf. Nach 18 Wochen waren keine Mg-L mehr radiologisch nachweisbar. Den geringsten Korrosionsangriff zeigten die SE-Mg-L (max. Profilhöhe: LAE442=65 μm, WE43=70 μm). Die AZ-Mg-L hatten sig. (p<0,001, U-Test) höhere Rauhigkeitswerte (AZ31=360 μm, AZ91=480 μm). Trennschliffe zeigten, daß der degradierte Mg-Stift durch neuen Knochen ersetzt wird.

Schlussfolgerung

Das allergene Potential der Mg-L entspricht dem der Standardmaterialien. Die Degradationsrate und damit die H2-Produktion der Mg-L kann über ihre Legierungszusammensetzung gesteuert werden. Höhere Festigkeitswerte bei vergleichbarer Biokompatibilität eröffnen Magnesiumbasis-Implantaten ein großes Anwendungsfeld in mechanisch anspruchsvollen Einsatzgebieten.

Dr. med. Frank Witte/Orthopädische Klinik der Medizinischen Hochschule Hannover/
Anna-von-Borries Str.1–7/30625 Hannover/Deutschland/Tel.: 0511-5354-546/
Fax: 0511-5354-682/E-Mail: f.witte@web.de

Die Mikrozirkulation der Supraspinatussehne am Menschen: erstmalige in vivo Analyse nach degenerativer Läsion der Rotatorenmanschette

P. Biberthaler (München), E. Wiedemann, A. Nerlich, M. Kettler, W. Mutschler, K. Messmer

Fragestellung

Seit längerem gibt es Hinweise darauf, daß degenerative Läsionen der Rotatorenmanschette im Bereich der Sehne des Musculus Supraspinatus (SP) gehäuft in einer Zone relativer verminderter Gefäßzahl auftreten können. Die in vivo Untersuchung der humanen Mikrozirkulation am Schultergelenk war bislang jedoch nicht möglich. OPS-imaging (Cytoscan™) ist ein neuartiges Intravitalmikroskop, welches ohne Applikation von Fluoreszenzfarbstoffen die Analyse der Mikrozirkulation erlaubt. Ziel der vorliegenden Studie war es, die Mikrozirkulation der SP-Sehne intraoperativ an Patienten, welche von einer degenerativen Läsion der SP-Sehne betroffen sind, in vivo zu visualisieren und quantitativ zu analysieren. Die Ergebnisse wurden mit der Anzahl immunhistologisch kontrastierter Gefäße aus den analysierten Regionen verglichen.

Methoden

In unsere prospektive Studie wurden 11 Patienten eingeschlossen, welche sich mit einer partiellen degenerativen Läsion der SP-Sehne vorstellten. Während eines arthroskopischen Eingriffes wurde der Kopf des Mikroskops auf die Oberfläche der SP-Sehne direkt neben der Läsion sowie auf den nicht betroffenen Ansatz der SP-Sehne positioniert. Zur in vivo Analyse der Mikrozirkulation wurde die funktionelle Kapillardichte (FKD) und der kapilläre Durchmesser (KD) bestimmt. Aus den untersuchten Regionen wurden Biopsien entnommen, die darin enthaltenen Gefäße mittels immunhistologischer Anfärbung gegen CD 31 visualisiert und pro Gesichtsfeld (GF) ausgezählt. Die statistische Auswertung der Ergebnisse erfolgte durch Wilcoxon-test, p-Werte unter 0,05 wurden als signifikant gewertet und die Daten in Mittelwert und Standardabweichung präsentiert.

Ergebnisse

Mittels OPS-imaging ist es erstmalig gelungen die humane Mikrozirkulation während eines arthroskopischen Eingriffes zu visualisieren und quantitativ zu analysieren. In der unmittelbaren Umgebung der Läsion war die FKD 20±14 [cm/cm²], der KD 9±1 [μm] während im nicht betroffenen Ansatz die FKD 106±13[cm/cm²] und der KD 10±1 [μm] betrug. Die Anzahl der CD 31 positiven Gefäße war im Bereich der Läsion 16±2 [n/GF], im nicht betroffenen Ansatzgebiet hingegen 28±4 [n/GF]. Die Unterschiede der Ergebnisse zwischen den perirupturierten Arealen und dem Ansatzgebiet waren in allen drei Parametern signifikant.

Schlussfolgerung

Die Ergebnisse unserer Pilotstudie demonstrieren, daß es gelungen ist, die Mikrozirkulation der SP-Sehne am Menschen quantitativ zu analysieren. Dabei ließ sich erstmalig in vivo zeigen, daß im Bereich der degenerativen Läsion eine relative Hypovaskularisation der SP-Sehne im Vergleich zum Ansatz vorliegt.

Dr. med. Peter Biberthaler/Chirurgische Klinik und Poliklinik, LMU-München-Innenstadt, AG Experimentelle Schulterchirurgie/Nussbaumstraße 20/80336 München/Deutschland/ Tel.: 089-5160-2511/Fax: 089-5160-2585/E-Mail: Peter.Biberthaler@ch-i.med.uni-muenchen.de

Hochenergetische Stoßwellentherapie bei Pseudarthrosen und verzögert heilenden Knochenbrüchen

W. Schaden (Meidling), A. Sailler, A. Fischer, V. Hagmüller, W. Schätzner, A. Valentin

Fragestellung

Im Rahmen einer offenen, prospektiven Studie werden seit Dezember 1998 im Unfallkrankenhaus Meidling verzögerte Knochenheilungen und Pseudarthrosen mit hochenergetischer Stoßwellentherapie behandelt. Insgesamt wurden bis Jänner 2002, 649 Pseudarthrosen, bzw. verzögert heilende Knochenbrüche mit hochenergetischer Stoßwellentherapie behandelt. Von 22 (5%) Patienten konnten auch 12 Monate nach der Behandlung keine Abschlußbefunde erhoben werden (Drop-outs). Bis jetzt liegen die Ergebnisse von 422 Patienten vor.

Methoden

Die Behandlung erfolgte mit dem Ossatron® der Firma HMT (High Medical Technologies, Schweiz) und wurde in Allgemeinnarkose (225 Patienten), in Lumbalanästhesie (120 Patienten), in Plexusanästhesie (60 Patienten) und in Lokalanästhesie (17 Patienten) durchgeführt. Die Patienten setzten sich aus 134 Frauen und 288 Männern, mit einem Durchschnittsalter von 46 Jahren (zwischen 12 und 92 Jahren). Insgesamt wurden die Patienten von 65 verschiedenen Krankenhäusern zugewiesen. 327 Patienten wurden vor der Stoßwellentherapie operativ behandelt, nur 95 hatten ursprünglich eine konservative Therapie. Der Abstand zwischen Unfall oder letzter Operation und der Stoßwellentherapie betrug im Durchschnitt 18 Monate (zwischen 3 und 251 Monaten). Bei 289 (68%) Patienten betrug er mehr als 6 Monate, bei 133 (32%) Patienten war der Abstand 3–6 Monate (verzögerte Bruchheilung). 45 Pseudarthrosen entwickelten in ihrem Verlauf eine Infektion und sind als chronisch infizierte Pseudarthrosen zu werten.

Ergebnisse

Bei 306 (73%) der Patienten konnte mit der Stoßwellenbehandlung die knöcherne Heilung erzielt werden. Die Ergebnisse variieren beträchtlich zwischen den unterschiedlichen Regionen (siehe Tabelle):

Tabelle 1

Region	Anzahl	geheilt	nicht geheilt
Humerus	34 (8%)	21 (62%)	13 (38%)
Ulna	29 (7%)	18 (62%)	11 (38%)
Radius	26 (6%)	23 (88%)	3 (12%)
Scaphoid	68 (16%)	43 (63%)	25 (37%)
Hand	23 (5%)	18 (78%)	5 (22%)
Pelvis	7 (2%)	6 (86%)	1 (14%)
SH	5 (1%)	4 (80%)	1 (20%)
Femur	62 (15%)	43 (69%)	19 (31%)
Patella	1	1	0
Tibia	127 (31%)	98 (77%)	29 (23%)
Fibula	14 (3%)	12 (86%)	2 (14%)
Tarsus	11 (2%)	6 (55%)	5 (45%)
Fuß	15 (4%)	13 (87%)	2 (13%)
Gesamt	422 (100%)	306 (73%)	116 (27%)

Schlussfolgerung

Neben den bekannten Nebenwirkungen – wie petechiale Blutung, Blutergüsse und Schwellung, die keiner Therapie bedurften, konnten keine Komplikationen beobachtet werden. Wegen der Komplikationslosigkeit der Methode und dem geringen Aufwand für den Patienten, wird die Stoßwellenbehandlung von uns als Therapie der ersten Wahl bei der Behandlung von verzögert heilenden Knochenbrüchen und Pseudarthrosen, die keiner Achsenkorrektur bedürfen, angesehen.

Dr. med. Wolfgang Schaden/Unfallkrankenhaus Meidling/Kundratstrasse 37/Wien/Österreich/ Tel.: ++ 43 1 601 500/Fax: ++ 43 1 601 50 352/E-Mail: ismst@aon.at

Vergleichende tierexperimentelle Studie zur autologen Knorpelzelltransplantation mittels Zellsuspension bzw. einer neuartigen Kollagenträgermatrix

U. Schneider (Aachen), T. Gotterbarm, S. J. Breusch, F. U. Niethard

Fragestellung

In Rahmen einer tierexperimentellen Untersuchung sollte am standardisierten Knorpeldefektmodell im Göttinger Minipig die Reparationsfähigkeit autolog transplantierter Chondrozyten als Zellsuspension bzw. in einer neuen Knorpelzellträgermatrix getestet werden.

Methoden

Die beiden unterschiedlichen Behandlungsverfahren wurden nach einem festgelegten Randomisierungschema an einem 7,3mm großen „full thickness" Knorpeldefektmodell im Bereich der Trochlea des Kniegelenks getestet. Die verwendete Kollagenmatrix

(Ars Arthro AG) wird beim Anmischen mit den autologen Knorpelzellen vermengt und als Gel in der notwendigen Knorpeldicke gegossen. Die Konstrukteinbringung erfolgt mittels Fibrinklebung in press-fit-Technik. In der Gruppe der Zellsuspensionsapplikation wurde die bekannte Technik der ACT nach Brittberg et al. 1994 verwendet. In der Zellsuspensionsgruppe wurden jeweils 700.000 Zellen und in den Kollagenmatrixkonstrukten jeweils 40.000 Zellen transplantiert. Insgesamt wurden 11 Tiere erfolgreich operiert. Die Untersuchung der Regenerate erfolgte nach 6 Wochen (n=3), 3 Monaten (n=4) und einem Jahr (n=4). Die Aufarbeitung der Präparate beinhaltete die Einschätzung des makroskopischen Erscheinungsbildes, eine mechanische Testung der Regeneratzone und des umgebenden Knorpels und eine verblindete Analyse der histologischen Präparate durch einen unabhängigen Untersucher. Des weiteren wurde die Operationszeit der einzelnen Verfahren dokumentiert.

Ergebnisse

Das morphologische Erscheinungsbild der mit den Zellmatrixkonstrukten behandelten Tiere zeigte zu allen Nachuntersuchungszeitpunkten gleich gute und z.T. bessere Ergebnisse als die zellsuspensionsbehandelten Tiere. Die Integration der Regenerate war in den Matrixgruppen deutlich besser. Eine Schädigung des umgebenden Knorpels ließ sich nur in der Zellsuspensionsgruppe nachweisen, da durch das Einkleben der Matrix die schädigende Wirkung der Periostlappennaht entfiel. Die mechanische Testung der Regenerate zeigte keine Unterschiede zwischen den unterschiedlichen Gruppen. Die Operationszeit bei der Materiximplantation war deutlich kürzer als bei der autologen Chondrozytentransplantation.

Schlussfolgerung

Die Verwendung der neu entwickelten Zellmatrixkonstrukte führt zu einer guten Reparation von Strukturdefekten des hyalinen Gelenkknopels und bietet dabei erhebliche Vorteile hinsichtlich der Integrität im Transplantatlager, der Implantationstechnik und des Operationstraumas.

PD Dr. med. Ulrich Schneider/Orthop. Universitätsklinik der RWTH AAchen/
Pauwelsstr. 30/52074 Aachen/Deutschland/Tel.: 0241-8089849/Fax: 0241-8082453/
E-Mail: u.schneider@post-rwth-aachen.de

Mikromorphologische Merkmale der Regeneratreifung unter Einfluß von lokal appliziertem rhBMP-2 im Rahmen der Distraktionsosteogenese

C. Spies (Hannover), O. Nölle, F. Thorey, F. Witte, H. Windhagen

Fragestellung

Die Distraktionsosteogenese stellt eine elegante Methode zur Überbrückung von größeren knöchernen Defekten ohne das Risiko einer Fremdknocheninfektion oder allergischen Reaktion gegenüber Knochenersatzstoffen dar. Ein wesentliches Problem liegt in der langwierigen Konsolidationsphase und den damit verbundenen Kosten auch aus volkswirtschaftlicher Sicht. Mit dem Ziel, die Konsolidierung des Knochenregenerates zu beschleunigen, wurde in einem Modell der Tibiakallusdistraktion rhBMP-2 auf kollagenem Trägermaterial appliziert.

Methoden

An der rechten Tibia von 18 Schafen wurde eine Osteotomie gesetzt und diese mit einem Halbringfixateur stabilisiert. Nach einer Distraktionsphase von 20 Tagen mit einer Distraktionsgeschwindigkeit von 1.25 mm pro Tag wurde eine Defektzone von 25 mm geschaffen. Die Tiere wurden in zwei Gruppen eingeteilt: 1) eine Gruppe mit rhBMP-2/Kollagen-Injektion 2) eine Gruppe mit Kollagen-Injektion als Kontrolle. Nach Beendigung der Experimente nach 74 Tagen wurden biomechanisch-destruktive Torsionstestungen durchgeführt sowie histologische Schnittpräparate angefertigt und die Parameter kortikaler Verlauf sowie Knochen/Knorpel-Verhältnis in der Defektzone quantitativ ausgewertet.

Ergebnisse

Die Torsionstestung zeigte signifikante Unterschiede zwischen beiden Gruppen (p= 0,02). Histologisch zeigte sich in der BMP-Gruppe eine deutlich stärkere Kortikalisierung sowie eine generell deutlich ausgeprägtere Osteogenese als in der Kontrollgruppe.

Schlussfolgerung

Eine Injektion mit rhBMP-2 auf kollagenem Trägermaterial eignet sich möglicherweise als Therapieansatz zur Beschleunigung der Knochenkonsolidierung während der Kallusdistraktion.

Claudia Spies/Orthopädische Klinik der Medizinischen Hochschule Hannover/ Anna-von-Borries-Straße 1–7/30625 Hannover/Deutschland/Tel.: 0511-5354-573/ Fax: 0511-5354-682/E-Mail: claudia_spies@gmx.de

Silikatisierung-Silanisierung der Oberfläche von zementierten Femurschaftimplantaten – eine neue Methode zur Optimierung des Implantat-PMMA-Verbundes

D. C. Wirtz (Aachen), E. Schopphoff, F. U. Niethard, R. Marx

Fragestellung

Da die Lockerung zementierter Femurschaftimplantate bedingt durch das sog. Debonding vom Implantat-Zement-Interface ausgeht, wurde eine neue Beschichtungsmethode (Silikatisierung-Silanisierung) der Prothesenoberfläche entwickelt, um langfristig die Verbundfestigkeit zwischen Implantat und Zementmantel zu verbessern. Um dies nachzuweisen, wurde an zwei unterschiedlichen Prüfständen eine Belastungstestung mit nachfolgender Analyse der Verbundfestigkeit, der aufgetretenen Spaltbildungen im Implantat-PMMA-Interface und der Rissbildungen im Knochenzement durchgeführt.

Methoden

Prüfstand I: 24 Kegelstümpfe (12× TiAl6V4, 12× CoCrMo, davon je 6 beschichtet) wurden in Kunststoffknochenzylinder mit einem 2 mm Zementmantel implantiert und für 7 d (Tage) in 0,9%-iger NaCl-Lösung bei 37°C ausgelagert. Weitere 24 Kegelstümpfe wurden unter den gleichen Bedingungen einzementiert und für 90 d ausgelagert. Die Belastunsgprüfung nach Auslagerung erfolgte angepaßt an die DIN ISO 7206-3 (106 Lastzyklen, flüssiges Milieu, 37°C), wonach die Verbundstärke des PMMA-Metall-Interface im Ausstoßversuch ermittelt wurde. Prüfstand II: Je 3 BiContact-Originalprothesen aus CoCrMo und TiAl6V4 mit und ohne Beschichtung wurden in Femurkunstknochen einzementiert und angelehnt an die DIN ISO 7206-4 (106 Lastzyklen, f=3 Hz, Fo=2300 N, Fu=300 N, 37°C, flüssiges Milieu) einer Belastungsprüfung ausgesetzt. Nachfolgend wurden die Femura in 5 mm dicke horizontale Scheiben geschnitten. Die quantitative Grenzflächenanalyse des PMMA-Metall-Interfaces erfolgte bildanalytisch im Auflichtmikroskop. Rissbildungen im Knochenzementmantel wurden quantitativ im Fluoreszenzmikroskop bestimmt.

Ergebnisse

Prüfstand I: Bei beiden Legierungen war die Verbundfestigkeit bei den beschichteten Kegelstümpfen nach 7d Wasserauslagerung (Ti: um 20%, CoCr: um 26%) und nach 90 d (Ti: um 50%, CoCr: um 34%) signifikant höher als bei der unbeschichteten. Nach 90 d Auslagerung zeigten die beschichteten Ti-Kegelstümpfe die höchste Verbundfestigkeit (6409 N), dagegen lag die niedrigste Verbundfestigkeit bei den unbeschichteten CoCr-Kegelstümpfe (3160 N). Prüfstand II: Bei den unbeschichteten CoCr-Implantaten zeigten sich 8 bis 10-fach mehr Spaltbildungen im PMMA-Metall-Interface als bei den beschichteten. Bei den Ti-Prothesen war dieser Unterschied noch ausgeprägter (relativer Spaltanteil beschichteter Prothesen 0–2%, unbeschichteter Prothesen 36–50%). In der Zementmantelanalyse zeigten sich bei beiden Legierungen 3- bis 4-fach mehr Rissbildungen bei den unbeschichteten Prothesen.

Schlussfolgerung

Das Beschichtungssystem hält den in situ vergleichbaren mechanischen Belastungen stand und verhindert das Debonding. Gleichzeitig wird die Zementmantelintegrität durch verminderte Rissbildung eindeutig verbessert. Damit scheint eine hydrolysestabile Optimierung der Schnittstelle zwischen Knochenzement und Metall zur Vermeidung der Lockerungsinduktion zementierter Endoprothesen gefunden.

PD Dr. med. Dieter Christian Wirtz/Orthopädische Universitätsklinik RWTH Aachen/
Pauwelsstr. 30/52074 Aachen/Deutschland/Tel.: 0241-8089410/Fax: 0241-8082453/
E-Mail: DCWirtz@ukaachen.de

Bewertung unfallchirurgischer Entscheidungen: Die sequential information delivery (SID) Prozedur

D. Stengel (Berlin), J. Seifert, G. Matthes, J. Beneker, K. Bauwens, A. Ekkernkamp

Fragestellung

Wie kann chirurgische Erfahrung (interne Evidenz) gemessen werden?

Methoden

Die Frage wurde durch eine Diskussion über Leitlinien zur Intubation von Schwerstverletzten angeregt. Wir postulierten, dass die Indikation zur Intubation durch Minimalinformationen (erster Eindruck des Notarztes am Unfallort) bestimmt wird. Zwischen drei Klinikern (ltd. Notarzt, Fachärztin f. Unfallchirurgie, Assistent im letzten Ausbildungsjahr) und einem klinischen Methodiker wurde Konsens über ein Szenario erzielt (Delphi-Technik). In einem mehrphasigen Experiment wurden den drei Testpersonen Tabellen mit Datenfragmenten von 98 Patienten des Trauma-Registers der Klinik zugesandt (von uns als sequential information delivery [SID] bezeichnet). Demografische Details wurden maskiert; zur Vermeidung von Ermüdung (attrition) wurden Latenzperioden (wash-out) von 4 Wochen eingelegt. Die Patienten-Reihenfolge war für jeden Teilnehmer zufällig; die Probanden wurden aber erst nach Abschluß der Studie hierüber informiert (post-allocation consent). Auf der Basis folgender Informationen sollte über die Notwendigkeit zur Intubation entschieden werden: Phase 1: Unfallmechanismus, Blutdruck, Herzfrequenz, GCS; Phase 2: Einschätzung der Verletzungsschwere am Unfallort (6 Körperregionen, 4 Schweregrade); Phase 3: Verletzungsmuster nach Primärdiagnostik (11 Körperregionen, 4 Schweregrade). Übereinstimmung zwischen den Teilnehmern wurde durch Cohens kappa [k], die interne Testkonsistenz durch Cronbachs alpha beschrieben. In einer Validierungsphase wurde durch Versendung repräsentativer Daten-Stichproben (30% des ursprünglichen Umfanges) die Test-Retest-Reliabilität über eine Covarianz-Analyse gemessen. Intubations-relevante Variablen wurden mit schrittweiser logistischer Regression getestet. Prädiktive Faktoren wurden durch ROC-Analyse (receiver operating characteristics) mit Vergleich der Flächen unter den Kurven (AUC) und ihrer 95% Konfidenzintervalle [KI] quantifiziert.

Ergebnisse

Das Experiment dauerte insgesamt 16 Wochen. Die Beobachter-Übereinstimmung war in der ersten und dritten Phase substanziell (k=0.86 und k=0.63); in der zweiten Phase konnte von einem Untersucher in 32% der Fälle keine Entscheidung getroffen werden (kappa=0.39). Für das gewählte Szenario war die interne Test-Konsistenz schlecht (alpha 0.14 bis 0.33); ein Großteil der in Leitlinien häufig genannten Kriterien trug somit nicht zur Intubations-Entscheidung bei. Der Entschluß zur Intubation wurde durch einen initialen GCS<9 bestimmt (AUC 0.94, 95% KI 0.89–0.97, zum Vergleich: komplexes Modell [mit Einschluß aller Verletzungen] AUC 0.96, 95% KI 0.88–0.98). Die Retest-Reliabilität lag zwischen 69 und 74%.

Schlussfolgerung

Das SID-Modell ermöglicht eine spielerische Evaluation klinischer „aus dem Bauch heraus" getroffener Entscheidungen. Die Prozedur kann dazu beitragen, Algorithmen auf ihre relevanten Kriterien zu reduzieren und Übergangswahrscheinlichkeiten für Entscheidungsanalysen zu generieren.

Dr. med. Dirk Stengel/AG Methodik und Klinische Ökonomik/Klinik für Unfall- und Wiederherstellungschirurgie/Warener Str. 7/12683 Berlin/Deutschland/Tel.: 030 5681 0/ Fax: 030 5618 3003/E-Mail: dsteukberl@aol.com

Einheitliches Endoprothesenregister wird möglich durch Transpondertechnologie

G. Lob (München), K. Jentsch

Fragestellung

Einheitliche Patientendaten zur Qualitätskontrolle nach Endoprothetik sind nur sehr schwer zu erhalten. Die Krankenakte ist Eigentum der behandelnden Klinik, die Krankengeschichte in Papierform kann vom Patienten nicht ständig mitgeführt werden. Kann eine Datensammlung in elektronischer Form auf einer Endoprothese fixiert werden? Können diese Daten von autorisierten Ärzten (Datenschutz!) überall abgerufen werden und können diese Daten während der Standzeit der Prothese ergänzt werden?

Methoden

Auf dem Implantat (Endoprothese) wird ein Mikrochip mit Antenne angebracht. Chip und Antenne haben zusammen die Größe einer 1 Cent-Münze. Die Daten auf dem Chip können aus einer Entfernung von 20–30 cm berührungsfrei gelesen und ergänzt werden (13,56 MHz). Der Chip benötigt keine eigene Energiequelle. Die Kapazität beträgt 3 MB und kann erweitert werden. Auf dem Chip sind alle wichtigen Daten der Endoprothese gespeichert (Hersteller, Material, Lotnummer, Operateur, Klinik, OP-Datum, Besonderheiten usw.). Zu jeder Nachuntersuchung können die Daten gelesen und ergänzt werden und dies während der gesamten Standzeit des Implantates.

Ergebnisse

Diese Technologie wurde bisher erfolgreich in Blutbanken eingesetzt. Der Preis eines Transponders liegt bei ca. 2,50 Euro, der Einbau in eine Prothese wird auf ebenfalls ca. 2,50 Euro geschätzt. Lese- und Einlesegerät können an konventionelle Computer angeschlossen werden, Kosten ca. 150 Euro. Eine einheitliche Datenauswertung wird durch Nutzung der blue tooth-Technik erleichtert.

Schlussfolgerung

Die Behandlungsdaten von der Implantation der Endoprothese über jede Nachkontrolle, Komplikationen und besondere Ereignisse trägt der Patient ständig bei sich. Nur der autorisierte Arzt kann die Daten abrufen und ergänzen. Notwendige Behandlungen werden wesentlich erleichtert durch eine ständig überall verfügbare Krankengeschichte. Ein einheitliches Endoprothesenregister wird möglich und erlaubt eine Langzeitqualitätskontrolle.

Prof. Dr. med. Günter Lob/Unfallchirurgie der Chirurgischen Klinik und Poliklinik, Klinikum Großhadern, Ludwig-Maximilians-Uni/Marchioninistr. 15/81377 München/Deutschland/ Tel.: 089/7095-3500/Fax: 089/7095-8899/E-Mail: Guenter.Lob@gch.med.uni-muenchen.de

Ermittlung und Revision von Medikationsfehlern im ambulanten Behandlungssektor – Eine qualitätssichernde Kooperative von Arzt und Apotheker bei unfallchirurgischen Patienten

C. Rapke (Nürnberg), G. Hofmann, H.-W. Stedtfeld, G. Scherbel

Fragestellung

Inwieweit lassen sich im Rahmen einer stationären Behandlung in der Unfallchirurgie Medikationsfehler einer mitgebrachten Gesamtmedikation eines Patienten erfassen und revidieren? Welche Effekte hinsichtlich Therapieverbesserung für den Patienten sind dabei erreichbar? Welche Maßnahmen bewirken eine Weiterführung der optimierten Therapie nach Entlassung?

Methoden

Medikamentenumstellungen neuer Patienten auf in unserem Haus gelisteten Präparate auf Vorschlag der Apotheke erfolgen durch die behandelnden Ärzte. Bei dieser Umstellung wurde eine Statistik der Interventionen geführt. Hierbei wurde die Anzahl der Medikationsfehler bezogen auf die Anzahl der verordneten Medikamente festgestellt. Als Intervention wurde eine Veränderung der extern verordneten Medikation mit dem Ziel der Therapieoptimierung definiert. Eine Abschätzung der Wertigkeit der Interventionen erfolgte anhand der auf 5 unfallchirurgischen Stationen über 4 Monaten durchgeführten Sammlung der Einzelfälle. Die ermittelten Medikationsfehler wurden subspezifiziert. Innerhalb der Fehlerarten erfolgte eine Wichtung durch einen Punktescore. Die Fortführung der Therapieoptimierung soll ein Therapieblatt für Patient und weiterbehandelnden Arzt gewährleisten. Bei geeigneten Patienten erfolgte vor Entlassung ein Beratungsgespräch zwischen Patient und Apotheker. Der Apotheker nimmt an der täglichen Stationsvisite teil um evtl. Anfragen direkt beantworten zu können und die für eine Beratung geeigneten Patienten rechtzeitig herausfiltern zu können.

Ergebnisse

In 5,2% aller überprüften Verordnungen mussten Interventionen an der Medikation vorgenommen werden. Bezogen auf den einzelnen Patienten wurde bei 15,4% dieser Patienten die externe Verordnung überarbeitet. Die quantitative Analyse der gefundenen Medikationsfehler zeigt die Tab. 1. Beispiele für die Anzahl der gefundenen Fehler differenziert nach Art des Fehlers zeigt Tabelle 2. Die Beeinträchtigung für den Patienten ist abhängig von der Fehlerart. Der durchschnittliche Punktescore liegt bei 4,95. Insgesamt fallen 96% der betrachteten Interventionen in die Kategorien 1–3 der Tabelle 1.

Tabelle 1. Häufigkeitsverteilung der Fehler innerhalb des Punktescores (Minimum 1/ Maximum 10).

	Punktescore/ Einzelfall	Häufigkeit Anzahl der Fälle (n=82)	Häufigkeit in %
I. Beeinträchtigung für den Patienten kaum spürbar	2	10	12,2
II. Beeinträchtigung der Lebensqualität	4	28	34,1
III. Inadäquate Dosierung oder überflüssige Medikation mit potentiellen Nebenwirkungen	6	39	47,6
IV. Bereits eingetretene Nebenwirkungen und Interaktionen mit klinischer Symptomatik	8–10 (je nach klin. Symptomatik)	3	3,7
V. Inadäquate Dosierung und damit verbundene relevante Spätfolgen	10	2	2,4

Tabelle 2. Anzahl und Beispiel für Fehler, die zu einer Intervention führten

Fehlerart	Fehlerart	n = 82	Repräsentatives Beispiel für den Medikationsfehler
Aufgrund der klinischen Symptomatik gut erfassbare Fehler	Dosierung	35	Unterdosierung 83%; Überdosierung 17%
	Interaktionen und damit verbundene Nebenwirkungen	6	Hohe Dosierung von K+-ausscheidenden Diuretika bei gleichzeitiger Herzglykosidgabe
	Applikationszeit	24	Abendliche Diuretikagabe
	Indikation	10	Dauergabe von Medikamenten für kurzfristige Anwendung
die Fehler werden nur teilweise erkannt, hohe Dunkelziffer	Umgang mit galenischen Sonderformen	3	Teilung von nichtteilbaren Tabletten
	Übertragungsfehler	4	Fehlende Zusätze wie z.B. Retard, Plus

Schlussfolgerung

Der vom Apotheker erstellte Änderungsvorschlag wird vom behandelnden Stations-
arzt umgesetzt. Dadurch wird der Chirurg zusätzlich auf die oft unterschätzte „inter-
nistische" Begleittherapie focusiert. Dem Apotheker wird durch die Anwesenheit bei
Visite der Blick für die klinische Relevanz theoretischer Wirkungen oder Nebenwirkungen bestimmter Medikamente und Complianceprobleme ermöglicht. Der Prozentsatz von 15,4% Interventionen ist mit den in der Literatur beschriebenen 16,6% einer
australischen Studie vergleichbar. Die Ergebnisse der Studie zeigen: Der Benefit für
den Patienten ist quantifizierbar. Die Therapieveränderungen können die weiteren
Folgekosten der Therapie senken. Im Rahmen des Konkurrenzdrucks der Kliniken
untereinander können derartige Serviceleistungen ein wichtiges Marketinginstru-
ment werden.

Dr. med. Christian Rapke/Klinik für Unfallchirurgie, Klinikum Nürnberg/Breslauer Str. 201/
90471 Nürnberg/Deutschland/Tel.: 0911/398-5315/Fax: 0911/398-2173/
E-Mail: rapke@klinikum-nuernberg.de

C-Bogen basierte 3D-Navigation an der Wirbelsäule und Sakroiliakalgelenk: eine experimentelle Studie

E. Euler (München), S. M. Heining, C. Riquarts, W. Mutschler

Fragestellung

Mit dem neuen chirurgischen Bildverstärker Siremobil Iso-C3D können intraoperativ
nahezu im Realtime-Verfahren dreidimensionale Bilddaten erzeugt werden. Vorausgegangene Studien haben den Wert der Methode bei Osteosynthesen am peripheren Ex-
tremitätengelenk, aber auch am Stammskelett dargestellt. Ziel der vorliegenden Studie
ist die Anwendbarkeit und die Genauigkeit der C-Bogen basierten Navigation anhand
einer Kadaverstudie. Es wurde das Pedikel- und SI-Schrauben-Modell herangezogen.

Methoden

Mit einem Siremobil Iso-C3D Bildverstärker wurden in Standardtechnik 3D-Bildda-
tensätze einer Kadaver-Wirbelsäule und -SI-Gelenke erzeugt (DICOM-Format). Vor
der Datenaquisition wurden die dargestellten Skelettabschnitte mit Mini-Schrauben
(Titan Mini-Kreuzschlitzschrauben, Leibinger) als Fiducial Markers ausgestattet (3
Schrauben pro navigiertem Skelettabschnitt). Die DICOM-Datensätze wurden auf ein
Navigationssystem (Medivision) übertragen. Nach Registrierung im Wirbelsäulen-
Modul des Navigationssystems wurden insgesamt 20 Pedikelschrauben und 4 SI-
Schrauben navigiert im Realtime-Verfahren eingebracht. Unmittelbar danach wurde
die Lage der eingebrachten Schrauben im 3D-Bild des Siremobil Iso-C3D kontrolliert.
Als Goldstandard dienten Spiral-Computertomogramme, mit denen die Iso-C3D-Bil-
der verglichen wurden.

Ergebnisse

Die Reproduzierbarkeit des Verfahrens, die eindeutige Orientierung und die sichere Identifikation der Fiducial Markers erfordert ein spezielles Protokoll bei der Bilddatenaquisition und beim Datentransfer. Hiermit konnte im Experiment mit der Standardausrüstung (Siremobil Iso-C3D, Medivision-Navigationssystem mit Spine-Modul, Fiducial Markers) eine Navigation im dreidimensionalen Bild durchgeführt und eine Genauigkeit von <2 mm nachgewiesen werden. Eine Pedikelschraube lag in der Pedikelwand, eine weitere subchondral nahe der Deckplatte. Alle anderen Schrauben waren korrekt platziert. Die CT-Bilder zeigten eine Übereinstimmung mit diesen Befunden.

Schlussfolgerung

Die C-Bogen basierte 3D-Navigation mit dem Siremobil Iso-C3D ist reproduzierbar möglich. Sie ist für die klinische Anwendung ausreichend genau und unterscheidet sich in diesem Punkt nicht von der CT basierten Navigation. Fiducial Markers ermöglichen die Navigation ohne die technische Zusatzausstattung für die markerfreie Registrierung. In Kombination mit der registrierungsfreien dreidimensionalen C-Bogen-Navigation erlaubt die Fiducial Marker Methode jedoch eine Navigation an zwei Knochen (z.B. zwei Wirbelkörper benachbarter Bewegungssegmente) an nur einem Bilddatensatz ohne zusätzliche Strahlenbelastung.

PD Dr. med. Ekkehard Euler/Chirurgische Klinik, LMU München/Nußbaumstraße 20/
80336 München/Deutschland/Tel.: 0049 89 51602568/E-Mail: euler@ch-i.med.uni-muenchen.de

Interobserverreliabilität eines neuen Scoring-Systems zur Lagebestimmung von Pedikelschrauben nach Wirbelsäulenfrakturen

M. Zdichavsky (Hannover), L. Bastian, M. Blauth, C. Knop, M. Graessner, H. Herrmann, C. Krettek

Fragestellung

Für die Stabilisierung von traumatischen Wirbelsäulenfrakturen mit einem Pedikelschraubensystem ist deren Lage im Wirbelkörper mit fester Verankerung ausschlaggebend zur Vermeidung weiterer Komplikationen. Es wurde ein neues Scoring-System entwickelt, welches die Lagebestimmung sowie die Entscheidung zur Revision erleichtern soll. Das Ziel dieser Studie ist die Überprüfung des neu entwickelten Scoring-Systems zur Interobserverreliabilität.

Methoden

Es wurden 1500 transpedikuläre Schrauben anhand von 30 post-operativen CT Bildern von 50 Untersuchern aus 15 Kliniken der Arbeitsgemeinschaft Wirbelsäule der DGU mit dem Scoring-System bewertet. Pedikelschrauben des Universal Spine Systems dienten zur dorsalen Stabilisierung traumatischer thorakaler Wirbelsäulenfrakturen (T01-T10). Jede Klinik erhielt eine CD mit den zu klassifizierenden Schrauben mit einer genauen Anleitung sowie einer schematischen Darstellung des Scoring-Systems. Die Bewertung jeder einzelnen Pedikelschraube sowie deren Revisionsbedürfigkeit mit oder ohne begleitende post-operative Neurologie sollte in einem Antwortbogen markiert werden. Die Pedikelschraubenlagen wurden von Grad I bis III bewertet. Die Pedikelschrauben sind Grad Ia: optimal plaziert, Grad Ib: innerhalb des Wirbelkörpers aber lateral des Pedikels, Grad IIa: lateral des Wirbelkörpers aber innerhalb des Pedikels, Grad IIb: innerhalb des Pedikels aber die Schraubenspitze liegt in der gegenüberliegenden Wirbelkörperhälfte, Grad IIIa: lateral des Pedikels und Wirbelkörpers und Grad IIIb: medial des Pedikels mit Beeinträchtigung des Spinalkanals. Statistik: Cohens's κ-Test.

Ergebnisse

Die Interobserverreliabilität des Scoring-Systems erreichte einen mittleren κ-Wert von 0.70 (0.47–0.92, p<0.0005). Entsprechend der Interpretation der κ-Werte von Landis und Koch entspricht dies einem guten Ergebnis. Der Mittelwert der Übereinstimmung lag für die Grad Ia Schrauben bei 67.2% (47.1%–94.1%), Grad Ib bei 72.9% (31.4%–92.2%), Grad IIa bei 72.5%, Grad IIb bei 78.5% (56.9%–92.2%), Grad IIIa bei 78.2% (60.8%–96.1%) und Grad IIIb bei 66.7% (43.1%–100%). Mehrheitlich übereinstimmend waren die Empfehlungen zur Schraubenrevision bei Grad IIb, IIIa und IIIb mit einhergehender post-operativer Verschlechterung der Neurologie, wobei Grad IIIb Schrauben auch mehrheitlich ohne Neurologie revidiert werden sollten. Grad Ia, Ib und IIa Schrauben wurden mehrheitlich mit oder ohne Neurologie als nicht revisionspflichtig eingestuft.

Schlussfolgerung

Die Interobserverreliabilität des neu entwickelten Scoring-Systems kann im Vergleich mit Interobserverstudien unterschiedlicher Klassifikationssysteme als sehr gut eingestuft werden. Bei guter Reproduzierbarkeit kann das Scoring-System als Grundlage dienen zur besseren Vergleichbarkeit unterschiedlicher Studienkollektive, im Vergleich zwischen konventioneller Schraubenplazierung und navigierter Technik, sowie zur Entscheidung über Revisionen von Pedikelschrauben.

Dr. med. Marty Zdichavsky/MH-Hannover Unfallchirurgie/Carl-Neuberg-Str. 1/30625 Hannover/ Deutschland/Tel.: 0511-532-2050/Fax: 0511-532-5877/E-Mail: mzdic@yahoo.de

Stabilisierung kombinierter meta-/diaphysärer Frakturen des proximalen Humerus mit einem neuen intramedullären Kraftträger mit winkelstabilen Fixierschrauben

L. Großterlinden (Hamburg), W. Linhart, B. Hassunizadeh, D. W. Sommerfeldt, J. Windolf, J. M. Rueger

Fragestellung

Frakturen im Bereich der Meta- und Diaphyse am proximalen Humerus sowie kombinierte Humeruskopf- und Humerusschaftfrakturen stellen auch heute noch eine therapeutische Herausforderung für den Unfallchirurgen dar. Vor allen bei alten, osteoporotischen Patienten gestaltet sich die sichere Stabilisierung dieser Frakturen häufig sehr schwierig. In der vorliegenden Arbeit wurde untersucht, ob durch den Einsatz eines neuen Verriegelungsnagel-Systems, das vier winkelstabile Fixierschrauben im Bereich des Humeruskopfes besitzt, diese Problemfrakturen zuverlässig behandelt werden können.

Methoden

Zwischen Mai 2000 und Januar 2002 wurden 18 Patienten mit kombinierten meta-/ diaphysären Frakturen des proximalen Humerus in unserer Klinik operativ behandelt, für die hier vorgestellte Studie prospektiv erfasst und im Verlauf nachuntersucht. Bei allen Patienten wurde eine Stabilisierung der Fraktur mit einem langen TARGON PH-Nagel (Fa. Aesculap, Tuttlingen) vorgenommen. Der Nagel wurde minimal-invasiv antegrad in den Humeruskopf eingebracht. Das proximale Hauptfragment kann mit bis zu vier winkelstabilen Schrauben, die aus drei verschiedenen Richtungen platziert werden können, fixiert werden. Die Rotationsstabilität wird durch zwei distale Verriegelungsbolzen erreicht. Das Behandlungsergebnis wurde mit Hilfe des Scores nach Constant und Murley und des Neer-Scores beurteilt.

Ergebnisse

Das Durchschnittsalter der 18 behandelten Patienten betrug 69,9 Jahre (46–88 Jahre). Es waren 10 Frauen und 8 Männer betroffen. Bei 14 Patienten war die Unfallursache ein Sturz auf den Arm, 4 Patienten erlitten pathologische Frakturen des proximalen Oberarmes bei vorbestehenden malignen Grunderkrankungen. Von den 18 operierten Patienten sind 5 Patienten bereits verstorben. 8 Patienten (Altersdurchschnitt: 72,9 Jahre (50–87 Jahre)) konnten nach durchschnittlich 9,8 Monaten (5–17 Monate) im Verlauf untersucht werden. Es wurde ein durchschnittlicher relativer Constant-Murley-Score von 80,3% (56,6–92,2%) und relativer Neer-Score von 84,8% (46,7–98%) erzielt. Bei einer Patientin kam es zum proximalen „cut-out" des Nagels, so daß eine vorzeitige Metallentfernung notwendig wurde. Darüber hinaus wurden keine weiteren peri- und postoperativen Komplikationen beobachtet.

Schlussfolgerung

Mit dem Targon PH-Nagel steht ein neuer intramedullärer Kraftträger zur Therapie von meta-/diaphysären proximalen Humerusfrakturen zur Verfügung. Die vorgestellten exzellenten funktionellen Ergebnisse zeigen, daß auch bei hochbetagten Patienten eine sichere Stabilisierung dieser Frakturen möglich ist. Die einfache Operationstechnik und geringe Komplikationsrate stellen einen innovativen Fortschritt für die Therapie dieser Problemfrakturen dar.

Dr. med. Lars Grossterlinden/Unfall- und Wiederherstellungschirurgie/Martinistr. 52/
20246 Hamburg/Deutschland/Tel.: 040-428033407/Fax: 040-428032495/
E-Mail: linhart@uke.uni-hamburg.de

Silikon-Netzmasken zur initialen Behandlung von Gesichtsverbrennungen mit hydrokolloidalen Verbänden

T. Radebold (Göttingen), M. A. Fuchs, K. M. Stürmer

Fragestellung

Gesichtsverbrennungen stellen eine Herausforderung dar: Im Gegensatz zu Verbrennungen an den Extemitäten ist eine deckende okklusive Behandlung problematisch, da Verbandsstoffe abschwimmen und nicht gut aufliegen. Randständige Verbandsanteile trocknen aus und verkleben mit dem Wundgrund. Sie führen so besonders bei Verbandswechseln zur sekundären Schädigung der Läsion. Ziel der vorliegenden Untersuchung war es, diese Probleme durch individuell angepasste Gesichts-Teilmasken zu vermeiden.

Methoden

Im Zeitraum von 1. Juni 1999 bis 1. Februar 2002 wurden insgesamt 21 Patienten mit Verbrennungen der Grade 2a und 2b mit einer Voll- oder Teilgesichtsmaske versorgt: 7× Typ „Fechter" (Gesicht gesamt), 6× Typ „Zorro", 4× Typ „Mundschutz", 4× Typ „Ohr".

Die Herstellung der Maske beinhaltete folgende Arbeitschritte:

- Alginatabdruck des Gesichtsreliefs
- Ausguss mit Mineralgips
- Auftrag einer Netz-Silikonschicht
- Zuschnitt
- Anbringen von Haltezügeln

Die entstandene Maske wurde nach Aushärtung mit dem entsprechenden Feuchtverband bestückt (z.B. Calcium-Alginat).

Ergebnisse

Alle Patienten wurden nach initialer Maskenbehandlung ambulant mit Panthenol® behandelt. In 19 Fällen konnte eine schnelle Epithelialisierung der Wunde zwischen sieben und 13 Tagen mit kosmetisch gutem Ergebnis erreicht werden. Bei zwei Patienten mit Verbrennungen Grad 2b von ein und 1,5% Körperoberfläche im Wangenbereich musste die Behandlung wegen Hitze- und Engegefühl unter der Maske abgewandelt werden. Die durchschnittliche Behandlungsdauer mit Maske lag bei 9,7 Tagen. Der Tragekomfort wurde insgesamt mit gut bewertet, fünf Patienten waren während der Behandlung aufgrund anderer Verletzungen intubiert und beatmet. Alle Patienten waren bezüglich ihrer Brandverletzung nach drei Wochen nicht mehr behandlungsbedürftig.

Schlussfolgerung

Die vorgestellte Maskenbehandlung stellt eine gute Alternative zu bisherigen Behandlungsmethoden dar und erreicht vergleichbare kosmetische Ergebnisse.

Nachteile:
- erheblicher Zeit-, Material und Kostenaufwand bei der Maskenherstellung
- regelmäßige Besiedelung der Wunden mit P. pyocyanus
  (jedoch ausnahmslos ohne Infektion)

Vorteile:
- Erheblicher Zeitgewinn bei weitgehend schmerzfreien Verbandswechseln mit einfacher Reinigung der Trägermaske und hohem Patientenkomfort
- individuelle Anpassung der Maskenbestückung an die Wundverhältnisse
- gute Versorgung der anatomisch problematisch geformten Gesichtsregion, dadurch optimale flächendeckende Einwirkung der verwendeten Wirksubstanz ohne Verkleben und konsekutiver sekundärer Schädigung der Wunde

Tobias Radebold/Klinik für Unfallchirurgie, Plastische und Wiederherstellungschirurgie der Georg-August-Universität/R.-Koch-Str. 40/37075 Göttingen/Deutschland/Tel.: 0551-398989/ E-Mail: t.radebold@online.de

Klinische Anwendung der Fluoreszenz-Angiografie zur Quantifizierung der Blutzirkulation in der Mikrochirurgie

H. Mothes (Jena), M. Simon, O. Bach, R. Friedel, E. Markgraf

Fragestellung

Berichtet wird über erste Erfahrungen in der klinischen Anwendung der Fluoreszenz-Angiografie zur Beurteilung der Blutzirkulation im Rahmen mikrochirurgischer Operationen. Hintergrund der Untersuchungen ist die Frage, ob mit dem Laser-induzierten Fluoreszenz-Nachweis (IC-View®) von Indozyaningrün erstmals eine perioperativ verwertbare Quantifizierung der Durchblutungsverhältnisse ermöglicht wird, die damit als wichtiges Kriterium zur Festlegung des chirurgischen Prozedere dienen kann.

Methoden

Der Farbstoff Indozyaningrün wird in einer Dosierung von 1 mg/kg Körpergewicht intravenös appliziert und aufgrund seiner pharmakologischen Eigenschaften vollständig intravasal verteilt. Mittels einer Laser-Kamera können die Anreicherung, das Verteilungsmuster und die Abflutung des fluoreszierenden Farbstoffes im Operationsgebiet visualisiert und beurteilt werden.

Ergebnisse

Bislang sind 12 Patienten im Rahmen von Replantationen (n=9) und Lappentransfers (n=3) untersucht worden. Bei 8 Patienten konnte der Fluoreszenznachweis den klinischen Eindruck einer ausreichenden Durchblutung bestätigen. Bei 4 Patienten (33%) erfolgte durch die intraoperativen Messungen eine Änderung des operativen Vorgehens. Dabei sind in je einem Fall eine arterielle und venöse Thrombose, die ausreichende Perfusion eines Fingers trotz Zerstörung des radialen Gefäßbündels sowie ein steel-Phänomen im Bereich eines replantierten Unterarmes nach Anschluß eines Fernlappens identifiziert worden.

Schlussfolgerung

Mit der Fluoreszenz-Angiografie gelingt eine räumliche (Gefäßverteilung) und zeitliche (arterielles/venöses System) Beurteilung der Blutzirkulation im Rahmen mikrochirurgischer Operationen. Im klinischen Alltag ermöglicht ihr Einsatz im Vergleich zu bisher durchführbaren Untersuchungsmethoden eine exaktere präoperative Planung, die Verminderung von Operationszeiten und die Beurteilung der Effizienz additiver Maßnahmen (Vasodilatation, hyperbare Oxygenierung) und kann damit zu besseren klinischen Ergebnissen führen.

Dr. med. Henning Mothes/Klinikum der FSU Jena, Klinik für Unfall-, Hand- und Wiederherstellungschirurgie/Bachstrasse 18/Jena/Deutschland/Tel.: 03641/933978/Fax: 03641/933978/ E-Mail: henning.mothes@med.uni-jena.de

Indikation, Technik und Ergebnisse nach autologer Chondrozytenbehandlung (ACT)

J. Löhnert (Gelsenkirchen-Buer)

Seit September 1996 wurden im Sankt Marien-Hospital Gelsenkirchen-Buer 210 Patienten mit ACT behandelt, Altersdurchschnitt 35 Jahre, der jüngste Patient war 12, der älteste Patient 68 Jahre alt. Am häufigsten betroffen war die mediale Kondyle (69%), lateral (24%), Gleitlager (6%) und retropatellar 1%. Die durchschnittliche Defektgröße betrug 3,4 qcm, der größte Defekt war über 9 qcm. 52 Patienten wurden in einem Zeitraum von ein bis 3 Jahre postoperativ nachuntersucht. 25 Patienten waren ein- oder mehrmals auswärts voroperiert. Bei 30 Patienten war der Knorpelschaden durch ein

Trauma entstanden. 14 Patienten hatten eine OD. Bei 4 Patienten wurde mit der ACT zeitsynchron eine Rekonstruktion des vorderen Kreuzbandes vorgenommen. Bei der Nachuntersuchung wurden folgende Bewertungskriterien zugrunde gelegt: 1. Scoring-System, 2. Patientenselbstbewertung, 3. MRT-Bewertung, 4. Beurteilung der Nacharthroskopien, 5. histologische Beurteilung von Biopsien aus dem ACT-behandelten Areal, 6. Komplikationen.

Ergebnisse

Die Erfolgsquote der Scores ein bis 3 Jahre postoperativ liegt bei 87%. Die kernspintomographische Bewertung zeigte in 92% ein gutes Ergebnis. 90% aller Befragten würden das Verfahren wiederholen bzw. weiterempfehlen. Bei den Nacharthroskopien wurden 85% der Knorpelregenerate als sehr gut und gut bewertet. Von 26 entnommenen Biopsien aus dem ACT-Areal konnte 23 mal (88%) hyaliner Knorpel nachgewiesen werden. Komplikationen während der stationären Behandlung, wie Thrombosen oder Infektionen, wurden nicht beobachtet.

Schlussfolgerung

Der therapeutische Erfolg der ACT-Behandlung beträgt je nach Untersuchungsmethode 85 bis 92% ein bis 3 Jahre postoperativ. Die ACT-Behandlung führt zur Bildung von Knorpelregeneraten mit biomechanischen und histologischen Eigenschaften des hyalinen Gelenkknorpels.

Dr. med. Johannes Löhnert/Sankt Marien-Hospital Gelsenkirchen-Buer/Mühlenstr. 5–9/
45894 Gelsenkirchen/Deutschland/Tel.: 0209 364 3310/Fax: 0209 364 3390/
E-Mail: johannes.loehnert@marienhospital.de

Entwicklung eines dreidimensionalen Knochenersatzes durch „Selective Laser Melting"

D. A. Hollander (Aachen), W. Meiners, M. Rau, H. J. Erli, P. Klever, O. Paar

Fragestellung

Wissenschaftlicher Ansatz ist die Nutzung eines Fertigungsverfahrens für gradierte, biokompatible und funktionale Implantate, deren Eigenschaften bei direkter zeitnaher Herstellung lokal und individuell angepasst werden können.

Methoden

In der Prozesskammer wird der pulverförmige TiAl6V4-Werkstoff in der Schichtdicke von 0,003–0,1 mm auf eine Plattform aufgetragen. Der zum Bauteil gehörende Bereich wird mit einem fokussierten Laserstrahl zeilenweise abgefahren. Das Pulver wird unter Einwirkung der Laserstrahlung vollständig aufgeschmolzen und bildet nach Erstarrung eine feste Verbindung mit der darunterliegenden Materialschicht. Dieser Vorgang wiederholt sich, bis schichtweise das gesamte dreidimensionale Bauteil auf Basis individueller CT-Daten hergestellt ist. Mit genanntem Verfahren stellten wir zunächst Plättchen mit unterschiedlicher Oberflächenstruktur her. Als Biokompatibilitätsnachweis demonstrieren wir den Einfluß der verschiedenen Porositäten auf das Wachstumsverhalten humaner Osteoblasten in vitro.

Ergebnisse

Aus dem Werkstoff TiAl6V4 können mittels SLM-Verfahren komplexe dreidimensionale Geometrien mit unterschiedlicher Oberflächenstruktur auf Basis von individuellen CT-Daten ohne Materialverlust innerhalb eines Tages generiert werden. Durch Messungen der optischen Dichte im Photometer sowie durch fluoreszenzmikroskopische Untersuchungen lassen sich einerseits die Biokompatibilität sowie andererseits statistisch signifikante Unterschiede im Wachstumsverhalten humaner Osteoblasten auf verschiedenen Oberflächen nachweisen.

Schlussfolgerung

Durch schichtweisen Aufbau mit dem SLM-Verfahren werden komplexe dreidimensionale Geometrien auf Basis von CT-Daten realisierbar. Die Kombination der genannten Vorteile macht dieses Verfahren insbesondere für die direkte Herstellung von Individualimplantaten interessant. In weiteren Untersuchungen werden verschiedene Oberflächenstrukturen als Träger für osteoinduktive Biomoleküle sowie die in vivo-Einsatzmöglichkeiten der Implantate geprüft.

Dr. med. Dirk A. Hollander/Unfallchirurgie, Universitätsklinikum RWTH Aachen/
Pauwelsstraße 30/52074 Aachen/Deutschland/Tel.: 0241-80-89350/
E-Mail: dhollander@ukaachen.de

Matrixgekoppelte Knorpelzelltransplantation (MACI®) zur Reparatur von Knorpeldefekten – Subjektive Patientenevaluierung nach 12 Monaten mit dem Knee Osteoarthritis Outcome Score (KOOS)

G. Strießnig (Wien), C. Resinger, S. Aldrian, V. Vécsei, S. Marlovits

Fragestellung

Trotz objektiver klinischer Ergebnisse ist ein patientenbezogener subjektiver Score essentiell für die Evaluierung der Knorpelzelltransplantationstechnik. Das Ziel der

Studie war die Evaluierung der Knorpelzelltransplantation nach der MACI® Technik mit dem Knee Osteoarthritis Outcome Score.

Methoden

Knorpeldefekte von 10 Patienten (Durchschnittalter 32 Jahre; 9 Männer [32,3 Jahre], 1 Frau [29,5 Jahre]) wurden mit einer autologen Knorpelzelltransplantation unter Verwendung der MACI® Technik (Verigen, Copenhagen) behandelt. Die durchschnittliche Größe des Knorpeldefektes betrug 5,4 cm^2 wobei 5 Defekte am medialen Femurkondyl 4 an der Patella und 1 an der Trochlea lokalisiert waren. Nach der Arthroskopie und Knorpelbiopsie werden die Knorpelzellen isoliert und in vitro vermehrt. Vor der Implantation werden die Zellen auf eine porcine Typ I/III Kollagenmembran aufgebracht. Zur Implantation der Membranen wird eine Arthrotomie durchgeführt und das Konstrukt wird mit einem Fibrinkleber (Tissucol®) fixiert. Die subjektive Patientenevaluierung wurde anhand des KOOS-Schemas präoperativ, 12, 24 und 52 Wochen postoperativ durchgeführt.

Ergebnisse

Der Score für die transplantierenden Patienten war für Sport 13,5 (SD±15,9), Lebensqualität 32,5 (SD±15,2), Schmerz 48,1 (SD±14,8), Symptome 56,1 (SD±18,6) und Tagesaktivität 59,3 (SD±16,8). Nach 12 Monaten verbesserten sich alle Bereiche und erreichten für Sport 62,5 (SD±27,5), Lebensqualität 78,1 (SD±3,1), Schmerz 97,2 (SD±6,9), Symptome 92,8 (SD±7,1) und Tagesaktivität 97 (SD±3).

Schlussfolgerung

Die matrixgekoppelte autologe Knorpelzelltransplantation zur Reparatur von umschriebenen Knorpeldefekten zeigt nach 12 Monaten eine deutliche Verbesserung der Schmerzsymptomatik und eine Zunahme der Aktivitäten des täglichen Lebens, die generell zu einer verbesserten Lebensqualität führen.

Dr. med. Gabriele Strießnig/Univ.-Klinik für Unfallchirurgie/
Währinger Gürtel 18–20/Wien/Österreich/Tel.: +43 1-40400-5964/
Fax: +43-1-40400-5947/E-Mail: gabriele.striessnig@akh-wien.ac.at

C3 Junges Forum (Dissertationspräsentationen)

Zeitliche Limitierung für die Implantat-Testung unter Osteoporose-ähnlichen Bedingungen im Schafmodell

A. Jenet (Davos), E. Schneider, B. Rahn, C. Lill, J. Goldhahn

Fragestellung

Für die Testung von Implantaten zur Frakturversorgung bei Osteoporose wurde ein Schafmodell entwickelt, das auf Ovariektomie, Kalzium- und Vitamin D-armer Diät und Methylprednisolontherapie basiert. Damit konnte eine Reduktion der Knochendichte um bis zu 36% erreicht werden. In der vorliegenden Studie sollte die Frage nach einem adäquaten steroidfreien Zeitfenster zur Implantattestung unter osteoporotischen Bedingungen beantwortet werden.

Methoden

14 weibliche Schafe, Alter 6,3±1,7 Jahre, standen für die histomorphometrische Analyse zur Verfügung. Bei 7 Tieren wurde Osteoporose induziert, 7 dienten als Kontrollgruppe. Bei allen Tieren wurde 4 Monate nach Abschluss der Induktion in 2-wöchigen Abständen die Knochenbildung dreimal mit Calceingrün und dreimal mit Xylenolorange markiert. 7 Monate nach Ende der Induktion wurden die Schafe euthanasiert und Biopsien aus Beckenkamm (BK) und Lendenwirbel (L6) entnommen, die nach Fixierung für die Histomorphometrie aufgearbeitet wurden. Die Lichtgrün/basisch Fuchsin gefärbten und die für die Fluoreszenzmikroskopie ungefärbten Schnitte wurden digitalisiert und mit dem Programm KS400® von Zeiss semiautomatisch ausgewertet. Bestimmt wurden die Kenngrössen Bone Volume (B.Ar/T.Ar), Osteoid Perimeter (O.Pm/B.Pm), Osteoid Thickness (Tb.Wi), Eroded Surface (E.Pm/B.Pm), Trabecular Thickness (Tb.Wi), Trabecular Number (Tb.N), Mineralised Surface (Md.Pm/B.Pm), Mineral Apposition Rate (MAR) und Bone Formation Rate (BFR).

Ergebnisse

Die statischen Knochenstrukturparameter der induzierten Tiere zeigten 7 Monate nach Induktionsende noch signifikante Unterschiede zu den Kontrolltieren. Knochendichte (B.Ar/T.Ar) ging im BK um –30.9% (Mittelwerte) und in L6 um –23.2% zurück. Osteoid-

länge war im BK um –40.0% und in L6 sogar um –60.9% bei gleichbleibender Osteoid-
dicke reduziert. Die Resorptionszonen gingen jeweils um –23.1% (BK) bzw. –16.7% (L6)
zurück. Die Parameter der Knochenformation änderten sich tendenziell. Die Minerali-
sationsfläche nahm in L6 um 54.1% zu, im BK um 16.2%. Die BFR stieg parallel um
45.4% (L6) und um 7.3% (BK) an während die MAR wiederum keine Änderung zeigte.

Tabelle 1

	Kontrolle (BK)	Osteop. (BK)	Differenz (BK)	Kontrolle (L6)	Osteop. (L6)	Differenz (L6)
B.Ar/T.Ar [%]	20.4 ±4.0	14.1 ±3.3	–30.9%	28.5 ±13.3	21.9 ±3.3	–23.2%
O.Pm/B.Pm [%]	5.0 ±3.1	3.0 ±1.5	–40.0%	6.4 ±2.3	2.5 ±1.7	–60.9%
O.Wi [ìm]	10.4 ±1.1	10.1 ±1.2	– 2.9%	10.3 ±0.5	10.0 ±1.2	– 2.9%
E.Pm/B.Pm [%]	1.3 ±0.7	1.0 ±0.4	–23.1%	1.2 ±0.8	1.0 ±0.3	–16.7%
Tb.Wi [mm]	0.118±0.022	0.108±0.015	– 8.5%	0.155±0.054	0.120±0.013	–22.6%
Tb.N [1/mm]	1.755±0.318	1.290±0.168	–26.2%	1.827±0.329	1.832±0.295	+ 0.3%
M.Pm/B.Pm [%]	3.1 ±2.0	3.6 ±2.2	+16.2%	9.8 ±3.8	15.1 ±9.5	+54.1%
MAR [ìm/d]	1.31 ±0.03	1.26 ±0.12	– 3.8%	1.35 ±0.03	1.29 ±0.06	– 4.4%
BFR [ìm3/ìm2/d]	0.041±0.026	0.044±0.026	+ 7.3%	0.132±0.047	0.192±0.115	+45.4%

BK = Beckenkamm; *L6* = Lendenwirbel 6

Schlussfolgerung

Der Osteoporosegrad ist auch 7 Monate nach Induktion mit einer Knochendichteab-
nahme (B.Ar/T.Ar) von –31% im BK und –23% in L6 ausreichend hoch. Obwohl die
osteoporotischen Tiere bei fast unveränderter Mineral Apposition Rate (MAR) keine
höhere Knochenanbaugeschwindigkeit aufweisen, ist zu diesem Zeitpunkt die signifikant erhöhte Gesamtanbaufläche (Md.Pm) und die erhöhte Bone Formation Rate
(BFR) Ausdruck eines wieder beginnenden Knochenanbaus. Bei einer Implantattestung länger als 4 Monate sind deshalb die osteoporotischen Veränderungen der
Trabekelstruktur nicht mehr gewährleistet.

Axel Jenet/AO-Forschungsinstitut/Clavadelerstrasse/Davos Platz/Schweiz/
Tel.: 0041 81 4142445/E-Mail: axel.jenet@ao-asif.ch

Kultivierung von dreidimensionalen Knorpelimplantaten in einem Bioreaktorsystem unter Druckbelastung

St. Nagel-Heyer (Hamburg-Harburg), K. Schmid, F. Feyerabend, Ch. Goepfert,
P. Adamietz, N. M. Meenen, B. Jeschke, R. Pörtner

Fragestellung

Verfahren zur in vitro Herstellung eines autologen Gelenkflächenersatzes eröffnen
neue Perspektiven zur chirurgischen Therapie von Knorpelschäden. Im Rahmen eines
BMBF-Verbundprojektes wird ein Konzept verfolgt, bei dem Patienten in einem minimal invasiven Eingriff (Arthroskopie) zunächst geeignete eigene Zellen entnommen

werden, um sie im Labor unter dem Einfluss von Wachstumshormonen zu vermehren. In einer zweiten Phase werden die Zellen auf einen nicht-porösen, biokompatiblen Träger als Knochenäquivalent gegeben, auf dem unter Einsatz weiterer Hormone die für Knorpel typische Gewebestruktur gebildet werden soll. Das extrakorporal gezüchtete Knorpelstück soll dem Patienten schließlich im Rahmen einer Operation in den Knorpeldefekt eingesetzt werden. Die hier vorgestellten Arbeiten hatten zum Ziel, durch Kultivierung der Knorpel-Träger-Konstrukte unter hydrostatischer Belastung die Qualität des biohybriden Gelenkflächenimplantats gegenüber herkömmlichen statischen Kultivierungsmethoden zu verbessern.

Methoden

Es wurde ein neuartiger Belastungsreaktor eingesetzt, in dem mittels eines hydrostatischen Druckes über verschiedene Zeiträume und Frequenzbereiche eine Belastung auf die Knorpel-Träger-Konstrukte aufgebracht werden kann. Die Herstellung der Konstrukte erfolgte mittels zweier unterschiedlicher Kultivierungsstrategien. Im ersten Fall wurden die minimal proliferierten Chondrozyten (mini pig) durch Sedimentation auf den Träger aufgebracht und nach einer zweitägigen Vorkultivierung mit den Trägern in ein 12-Well-Plate eingesetzt. Das Medium (DMEM high Glucose) enthielt TGF und IGF zur Stimulierung der Matrixsynthese. Nach 14 Tagen wurden die Konstrukte in den Belastungsreaktor überführt und für weitere 6 Tage unter Belastung kultiviert. Bei der zweiten Strategie wurden die Chondrozyten zunächst in Alginat immobolisiert, nach 2 Wochen eluiert und auf eine parallel kultivierte Primerzellschicht aufzentrifugiert. Nach einer 2-tägigen Beruhigungsphase wurde wie bei Strategie 1 verfahren.Die Knorpel-Träger-Konstrukte wurden am Ende auf den Gehalt an DNA als Indikator für die Zellzahl und Glykosaminoglykan (GAG) als Indikator für die Menge an Knorpel untersucht. Zusätzlich wurde mittels Westernblot die Art des entstandenen Kollagens bestimmen. Parallel erfolgte jeweils eine Referenzkultivierung ohne Belastung.

Ergebnisse

Es wurden je nach Kultivierungstechnik Knorpelhöhen zwischen 1 mm (erste Strategie) und 5 mm (zweite Strategie) erzielt. Der GAG-Gehalt der im Belastungsreaktor gewonnenen Konstrukte war in der Regel niedriger als bei den Referenzen ohne Belastung. Die belasteten Konstrukte wiesen jedoch überwiegend einen wesentlich höheren Gehalt an Kollagen II auf. Die Festigkeit und der Halt der Knorpelschicht auf dem Träger wurde durch die Belastung wesentlich verbessert.

Schlussfolgerung

Durch die zyklische hydrostatische Belastung wurde die Qualität der Knorpel-Träger-Konstrukte wesentlich verbessert.
(BMBF-Projekt 03N4012)

Stephanie Nagel-Heyer/Technische Universität Hamburg-Harburg/Denickestr. 15/ 21073 Hamburg/Deutschland/Tel.: 040 42878 3950/Fax: 040 42878 2909/ E-Mail: nagel-heyer@tu-harburg.de

Die Behandlung von Teildefekten des Gelenkknorpels mit einer monopolaren HF-Elektrode führt zu tiefen Knorpeldefekten

A. Rotter (Berlin), M. J. Kääb, H. Bail, A. Weiler, N. P. Haas

Einleitung

Die Behandlung von Knorpelschäden mit HF-Elektroden hat sich in letzter Zeit zunehmend verbreitet. Durch Glättung und Stabilisierung der Knorpeloberfläche soll die Bildung tiefer und ausgedehnter Knorpeldefekte verzögert werden. Ziel dieser Studie war es, die Effekte einer monopolaren HF-Behandlung von Grad II Knorpeldefekten am Kniegelenk des Schafes zu untersuchen.

Methoden

Bei 10 adulten Merino-Schafen wurde jeweils das linke Kniegelenk eröffnet und im lasttragenden Bereich des medialen und lateralen Femurkondylus mit einem Scratcher (4 parallel angeordnete Kirschner-Drähte) ein Grad II Knorpeldefekt gesetzt. Die Behandlung der Läsionen erfolgte randomisiert lateral oder medial mit einer monopolaren HF-Kugelelektrode (4mm, K. Storz GmbH, Tuttlingen, Deutschland). Unter Sichtkontrolle wurde für wenige Sekunden mit der Kugelelektrode die Defektfläche geglättet (60 W, Oberflächen-Koagulation). 24 Wochen nach der Operation wurden die Kondylen entnommen und eine makroskopische und histologische Auswertung sowie eine rasterelektronenmikroskopische Untersuchung der Oberflächen durchgeführt.

Ergebnisse

Nach 24 Wochen zeigte die makroskopische Untersuchung bei allen HF-behandelten Proben einen Grad IV Knorpeldefekt von mindestens 5×5mm Grösse. Die histologische Untersuchung bestätigte diese Ergebnisse mit zentralen Ulcera und Chondrozyten-Untergang in den HF-behandelten Bereichen. Die unbehandelten Oberflächen zeigten Unregelmäßigkeiten und teilweise Defektkompensationen ohne Zonen mit avitalen Chondrozyten.

Schlussfolgerung

In dieser Studie zeigte sich ein schädigender Effekt der monopolaren HF-Behandlung auf den femoralen Gelenkknorpel des Schafes. In dieser Studie wurde die HF-Behandlung nach klinischen Kriterien (Sichtkontrolle, zeitlich limitiert, keine Farbveränderungen) ohne intraoperative Temperaturmessungen durchgeführt. Die visuell kontrollierte monopolare HF-Behandlung von Teildefekten des Gelenkknorpels und oberflächlichen Fibrillationen ist kritisch zu betrachten.

Andreas Rotter/Charité – Campus Virchow Klinikum – Klinik für Unfall- und Wiederherstellungschirurgie/Augustenburger Platz 1/13353 Berlin/Deutschland/Tel.: 0172-39 82 883 oder 030-4505 52098/E-Mail: andreas.rotter@charite.de

BMP-2/-4 in der Knochenentwicklung und der Knochenheilung – Rekapitulation des Expressionsmusters

C. Yetimoglu (Berlin), M. Hüning, T. Lindner, S. Nomura, M. Raschke, H. Bail

Fragestellung

Bone Morphogenetic Protein-2 und -4 sind als bedeutende, lokal wirksame Regulatoren sowohl bei der physiologischen Skelettentwicklung als auch während der Frakturheilung anerkannt. Bis heute ist ungeklärt, inwieweit die Funktion der BMPs in der Knochenregeneration mit ihrer Funktion während der juvenilen Knochenentwicklung vergleichbar ist. Ziel der vorliegenden Arbeit war es daher, die Protein- und Genexpression von BMP-2/-4 in der Entwicklung langer Röhrenknochen sowie in den verschiedenen Phasen der Knochenheilung zu lokalisieren.

Methoden

Zur Untersuchung der Knochenheilung wurden die jeweils linken Femora von 24 adulten SD-Ratten in Schaftmitte osteotomiert und mit einem Fixateur externe stabilisiert. Die Femora wurden nach 7, 14 und 21 Tagen (n je = 8) entnommen, Formalinfixiert, mit EDTA entkalkt und in Paraffin eingebettet. Jeweils 4 Tibiae und 4 Femora 11, 21 und 35 Tage alter Ratten dienten zur Bestimmung des physiologischen BMP-Verteilungsmusters. Zur Lokalisation der BMP-2 mRNA wurden in situ Hybridisierungen mit Digoxigenin-markierten Sonden auf 4 µm dünnen Serienschnitten ausgeführt. Das Verteilungsmuster für BMP-2/-4 Protein wurde immunhistochemisch mit spezifischen Antikörpern (Santa Cruz Biotech.) bestimmt.

Ergebnisse

Bei den 11 d jungen Ratten imponierte ein überwiegend diffuses Signalmuster in unreifen Chondrozyten des epiphysären Bereichs. Im meta- und diaphysären Bereich waren zahlreiche periostal lokalisierte Osteoblasten BMP-2/-4 positiv. Mit fortschreitender Dauer des Knochenlängenwachstums waren die BMP-Signale umschriebener in den reifenden und hypertrophierenden Chondrozyten nachweisbar. Osteoblastäre Signale hatten an Zahl zugenommen und ließen sich bei den 21- und 35-d Tieren vorrangig metaphysär darstellen. In diesen Stadien exprimierten auch vermehrt Osteoklasten BMP-2/-4. Auch während der Knochenheilung konnte BMP-2/-4 zu allen Zeitpunkten in verschiedenen Zelltypen nachgewiesen werden. Nach 7 Tagen der Knochenheilung zeigte sich eine kräftige BMP-2/-4 mRNA und Protein Expression, mit diffuser Verteilung auf mesenymale Zellen, Osteoblasten und einzelnen Osteoklasten. 14 Tage postoperativ war die Expression distinkter geworden, jedoch anhaltend stark in Osteoblasten sowie zusätzlich in Chondrozyten nachzuweisen. Mit zunehmender Ossifikation des Osteotomiespaltes nach 21 Tagen ließ die BMP 2 Expression nach.

Schlussfolgerung

Die Expression von BMP-2/-4 während der Knochenentwicklung zeigt zahlreiche Gemeinsamkeiten mit der Expression während der Knochenheilung. Die Lokalisation in den jeweiligen Zelltypen weist insbesondere hinsichtlich des Differenzierungsgrades der Zellen auf weitgehende Übereinstimmung hin. Damit lässt sich eine vergleichbare Bedeutung der BMPs für die Knochenheilung und für die physiologische Knochenentwicklung annehmen.

Cem Yetimoglu/(1) Klinik für Unfall- und Wiederherstellungschirurgie Charité, Campus Virchow Klinik/Augustenburger Platz 1/13353 Berlin/Deutschland/Tel.: 030-450559598/ Fax: 030-450552901/E-Mail: cem.yetimoglu@isuisse.com

GH stimuliert osteochondrale Progenitorzellen in der frühen Knochenheilung

R. Margariti (Berlin), M. Hüning, T. Lindner, S. Nomura, H.-J. Bail, M. Raschke

Fragestellung

In vivo Studien der letzten Jahre haben gezeigt, dass die exogene Applikation von GH eine anabole Wirkung auf die Frakturheilung und die Knochenregeneration hat. Welche Zelltypen und respektiven zellulären Mechanismen durch GH beeinflusst werden, ist jedoch bisher ungeklärt. Ziel unserer Studie war es daher, die Genexpression extrazellulärer Matrixproteine (ECMP) auf Einzelzellebene nach GH-Applikation zu lokalisieren, um somit eine Charakterisierung der involvierten Zellen zu ermöglichen.

Methoden

Bei weiblichen adulten SD-Ratten (n=48) wurde am linken Femur eine standardisierte Osteotomie (0,3 mm Spaltbreite) erzeugt und mittels monolateralem Fix. ext. stabilisiert. Es wurden 2 Hauptgruppen mit den Standzeiten 7, 14 und 21 Tage (n=8) analysiert: Gruppe I GH 3 mg/kg/d, s.c. Gruppe II Placebo s.c. Auf 4 μm Paraffin-Serienschnitten der Femora wurden zur Lokalisation der Genexpression in situ Hybridisierungen mit Digoxigenin-markierter RNA durchgeführt. Fünf knochenrelevante Matrixproteine wurden untersucht: Kollagen I (Col-1) und Kollagen II (Col-2) als Marker osteogener bzw. chondrogener Zellen, Osteocalcin (OCa) als Marker osteoblastärer Zellen, Osteopontin (OPN) und Osteonectin (ON) als Marker mineralisierender Zellen.

Ergebnisse

Nach 7 Tagen konnte in Chondroprogenitor- und chondrogenen Zellen eine starke Genexpression für Col-2 beobachtet werden, die in der GH-Gruppe gegenüber der Placebo-Gruppe deutlich erhöht war. Im Bereich des Osteotomiespaltes wurde in der GH-Gruppe eine im Vergleich zu der Placebo-Gruppe erhöhte Anzahl von osteochondralen Progenitorzellen, in denen sich auch eine simultane OCa und Col-1 mRNA Expression nachweisen ließ, erkannt. Ferner wurde in der gleichen Gruppe auch eine stärkere Signalgebung für OPN intramedullär und im Bereich des Osteotomiespaltes beobachtet. Nach 14 Tagen nahmen die Signale für OPN in der GH-Gruppe gegenüber der Placebo-Gruppe weiterhin zu. Col-2 wurde fast ausschließlich in der Placebo-Gruppe beobachtet. Außerdem ließ sich in der GH-Gruppe eine Erhöhung der Signalquantität für Col-1 im Vergleich zu den Placebo-Tieren nachweisen. Nach 21 Tagen fand sich bei allen Tieren vor allem im Osteotomiespalt eine deutlich stärkere Genexpression für OCa. Die Signalgebung nahm Für OPN und Col-1 zu diesem Zeitpunkt ab. Die ON Genexpression wies keine Veränderung im Verlauf der Knochenheilung auf.

Schlussfolgerung

In dieser Studie ist es erstmals gelungen, den in vivo Einfluss von GH auf die Bildung extrazellulärer Matrixproteine im Verlauf der Osteogenese darzustellen. Die Ergebnisse lassen den Schluss zu, dass GH seine stimulierende Wirkung einerseits durch eine Erhöhung der Synthese der ECMP, andererseits durch eine Beschleunigung der Zelldifferenzierung von Vorläuferzellen zu matrixproduzierenden Zellen entfaltet.

Rodanthi Margariti/Klinik für Unfall- und Wiederherstellungschirurgie, Charité, Campus Virchow-Klinikum/Augustenburger Platz 1/13353 Berlin/Deutschland/ Tel.: (030) 450559598/Fax: (030) 450559969/E-Mail: rmargariti@gmx.de

BID und BCLI-2 regulieren nicht die Apoptose neutrophiler Granulozyten beim Patienten mit Sepsis

L. Mica (Zürich), L. Härter, O. Trentz, M. Keel

Fragestellung

Die Reduktion der Apoptose neutrophiler Granulozyten (PMN) trägt bei zur Pathogenese von SIRS und MOV nach Trauma. In vielen verschiedenen Zellen regulieren die Proteine der Bcl-2 Familie die Apoptose. In dieser Studie wurden in neutrophilen Granulozyten von Patienten mit Sepsis die Proteinexpression und mRNA der Bcl-2 Proteine Bid, Bax, Bak, Bcl-2 und Mcl-1 untersucht.

Methoden

PMN von Patienten mit Sepsis (n=10) und von gesunden Probanden (n=7) wurden mittels Dichtegradientenzentrifugation aus heparinisiertem Blut isoliert und die Zellen (1×10^6/ml) für 16 Stunden ex-vivo mit LPS (1 µg/mL) inkubiert. Die Apoptose wurde nach Färbung mit Annexin-V (AN)und Propidiumjodid durchflusszytometrisch bestimmt. Apoptose ist angegeben als% AN-positiver Zellen±SE M. Signifikante (* p≤ 0,05) Unterschiede wurden mit dem Wilcoxon Test ermittelt. Die Isolierung der mRNA erfolgte mittels TRIZOL Methode, die Proteine wurden im Zelllysat nach Westernblot detektiert.

Ergebnisse

Die Apoptose der PMN von Patienten mit Sepsis (35%) war signifikant niedriger als bei Kontrollen (66%). Bcl-2 konnte weder als Protein, noch als mRNA nachgewiesen werden. Mcl-1 Protein hingegen war in PMN von Kontrollen deutlich stärker exprimiert als in PMN von Patienten. Von Bax und Bak waren sowohl die mRNA als auch als Protein bei beiden Gruppen nachweisbar. Auch bei Bid liessen sich Unterschiede im Proteingehalt nachweisen. In Kontroll PMN konnte Bid Protein nach 16 Stunden Inkubation mit oder ohne agonistischem anti-fas Antikörper nicht nachgewiesen werden. In korrespondierenden Proben von Patienten war Bid unverändert deutlich vorhanden, ebenso wie in PMN die mit LPS (1 µg/mL) inkubiert wurden.

Schlussfolgerung

Die Reduktion der Apoptose neutrophiler Granulozyten beim Patienten mit Sepsis wird durch Veränderungen der Proteine Bid und Mcl-1 reflektiert. Die Proteine Bcl-2, Bax und Bak hingegen erscheinen unverändert und sind möglicherweise nicht an der Regulation beteiligt. Offen bleibt, ob die Proteine Bid und Mcl-2 die spontane Apoptose der PMN aktiv regulieren oder nur reflektieren.

Dr. med. Ladislav Mica/Universitätsspital Zürich, Dept. Unfallchirurgie/Rämistrasse 100/Zürich/
Schweiz/Tel.: ++41 1255 3657/Fax: ++41 1255 4406/E-Mail: ladislav.mica@chi.usz.ch

Frakturheilung bei Östrogenmangel-Osteoporose: Modulation der Knochenneubildung als Therapieansatz der gestörten kortikalen Reparatur. Tierexperimentelle radiologische, histologische und biomechanische Ergebnisse

F. T. Beil (Hamburg-Eppendorf), M. Amling, J. M. Rueger

Fragestellung

Frakturen des alten Menschen mit Osteoporose stellen ein zunehmendes klinisches Problem dar. Die notwendige Osteosynthese kann bei einem mangelnden „bone stock" schwierig sein. Unbekannt ist, welchen Einfluss neben der erniedrigten Knochenmasse die veränderte Knochenumbaudynamik auf den Reparaturprozess hat. Diese Frage soll experimentell am Tiermodell beantwortet werden, und ferner soll untersucht werden, welchen Einfluss eine therapeutische Steigerung der Knochenneubildung auf die Frakturheilung hat.

Methoden

Hierfür wurde die Frakturheilung in 60 Mäusen (4 Gruppen, jeweils n=15) untersucht. Zur Herstellung der Östrogenmangelsituation wurden die Mäuse ovarektomiert. Bei allen Mäusen wurde eine geschlossene Femurfraktur gesetzt, die mittels intramedullärer Schienung stabilisiert wurde. Zur experimentellen Bewertung der Rolle der Knochenneubildung wurden 30 Mäuse mit einer genetischen Verdopplung der physiologischen Knochenneubildung genutzt. Die radiologische und histologische Auswertung erfolgte am 4., 7., 14., 21., und 48. Tag nach Femurfraktur. Die Kallusumbaudynamik wurde histomorphometrisch nach Fluorochromdoppelmarkierung bestimmt. Die biomechanische Stabilität des Kallus wurde am 21. Tag untersucht.

Ergebnisse

Die frühe Phase der kallösen Frakturheilung, bestimmt anhand der Parameter Cartilage Area (Ct.Ar., mm^2) und Relative Callus Size (rel. CS,%) wird durch den Ausfall der Gonadenfunktion verzögert. Dies führt dazu, dass Mäuse mit Osteoporose nach Fraktur die maximale Trabekuläre Reparatur (Trab.Rmax.) erst ab Tag 18 erreichen (Kontrolle: Tag 14). Eine Steigerung der Knochenneubildung kehrt dies um und die Trab.Rmax. verschiebt sich auf den 7.ten Tag der Frakturheilung. In der späten oder kortikalen Phase der Frakturheilung führt der Ausfall der Gonadenfunktion zu einer signifikanten Abnahme (students-t-test) der Kortikalisdicke (Ct.Th., μm) und einer Zunahme der kortikalen Porosität (Ct.Po.,%) mit konsekutiver Verminderung der biomechanischen Kompetenz des Kallus. Bei den Tieren mit Verdoppelung der Knochenneubildungsrate kommt es zu einer Reduktion der Porosität mit Restitution der kortikalen Integrität, jedoch verbleibt die signifikante Ausdünnung der Kortikalis auf 50 bis 60% im Vergleich zur Ct.Th. der Kontrollen.

Schlussfolgerung

Diese tierexperimentelle Studie zeigt, dass nicht nur die Ausgangsknochenmasse, sondern auch die Biologie der Knochenumbaudynamik von Bedeutung für die Frakturheilung ist. Bei der Osteoporose besteht eine gestörte kortikale Frakturheilung mit Zunahme der Porosität, sowie Abnahme der Kortikalisdicke und biomechanischen Stabilität des Regenerates. Die Übertragung dieser tierexperimentellen Ergebnisse auf die Situation bei Patienten mit osteoporotischen Frakturen weist die gezielte Steigerung der Knochenformationsrate zur Erhöhung der Kallusumbaudynamik und Förderung des Frakturheilungsprozess als möglichen, die Osteosynthese begleitenden therapeutischen Ansatz der Zukunft aus.

Dr. med. F. Timo Beil/Unfall- und Wiederherstellungschirurgie, Universitätsklinikum Hamburg-Eppendorf/Martinistrasse 52/20246 Hamburg/Deutschland/Tel.: 040-42803-6083/ Fax: 040-42803-8010/E-Mail: amling@uke.uni-hamburg.de

Erhöhte Expression der Toll-Like Rezeptoren-2 und -4 auf Leukozyten von Patienten mit Sepsis

M. Keel (Zürich), L. Mica, O. Trentz, L. Härter

Fragestellung

Die Reaktion auf bakterielle Toxine spielt bei der Pathogenese der Sepsis und des Multiorganversagen nach Trauma eine wesentliche Rolle. Die Toll-like-Rezeptoren (TLR) TLR-2 und TLR-4 sind die signalgebenden Rezeptoren für Gram-positive und -negative Endotoxine. In dieser Studie wurde die Expression von TLR-2 und TLR-4 Rezeptoren auf neutrophilen Granulozyten (PMN) und mononukleären Zellen (PBMC) bei Patienten mit Sepsis gemessen und der Einfluss von Toxinen auf deren Expression untersucht.

Methoden

Leukozyten von Patienten mit Sepsis (n=15) und von gesunden Probanden (n=12) wurden mittels Dichtegradientenzentrifugation aus heparinisiertem Blut isoliert und die PMN und PBMC (1×10^6/ml) für 16 Stunden ex-vivo mit dem TLR-2 Liganden MALP-2 (2 nM) oder dem TLR-4 Liganden LPS (1 µg/mL) inkubiert. Die Expression der TLR-2 und TLR-4 Rezeptoren wurde mittels fluoreszenzmarkierter Antikörper durchflusszytometrisch bestimmt. Die Identifizierung der PMN erfolgte nach Färbung mit anti-CD15 Antikörpern, die der Monozyten mit anti-CD14 Antikörpern und der Lymphozyten mit anti-CD3 Antikörpern. Angegeben ist die mittlere Fluoreszenz±SE M. Signifikante (* p≤0,05) Unterschiede wurden mit dem Wilcoxon Test ermittelt.

Ergebnisse

Auf frisch isolierten PMN und Monozyten lassen sich TLR-2 und TLR-4 Rezeptoren nachweisen. Hingegen wurden auf Lymphozyten keine TLR-2/-4 Rezeptoren detektiert. Auf den PMN von Probanden veränderte sich im Verlauf von 16 Stunden die Expression der TLR-2 kaum (20.1±3.2 zu 17.2±4.1) ebenso bei den TLR-4 (5.4±3.2 zu 4.8±1.3). Bei Monozyten war eine leichte Erhöhung der TLR Expression zu sehen. TLR-2 (233.3±52.9 zu 347.4±55.5) und TLR-4 (91.2±19.6 zu 159.5±11.1). Bei Patienten mit Sepsis war die TLR-2 und -4 Expression gegenüber den Probanden signifikant erhöht. Auf den PMN betrug die mittlere Fluoreszenz für TLR-2 initial 96.3±21.6 und nach 16 Stunden 112.9±24.5. Die TLR-4 Expression betrug initial 22.4±7.1, nach 16-h 39.2±9.1. Auch auf Monozyten war eine signifikante Erhöhung der TLR Expression zu erkennen. TLR-2 (583.2±114 zu 519.7±106) und TLR-4 (initial 197.8±44.4 und nach 16 Stunden 140.3±29). Inkubation mit MALP-2 erhöhte bei Probanden die TLR-2 Expression auf PMN (27.9±2.1) kaum, jedoch stärker auf Monozyten (531.6±29.0). Bei den PMN von Patienten (145±21.0) war eine Erhöhung der TLR-2 Rezeptorexpression zu sehen, ebenso wie bei den Monozyten (690.7±45.5). Inkubation mit LPS führte zu keiner Erhöhung der TLR-4 Rezeptoren, weder bei Probanden noch bei Patienten.

Schlussfolgerung

Die bei Patienten mit Sepsis initial erhöhte Expression der TLR-2 und TLR-4 Rezeptoren auf Granulozyten und Monozyten ist somit nur zum Teil auf den in-vivo Kontakt mit Endotoxinen zurückzuführen. Die erhöhte Expression der TLR-2/-4 Rezeptoren könnte einen regulatorischen Mechanismus darstellen die Sensitivität der Zellen gegenüber bakteriellen Toxinen zu erhöhen.

Dr. med. Marius Keel/Universitätsspital Zürich, Dept. Unfallchirurgie/Rämistrasse 100/Zürich/Schweiz/Tel.: ++41 1255 3657/Fax: ++41 1255 4406/E-Mail: marius.keel@chi.usz.ch

3D-Bildwandler-gestützte Navigation – experimenteller Präzisionsvergleich zur 2D-Bildwandler-gestützten Navigation

A. Schäffler (Berlin), B. König, U. Stöckle, H. Wälti, L. P. Nolte, N. P. Haas

Eine neue Bildwandler Generation ermöglicht eine intraoperative Bilddatengewinnung in einem 3D-Volumen von 12,5 cm^3 mit CT-ähnlicher Darstellung. Mit einem Navigationssystem kombiniert soll diese neue Technik durch inhärente Registrierung höchste Präzision in der Navigation ohne das Matching-Risiko ermöglichen.

Fragestellung

Testung und Entwicklung der 3D-Bildwandler-gestützten Navigation zur Pedikelschraubenplatzierung und Vergleich zur 2D- Bildwandler Navigation am Modell.

Methoden

Mit dem SurgiGATE®- Navigations-System wurden basierend auf 3D-Daten des Iso-C3D®-Bildwandlers sowie auf 2D-Daten des Exposcop 8000 Bildwandlers jeweils 40 Pedikelschrauben in LWS-Modelle (L1–L5) eingebracht. Neben der Präzision der Bohrungen im postoperativen CT wurden Bildqualität, Genauigkeit des 3D-Scans, Planbarkeit und Umsetzung der Bohrungen bewertet und verglichen.

Ergebnisse

Mit der 3D-Bildwandler-Navigation wurden 38/40 Bohrungen exakt platziert (95%). Eine Planung wurde durch einen Software-Fehler der α-Version auf dem Monitor falsch wiedergegeben. Bei einer weiteren Bohrung wurde der Bohrer verkantet, wodurch Bildschirmdarstellung und Realität voneinander abwichen. In beiden Fällen kam es lumbal zu einer lateralen Fehlplatzierung im Pedikel, einmal über das Oberflächen-Niveau des Pedikels hinaus. Mit einem Iso-C3D-Scan konnten jeweils bei 20 Sekunden Durchleuchtungszeit 3 Wirbelkörper (6 Pedikel) navigiert werden. Es gab keine relevante Verringerung der Bildqualität durch die am Processus spinosus fixierte Referenzbase. Im gesamten 3D-Volumen konnte exakt navigiert werden. Mit der

2D-Bildwandler-Navigation konnten bei Verwendung eines speziellen Protokolls alle 40 Schrauben ohne Pedikelperforation platziert werden. Zwei dieser Schrauben wurden durch die ventrale Kortikais gebohrt. Die durchschnittliche Durchleuchtungszeit betrug 16,2 Sekunden pro Wirbelkörper.

Schlussfolgerung

Beide Verfahren überzeugten mit hoher Präzision und Zuverlässigkeit. 3 der 4 Fehlplatzierungen waren Anwender-, 1 Software-bedingt. Optimierte Software und Instrumente werden diese Fehlerquote weiter reduzieren. Voraussetzung für die 2D-C-Arm-Navigation ist eine gute Bildqualität sowie normale anatomische Gegebenheiten für standardisierte Projektionen. Die neue 3D-Bildwandler-Navigation kombiniert die Vorteile der 2D-C-Arm-Navigation und der CT-basierten Navigation mit Verringerung der Strahlenbelastung, dem Wegfall des präoperativen CT und damit der Einsatzmöglichkeit im akuten Notfall sowie nach intraoperativen Repositionsmanövern. Da kein Matching erforderlich ist, wird insbesondere bei traumatischer Verletzung oder tumorbedingter Veränderung der dorsalen Wirbelstrukturen ein großer Vorteil zur CT-basierten Navigation erwartet. Aufgrund der universellen Einsatzmöglichkeiten eines Bildwandlers wird für diese neue Technologie ein breites Indikationsspektrum erwartet.

Aljoscha Schäffler/(König) Klinik für Unfall- und Wiederherstellungschirurgie der Charité/ Augustenburger Platz 1/13353 Berlin/Deutschland/Tel.: 030 450 552255/Fax: 030 450 552906/ E-Mail: schaeffler@gmx.de

Repetitive zyklische biaxiale Dehnung beeinflußt die Proliferations- und Apoptoserate sowie die FGF basic- und HSP 72-Produktion humaner Kniesehnenfibroblasten

T. Barkhausen (Hannover), M. van Griensven, J. Zeichen, U. Bosch

Fragestellung

Kann ein gut dosierter repetitiver Streß diverse Zellparameter (Proliferation; Apoptose; FGF basic; HSP 72) positiv beeinflussen und somit im Hinblick auf eine Regeneration verletzten Gewebes zu einem schnelleren und qualitativ hochwertigeren Ergebnis führen?

Methoden

Humane Patellarsehnenfibroblasten (n=10) wurden aus überschüssigen Patellarsehnentransplantaten zum Ersatz des vorderen Kreuzbandes isoliert. Die Zellen wurden im Rahmen der Passagen 3 bis 6 auf Silikonschalen ausgesät. 24h vor dem Start des Experiments wurde die Serumkonzentration auf 1% reduziert, um die Zellzyklen zu synchronisieren. Der repetitive Streß wurde zwei Mal 30 Minuten appliziert, unterbrochen von einer vierstündigen Pause. Als Streßparameter wurden eine Amplitude von 5% und eine Frequenz von 1Hz gewählt. Die Proliferation wurde über einen BrdU-ELISA, die Apoptose über eine Annexin-V-FACS-Messung bestimmt. Die Konzentrationen von FGF und HSP 72 wurden über einen ELISA bzw. einen Western Blot ermittelt.

Ergebnisse

Der ausgeübte repetitive Streß resultiert in einem kontinuierlichen Anstieg der Proliferation von Fibroblasten der Patellarsehne. Innerhalb von 12h steigt die Teilungsrate auf ca. 50% über die Basiswerte ungestresster Kontrollen. Die Apoptoserate entwickelt sich biphasisch. Sie zeigt Maxima nach 6h und 24h mit Anstiegen von 13% bzw. 67% und einem Abfall der Rate auf den Basiswert nach 12h. Die FGF- Konzentration zeigt einen maximalen Anstieg auf 300% nach 6h und fällt bis zum Ende des Experiments kontinuierlich ab. Die HSP 72- Konzentration zeigt einen ähnlichen Verlauf mit einem maximalen Anstieg auf 43% über den Basiswert nach 2h und einem darauffolgenden kontinuierlichem Abfall der Konzentration.

Schlussfolgerung

Die Studie zeigt, daß repetitive zyklische biaxiale Dehnung in einem Anstieg der Proliferations- und Apoptoserate resultiert, sowie in der Induktion des Wachstumsfaktors FGF-basic und des protektiven Proteins HSP 72. Dieser Ansteig aller Parameter könnte ein Zeichen verbesserter Wundheilung bei Bandverletzungen sein. Möglicherweise werden geschädigte Zellen schneller durch neues Gewebe ersetzt, wenn Proliferation und Apoptose parallel ansteigen. Die Produktion des zellprotektiven Proteins HSP 72 und des Fibroblasten-Wachstumsfaktors FGF-basic unterstützen die Hypothese, daß repetitive Dehnung zu einer Adaptation der Zellen an mechanischen Streß führt und somit eine schnellere Reparation von Gewebe ermöglicht.

Tanja Barkhausen/Unfallchirurgische Klinik; MH-Hannover/Carl-Neuberg-Str. 1/
30625 Hannover/Deutschland/Tel.: 0511/532-2927/Fax: 0511/532-8928/
E-Mail: Barkhausen.Tanja@MH-Hannover.de

Korrelation der Knochenmenge in Implantaten aus Rein-Titan und Aluminiumoxid mit der initialen Knochenneubildung im Kaninchenmodell – Langzeitergebnisse

J. Urbach (Göttingen), T. Rudy, K. Dresing, K. M. Stürmer

Fragestellung

Die zeitliche Wachstumsdynamik von Knochen in Probekörper mit definierten Bohrkanälen soll in Abhängigkeit vom Implantatmaterial und der Oberflächenstruktur untersucht werden, um materialspezifische Unterschiede der Osteointegration zu erkennen.

Methoden

In einem validierten Tierversuch wurden rechteckige, 4×5×8 mm große Keramik-Probekörper mit randomisiert verteilten, 4 mm langen, durchgehenden Bohrkanälen von 300 und 600 µm Durchmesser press-fit in das distale Femur von Kaninchen implantiert. Es wurden je 11 Rein-Titan-versus Aluminiumoxid (Al2O3) -Implantate über 6 Monate im Rechts-Links-Vergleich untersucht. Durch intravitale polychrome Fluoreszenzmarkierung wurde der zeitliche Verlauf der Osteointegration festgehalten. Die quantitative und qualitative Auswertung der Methacrylat eingebetteten Präparate erfolgte an Dünnschliffen mit 660 Bohrkanalquerschnitten mittels automatischer Planimetrie von Mikroradiographien und Fluoreszenzmarkierungen mit dem Leica-Planimet 600 System. Die Gesamtmenge des Knochens nach 6 Monaten als auch die prozentuale wöchentliche Auf- und Umbaurate im zeitlichen Verlauf wurden bestimmt.

Ergebnisse

Nach 6 Monaten war die Eingangsebene (0–500 µm Einwachstiefe) der Bohrungen der Titan-Implantate zu 61,3% gegenüber 42,6% bei Al2O3-Implantaten mit Knochen ausgefüllt (p<0,01). In zentralen Bereichen der Bohrungen waren die Querschnitte der Kanäle unabhängig vom Material und Schnitttiefe (800–1500 µm und 1500–2000 µm) mit Knochen ausgefüllt (Titan: 21,5% und 22,5% und Al2O3: 25,9% und 20,1%). Die 300 µm dicken Bohrkanäle wiesen relativ mehr Knochen auf als die 600 µm Poren. Die Fluoreszenzmikroskopie zeigte, daß in den Titan-Implantaten in der Frühphase (5.–10. Woche) des Versuchs wöchentlich 10,1% des nach 24 Wochen gefunden Knochens auf und umgebaut wurde gegenüber 6,2% in den Al2O3 -Probekörpern und zwar unabhängig von der Einwachstiefe im Implantat (p<0,05). Die prozentuale Knochenauf- bzw. -umbaurate war von der 11. bis zur 24. Versuchswoche für Titan mit 2,0% und Al2O3 mit 2,7% nahezu gleich. Die prozentuale Knochenneubildung pro Woche zeigte dabei bis Versuchsende keine Unterschiede in Abhängigkeit von der Einwachstiefe und dem Durchmesser des Porenkanals.

Schlussfolgerung

Titan-Implantate zeigen oberflächennah ein signifikant höheres Knochenwachstum im Vergleich zu Al2O3-Implantaten. Das unterschiedliche Osteointegration korreliert im vorliegenden Modell mit einer vermehrten initialen Knochenbildung. Die Remodellingrate ist ab der 11. Woche materialunabhängig.

Julia Urbach/Klinik für Unfallchirurgie, Plastische und Wiederherstellungschirurgie; Universitätsklinikum Göttin/Robert-Koch-Straße 40/37075 Göttingen/Deutschland/ Tel.: 0551/396108/Fax: 0551/398981/E-Mail: Dr.ThomasRudy@t-online.de

Einsatz und Ergebnisse eines neuartigen Knochenklebers – Überprüfung der Biokompatibilität im Kleintiermodell

N. Hahn (Gießen), C. Heiss, P. Pokinskyj, S. Wenisch, R. Schnettler

Fragestellung

Ziel war es einen neuartigen Knochenkleber im Kleintiermodell zu testen. Im Vordergrund dieser experimentellen Arbeit stand die Überprüfung der Biokompatibilität und der Osteogenese. Das Verhalten des Klebers nach Applikation in die standardisierte Fraktur der Kaninchenfemurkondyle wurde durch histologische und radiologische Untersuchungen analysiert.

Methoden

Als Versuchstiere dienten 36 Kaninchen, bei denen eine monokondyläre Femurfraktur gesetzt wurde. Nach Randomisierung und Einteilung in vier Gruppen mit jeweils 9 Tieren (Beobachtungszeitraum 7, 21, 42 und 84 Tage) wurde bei 6 Tieren die laterale Femurkondyle durch einen neuentwickelten Kleber auf Methacryl-Milchsäure-Basis reponiert und refixiert. Zur weiteren Fixierung dienten zwei Kirschner-Drähte. Jeweils 3 Tiere pro Gruppe dienten als Kontrolle, wobei hier bei der Reposition auf die Kleberapplikation in den Frakturspalt verzichtet wurde. Die histologische Aufarbeitung durch die Lichtmikroskopie, Raster- und Transmissionselektronenmikroskopie wurde durch Röntgenaufnahmen, sowie Spiral- und Micro-CT-Aufnahmen ergänzt.

Ergebnisse

Nach 7 Tagen zeigt sich in beiden Gruppen ein gleiches Bild. Bei guter Reposition der lateralen Femurkondyle sieht man in der licht- und elektronenmikroskopischen Auswertung den Frakturspalt mit Frakturhämatom und Knochenfragmenten. Nach 21 Tagen zeigt sich in beiden Gruppen eine Organisation des Frakturhämatoms, Einwanderung von Granulationsgewebe, sowie Resorption der Knochenfragmente. Osteoblastentätigkeit und Knochenneubildung sind in der Klebergruppe leicht verzögert. Nach 42 Tagen ist in beiden Gruppen eine fast vollständige Überbrückung des Frakturspaltes durch Knochentrabekel erkennbar. Die Knochenneubildung verläuft zeitlich von proximal nach distal (von der Markhöhle zur Gelenkfläche). Bei der Klebergruppe zeigt sich eine fast vollständige Resorption des Klebers mit leichter Verzögerung der Frakturheilung. In beiden Gruppen kann nach 84 Tagen eine vollständige Durchbauung der Fraktur beobachtet werden. Zu keinem Zeitpunkt zeigt sich nach Kleberapplikation eine entzündliche Gewebsreaktion oder eine Barriere für die Osteogenese. Ergänzende radiologische Untersuchungen (Spiral-CT und 2D-3D-Micro-CT) bestätigen die gute Biokompatibilität des Klebers.

Schlussfolgerung

Es zeigt sich, dass der Knochenkleber eine gute Biokompatibilität aufweist. Entzündliche Gewebsreaktionen (Toxizität), Barrieren für die Knochenneubildung oder Resorptionsstörungen, wie man sie bei früheren Versuchen der Knochenklebung mit anderen Materialien beobachtet hat, erscheinen hier nicht. Nach adäquater Reposition kann eine regelgerechte Frakturheilung ohne Störung der Osteogenese und Zellmigration beobachtet werden.

Niels Eric Hahn/Klinik und Poliklinik für Unfallchirurgie, Justus-Liebig-Universität Gießen/
Kerkrader Str. 9/35394 Giessen/Deutschland/Tel.: 06404-3684/
Fax: 06404-660500/E-Mail: niels.e.hahn@med.uni-giessen.de

Ein neu entwickeltes Knochenersatzmaterial aus Polymethylmetacrylat (PMMA) – Biomechanische, tierexperimentelle und erste klinische Ergebnisse

T. Liebscher* (Dresden), A. Biewener, R. Grass, S. Rammelt, H. Zwipp

Fragestellung

Die Metastasenresektion und Verbundplattenosteosynthese ist die Standardmethode zur operativen Stabilisierung pathologischer Frakturen bei Patienten mit einer Lebenserwartung über 6 Monate. In größeren Untersuchungsserien wird eine hohe Rate an Osteosyntheseversagen* beschrieben, die auf eine unzureichende Abstützung der auftretenden Biegemomente durch den Platten-PMMA Verbund zurückzuführen ist. Ziel der Studie war die Entwicklung und Erprobung einer hochbelastbaren Verbundmarknagelung auf der Basis eines in vitro auspolymerisiertem, porösen PMMA-Materials.

Methoden

PMMA Granulae wurden mittels Monomer zu Zylindern mit interkonnektierender Porosität und Hohlbohrung geformt.

1. Ermittlung der Materialeigenschaften (32mm Durchmesser, Höhe 30mm, Zentralbohrung 12mm) quasistatisch (n=3) und mittels Dauerbelastungszyklen (Sinus-Schwellast 5 Hz, Unterlast 500N, Ringerlösung, 37°)
2. Biomechanische Untersuchungen (4-P-Biegung, axial bis zur plastischen Verformung) an humanen Leichentibien in Verbindung mit UTN-Osteosynthese, Defektstrecke 60mm, Paarvergleich Leerdefekt versus Defektfüllung
3. Tierversuch: Implantation an der Schafstibia (n=8), Defektstrecke 30mm, Stabilisierung mittels mod. UTN, Explantation/Nagelentfernung nach 6 Monaten, biomechanische und histologische Untersuchungen. Oberflächenmodifizierung: I Integrin-(RGD-Peptid) Beschichtung (n=9), II a-BSM Beschichtung (n=6)
4. erste klinische Ergebnisse: Durchführung des neuen Verfahrens (seit 10/98) an 11 Patienten (Verbundnagelung mittels UFN/UHN bei Segmentdefekten (30–60mm) am Femur- Humerusschaft

Ergebnisse

ad 1: elastisch bis 12,7 kN, dann ausgeprägt duktiles Verhalten bis 35,0 kN, Lebensdauer 106 Zyklen bei einem Lastniveau von 3,77kN

ad 2: Steifigkeitszuwachs axial 35,7%, 4-P-Biegung 35,8%, Fmax 7910 N vs.1430 N (+553%)

ad 3: Kein Osteosyntheseversagen, keine Fraktur der PMMA-Zylinder. Drehmomentwerte (Vergleich mit intakter Gegenseite): PMMA 43,0±44%; Leerdefekt 7,3±14%; a-BSM 29,3±27,1%; RGD- Peptid 42,0±36,6%. Histologisch zeigte sich in der RGD-Peptidgruppe eine direkte knöcherne Infiltration ohne Bindegewebe nach Implantation im spongiösen Bereich. Zum Teil erhebliche Knochenneubildung im Bereich des Interfaces.

ad 4: primäre Vollbelastbarkeit bei sehr niedrigem Schmerzniveau. Insgesamt bisher 2× Transfusion (4 EK) erforderlich. Kontinuierliche, z.T. erhebliche Knochenneubildung, bisher kein Anhalt für Osteosyntheseversagen. Keine Infektionen.

Schlussfolgerung

Das Verfahren erlaubt eine hochstabile Osteosynthese langstreckiger Schaftdefekte bei reduziertem Zugangstrauma. Durch Beschichtung mit Integrin-Peptiden scheint eine Biologisierung der PMMA-Oberfläche möglich. Die zum Teil erhebliche Knochenneubildung erfolgt durch mechanische Triggerung einer periosteum like membrane um den PMMA-Zylinder herum. Die ersten klinischen Ergebnisse sind positiv.

*Heinz, T. et al.: Pathologische Frakturen. Unfallchirurg 1989; 92 (10): 477–85

Thomas Liebscher/Medizinische Fakultät TU Dresden/Veilchenweg 5/Dresden/Deutschland/ Tel.: 0351-26419514/E-Mail: Liebscher.Th@gmx.de

Vergleich der Knochen-Sehnen-Heilung bei extrakortikaler Verankerung und anatomischer Interferenzschraubenfixation eines Weichteiltransplantates nach vorderem Kreuzbandersatz

B. Faensen (Berlin), F. N. Unterhauser, P. Hunt, H. J. Bail, N. P. Haas, A. Weiler

Fragestellung

In einer vorausgegangenen Studie konnten wir zeigen, daß es unter anatomischer Verankerung eines freien Sehnentransplantates bei vorderem Kreuzbandersatz zur Ausbildung einer direkten Sehneninsertion kommt. Wir haben hypothetisiert, daß die extrakortikale Fixierung des Kreuzbandersatzes zu einer gestörten Knochen-Sehnen-Heilung führt.

Methoden

18 Schafe erhielten einen vorderen Kreuzbandersatz mittels Flexorsehne, die extrakortikal mit Endobutton (EB) verankert wurde. Nach 6, 12 und 24 Wochen wurden je 6 Tiere getötet und unentkalkte Präparate der tibialen und femoralen Bandinsertionen angefertigt. 6 µm dicke Schnitte wurden mit Masson Goldner Trichrom, Safranin-O v. Kossa und Alcian Blau gefärbt und mittels konventioneller Lichtmikroskopie analysiert. Sharpey'sche Fasern wurden unter polarisiertem Licht dargestellt. Die Ergebnisse wurden mit den Daten aus der vorangegangenen Studie verglichen, in der bei 18 Tieren das vordere Kreuzband anatomisch mittels Interferenzschraube (IS), in gleicher Technik und mit gleichem Transplantat ersetzt, und zu gleichen Zeitpunkten histologisch analysiert wurden.

Ergebnisse

Unter EB-Fixierung zeigte sich zu allen Zeitpunkten zwischen Knochen und Sehne eine breite sogenannte fibrous interzone (FIZ) mit Sharpey'sche Fasern und eine deutliche Aufweitung der Tunneleingänge. Die Aufweitung erreichte femoral nach 6 Wochen eine maximale Vergrößerung von + 106% des Tunneldurchmessers und reduzierte sich auf + 60% nach 24 Wochen. Nach 24 Wochen hatte sich am femoralen Bandansatz keine und tibial nur partiell eine primäre Bandinsertion mit Kalkknorpel ausgebildet. Im Gegensatz dazu zeigte sich in der vorangegangenen Studie nach 6 Wochen unter anatomischer IS-Fixierung nur teilweise die Bildung einer FIZ. Nach 12 Wochen zeigte sich am Tunneleingang mineralisierter Knorpel und schon nach 24 Wochen konnte sowohl tibial als auch femoral eine gut ausgebildete direkte Bandinsertion, bestehend aus Kalkknorpel und Faserknorpel, nachgewiesen werden.

Schlussfolgerung

Es konnte gezeigt werden, dass sich unter extrakortikaler Fixation eines freien Sehnentransplantates nur tibial eine direkte Sehneninsertion ausbildet. Ursächlich dafür mag die große Relativbewegung zwischen Transplantat und Knochenkanal sein, die zu einer massiven Aufweitung des Tunneleingangs führt. Eine Tunnelaufweitung konnte unter anatomischer Fixierung weder femoral noch tibial beobachtet werden. Sharpey'sche Fasern, die bislang als Zeichen einer ossären Bandintegration angesehen wurden, konnten nur in Bereichen einer FIZ als Zeichen einer sekundären Bandinsertion nachgewiesen werden. Daraus schlußfolgern wir, daß die Knochen-Sehnen-Heilung eines freien Sehnentransplantates durch Unterbindung einer Tunnelaufweitung bei anatomischer IS-Fixierung entscheidend unterstützt wird und zur frühen Ausbildung einer primären Bandinsertion vergleichbar dem nativen vorderen Kreuzband führt.

Benjamin Faensen/Unfall- und Wiederherstellungschirurgie, Charité, Campus Virchow Klinikum, Humboldt-Universität zu Berlin/Augustenburger Platz 1/Berlin/Deutschland/ Tel.: 030450552403/E-Mail: andreas.weiler@charite.de

Einwachsverhalten von alternativen Fixationselementen für die Versorgung von Frakturen im osteoporotischen Knochen

D. Neuhoff (Davos), J. Goldhahn, S. Schaeren, M. Aebi, E. Schneider

Fragestellung

Die reduzierte Trabekelstruktur im osteoporotischen Knochen limitiert die Verankerung konventioneller Implantate und führt häufig zum Durchschneiden unter zyklischer Belastung. Daher wurde nach einem neuen Verankerungsprinzip gesucht, welches eine maximale Oberfläche mit einem minmalen Implantatvolumen verbindet und minimalinvasiv implantierbar ist. In unserer Studie wurde untersucht, ob sich Implantate – basierend auf perforierten Hohlzylindern – zur Verankerung im gesunden und osteoporotischen Knochen eignen.

Methoden

Nach statistischer Abschätzung der notwendigen Gruppengrösse wurde das Einwachsverhalten der perforierten Titanhohlzylinder an 8 Schafen mit normaler (Gruppe 1, Alter: 6,1±0,2 Jahre) und 9 Schafen mit reduzierter Knochendichte (Gruppe 2, Alter: 7,1±0,9 Jahre) untersucht. Dafür wurden die Tiere der Gruppe 2 einem Osteoporoseinduktionsmodell (Ovariectomie, hochdosierte Kortikosteroide, Kalziumarme Diät und Bewegungslimitierung) unterzogen. Bei allen Tieren wurde eine Korpektomie von L4 durchgeführt und der Defekt mit einem trikortikalen Beckenkammspan und dem zu untersuchenden Implantat als Fixationselement versorgt. 16 Wochen nach OP wurden die Tiere euthanasiert, die Wirbelsäulen präpariert und radiologisch, biomechanisch und histologisch (Licht- und Fluoreszenzmikroskopie) untersucht. Zielgrössen waren die Fusion zwischen Beckenkammspan und Wirbelkörpern, das Knochenvolumen (BV)/Gesamtvolumen (TV) in und um den Zylinder, das Einwachsen des Knochens in die Perforationen sowie das zeitliche Verhältnis zwischen Fusion und Einwachsen bei einem Signifikanzniveau im zweiseitigen t-Test α=0.05.

Ergebnisse

Bei einem osteoporotischen Schaf kam es zu einem Ausriss, 3 weitere verstarben an perioperativen Komplikationen. Bei den restlichen Tieren sind Beckenkammspan und benachbarte Endplatte fusioniert. BV/TV innerhalb und um den Zylinder sind signifikant höher als bei einem Kontrollwirbel. Obwohl die osteoporotischen Tiere jeweils signifikant niedrigere Werte für BV/TV aufweisen, bestehen keine Unterschiede hinsichtlich Durchwachsen der Perforationen sowie Anzahl der Fusionen. 70% der Perforationen sind mit durchgehenden Knochenbälkchen ausgefüllt. In der zweiten Hälfte der Frakturheilung wurde signifikant mehr Knochen innerhalb des Zylinders und der Perforationen neu gebildet. Die Fusion fand in 80% vor dem Einwachsen oder zeitgleich statt.

Schlussfolgerung

Da eine knöcherne Inkorporation der Hohlzylinderimplantate sowie Fusion sowohl bei gesunden als auch bei osteoporotischen Tieren trotz reduzierter Spongiosastruktur stattfindet, scheint dass Verankerungsprinzip geeignet für die Fixation im osteoporotischen Knochen. Das Einwachsen in die Perforationen sorgt für eine Langzeitstabilität, welches dieses Konzept auch für die Tumorchirurgie interessant macht.

Dirk Neuhoff/AO Forschungsinstitut/Clavadeler Strasse/7270 Davos/Schweiz/
Tel.: 0041 81 4142445/Fax: 0041 81 4142288/E-Mail: dirk.neuhoff@ao-asif.ch

Die Behandlung frischer fibularer Bandrupturen mit dem Softcastschuh – Ergebnisse einer prospektiven randomisierten Studie zu klinischem Outcome, Lebensqualität und Kosten

S. Wilke (Marburg), G. Böhringer, A. Krueger, L. Gotzen, A. Junge

Fragestellung

Die immobilisierende Therapie ist bei frischen fibularen Bandrupturen Methode der Wahl. Verwendet werden verschiedenen Arten von Schienen, in unserer Klinik ist (war) die CaligaLoc-Schiene Standard. Mit dem Softcast steht ein semirigider Kunststoffgips zur Verfügung, der einfach anwendbar ist und sich durch verbesserten Tragekomfort auszeichnen soll. In der vorgestellten prospektiven randomisierten Studie sollten die Ergebnisse nach Behandlung mit dem Softcast versus CaligaLoc-Schiene hinsichtlich funktionellem Ergebnis, Lebensqualität und Kosten verglichen werden.

Methoden

Zwischen Mai 1999 und September 2000 wurden in einer prospektiven Studie 100 Patienten mit klinisch und radiologisch gesichertem Erstereignis einer fibularen Bandruptur nach Einholung des informed consent randomisiert der Behandlungsgruppe mit dem Softcastschuh bzw. mit der CaligaLoc-Schiene zugeteilt. Die Ruhigstellung erfolgte jeweils für 6 Wochen. Klinische Kontrollen erfolgten nach einer, 6 und 12 Wochen. Fragebögen zur Lebensqualität wurden wöchentlich ausgefüllt. Die abschließende Funktionsanalyse erfolgte nach dem Score von Kaikkonen.

Ergebnisse

Hinsichtlich Alter, Geschlecht und der übrigen demographischen Daten waren beide Studiengruppen identisch. Es fanden sich keinerlei signifikante Unterschiede in beiden Studiengruppen im Verlauf hinsichtlich Schmerzen, Dauer der Arbeitsunfähigkeit, Einschränkung durch die Behandlung im täglichen Leben sowie allgemeine Akzeptanz der Behandlung. Unterschiede in der Lebensqualität fanden sich ebenso wenig wie hinsichtlich der Komplikationen. Bei der Kostenanalyse fand sich ein hochsignifikanter Vorteil für die Behandlung mit dem Softcast-Schuh (39 + 51 DM versus 353 + 90 DM Materialkosten, p<0,0001 im zweiseitigen t-Test).

Schlussfolgerung

Bei identischen Ergebnissen sowohl hinsichtlich des funktionellen Outcomes sowie der Lebensqualität und der Komplikationen stellt die Behandlung frischer fibularer Bandrupturen mit dem Softcast-Schuh eine hochsignifikant kostengünstigere Behandlung im Vergleich zu den etablierten Schienenruhigstellungen dar. In den Zeiten knapper werdender Ressourcen ist daher die Behandlung fibularer Bandrupturen mit dem Softcast-Schuh in unserer Klinik Standard geworden und kann uneingeschränkt empfohlen werden.

Sebastian Wilke/Klinik für Unfall-, Wiederherstellungs- und Handchirurgie/
Baldingerstr./35033 Marburg/Deutschland/Tel.: 06421-2866216/Fax: 06421-2866721/
E-Mail: junge@mailer.uni-marburg.de

Die Technik der Mikrofrakturierung zur Behandlung von osteochondralen und degenerativen chondralen Läsionen am Talus – Einjahresergebnisse einer prospektiven Studie

C. Becher (Heidelberg), H. Thermann

Fragestellung

Die Technik der Mikrofrakturierung nach Steadman ist eine etablierte Methode bei der Behandlung von Knorpelschäden des Kniegelenkes. Ziel dieser Studie ist, ihren Einsatz bei der Behandlung von osteochondralen (OCL) und degenerativen chondralen Läsionen (DCL) am Talus zu untersuchen.

Methoden

In einer prospektiven Studie wurden 22 Patienten mit einer OCL (12 Pat.) oder DCL (10 Pat.) am Talus arthroskopiert und mit der Technik der Mikrofrakturierung behandelt. Die Maßnahmen bestanden aus partieller Synovektomie, Debridement, Entfernung von Osteophyten (7 Patienten) und der Abtragung von Knorpelresten. Anschließend wurden im Abstand von 3–4mm mit dem Chondropik die Mikrofrakturen ca. 4 mm tief durchgeführt. Alle Patienten wurden präoperativ bzw. nach 3, 6 und 12 Monaten mit dem Hannover Scoring System (HSS) und einem Visual Analog Score (VAS, 10 cm-Skala, 0 = sehr schlecht, 10 = hervorragend) evaluiert. Postoperative MRT-Aufnahmen wurden nach 3, 6 und 12 Monaten angefertigt. Zur statistischen Dokumentation diente der Wilcoxon-Rangsummen-Test und der Mann-Whitney-U-Test. Als Signifikanzniveau wurde p=0,05 festgelegt.

Ergebnisse

Die OCL waren hervorgerufen durch Trauma oder Osteochondrosis dissecans, die DCL waren alle posttraumatisch. Das Durchschnittsalter der Patienten (13m, 9w) betrug präoperativ 41 Jahre (20 bis 74 Jahre). 14 der Läsionen waren medial und 5 lateral. 3 Patienten hatten mediale und laterale Läsionen. 15 Patienten gaben eine posttraumatische Genese ihrer Läsion an, wobei alle lateralen Läsionen posttraumatisch waren. Alle 22 Patienten konnten nach durchschnittlich 385 Tagen (343 bis 453 Tagen) nachuntersucht werden. Nach dem Hannover-Scoring-System konnte bei den Parametern Schmerzen, Schwellung, Bewegungseinschränkung, Hinken, Instabilitätsgefühl, Funktion (Defizit pf/df) und Aktivität eine signifikante Verbesserung evaluiert werden. Auch die Bewegungseinschränkung war verbessert, allerdings nicht signifikant. 36% wurden als sehr gut, 46% als gut und 18% als zufriedenstellend eingestuft mit besseren, aber nicht signifikanten Resultaten bei OCL. Im Vergleich zu präoperativ waren 82% der Patienten verbessert und 18% verschlechtert. Ältere Patienten (>50 Jahre, n=7) zeigten kein schlechteres Ergebnis als Jüngere. Im VAS ergab sich ein Durchschnittswert von 7,23 im Bezug auf Schmerz (präop. 2,98), 7,35 für Funktion (präop. 3,08) und 7,22 für Zufriedenheit (präop. 2,21). MR-tomografisch zeigte sich ein Knorpelregenerat über dem mikrofrakturierten Bereich, subchondral zeigten sich aber noch Signalintensivierungen.

Schlussfolgerung

In einem kurzen Nachuntersuchungszeitraum hat die Behandlung von OCL und DCL am Talus mit der Technik der Mikrofrakturierung gute klinische Ergebnisse gezeigt. Das Alter scheint kein limitierender Faktor zu sein. Langzeitergebnisse müssen aber noch abgewartet werden.

Christoph Becher/Zentrum für Knie- und Fußchirurgie, ATOS-Klinik Heidelberg/ Bismarckstr. 9–15/69120 Heidelberg/Deutschland/Tel.: 06221/983190/Fax: 06221/983199/ E-Mail: thermann@atos.de

Das Risikoprofil von Unfallverursachern als Indikator für die Verletzungsschwere: Ergebnisse einer prospektiven Unfallursachenanalyse

D. Kendzierski (Greifswald), G. Matthes, D. Richter, A. Ekkernkamp, J. Seifert

Fragestellung

Im Jahr 2001 wurden in Deutschland 6949 Getötete und 494 356 Verletzte im Straßenverkehr registriert. Zur Reduktion dieser Zahlen und Verbesserung der Straßenverkehrssicherheit beschäftigt sich die Unfallforschung seit den 50er Jahren mit der Erfassung von Verkehrsunfällen.

Eckpfeiler sind dabei Daten zum Fahrzeug, zur Infrastruktur und Verletzungen. Während Verbesserungen der ersten beiden Bereiche bereits wirksam zu sein scheinen – die Anzahl der Verletzten und Getöteten sinkt seit Mitte der 90er Jahre – spielte der Mensch und sein psychosoziales Umfeld bisher eine untergeordnete Rolle. In der durchgeführten Studie soll deshalb der Zusammenhang zwischen Risikobereitschaft unfallbeteiligter Personen und der Unfallschwere untersucht werden.

Methoden

Verkehrsunfälle einer festgelegten Region werden seit 08.01.2001 im Rahmen einer prospektiven In-Depth-Studie bezüglich der Verletzungsschwere (AIS), Unfallursache und Risikobereitschaft der Fahrzeugführer ausgewertet. Bisher wurden 70 Unfälle mit 85 beteiligten Fahrzeugführern erfasst, 65% waren Unfallverursacher. Das Risikoprofil wird durch die sog. Sensation Seeking Scale (SSS), die vier Unterskalen mit je 4 items enthält, ermittelt. Der SSS-Gesamtwert als numerisches Synonym für die Risikobereitschaft sinkt mit steigendem Alter.

Ergebnisse

Demnach ist die Altersgruppe der 16 bis 24jährigen (40% der erfassten Personen) am meisten gefährdet. Bei den männlichen Fahrzeugführern zeigt sich ein Zusammenhang zwischen Risikobereitschaft und Unfallschwere. Sowohl der SSS-Gesamtwert als auch die Werte der Unterskalen steigen mit steigender Verletzungsschwere des Unfalls. Der SSS-Wert liegt deutlich über dem der unfallbeteiligten Fahrzeugführer der anderen Altersgruppen. Die Skalen TAS (Abenteuersuche) und ES (Erfahrungssuche)sind erhöht. Bei den weiblichen Fahrzeugführern scheint die Skala DIS (Enthemmung) eine Rolle zu spielen. Auch bezüglich der Verletzungsschwere zeigen sich Unterschiede zwischen den Geschlechtern. Während Frauen zu 85% leichte Unfälle (MAIS ≤ 2) verursachen, lassen sich bei Männern in etwa 50% schwere Unfälle (MAIS ≥ 3) nachweisen.

Schlussfolgerung

Die Unfallschwere scheint geschlechtsspezifisch zu differieren. Es ist zu erkennen, dass die Risikobereitschaft definierter Personengruppen ein Prädiktor für die Verletzungsschwere darstellt. Je höher die Risikobereitschaft der Unfallbeteiligten ist, desto höher ist der AIS-Wert des Unfalls. Über die Einschätzung der Risikobereitschaft könnten präventive Maßnahmen die Unfallschwere beeinflussen und in Zukunft zu einer Verbesserung der Straßenverkehrsunfallbilanz führen.

Dana Kendzierski/Klinikum der Universität Greifswald, Unfallforschung/F.-Loeffler-Str. 23 b/ 17487 Greifswald/Deutschland/Tel.: 03834/500404 (privat)/E-Mail: DanaKendzierski@web.de

C5 Neue Minimal-Invasive Verfahren

Minimal invasive Verfahren an der Wirbelsäule

V. Bühren (Murnau)

Minimal invasive Verfahren bei Gelenkfrakturen

R. Schnettler (Gießen)

Minimal invasive Verfahren bei Frakturen der langen Röhrenknochen

R. Hoffmann (Offenburg)

Die C1/2-Verschraubung nach Magerl und Seemann in einer minimalinvasiven Modifikation bei Frakturen und Pseudarthrosen des Dens axis

R. Reimer (Bochum), E. J. Müller, T. Frangen, G. Muhr

Fragestellung

Die dorsale Verschraubung des C1/2-Segmentes ist bei segmentalen Instabilitäten mittlerweile etabliert. Als Nachteil steht dem jedoch das ausgedehnte paravertebrale Weichteiltrauma gegenüber mit einer erhöhten Zugangsmorbidität. Zwar steht ein Instrumentarium zur Minimierung des Weichteiltraumas zur Verfügung, den Investitionskosten steht jedoch eine i.d.R. geringe Einsatzfrequenz gegenüber. In einer retrospektiven Studie wurde die Sicherheit und Effektivität einer Modifikation der Technik ohne spezielles Instrumentarium überprüft.

Methoden

In einer retrospektiven Analyse wurden 20 Pat. (10 Frauen und 10 Männer, Durchschnittsalter 69 Jahre), bei denen aufgrund einer Instabilität des C1/2-Segmentes eine dorsale Verschraubung mit additiver Fusion im Zeitraum von Jan 1998 bis Juli 2001 durchgeführt worden war, evaluiert. In 16 Fällen lag eine akute, instabile Fraktur des Dens axis vor, bei 4 Patienten handelte sich um eine Pseudarthrose nach konservativer Therapie. Neurologische Defizite wurden in einem Fall im Sinne einer inkompletten Tetraparese bei zervikaler Myelopathie bei einer Pseudarthrose dokumentiert. In allen Fällen wurden AO-Kleinfragmentschrauben eingesetzt, zusätzlich wurde ausnahmslos eine modifizierte Gallie-Fusion durchgeführt. Postoperativ wurde eine Zervikalstütze für 8–10 Wochen angelegt. In allen Fällen erfolgte eine postoperative CT-Kontrolle.

Ergebnisse

Intraoperativ war eine Komplikation zu verzeichnen. Eine Schraube schnitt durch die Lamina C2 nach kranial aus und die Konstruktion musste mit einer Hakenplatte auf C3 verlängert werden. Die durchschnittliche OP-Zeit betrug 105 Min. (75–122 Min.). Eine inkorrekte Schraubenlage zeigte sich bei 2 Patienten (2/40 Schrauben), bei einem weiteren Patienten waren beide Schrauben zu lang, in allen drei Fällen ergab sich jedoch keine Konsequenz. Ein 75-jähriger, mehrfachverletzter Patient (ISS = 41) verstarb drei Wochen postoperativ am MOV. 18 Pat. konnten nach durchschnittlich 12,4 Monaten (6–21 Monate) nachuntersucht werden. Zur Nachuntersuchung waren alle Fusionen radiologisch konsolidiert, eine Schraube (1/36) war gebrochen, bei regelrechter Fusion, in den übrigen Fällen war die Implantatlage regelrecht. Zehn Pat. waren beschwerdefrei, sieben klagten über inkonstante Nackenschmerzen und ein Patient über lokale Schmerzen an der Spanentnahmestelle. Von neurologischer Seite zeigte sich die präoperativ diagnostizierte inkomplette Tetraparese unverändert. Die Rotationsbewegung war bei allen Pat. eingeschränkt, lediglich ein Patient beklagte sich über Einschränkungen diesbezüglich im Alltag.

Schlussfolgerung

Die minimalinvasive Durchführung der dorsalen Verschraubung C1/2 ist ohne spezielles Instrumentarium bei vergleichbaren klinischen und radiologischen Resultaten im Vergleich zur konventionellen Technik möglich. Durch das geringere Weichteiltrauma wird die Zugangsmorbidität zumindest tendenziell reduziert bei vergleichbarer Dauer des Eingriffs.

Dr. med. Ralf Reimer/Chrirugische Klinik und Poliklinik, BG-Kliniken Bergmannsheil, Ruhruniversität/Bürkle-de-la-Camp Platz 1/44789 Bochum/Deutschland/Tel.: 0234/302 6511/ E-Mail: chirurgie@bergmannsheil.de

Kyphoplastie bei osteoporotischer Wirbelkörperfraktur – ein interdisziplinäres Konzept

J. Hillmeier (Heidelberg), Ch. Kasperg, R. Noeldge, P. J. Meeder

Fragestellung

Die osteoporose-bedingte Wirbelkörperfraktur weist in Europa in der Altersgruppe von 50–80 Jahren eine Prävalenz von 12% der Gesamtbevölkerung auf. Etwa ein Drittel dieser Frakturen wird symptomatisch und klinisch diagnostiziert. Eine adäquate systemische Therapie kann drohende Frakturen weiterer Wirbelkörper hinauszögern, aber die massiven Rückenschmerzen bedingt durch Instabilität und kyphotische Fehlstellung der Wirbelsäule nicht günstig beeinflussen. Die bisherige Therapie mit Bettruhe und Analgesie führt zu einem beschleunigtem inaktivitätsbedingtem Knochenabbau. Die osteosynthetische Versorgung erbrachte ebenfalls schlechte Ergebnisse, da eine stabile Implantatverankerung im osteoporotischen Knochen nicht gewährleistet ist. Eine minimal invasive innere Stabilisierung mit Knochenzement nach teilweiser Wiederaufrichtung über ein Ballonsystem wird in den USA seit 2 Jahren durchgeführt. Bisher fehlen jedoch prospektive Studien mit adäquatem Follow-up.

Kann durch Kyphoplastie die Schmerzsymptomatik und Mobilität deutlich gebessert werden?

Methoden

Prospektive Kohorten-Studie an bisher 20 Patienten (m 4, w 16) mit osteoporotischen Wirbelfrakturen. Altersdurchschnitt 73 J (51–89), 12/2001–3/2002, Nachuntersuchung 1Wo, 4Wo, 3, 6, 12 Mon, jährl. bis 5 J. Kyphoplastie mit dem System der Firma Kyphon, Metacrylat-Zement, Operation im CT zur intraoperativen Lagekontrolle des Systems und des Zements. Prä- und postoperative Evaluation mittels VAS Wirbelsäulenscore und OPAQ (Osteoporosis Assessment Questionnaire) Radiolog Parameter: Kyphosewinkel, WK-Index, Wiederaufrichtung mediale WK-Höhe in Prozent.

Ergebnisse

OP-Zeit 48 Min/ WK, 1,8 WK pro Patient. Postop Wiederaufrichtung um durchschnittl. 20%, Kyphosewinkel –6° 4Wo-Kontr. bisher 11 Pat.: 90% deutlich gebessert subjektiv und in VAS und OPAQ Score, Komplikationen bei 1 Pat sekundäre Nachblutung bei Gerinnungsstörung.

Schlussfolgerung

Die Frühergebnisse bezüglich Schmerz und Mobilität sind vielversprechend, wobei die Langzeitergebnisse der prospektiven Studie noch ausstehen. Entscheidend ist jedoch das interdisziplinäre Patientenmanagement (Osteologie-Traumatologie-Radiologie), um sowohl die präoperative Diagnostik als auch die notwendige osteologische systemische Therapie in einer Hand zu gewährleisten. Für die operative Durchführung der Kyphoplastie zur optimalen Positionierung des Systems erscheint bei einem erfahrenen Operateur ein schwenkbarer Bildwandler ausreichend. Für den unerfahreneren Anwender kann diese Technik im CT durchgeführt werden, um die Plazierung des Zements zu erleichtern und eine Gefährdung des Myelons zu minimieren.

Dr. med. Jochen Hillmeier/Sektion Unfallchir. chir. Uniklinik Heidelberg,
Leiter Prof Dr P. J. Meeder/Im Neuenheimer Feld 110/69120 Heidelberg/Deutschland/
Tel.: 06221 56 6224/Fax: 06221 56 4894/E-Mail: Joachim.Hillmeier@ukl.uni-heidelberg.de

Minimalinvasive winkelstabile Stabilisierung des dorsalen Beckenringes mit Fixateur intern – eine biomechanische Analyse

B. Füchtmeier (Regensburg), M. Maghsudi, R. Hente, M. Nerlich

Fragestellung

Biomechanischer Vergleich zwischen dorsalem transiliakalem Fixateur intern und ventraler Plattenosteosynthese sowie Verschraubung des Iliosakralgelenks bei kompletten Beckenringinstabilitäten (Typ C I).

Instabilitäten am Beckenring vom Typ C I erfordern in der Regel eine operative Stabilisierung. Sowohl die Iliosakralgelenksverschraubung als auch die ventrale Iliosakralgelenksplattenosteosynthese haben sich hierbei biomechanisch als ausreichend stabil erwiesen. Beide Techniken sind jedoch mit einer nicht unerheblichen Komplikationsrate verbunden. Ein neues, minimalinvasives, sichereres Operationsverfahren ist die transiliakale Stabilisierung mittels quer angeordnetem Fixateur intern. In der vorliegenden Arbeit wurde, bei einer kompletten Beckenringinstabilität die biomechanische Belastbarkeit des dorsalen Fixateur intern mit den etablierten Verfahren wie der ventralen Plattenosteosynthese sowie der Iliosakralgelenksverschraubung verglichen.

Methoden

Die Untersuchung erfolgte an insgesamt sechs humanen Beckenpräparaten mit intaktem Kapsel-Band-Apparat und anhängendem fünftem Lendenwirbelkörper. Als Frakturmodell diente eine Sacroiliakalgelenkssprengung, kombiniert mit einer Symphysensprengung (Typ C I-Instabilität). Die Beckenpräparate wurden im Einbeinstand belastet, es erfolgte eine axiale Belastung mit 70% des Körpergewichtes auf den 5. Lendenwirbelkörper. Die Fragmentbewegung im Raum wurden mit einem stereofotometrischen Infrarotsystem (MAC-Reflex) kontaktfrei erfasst. Neben der lokalen 3D-Deformation am SI-Gelenk wurde auch die Deformation der beiden Beckenschaufeln gegeneinander gemessen. Nach Stabilisierung der Symphyse mittels 4 Loch-DCP wurden am hinteren Beckenring die drei o. g. internen Stabilisierungsverfahren in randomisierter Reihenfolge getestet.

Ergebnisse

In der Messung der 3D-Deformation war der transiliakale Fixateur intern im Vergleich zur ventralen Plattenosteosynthese über dem SI-Gelenk und der sacroiliacalen Verschraubung gleichwertig stabil. Dieses betraf sowohl die lokale Deformation über dem SI-Gelenk als auch die Verschiebung der beiden Beckenschaufeln gegeneinander.

Schlussfolgerung

Der transiliakale Fixateur intern führt bei der Stabilisierung des hinteren Beckenrings zu gleichwertiger Steifigkeit wie die getesteten Referenzimplantate. Aufgrund der minimalinvasiven Implantationsmöglichkeit stellt diese Methode eine sinnvolle Alternative zu den risikoreichen Techniken wie der ventralen Plattenosteosynthese bzw. Verschraubung des Iliosakralgelenks bei kompletten Beckenringinstabilitäten (Typ C I) dar.

Dr. med. Bernd Füchtmeier/Klinikum der Universität Regensburg, Abteilung für Unfallchirurgie/Franz-Josef-Strauss-Allee 11/93053 Regensburg/Deutschland/Tel.: 0941/ 944-0/ Fax: 0941/ 944-6806/E-Mail: bernd.fuechtmeier@klinik.uni-regensburg.de

Die Behandlung der unverschobenen Kahnbeinfraktur: perkutane Schraubenosteosynthese versus konservative Therapie – eine prospektiv randomisierte Studie

C. Gäbler (Wien), M. McQueen, V. Vécsei

Fragestellung

Unverschobene Kahnbeinfrakturen heilen meistens in Gipsruhigstellung aus, gewöhnlich innerhalb von sechs bis acht Wochen. Manchmal benötigt die Knochenbruchheilung jedoch länger und manche der Kahnbeinfrakturen sind auch nach 12 bis 16 Wochen nicht knöchern konsolidiert. Die Entwicklung minimal invasiver Techniken hat das operative Risiko deutlich verkleinert und stellt daher eine attraktive Alternative zur konservativen Frakturbehandlung dar. Die Fragestellung dieser prospektiv randomisierten Studie war, ob Patienten nach perkutaner Kahnbeinverschraubung einer primär unverschobenen Kahnbeinfraktur deutlich rascher in den Arbeitsprozess reintegriert und deutlich früher wieder sportliche Aktivitäten ausüben könnten als nach konservativer Therapie – ohne daß es zu einer signifikanten erhöhten Komplikationsrate in der operativen Gruppe kommen würde.

Methoden

56 Patienten mit unverschobenen Kahnbeinfrakturen wurden prospektiv in eine der beiden Gruppen randomisiert: operativ n = 26 und konservativ n = 30. Kontrolluntersuchungen erfolgten 8, 12, 26 und 52 Wochen nach dem Trauma und beinhalteten Röntgenbilder, Evaluierung der Hand- und Fingerkraft, die Zeit bis zur Rückkehr in den Arbeitsprozess und normalen sportlichen Aktivitäten, ROM und Evaluierung des Green/O'Brian scores.

Ergebnisse

Die Resultate zeigten signifikant bessere Ergebnisse (p<0,0001) der operativen Gruppe nach acht und zwölf Wochen bei allen Parametern (Green/O'Brian score, ROM, Hand- und Fingerkraft) nach acht und zwölf Wochen. Die Ergebnisse waren auch zum Zeitpunkt der 26 Wochen und 1-Jahres Kontrolle deutlich besser, allerdings war dies nicht signifikant. Die Patienten der operativen Gruppe waren signifikant (p<0,05) früher in den Arbeitsprozess reintegriert und signifikant (p<0,0001) früher sportfähig. Während es in der konservativen Gruppe vier Pseudarthrosen (13,3%) gab, fand sich in der operativen Gruppe kein einziger Fall einer Pseudarthrose (p<0,01). In der operativen Gruppe gab es keine oberflächlichen oder tiefen Wundinfektionen, keine Pseudarthrosen und eine extrem hohe Zufriedenheitsrate.

Schlussfolgerung

Diese Studie zeigt, daß die perkutane Verschraubung auch von unverschobenen Kahnbeinfrakturen eine sichere Methode ist, die vor allem bei jüngeren Patienten, die so früh als möglich zurück in das Sport- und Arbeitsleben wollen, eine sinnvolle Alternative zur konservativen Therapie darstellt. Pseudarthrosen traten in der konservativ behandelten Gruppe signifikant (p<0,01) häufiger auf (n=4), als in der operativen Gruppe (n=0).

Prof. Dr. med. Christian Gäbler/Universitätsklinik f. Unfallchirurgie Wien/
Währinger Gürtel 18–20/Wien/Österreich/Tel.: 40 400-5619/Fax: 40 4000-5949/
E-Mail: christian.gaebler@akh-wien.ac.at

Die perkutane Verschraubung der MFK-V-Basisfraktur (Jones-Fraktur) – minimalinvasiv, ambulant, frühfunktionell

M. G. Baacke (Marburg), D. Mann, R. J. Stiletto, L. Gotzen, T. v. Garell

Fragestellung

Sekundäre Dislokation oder verzögerter Frakturheilung sind häufige Komplikationen in der konservativen Behandlung der Jones-Fraktur. Ursächlich sind hierfür die Fragmentdistraktion durch die Sehne des M.peronaeus brevis, sowie eine nur unilaterale Blutversorgung der Fraktur. Die operative Behandlung durch offene Reposition und Osteosteosynthese stellt darüberhinaus ein großes Weichteiltrauma mit Infektionsgefahr, sowie dem Nachteil der Denudierung der Fraktur dar. Bislang war nach eigener Praxis und den aktuellen Empfehlungen in der Literatur eine stationäre Behandlung erforderlich. Die perkutane Schraubenosteosynthese ist ein minimalinvasives Operationsverfahren, das problemlos ambulant durchgeführt werden kann. Mit der vorliegenden prospektiven Beobachtungsstudie soll über erste Erfahrungen in der Anwendung dieses Operationsverfahrens berichtet werden.

Methoden

Von 9/00 bis 8/01 wurden 22 Patienten mit einer Jones-Fraktur mit einer perkutanen Schraubenosteosynthese operativ behandelt: Analgesie mit einem antero-lateralen Fußblock, reponieren der Fraktur in „joy-stick-Technik". Retention mittels Stellzange war nur bei Mehrfragmentfrakturen erforderlich. Fixieren des Fragments mit einem von der Spitze der Basis des V. MFK eingebrachten 0,8mm Kirschnerdraht und Einbringen einer 3,5 oder 4,5mm kanülierten Zugschraube. Zur besseren Wundkontrolle Immobilisation in der ersten Woche mit einem Unterschenkelspaltgips. Nach 8–10 Tagen Wechsel auf einen OSG-Soft-Cast. Adaptiert an die Schmerzsymptomatik wurden die Patienten mit erlaubter Vollbelastung mobilisiert. Röntgenkontrolle nach einer Woche und mit Abnahme des Soft-Casts nach 6 Wochen. Implantatentfernung nach $^1/_2$–1 Jahr postoperativ.

Ergebnisse

Mittlere OP-Dauer 38 min (±23), Röntgendurchleuchtungszeit 75 sec (±35), nach 7 Tagen (±6) Wechsel auf einen definitiven Cast. Vollbelastung nach 7 Tagen erlaubt, im Mittel nach 12 Tagen (±5) erreicht. Eine sekundäre Dislokation oder eine verzögerte Frakturheilung wurden nicht beobachtet. Bei einem Patienten drohte ein lokaler Infekt. Die Bewertung des Verfahrens durch die Patienten war gut.

Schlussfolgerung

Die perkutane Verschraubung von MFK-V-Frakturen stellt unseres Erachtens eine Verbesserung in der Behandlung dieser häufigen Verletzung dar. Vorteile sehen wir in der frühfunktionellen Behandlung mit Vollbelastung und der ambulanten Durchführbarkeit.

Markus G. Baacke/Philipps-Universität Marburg/Baldingerstr./35043 Marburg/Deutschland/
Tel.: 06421-2866216/E-Mail: baacke-gmlt@t-online.de

Pitfalls bei der elastisch stabilen intramedullären Nagelung (ESIN) kindlicher Femurschaftfrakturen

A. Jubel (Köln), H. Bergmann, J. Andermahr, J. Isenberg, K. E. Rehm

Zielsetzung

In einer prospektiven Anwendungsbeobachtung sollten die klinischen und radiologischen Ergebnisse unter besonderer Berücksichtigung der Komplikationen dieser Operationstechnik dokumentiert werden. Problembeschreibung: Im letzten Jahrzehnt wurde die konservative Behandlung bei der Femurfraktur im Kindesalter zugunsten operativer Maßnahmen verlassen. Besonderer Beliebtheit erfreut sich die technisch vermeintlich so einfache elastisch stabile intramedulläre Nagelung.

Methoden

Seit Januar 1997 wurden an unserer Klinik bei 37 Kindern im Alter zwischen 14 Monaten und 13 Jahren Femurschaftfrakturen mit elastischen Titannägeln stabilisiert. Es handelte sich um 30 Jungen und 7 Mädchen. Das mittlere Alter betrug 6 Jahre. Neben 33 Schaftfrakturen beobachteten wir 4 subtrochantäre Femurfrakturen. In Anlehnung an die AO-Klassifikation handelte es sich um 22 A3, vier A2, acht A1, eine B1 und zwei B3 Frakturen. 12 Kinder waren polytraumatisiert.

Ergebnisse

Je nach Alter und Frakturform war eine schmerzfreie Belastung des verletzten Beines nach 2 bis 16 Tagen möglich. Die mittlere Dauer des stationären Aufenthaltes der nicht polytraumatisierten Kinder betrug 5,2 Tage. Alle Frakturen heilten. Bei einem Kind sahen wir eine Dislokation der Nägel nach proximal. Bei drei Spiralfrakturen beobachteten wir einen sog. „telescoping"-Effekt. In einem Fall kam es beim Einbringen der Nägel zu einer Längsfraktur des Femurschaftes, so dass hier die eine Plattenosteosynthese durchgeführt werden musste. Die Metallentfernung erfolgte im Mittel nach 6,3 Monaten. Funktionelle Einschränkungen, sowie klinische Achs- oder Rotationsfehler sahen wir nach einem mittleren follow-up von 19 Monaten nicht. Alle Eltern waren mit dem funktionellen und kosmetischen Ergebnis zufrieden.

Schlussfolgerung

Die intramedulläre Osteosynthese mit elastischen Titannägeln ist eine biologische, ökonomische und kindgerechte Therapie der subtrochantären und diaphysären Femurfraktur im Kindesalter. Die Indikation zur Anwendung der Technik muß in Abhängigkeit von der Frakturform und dem Alter der Kinder gestellt werden.

Dr. med. Axel Jubel/Klinik für Unfall-, Hand- und Wiederherstellungschirurgie der Universität zu Köln/Kerpener Str. 62/50937 Köln/Deutschland/Tel.: 0221 478 4802/Fax: 0221 478 4835/ E-Mail: axeljubel@t-online.de

C6 Chirurgische Intensivmedizin

Chirurgische Intensivmedizin. Existenzsichernd und warum?

C. Waydhaas (Essen)

Chirurgische Intensivmedizin. Machbar und wie?

K. M. Stürmer (Göttingen)

Chirurgische Intensivmedizin.
Ist sie ohne Qualitätsanalyse noch möglich?

R. J. Stileto (Marburg)

Wie viel Chirurgie braucht die Intensivmedizin?

D. Schreiter (Leipzig)

Analyse der differentiellen Proteinexpression von Leberplasmamembranen in einem Sepsis-Modell der Ratte

R. Przkora (Regensburg), M. Haslbeck, K. W. Jauch, U. Bolder

Fragestellung

Eine Sepsis verursacht Fehlfunktionen in allen Organen und ist in Form des septischen Schocks oder eines Multiorganversagens die häufigste Todesursache auf chirurgischen Intensivstationen. In der Leber kommt es neben einer Synthese von Akut-Phase-Proteinen zu einer intrahepatischen Cholestase mit Hyperbilirubinämie und Verminderung der Exkretionsleistung. Die Analyse der veränderten Proteinexpression von Leberplasmamembranen während der Sepsis bietet einen vielversprechenden Ansatz zur Entwicklung neuer Konzepte zur Hepatoprotektion.

Methoden

Unterschiede in der Proteinexpression von Leberplasmamembranen bei septischen, mit LPS vorbehandelten Sprague-Dawley Ratten wurden mit Hilfe der 2D-Gelelektrophorese untersucht. Es wurde eine Endotoxinämie durch die intraperitoneale Injektion von LPS (0,3mg/100mg KG) induziert und die Lebern sowie die Kontrollen nach 12h, 24h und 72h entnommen. Es erfolgte anschließend die Präperation der Leberplasmamembranen nach Meier und Boyer. Für die 1. Dimension, die isoelektrische Fokussierung (IEF) wurden die Zellmembranextrakte (analytisch 40 µg, präparativ 800 µg) auf immobilisierten ph-Gradientengelen (ph 3–10, linear) mit 53 000 Vh (analytisch) bzw. 10 700 Vh (präparativ) aufgetrennt. Nach der Äquilibrierung erfolgte die 2. Dimension, die Auftrennung der Proteine nach ihrem Molekulargewicht in einer SDS-Gelelektorphorese. Zur Sicherung der Reproduzierbarkeit wurden die Versuche insgesamt dreimal wiederholt. Nach Färbung (Silber oder Coomassie) wurden die unterschiedlich exprimierten Proteine einem enzymatischen Verdau mit Trypsin unterzogen und ihre Sequenz mit Hilfe der Massenspektroskopie (Maldi-TOF) analysiert.

Ergebnisse

In den analytischen (Silberfärbung) und den präparativen (Coomassiefärbung) Gelen konnten in allen Zeitstufen differentielle Proteinmuster detektiert werden. 5 bis 45 unterschiedliche „Spots" konnten in den entsprechenden Gelen nachgewiesen werden, die meisten 24 h nach LPS-Injektion. Im weiteren Verlauf konnte 74 h nach Endotoxinämie eine weitgehende Normalisierung der Proteinmuster gezeigt werden. Ausgewählte „Spots" wurden anschließend durch die Massenspektroskopie identifiziert: LPS 12h: 6-Phosphofructokinase Typ C; Flavoproteinuntereinheit der Succinat-Ubiquinonreduktase; LPS 24 h: Aldehyddehydrogenase.

Schlussfolgerung

Unsere Resultate zeigen, daß sich die 2D-Gelelektrophorese zur Analyse von Leberplasmamembranen und deren Proteine eignet und in der Lage ist, differentielle Proteine eindeutig und reproduzierbar zu identifizieren. Die erstmalig mit dieser Methode analysierten Hepatozytenmembranen zeigen unter den Versuchsbedingungen eine veränderte Proteinzusammensetzung als Folge der LPS-Endotoxinämie und den sekundär freigesetzten Mediatoren. Aus diesen Einblicken in die Pathophysiologie lassen sich neue Forschungsansätze zur Hepatoprotektion entwickeln.

Dr. med. Rene Przkora/Klinik für Chirurgie, Universitätsklinikum Regensburg/ Franz-Josef-Strauß-Allee 11/93054 Regensburg/Deutschland/Tel.: 0941-944-6801/ Fax: 0941-944-6802/E-Mail: przkora@yahoo.com

Das Zytokinmuster unterscheidet zwischen gram positiver und gram negativer Sepsis

A. Oberholzer (Berlin), C. A. Dinarello (2), W. Ertel (1), J. Pribble (3), L. L. Moldawer

Fragestellung

Obwohl Gram positive und Gram negative Bakterien das Immunsystem unterschiedlich aktivieren, erscheint das klinische Bild der Gram positiven und Gram negativen Sepsis ähnlich. Wir untersuchten deshalb, ob auch die Konzentrationen von pro- und antiinflammatorischen Zytokinen der beiden Sepsisformen sich ähneln oder spezifische Unterschiede bestehen, die als mögliche diagnostische Hilfe genutzt werden könnten.

Methoden

Pro- und antiinflammatorische Zytokine wurden im Plasma von 52 septischen Patienten, welche in einer randomisierten, doppel-blinden klinischen Studie der Phase IIB integriert waren und einen nachgewiesenen Mikroorganismus hatten, gemessen. Da Interleukin-18 eine entscheidende Rolle in der Zytokin-induzierten multiplen Organdysfunktion und -versagen spielt, wurde zusätzlich untersucht, ob unser IL-18 ELISA die aktive Form von IL-18, die Vorstufe (pro IL-18), den natürlichen Antagonisten (IL-18 binding Protein (bp)) oder den resultierenden Komplex (IL-18-IL-18bp) misst.

Ergebnisse

Es gab keinen signifikanten (Mann-Whitney Rank Sum Test, $p<0,05$) Unterschied bezüglich Alter, Geschlecht, APACHE II und MODS Score zwischen Gram positiver (n = 27) und Gram negativer Sepsis (n = 25). Nur die Kaspase-1 aktivierten Zytokine wie IL-18 (1638±388 versus 580±83 pg/mL) und IL-1β (25±10 versus 8±5 pg/mL) waren signifikant erhöht in Patienten mit Gram positiver Sepsis. Hingegen existierten keine Unterschiede hinsichtlich IL-18bp, IL-1ra, TNFα, IL-8, IL-10, PCT und Protein C zwischen Gram positiver und Gram negativer Sepsis. Zusätzlich konnten wir zeigen, dass unser IL-18 ELISA das gespaltene IL-18 erkennt, unabhängig von dessen Aktivität bedingt durch Komplexbildung mit IL-18bp.

Schlussfolgerung

Obwohl die Signaltransduktion von Gram positiven und Gram negativen Bakterien durch unterschiedliche Toll-Rezeptoren gesteuert wird, weisen die Zytokinmuster Gemeinsamkeiten, aber auch Bakterien spezifische Antworten auf. Die Zytokinkonzentration von IL-18 und IL-1β kann zwischen Gram positiver und Gram negativer Sepsis unterscheiden. Eine frühzeitige Bestimmung von IL-18 sowie IL-1β bei septischen Patienten kann somit in der Diagnostik entscheidend mithelfen, zwischen Gram positiver und Gram negativer Sepsis zu unterscheiden, und in der Folge eine spezifische Antibiotikatherapie einzuleiten.

Dr. med. Andreas Oberholzer/Klinik für Unfall- und Wiederherstellungschirurgie, Universitätsklinikum Benjamin Franklin/Hindenburgdamm 30/12200 Berlin/Deutschland/ Tel.: 030 8445 65 5740/Fax: 030 8445 4464/E-Mail: oberhal@mail.surgery.ufl.edu

Immunstatus früh nach Polytrauma und im Multi-Organversagen mit Sepsis

S. Flohé (Essen), S. Lendemans, D. Nast-Kolb

Fragestellung

Bei schwerst polytraumatisierten Patienten entsteht früh nach dem Initialtrauma ein immunkompromittierter Status, welcher der Antwort des Immunsystems bei Patienten mit Sepsis ähnelt. Als Marker für den Immunstatus sind die ex vivo Endotoxin-induzierte TNFα-Synthese im Vollblut und die Expression von MHC-Klasse II-Molekülen (HLA-DR) auf peripheren Monozyten als supprimiert beschrieben. In der präsentierten Studie wurde der Immunstatus am 1. Tag nach Trauma, im Falle einer Sepsis oder einer Sepsis mit Multiorganversagen (MOV) bei einem polytraumatisierten Patientenkollektiv untersucht.

Methoden

In heparinisiertem Vollblut von 16 polytraumatisierten Patienten mit einem ISS>25 Punkten ohne vorrangiges Schädelhirntrauma (mittlerer ISS 38±9, Alter: 46±17 Jahre) wurde die Expression von HLA-DR und die LPS-induzierte TNFα- und IL-10 Synthese am Tag 1 nach Unfall, nach Diagnose einer Sepsis (Kriterien nach R. Bone) oder Sepsis mit MOV (SOFA-Score>2 Punkte von 2 oder mehr Organsystemen) bestimmt. Das HLA-DR wurde als mittlere Fluoreszenzintensität (MFI±SD) ausgedrückt. Die TNFα- und IL-10-Synthese wurde aus Vollblutüberständen nach 20 h Stimulation mit 10 ng/ml LPS mittels ELISA gemessen. Ein gesundes Probandenkollektiv (n=12) wurde entsprechend analysiert. (Statistik: ANOVA, t-Test).

Ergebnisse

Am Tag 1 nach Trauma war die HLA-DR-Expression und die TNF-αSynthesefähigkeit im Vergleich zu Probanden signifikant erniedrigt (438±53 vs. 727±60 MFI HLA-DR (p<0.01); 175 279 vs. 805±1047 ng/ml TNFα (p<0.05)), die IL-10-Synthesefähigkeit war ebenfalls reduziert (438±314 vs. 606±6192 ng/ml IL-10 (p=0.07)). Im Falle einer Sepsis, welche in dem Patientenkollektiv in 94% der Fälle auftrat, war die HLA-DR Expression zwar gegenüber Tag 1 nach Trauma leicht angestiegen, aber immer noch signifikant niedriger als in gesunden Probanden (5291±17 vs. ±72760 MFI HLA-DR (p<0.01)), während die TNFα-Synthesefähigkeit nicht mehr signifikant erniedrigt war. Wenn zu einer Sepsis komplizierend ein Multiorganversagen hinzu kam, was in 50% der Patienten der Fall war, blieben HLA-DR Expression (471±102 MFI HLA-DR) und ex vivo TNFα-Synthesefähigkeit (94±98 ng/ml TNF)α signifikant (p<0.01) erniedrigt, während die ex vivo IL-10-Bildung normal blieb.

Schlussfolgerung

Schon am ersten Tag nach schweren Trauma werden ähnliche Veränderungen der Immunantwort, wie im Falle einer späteren Sepsis mit Organversagen, beobachtet. Eine frühzeitige Immunstimulation nach Trauma könnte daher möglicherweise spätere septische Komplikationen vermeiden.

Dr. med. Sascha Flohé/Unfallchirurgie Universität Essen/Hufelandstrasse 55/45122 Essen/Deutschland/Tel.: 0201 723 1396/Fax: 0201 723 1397/E-Mail: sascha.flohe@uni-essen.de

Bauchlage und kinetische Therapie – rotoprone®, ein neues, vielversprechendes Hilfsmittel bei dorso-ventralen Wechsellagerung

M. G. Baacke (Marburg), D. Mann, M. Spies, L. Gotzen, R. Stiletto

Fragestellung

Alle neuen therapeutischen Behandlungsverfahren der letzten Jahre in der Behandlung von Patienten mit posttraumatischem Lungenversagen konnten letztlich die in sie gestellten Erwartungen nicht erfüllen. Der Stellungnahme der 2. Europäisch-Amerikanischen Konsensusgruppe von 1998 folgend, gilt die Bauchlage als eine der vielversprechendsten Methoden in der Behandlung schwerer Oxygenierungsstörungen und wird mit guten Ergebnissen bei kritisch kranken Patienten eingesetzt. Wir berichten über erste klinisch Erfahrungen mit einem speziellen Lagerungsbett, dem Rotoprone, das zusätzlich zur dorso-ventralen Wechsellagerung eine kontinuierliche axiale Rotationsbehandlung ermöglicht. Ziel dieser prospektiven Beobachtungsstudie war es, die positiven Effekte der kontinuierlichen axialen Lagerungsbehandlung in Bauchlage beim Patienten mit posttraumatischem Lungenversagen zu beschreiben.

Methoden

10 Patienten mit einem Injury-Severety-Score >16 mit ALI oder ARDS. Scoring mittels APACHE II-Score zu Beginn der Beobachtung und durch das Therapeutic-Interventional-Scoring-System (TISS) zu Beginn und Ende der Lagerungsbehandlung (T0, T1), Scoring der Oxygenierungsfunktion mittels SOFA-Score-lung (Vincent). Nach Be-

festigen des Kopfes in einer Lagerungsmaske/haube in Rückenlage kann nach Schließen der Frontkissen und elektronisch gestützem Sichern der Verschlußschnallen das Rotations-System entriegelt und unter Kontrolle des Patienten und aller seiner Zugangsleitungen in die Bauchlage gebracht werden. Die gewünschten Parameter der axialen, Seit-zu-Seit-Lagerung können bis 60°-0°-60° stufenlos gewählt werden. Zur besseren Patientenbeobachtung und -pflege können die jetzt oben liegenden Kissen geöffnet und beiseite geklappt werden, ohne das die kinetische Therapie unterbrochen werden muß. Klinischer Endpunkt der Studie war der Oxygenierungsindex. Weitere dokumentierte Parameter waren: Gesamtdauer der Intensivbehandlung, beatmungsfreie Tage, 90-Tage-Mortalität.

Ergebnisse

PaO2 /FiO2 lag zu Beginn der Studie im Mittel bei 172 (±53), mit Ende der Bauchlagerung bei 293 (±43). Der TISS verringerte sich von 47 (±9,8) auf 36 (±9,6). Die mittlere Behandlungsdauer im Rotoprone lag bei 5,4 (±1,8) Tagen. Begleiterscheinungen der Lagerungsbehandlung waren: Ausgeprägte Gesichtsschwellung, Sekretverlust aus Mund und Nase, Druckstellen an Stirn (zwang nicht zum Abbruch der Behandlung). Relevante Kreislaufinstabilitäten wurden nicht beobachtet.

Schlussfolgerung

Die Behandlung akuter Lungenverletzung (ALI) und ARDS beim Polytraumapatienten stellt aktuell und zukünftig eine Herausforderung dar. Für bestimmte Patientengruppen, z.B. mit Aortenruptur, Wirbelsäulenfraktur, Beckenfraktur oder extremer Fettleibigkeit betrachten wir dieses spezielle Lagerungsbett als ein neues, vielversprechendes Hilfsmittel um einzelnen Patienten die Vorteile der dorso-ventralen-Wechsellagerung zu ermöglichen.

Markus G. Baacke/Philipps-Universität Marburg/Baldingerstr./35043 Marburg/Deutschland/
Tel.: 06421-2866216/E-Mail: baacke-gmlt@t-online.de

Individualisierung der Intensivkosten mit dem TISS-28 – eine Anwendung im Traumaregister der DGU

R. Lefering (Köln), S. Ruchholz, AG Polytrauma der DGU

Fragestellung

Die ökonomische Evaluation von Traumapatienten erlangt eine immer größere Bedeutung. Insbesondere der Bereich der Intensivmedizin stellt bei polytraumatisierten Patienten oft den größten Kostenfaktor dar; ungenaue Kostenschätzungen machen sich daher hier besonders stark bemerkbar. Für größere Patientengruppen ist aber eine detaillierte Kostenanalyse viel zu aufwändig. Eine Kalkulation, die die Verletzungsschwere sowie therapeutische Eckdaten mit einbezieht, wie sie beispielsweise im Traumaregister der DGU vorliegen, verspricht eine größere Genauigkeit als eine Kalkulation über feste Tagessätze.

Methoden

Von 409 Patienten mit Schädel-Hirn- und/oder Polytrauma (Altersmittelwert 35,3 Jahre; 76% männlich; mittlerer ISS 25,0; Letalität 12%), die im Rahmen einer prospektiven Studie ausführlich dokumentiert wurden, liegen sowohl Basisdaten (Traumaregister der DGU) als auch eine tägliche Erfassung des therapeutischen Aufwandes auf der Intensivstation mit dem TISS-28 vor. Die Summe der TISS-28 Punkte als Äquivalent der intensivmedizinisch erbrachten Gesamtleistung soll aus folgenden Eckdaten berechnet werden: Liegedauer auf der Intensivstation, Dauer der Beatmung, Verletzungsschwere (Injury Severity Score, ISS), Patient verstorben (ja/nein), Verletzungsmuster, Alter, Geschlecht. Es wurde eine multivariate lineare Regression durchgeführt.

Ergebnisse

Univariat zeigten die Liegedauer, die Beatmungsdauer, das Outcome (überlebt/verstorben) und die Verletzungsschwere einen deutlichen Zusammenhang mit der TISS-28-Summe. In der multivariaten Modellbildung war die Liegedauer der bei weitem stärkste Einflussfaktor (Korrelation 0,97). Die Verletzungsschwere wurde erst ab einem ISS 34 im Modell berücksichtigt. Insgesamt ergab sich folgende Formel zur Berechnung der TISS-28 Summe: 20,7 pro Liegetag + 16,9 pro Beatmungstag + 2,5 pro Liegetag falls Pat. verstorben + 28,4 falls ISS $\geq$ 34. Das Bestimmtheitsmaß r^2 des Modells beträgt 0,989. Die quadrierten Residuen ließen sich gegenüber dem nur auf Liegedauer basierenden Modell (33,1 TISS-28 Punkte pro Liegetag) halbieren. Eine Validierung des Modells an Patienten einer anderen Klinik läuft zur Zeit.

Schlussfolgerung

Die vorliegende Analyse erlaubt mit wenigen zusätzlichen Informationen eine individuell differenzierte Darstellung der benötigten intensivmedizinischen Ressourcen, gemessen mit dem TISS-28. Aus eigenen Voruntersuchungen und Literaturangaben ist bekannt, dass ein TISS-28 Punkt ca. 30–35 Euro entspricht, womit sich dann aus der ermittelten TISS-28 Punktsumme ein Kostenwert ableiten läßt. Diese Untersuchung ist Teil einer Initiative zur Kostenevaluation von Traumapatienten basierend auf den Angaben im DGU Traumaregister.

Dr. med. Rolf Lefering/Biochem. & Exptl. Abt., Klinikum Merheim/Ostmerheimer Str. 200/ 51109 Köln/Deutschland/Tel.: 0221 98957-16/Fax: 0221 98957-30/E-Mail: r.lefering@uni-koeln.de

Analyse der Arbeitsbelastung und Abläufe für AiP und Assistenzärzte in Unfallchirurgischen Abteilungen

F. Bonnaire (Dresden)

Weiterbildungsordnung und Entwicklung des gemeinsamen Facharztes Unfallchirurgie/Orthopädie

G. Lob (München)

Zukünftige Beanspruchung des Unfallchirurgen durch Dokumentationsaufgaben in der Ära der DRG

H. Stiller (Göttingen), J.U. Leititis

Umsetzung des Arbeitszeitgesetzes und EuGH-Urteils auf Mitarbeiterzahl

L. Hammerschlag (Köln)

Neue Arbeitszeitmodelle für die Unfallchirurgie

A. Ekkernkamp (Greifswald)

Auswirkungen der zukünftigen Gesetzgebung auf die Patientenversorgung, Ausbildung des Unfallchirurgen und Verdienstmöglichkeiten

F. Gebhard (Ulm)

Einfluss der DRG-Gesetzgebung
auf die Planung von unfallchirurgischen Leistungen
am Beispiel der Schulterchirurgie

E. Wiedemann (München), K.-G. Kanz, A. Botzlar, W. Mutschler

Fragestellung

Die Einführung der DRG-Methodik bedingt eine grundlegende Änderung der derzeitigen Krankenhausfinanzierung und damit eine Neustrukturierung der Einnahmen-
planung. Bei einer Vergütung mit pauschalierten Entgelten ist unter wirtschaftlichen
Gesichtspunkten eine entsprechende Konzentration auf profitable Fallpauschalen zu
erwarten.

Methoden

Bei 395 Patienten, bei denen im Jahr 2000 ein chirurgischer Eingriff an der Schulter
durchgeführt wurde, erfolgte ein Vergleich der Erlössituation hinsichtlich Tagessätzen
und Fallpauschalen. Zur Anwendung gelangte das ARDRG-System mit einer Baserate
von EUR 2.045. Bei 340 Patienten erfolgte eine Kodierung als andere Schulterprozedur
(I16Z), in der Mehrzahl der Fälle wegen der Naht der Rotatorenmanschette oder einer
subakromialen Dekompression. Eine Implantation einer Schulterprothese (I05) lag in
39 Fällen vor. Bei 6 Patienten erfolgte eine Behandlung wegen einer Infektion (I12C),
bei 4 Patienten wegen einer Infektion mit ernsthaften Komplikationen (I12B).

Ergebnisse

	Tagessätze	Fallpauschalen
I16Z (n=340) Other shoulder procedures	2.197	2.393
I05Z (n=39) Joint replace	5.804	8.590
I12B (n=4) Infection + Sev CC	14.227	6.033
I12C (n=6) Infection wo CC	4.885	3.047
Erlöse gesamt	1.091.061	1.199.899

Bei der Abrechnung mit Fallpauschalen konnte eine Steigerung der Gesamteinnah-
men um EUR 108.838 auf EUR 1.199.899 beobachtet werden. Schulterprothetik führt
zu einer Mehreinnahme von EUR 2.785 pro Fall. Liegt jedoch eine Infektion mit ernsthaften Komplikationen als Aufnahmediagnose vor, so führt dies zu einer Minderein-
nahme in Höhe von EUR 8.202.

Schlussfolgerung

Durch das DRG-System wird die Vergütung von Problempatienten mit Infektionen der Schulter nicht regelrecht abgebildet. Die damit verbundenen Mindereinnahmen können zu der Entwicklung einer entsprechenden Abweisungsstrategie führen. Von Seiten der Fachgesellschaft ist eine entsprechende Einflussnahme bei der DRG-Entwicklung zu fordern.

PD Dr. med. Ernst Wiedemann/Chirurgische Klinik Innenstadt/Nussbaumstrasse 20/
80336 München/Deutschland/Tel.: 089-5160-2511/Fax: 089-9920-1332/
E-Mail: wiedemann@ch-i.med.uni-muenchen.de

Krankheitsaufkommen, -auswirkungen und ökonomische Aspekte: Ein fächerübergreifender Vergleich

H.-C. Pape (Hannover), B. Zelle, N. Sittaro, C. Krettek

Fragestellung

Die sozioökonomische Bedeutung des Traumas ist in den letzten Jahren vermehrt diskutiert worden. Allerdings fehlen zusammenhängende Daten hinsichtlich eines Vergleichs mit anderen Erkrankungen. Des weiteren sind die ökonomischen Langzeitfolgen von Patienten mit Mehrfachverletzungen weitgehend unbekannt. Anhand von Daten des Stat. Bundesamtes, der Krankenkasssen und verschiedener Versicherungen wurden diese Informationen zusammengestellt.

Ergebnisse

Arbeitsunfähigkeitsfälle der DKV/Jahr

	Neubildungen	Kreislauf	Skelett
Männer	182 873	661 878	3 315 353
Frauen	266 134	632 908	2 076 826
Gesamt	449 007	1 294 786	5 392 179

Anzahl Gestorbener nach Altersgruppen: Todesursache – Verletzungen

	1–15	15–45	45–65	>65
Männer	451	8 815	6 087	6 144
Frauen	259	2 447	2 170	7 609
Gesamt	710	11 262	8 257	13 753

Anzahl Gestorbener nach Altersgruppen: Todesursache – Neubildungen Schlussfolgerungen:

	1–15	15–45	45–65	>65
Männer	234	3317	33245	73801
Frauen	133	3557	22474	79481
Gesamt	367	6874	55719	153282

Anzahl Gestorbener nach Altersgruppen: Todesursache – Erkrankungen des Kreislaufs

	1–15	15–45	45–65	>65
Männer	39	426	3559	22605
Frauen	41	234	1582	22988
Gesamt	80	660	5141	45593

Schlussfolgerung

Traumapatienten sind im Mittel jünger und können nach Genesung länger zur Intensivierung des Bruttosozialprodukts beitragen, als Patienten mit Herz-Kreislauferkrankungen oder malignen Tumoren. Die Berücksichtigung dieser Tatsache ist in den bisherigen Überlegungen (Förderung von Forschungsmitteln, Verhandlungen mit Geldgebern/Kassen, Berechnungen von DRG's) nur unzureichend erfolgt und sollte intensiviert werden.

Prof. Dr. med. Hans Christoph Pape/Unfallchirurgische Klinik/Carl Neubergstr. 1/
30625 Hannover/Deutschland/Tel.: 0511-532-2027/Fax: -5877/
E-Mail: pape.hans-christoph@mh-hannover.de

C8 Weiterbildung

Facharzt für Unfallchirurgie und Orthopädie: Falsche Ängste und große Hoffnungen

G. Lob (München)

Ziele und Chancen der neuen Weiterbildungsordnung

H. Koch (München)

Die acht neuen Fachärzte im Gebiet Chirurgie – Ihre Zukunft in Deutschland und Europa

J. Witte (Berlin)

Weiterbildung und Arbeitszeitgesetz: Ein Gegensatz?

T. Mischkowsky (Kempten)

Private Krankenhausträger und Weiterbildung: Ein Widerspruch?

A. Tecklenburg (München)

Weiterbildungsordnung: Enttäuschung und Wünsche an die Neufassung

E. Lindhorst (Frankfurt)

Kriterien für eine gute Weiterbildung: Wie entscheiden junge Ärzte

A. Biedenkopf (Heidelberg)

www.cme-chirurgie.de – Eine neue Lehr-/Lernplattform für die unfallchirurgische Weiterbildung

A. Euteneier (München), T. Oberbeil, A. Lauw, K. Weise, W. Mutschler

Zielsetzung

Es wird die bereits im Probebetrieb befindliche Lehr-/Lernplattform www.cme-chirurgie.de vorgestellt und deren Funktionen und Einsatzszenarien für die Weiterbildung erläutert. Auf folgende Schwerpunkte bei der Realisierung des Projektvorhabens wird näher eingegangen:

- Neue didaktische Konzepte für die webbasierte Weiterbildung
- Selektion relevanter unfallchirurgischer Themen
- Implementierung der Inhalte

Ergebnisse

Die rapide Wissenserweiterung und bestehende strukturelle Probleme führen zu Defiziten bei der Aus- und Weiterbildung von Medizinern. Durch das Internet entstehen neue Vermittlungsformen, welche neue Möglichkeiten für eine zeit- und ortsunabhängige multimediale unfallchirurgische Lehre aufzeichnen. Hierzu müssen neue didaktische Konzepte entwickelt und in ein Curriculum integriert werden. Oberstes Ziel ist der Wissenstransfer vom Experten zum Lerner. Es werden hierzu zunächst 15 umfassende Lehrmodule zu häufigen und wichtigen Verletzungen unter Verwendung von Medien wie Streaming Video, 3D-Animationen, Grafiken und Fotos entwickelt. Inhaltlich sind Frakturen der oberen und unteren Extremitäten, Wirbelsäulenverletzungen, Thorax- und Abdominaltraumen sowie Beckenfrakturen vertreten. Die Gliederung der Module erfolgt unter anatomischen, unfallmechanischen, epidemiologischen, diagnostischen und therapeutischen Gesichtspunkten. Der Schwerpunkt liegt hierbei auf Indikation, Therapiealgorithmus und Operationstechnik. Es werden nur gesicherte Lehrmeinungen unter Berücksichtigung der Leitlinien und Evidence-Based-Medicine-Kriterien vertreten. Um Eindeutigkeit der Lehre zu erlangen, sind vorab klare Lernziele definiert worden. Die systematische, modular gegliederte Lehre, mit wenig Interaktivität für Ärzte/innen, und eine dem Chirurgen vertraute Struktur (OP-Atlas), erschien uns in der Weiterbildung am sinnvollsten. Die Lernplattform bietet hierbei einen Framework für den modularen Aufbau der Lerneinheiten, ermöglicht die Vernetzung vielfältigster Inhalte und bietet synchrone und asynchrone Kommunikationsformen für Ärzte/innen und Dozenten. Technische Weiterentwicklungen sind vorausschauend miteingeplant. Wir verwenden für die Lehrmodule XML als Softwareformat.

Dadurch wird Wiederverwertbarkeit und hohe Flexibilität aufgrund der Trennung von Inhalt und Design ermöglicht.

Ausblick

Geplant ist die Prüfung und Zertifizierung der Lerner durch eigene Prüfungseinheiten, welche mit der Vergabe von Credit Points durch die LÄKn gekoppelt werden soll. Bei Bewährung und Akzeptanz der Lernplattform wird die Einrichtung webbasierter peer-review Verfahren zur wissenschaftlichen Akkreditierung der Inhalte an zunehmender Bedeutung gewinnen.

Zusammenfassung

Durch die interdisziplinäre Zusammenarbeit unter Bündelung chirurgischer, didaktischer, technischer und grafischer Kompetenz, sowie einem stringenten Projektmanagement, werden die Voraussetzungen für einen erfolgreiches Weiterbildungsprojekt im Bereich der Unfallchirurgie geschaffen.
Das Projekt wird durch das BMB+F gefördert, FKZ 08NM139A

Dr. med. Alexander Euteneier/Chirurgische Klinik und Poliklinik, Innenstadt, LMU München/ Nußbaumstr. 20/80336 München/Deutschland/Tel.: 089-51602791/Fax: 089-51602450/ E-Mail: alexander.euteneier@ch-i.med.uni-muenchen.de

C 9 Pro und Kontra

Klavikulaschaftfraktur konservativ versorgen!

H. Reilmann (Braunschweig), A. Klonz

Klavikulaschaftfraktur operativ versorgen!

K. E. Rehm (Köln)

Proximale Humerusfraktur Typ Neer IV – Kopferhaltende Versorgung!

U. Holz (Stuttgart)

Proximale Humerusfraktur Typ Neer IV – Prothetische Versorgung!

O. Wörsdörfer (Fulda)

Distale Radiusfraktur Typ A3-konservativ!

H. Hertz (Wien)

Distale Radiusfraktur Typ A3-Kapandji!

U. Hahn (Köln)

Distale Radiusfraktur Typ A3-Fixateur!

J. Rueger (Hamburg)

Distale Radiusfraktur Typ A3-Platte!

H. Siebert (Schwäbisch Hall)

Schenkelhalsfraktur Pauwels III – Erhalt!

U. Bosch (Hannover)

Schenkelhalsfraktur Pauwels III – Prothese!

P. Kirschner (Mainz)

Präoperatives MRT beim Knietrauma – nützlich!

P. Hertel (Berlin)

Präoperatives MRT beim Knietrauma – überflüssig!

T. Tiling (Köln)

A3 Frakturen der Wirbelsäule – konservativ!

C. Knop (Innsbruck)

A3 Frakturen der Wirbelsäule – ventral!

P. Verheyden (Leipzig)

A3 Frakturen der Wirbelsäule-dorsal!

M. Blauth (Innsbruck)

A3 Frakturen der Wirbelsäule-Vertebroplastie!

A. Weckbach (Würzburg)

F Posterausstellung

MRSA-Kolonisierung innerhalb des Personals einer Chirurgischen Klinik

A. Kaminski (Bochum), U. Rohr, E J. Müller, G. Muhr

Fragestellung

Die weltweit steigende Inzidenz von Kolonisationen und Infektionen mit methicillin-resistentem Staph. aureus (MRSA) in den chirurgischen Kliniken erfordert ein grundlegendes Umdenken hinsichtlich des hygienischen Handlings und des therapeutischen Regimes. Nicht nur der Patient, sondern auch das medizinische Personal muss als etwaiges Glied der Übertragungskette beachtet werden. In der Literatur existieren bislang kaum Angaben über Prävalenzraten von MRSA-Trägern innerhalb des Klinikpersonals. Die Transparenz der Kliniken ist diesbezüglich gering, hingegen die Tendenz zur Tabuisierung der Problematik hoch. Zur Standortbestimmung haben wir in unserer Klinik ein umfassendes MRSA-Screenig des Personals durchgeführt.

Methoden

Mittels Tupferabstrichen aus Rachen und Nase wurden insgesamt 294 Personen getestet. Die Tupferabstriche wurden einem einheitlichen Auswertungsverfahren unterzogen. Die Untersuchung erfasste 99 Ärzte/Ärztinnen aus der Chirurgie, Anästhesie und den konsilarischen Bereichen sowie 181 Pflegekräfte auf den chirurgischen Stationen. Bei den übrigen 14 Personen handelte es sich um nicht medizinisches Personal (Stationshilfen, Sekretärinnen, Familienangehörige des Personals).

Ergebnisse

97 Mitarbeiter (33%) konnten als Träger eines multisensiblen Staph. aureus identifiziert werden. Bei 13 Personen (4,4%) konnte die Kolonisation mit einem MRSA nachgewiesen werden. Insgesamt zeigten sich zwei ärztliche Mitarbeiter und neun Pflegekräfte MRSA-positiv. Bei den übrigen 2 MRSA-Trägern handelte es sich um Familienangehörige eines MRSA-kolonisierten Mitarbeiters. In keinem Fall konnte ein MRSA-Infekt belegt werden. Bei allen MRSA-kolonisierten Personen wurden Sanierungsmaßnahmen durchgeführt. Diese umfassten die Anwendung der Turixin® (Mupiro-

cin)-Nasensalbe, Octenisept®-Körperwaschungen und Rachenspülung. In zwei Fällen wurde eine systemische antibiotische Therapie eingeleitet. Alle MRSA-kolonisierten Personen konnten nach durchschnittlich 24 Tagen (range 5–51 Tage) saniert werden. Für die Dauer der Sanierungsmaßnahmen wurden die Mitarbeiter vom Dienst befreit. Als saniert galten Personen, die in drei aufeinander folgenden Rachen-Nasen-Abstrichen MRSA-frei waren.

Schlussfolgerung

Das Personalscreening ist eine effektive Maßnahme zur Aufdeckung potentieller Übertragungswege. Der Anteil der MRSA-kolonisierten Mitarbeiter ist nicht zu unterschätzen und rechtfertigt das aufwendige und kostenträchtige Screeningverfahren. Es ist sinnvoll auch die Familien der MRSA-kolonisierten Mitarbeiter in das Screening miteinzubeziehen. Effektive Maßnahmen zur Sanierung stehen zur Verfügung. Potentielle Übertragungswege von MRSA können mit dem o.g. Verfahren reduziert werden. Das umfassende Screening schafft Transparenz und trägt zur Hygienekompetenz bei.

Dr. med. Andrzej Kaminski/Chirurgische Klinik Bergmannsheil Bochum/Bürkle-de-la-Camp-Platz 1/44789 Bochum/Deutschland/Tel.: 0234-3020/E-Mail: akaminski@t-online.de

Stationsersetzende ambulante Operationen nach §115b SGB V – Erfahrungsbericht einer grossen Unfallklinik

C. Höpp (Murnau), R. Beickert, V. Bühren

Fragestellung

Nutzen-Kosten-Analyse 785 ambulanter Operationen, die seit 01.01.01 bis 31.12.01 stationsersetzend vorgenommen wurden. Die Deutsche Krankenhausgesellschaft und der Berufsverband der Chirurgen halten die Umsetzung des §115 b SGB V in der derzeitigen Fassung für ein zu hohes wirtschaftliches Risiko, da die erreichbaren Erlöse aus der ambulanten Chirurgie weder die Kosten decken noch mit den möglichen Erlösen kurzzeitiger stationärer Behandlung vergleichbar sind.

Methoden

Anhand 785 stationsersetzender Eingriffe kann man den wirtschaftlichen Verlust für das Krankenhaus konkret benennen. 134 Implantatentfernungen an langen Röhrenknochen hätten bei stationärer Behandlung mittels Fallpauschale 551.330.– DM erlösen können, bei ambulanter Operation mittels EBM nur 106.600.– DM. Dieselbe Tendenz ergibt sich für die 131 arthroskopischen Eingriffe an Knie und Schulter, sowie für 109 Karpaltunnelspaltungen.

Ergebnisse

Anhand der Jahreszahlen 2001 haben wir den tatsächlichen personellen und materiellen Aufwand gegen die tatsächlichen Erlöse gerechnet und sahen uns mit einem wirtschaftlichen Verlust in Millionenhöhe konfrontiert.

Schlussfolgerungen

Die Umsetzung des §115 SGB V ist also tatsächlich für das Krankenhaus, insbesondere aber für eine hochspezialisierte Unfallklinik ein hohes Kostenrisiko.

Christina Höpp/BG Unfallklinik Murnau/Prof.-Küntscher.-Str.8/82418 Murnau/Deutschland/
Tel.: 08841/482560/E-Mail: choepp@gmx.com

Biokompatibilitätstestung in vivo – der HET-CAM-Test

C. Lüring (Regensburg), T. Kalteis, J. Schaumburger, J. Grifka

Fragestellung

Der HET-CAM-Test (Hühner-Ei-Test an der Chorionallantoismembran) wird als Replacement Verfahren zur Gewebetoxizitätstestung von unterschiedlichen Flüssig- sowie Feststoffen beschrieben und gilt in der ophtalmologischen, dermatologischen und zahnmedizinischen Forschung bereits als Standardverfahren. In der vorliegenden Arbeit sollte untersucht werden, ob sich der HET-CAM-Test auch zur Biokompatibilitätstestung von speziell in der Traumatologie und Orthopädie verwendeten Implantatmaterialien und Spüllösungen eignet.

Methoden

Die standard-operating-procedure wurde in Anlehnung an das BGA-ZEBET-Standardprotokoll zum HET-CAM-Test (BGA-ZEBET: eye irritation validation study test procedure, status 1991) festgelegt. In einem automatischen Motorbrüter wurden frische, befruchtete SPS White Leghorn Eier (Masse 50–60g) über 10 Tage bebrütet (37,5°C, 65% Luftfeuchtigkeit, dauernde Rotation). Am 9. Tag der Bebrütung wurde jedes Ei mittels einer speziellen Schierlampe durchleuchtet und nicht entwickelte Eier ausgesondert. Am 10. Bruttag erfolgte die Präparation der Chorionallantoismembran: Nach Aufsägen der Eischale konnte die Eihaut vorsichtig präpariert und die Chorionallantoismembran freigelegt werden. Anschließend wurden in unterschiedlichen Versuchsreihen die zu prüfenden Materialien aufgebracht. Die mikrovaskulären Reaktionen auf der Chorionallantoismembran konnten nach einem speziellen Protokoll mikroskopisch unter kontinuierlicher Bebrütung beobachtet und dokumentiert werden. Art (Hämorrhagie, Lyse von Gefäßen und intra- sowie extravaskuläre Koagulation) und Ausmaß der Veränderungen gingen zur Berechnung der spezifischen Gewebetoxizität sowie der konzentrationsabhängigen Toxizitätsschwelle in die vorgegebene mathematische Formel ein.

Ergebnisse

Aufgrund der ausgeprägten Vaskularisierung der Chorionallantoismembran des Hühnereis ist der HET-CAM-Test ein hochsensibles Verfahren zur Gewebetoxizitätstestung. Anhand der makro- und mikroskopischen Parameter ließen sich in unseren Versuchsreihen sowohl für Spüllösungen (Kodan®, Jodobact®, Dibromol®, Octenisept®, Lavasept 0,2%®, Chlorhexidindigluconat, Wasserstoffperoxid, 2-Propanol 60%), intraartikulär verwendete Lokalanästhetika (Scandicain 2%®, Lidocain 0,5%®, Procain 1®, Bupivacain 0,5%®) als auch für Abriebpartikel von Implantatmaterialien (Chrom-Kobalt-Molybdän, medizinischer Stahl, Titan und -legierungen, Polyethylen und Polymethylmetacrylat) aussagekräftige Ergebnisse erzielen. Dabei erwies sich der Test als einfach durchführbar, reproduzierbar und kostengünstig.

Schlussfolgerung

Der HET-CAM-Test ermöglicht die in vivo Biokompatibilitätstestung unterschiedlicher in der Traumatologie und Orthopädie verwendeter Materialien an einem komplexen physiologischen System und kann tierexperimentelle Untersuchungen an höher entwickelten Wirbeltieren ergänzen und teilweise ersetzen.

Dr. med. Christian Lüring/Orthopädische Universitätsklinik Regensburg/Kaiser-Karl-V.-Allee 3/ 93077 Bad Abbach/Deutschland/Tel.: 09405/18-0/E-Mail: c_luering@yahoo.de
372

Ist die Glasgow Coma Scale zur Definition des schweren Schädel-Hirn-Traumas geeignet?

S. Grote (Köln), R. Lefering, B. Bouillon, AG Polytrauma der DGU

Fragestellung

Das schwere Schädelhirntrauma (SHT) wird in der Literatur oft mit einem Wert von 8 oder kleiner auf der Glasgow Coma Scale (GCS) definiert. Niedrige GCS-Werte bei Traumapatienten können sich aber auch durch eine Kreislaufinsuffizienz, eine Hypoxie oder bei Reanimationen ergeben. Andererseits findet man auch bei fast normalem GCS intrakranielle Verletzungen. Wir untersuchten daher anhand des Traumaregisters der DGU die Übereinstimmung der GCS-Definition bei schwer Schädelhirnverletzten mit dem morphologischen Befund.

Methodik

Von 1993 bis 1999 wurden im DGU Traumaregister 5353 Patienten aus 54 Kliniken erfaßt. Das Verletzungsmuster wird mit der Abbreviated Injury Scale (AIS) beschrieben. Von 4421 Patienten lagen sowohl initialer GCS als auch AIS Werte vor. Die SHT Definition gemäß GCS wurde mit der diagnostisch gesicherten Diagnose nach AIS verglichen (schweres SHT definiert als AIS Schweregrad ≥ 3).

Ergebnisse

Nach der GCS-Definition hatten 1461 Patienten (33,0%) ein schweres Schädelhirntrauma, nach AIS-Definition 1958 (44,3%). 1138 Patienten (25,7%) hatten nach beiden Kriterien ein SHT. Von den Patienten mit GCS ≤ 8 hatten 323 (22,1%) keine entsprechende Kopfverletzung. Von diesen nach GCS-Definiton fehlklassifizierten Patienten wiesen 218 (67,5%) mindestens ein indirektes Zeichen eines hämorrhagischen Schocks auf (Blutdruck $\leq$80 mmHg; Hb $\leq$8 g/l; Volumen $\geq$2500 ml; 3 oder mehr EK) oder wurden wiederbelebt. 43% zeigten Anzeichen einer Hypoxie, gegenüber nur 5% bei den nicht bewußtlosen Patienten ohne SHT. Unter den Patienten mit einem schweren SHT gemäß AIS Definition zeigten 820 (41,9%) keine entsprechende Bewußtseinstrübung. Der Anteil nicht bewußtloser Patienten war besoders hoch bei Patienten mit isolierter Halswirbelsäulenverletzung (75%) oder solche mit einfachen, isolierten Schädelkalottenfrakturen (58%).

Schlussfolgerung

Bei der Auswertung von Registern und Datenbanken, z.B. für die externe Qualitätssicherung, ist die alleinige Verwendung des GCS ohne Hinzuziehung morphologischer Kriterien zur Definition eines SHT problematisch, da etwa ein Viertel der bewußtlosen Patienten aus anderen Gründen nicht ansprechbar ist, und zudem ein noch größerer Teil mit relevanten Kopfverletzungen nicht erfaßt wird.

Dr. med. Stefan Grote/Klinikum Merheim/Ostmerheimer Str. 200/51109 Köln/Deutschland/ Tel.: 0221 8907-0/Fax: 0221 98957-30/E-Mail: S.Grote@netcologne.de

Klinische Untersuchungen zur minimalinvasiven Stabilisierung von dorsalen Beckenringfrakturen mit dem Fixateur interne

M. Maghsudi (Eutin), B. Füchtmeier, R. Hente, C. Neumann, M. Nerlich

Fragestellung

Trotz der verbesserten diagnostischen Möglichkeiten und den in den letzten Jahren weiterentwickelten Operationstechniken bei dorsalen Beckenringinstabilitäten (Typ C nach der AO-Klassifikation), sind die klinischen Ausheilungsergebnisse nach wie vor unbefriedigend. Die Auswahl des jeweils am besten geeigneten Operationsverfahren wird daher auch heute noch kontrovers diskutiert.

Methoden

In einer prospektiven Studie wurde bei 31 Patienten mit einer instabilen dorsalen Beckenringfraktur (Typ C) und einem Verletzungsschweregrad nach dem Injury Severity Score (ISS) von im Mittel 26,0±12,5 ein neues Operationsverfahren mit minimalinvasiver transiliakaler Anordnung eines Fixateur interne eingesetzt. Die Fixateur interne Schrauben wurden dabei durch kurze Inzisionen, über der Spina iliaca posterior superior im Os ilium, parallel zum Sakro-Iliakal-Gelenk, verankert und mit einem subcutan, querverlaufend und dorsal des Os sacrum eingeführten Verbindungsstab, winkelstabil fixiert. Das Ausheilungsergebnis wurde mit identischem Studiendesign analog zu einer multizentrischen Beckenstudie, 2 Jahre postoperativ, klinisch und radiologisch dokumentiert und verglichen.

Ergebnisse

Die durchschnittliche Operationszeit für die Stabilisierung des Beckens mit dem Fixateur interne war mit 28,4±6,1 Minuten deutlich kürzer als mit den herkömmlichen Techniken. Bei Vergleich der eigenen klinischen Nachuntersuchungsergebnisse mit denen der multizentrischen Becken-Studie zeigten sich hinsichtlich des Zeitpunkts der operativen Stabilisierung, der Mobilisierung und dem „Pelvic Outcome Score" ein signifikant (p<0,05) besseres Ergebnis bei den Patienten, die mittels transiliakalem Fixateur interne operativ versorgt wurden.

Schlussfolgerung

Bei dorsalen Beckenringinstabilitäten (Typ C) stellt die dorsale Stabilisierung des Beckenrings mit dem transiliakalem Fixateur interne im Vergleich zu den herkömmlichen internen Osteosyntheseverfahren ein gleichwertig stabiles Operationsverfahren dar. Unter Beachtung der korrekten Operationstechnik ist die transiliakale Fixateur interne Anlage am dorsalen Beckenring sicher in der Anwendung, minimal invasiv und in seiner biomechanischen Wirkungsweise universell einsetzbar.

PD Dr. med. Mohammad Maghsudi/Ostholstein Kliniken Eutin Abt. Unfallchirurgie/
Janusstr. 22/23701 Eutin/Deutschland/Tel.: 04521-787129/Fax: 04521-787166/
E-Mail: maghsudi@ostholstein-kliniken.de

Anatomische Grundlagen für einen minimal-invasiven Zugangsweg zur subtalaren Arthrodese

C. Kunze (München-Perlach), G. Schmeiser, M. Militz, R. Putz

Fragestellung

Im Rahmen einer prospektiv angelegten Studie wird ein alternativer minimal invasiver Zugangsweg lateral der Achillessehne zur Arthrodese des subtalaren Gelenkes überprüft. Die isolierte Arthrodese des subtalaren Gelenkes gewinnt bei posttraumatischen Arthrosen nach Kalkaneusfraktur zunehmend an Bedeutung. Der zumeist verwendete Zugang unterhalb des Außenknöchels folgt im wesentlichen bogenförmig dem Verlauf der Peronealsehnen. Neben der Schädigung des N. cutaneus dorsi pedis lateralis ist dieser Zugang in erster Linie durch Wundheilungsstörungen sowie tiefe Wundinfekte gefährdet. Um dieses Risiko zu minimieren, wurde ein alternativer posterolateraler Zugangsweg überprüft.

Methoden

In einer experimentellen Studie wurde zunächst an 80 anatomischen Präparaten der Winkel des subtalaren Gelenkes, die Lage der anatomischen Strukturen zueinander sowie der Verlauf des N. cutaneus dorsi pedis lateralis evaluiert. Anschließend wurde der minimalinvasive Zugangsweg an 10 Sprunggelenks-Präparaten überprüft. Hier wurde auch eine radiologische Kontrolle im Hinblick auf die zu setzenden gelenkflächenresezierenden Bohrungen durchgeführt.

Ergebnisse

Es zeigt sich bei der Auswertung der gemessenen Ergebnisse, dass über den posterioren Zugang ein kleiner Hautschnitt ausreicht, um das subtalare Gelenk zu erreichen. in dieser Technik können weit über 50% der Gelenkfläche bis zur subchondralen Spongiosa reseziert werden. Die oben genannten anatomischen Strukturen wurden in keinem Fall verletzt.

Schlussfolgerung

Über einen posterolateralen minimal invasiven Zugang kann unter Schonung der Gefäße und Nerven eine sichere Resektion der subtalaren Gelenkfläche für die Arhrodese erreicht werden. Durch diesen minimal invasiven Zugang ist eine Wundheilungsstörung im Bereich des lateralen Fußrandes vermeidbar. Einschränkend ist bei der beschriebenen Technik eine Korrekturarthrodese nicht möglich , da der Rückfuß intraoperativ nicht dargestellt werden kann.

Carolyn Kunze/Kreisklinik München-Perlach/Schmidbauerstr. 44/81737 München/ Deutschland/Tel.: 089-678021/E-Mail: g.schmeiser@gmx.net

Überprüfung der Biokompatibilität eines neuartigen Knochenklebers – Ergebnisse einer tierexperimentellen Untersuchung an der Kaninchenfemurkondyle

C. Heiss (Gießen), N. Hahn, P. Pokinskyj, S. Wenisch, R. Schnettler

Fragestellung

Ziel dieser Arbeit war die Überprüfung der Biokompatibilität eines neuartigen Knochenklebers in einem Frakturmodell am Kaninchen. Durch histologische und radiologische Untersuchungen sollte die Frakturheilung nach Kleberapplikation, die Resorption und die knöcherne Integration des Klebers untersucht werden.

Methoden

Insgesamt wurden 36 Kaninchen unifemoral operiert. Bei jedem Tier wurde eine monokondyläre Femurfraktur gesetzt und die laterale Femurkondyle mit/ohne Kleber mit 2 Kirschner-Drähten refixiert. Die Tiere wurden in 2 Gruppen unterteilt, wobei jeweils 9 Tiere über einen Zeitraum von 7, 21, 42 und 84 Tagen nachbeobachtet wurden. Neben der histologischen Aufarbeitung erfolgte die radiologische Dokumentation durch Röntgenaufnahmen und Micro-CT-Aufnahmen.

Ergebnisse

Die lichtmikroskopischen Auswertungen zeigten nach 7 Tagen einen sichtbaren Frakturspalt mit Fragmenten und einem Frakturhämatom. Nach 21 Tagen konnte eine gute Resorption der Fragmente mit zunehmender Osteoblasten- und Trabekelbildung im Frakturspalt beobachtet werden, wobei in der Klebergruppe eine verzögerte Frakturheilung auffällig war. Auch nach 42 Tagen war in der Kontrollgruppe eine komplette Durchbauung des Frakturspaltes zu sehen, während sich in der Klebergruppe eine Resorption des Klebers mit einer verzögerten Frakturheilung einstellte. Nach 84 Tagen konnte eine vollständige Durchbauung der Frakturzone mit Resorption des Klebers beobachtet werden. Zu keinem Zeitpunkt zeigte sich nach Kleberapplikation eine Barriere für die Osteogenese. Die Micro-CT Analysen bestätigten die gute Biokompatibilität und knöcherne Integration des Klebers.

Schlussfolgerung

Insgesamt zeigen die Ergebnisse, dass der Knochenkleber eine gute Biokompatibilität und eine Resorption aufweist. Des weiteren kann nach Kleberapplikation eine regelrechte Frakturheilung beobachtet werden, ohne eine Barriere für die Zellmigrationen und die Osteogenese darzustellen.

Dr. med. Christian Heiss/Klinik und Poliklinik für Unfallchirurgie, Justus-Liebig-Universität Gießen/Rudolf-Buchheim-Straße 7/35385 Gießen/Deutschland/Tel.: 0641-9944600/ Fax: 06441-9944609/E-Mail: christian.heiss@chiru.med.uni-giessen.de

Erstellung eines internetbasierten, multimedialen Lern- und Trainingssystems für die Medizin – Bereich Unfallchirurgie

C. Chan (Tübingen), M. B. Preisack, E. Winter, LaMedica-Projektgruppe, K. Weise

Fragestellung

Durch die Erstellung eines multimedialen, interaktiven, internetbasierten Lern- und Trainingssystems für Studenten, Ärzte in Weiterbildung und Fachärzte sollen die Defizite in der medizinischen Aus- und Weiterbildung abgebaut und sämtliche Vorteile des Mediums Internet genutzt werden. Dabei sollen verschiedene Ausbildungsstufen, unterschiedliche Lerninteressen und fachspezifische Fertigkeiten unterstützt werden. Ein integrativer Ansatz zur Darstellung der Zusammenhänge und des Zusammenspiels der verschiedenen Funktionssysteme des menschlichen Organismus wird verfolgt.

Methoden

Die Inhalte und Techniken werden mit Hilfe eines einfach zu bedienenden integrierten Autorensystems online in einer Datenbank abgelegt, in der das zugehörige Medienmaterial metadatenindiziert und präsentationsneutral abgelegt wird. In der Abspielumgebung steht dem Lernenden schließlich ein feingranulares System mit einheitlicher Darstellungs- und Navigationsstruktur zur Verfügung, in dem die Inhalte individuell in unterschiedlichen Kontexten multipel und modular zusammengesetzt werden können. Durch Verwendung moderner Multimediatechniken wird ein hohes Maß an Interaktivität gewährleistet. Die inhaltliche Wissensdarstellung erfolgt anhand einzelner Module, die durch Hypermedia-Funktionen eng miteinander verknüpft sind. Das Modul „Mediothek" stellt ein multimediales Lehr- und Nachschlagewerk dar, in dem das Wissen nach Funktionssystemen abrufbar ist, in der „Klinik" werden exemplarische Patientenfälle in verschiedenen Kontexten (z.B. Diagnostik, Notaufnahme, etc.), im „Online-Journal" werden spezielle Themen auf Expertenniveau dargestellt, im „Hörsaal" können Vorlesungen editiert und Medien aus einem Datenbankpool verwendet werden, die „Cafeteria" soll als Chatroom für Anregungen, Verbesserungen und Informationsaustausch dienen und bei „Besucher" können Laien medizinisches Wissen zu den wichtigsten Themengebieten abrufen. Für die Unfallchirurgie wurden bisher umfangreiche Inhalte zu Verletzungen der unteren Extremität implementiert.

Perspektiven

In einer zweiten Phase erfolgt im Sommersemester 2002 neben der inhaltlichen Erweiterung des Systems und Darstellung von Spezialinhalten wie besondere Operationsverfahren, z.B. autologe Chondrozytentransplantation und Navigation in der Endoprothetik im Modul Online-Journal die mediendidaktische und lernpsychologische Validierung des Systems. Dazu wird mit Unterstützung einer pädagogischen Hochschule an freiwilligen Studentengruppen untersucht, ob Designvorgaben, Navigationsstrukturen und Kursmodelle die Effizienz der medizinischen Wissensvermittlung unterstützen und ob die Akzeptanz der Systembedienung bei den Lernenden gegeben ist.

Schlussfolgerung

Zur Verbesserung der medizinischen Aus- und Weiterbildung wird ein webbasiertes feingranulares Lern- und Trainingssystem mit einheitlicher Darstellungs-und Navigationsstruktur für den Bereich der Unfallchirurgie vorgestellt.

Dr. med. Christof Chan/BG Unfallklinik Tübingen/Schnarrenbergstr. 95/72076 Tübingen/ Deutschland/Tel.: 07071-6061960/E-Mail: christof.chan@uni-tuebingen.de

Die kombinierte retrograde Arthrodese von oberem und unterem Sprunggelenk mit Femurkompressionsmarknagel

M. Goebel (Murnau), T. Mückley, M. Militz, R. Beickert, V. Bühren

Die posttraumatische Arthrose ist nach knöchernen Verletzungen von oberem und unterem Sprunggelenk häufig. Eine effektive schmerzlindernde Maßnahme ist in vielen Fällen nur die Versteifung der betroffenen Gelenke, wobei verschiedene Operationstechniken beschrieben worden sind.

Fragestellung

Ist die retrograde kombinierte Arthrodese von OSG und USG mit einem intramedullären Kraftträger eine geeignete Technik zur Versteifung des Sprunggelenks? Wie sind die Ergebnisse der vorgestellten Methode im Vergleich zu etablierten Techniken der Sprungelenksversteifung?

Methoden

In den Jahren 1994–2001 sind Patienten mit fortgeschrittener Arthrose von OSG und USG und der Indikation zur tibiotalocalcanealen Arthrodese nach einem standardisierten Protokoll prospektiv klinisch und radiologisch untersucht worden. Bei sämtlichen Patienten wurde die retrograde kombinierte Arthrodese von OSG und USG mittels axial komprimierbarem retrogradem Femurmarknagel durchgeführt. Bei der klinisch- radiologischen Nachuntersuchung wurden sämtliche Patienten in Anlehnung an den SF-36 unter besonderer Berücksichtigung von knöcherner Konsolidierung sowie erzielter Lebensqualität beurteilt. Mit Hilfe eines standardisierten Fragebogens wurden Schmerzen , besonders im Bereich der Fußsohle, prä.- und postoperativ evaluiert.

Ergebnisse

Mit der vorgestellten Methode konnten nach der mittleren Nachuntersuchungszeit (mittleres follow-up 2,4 Jahre) bezüglich Schmerzreduktion und knöchernem Durchbau gute Ergebnisse erzielt werden. 78% der 21 Patienten (14 Männer, 7 Frauen; mittleres Patientenalter 50,1 Jahre) hatte zum Nachuntersuchungszeitpunkt deutlich weniger Schmerzen (22% gleichviel, 0% mehr Schmerzen als präoperativ). 19 Patienten waren zum Nachuntersuchungszeitpunkt im Bereich der Fußsohle schmerzfrei, bei allen Patienten konnte die Gehstrecke durch den Eingriff deutlich vergrößert werden . Bei 89% der Patienten wurde eine vollständige knöcherne Durchbauung nach durchschnittlich 19 Wochen erzielt. In vier Fällen war hierzu die Dynamisierung oder Nachkompression des einliegenden Implantats notwendig. Bei 3 Patienten sahen wir Komplikationen (Komplikationsrate 14%), einen postoperativen tiefen Wundinfekt und jeweils eine Pseudarthrose im OSG und USG.

Schlussfolgerung

Die vorgestellte Technik der kombinierten retrograden Arthrodese von OSG und USG mit einem dynamisch komprimierbaren Femurmarknagel zeigt bei geringer Invasivität und Morbidität gute Ergebnisse bezüglich Schmerzreduktion und knöchernem Durchbau. Die überlegene Stabilität eines intramedullären Kraftträgers im Vergleich zur Schraubenarthrodese (Berend et al), die geringe Infektionsrate im Vergleich zur Versteifung mit Fixateur externe (Cooper et al) sowie die geringe Invasivität gegenüber der Plattenarthrodese (Mears et al) machen die vorgestellte Technik aus unserer Sicht zu einem geeigneten Verfahren zur kombinierten Arthrodese des oberen und unteren Sprunggelenks.

Dr. med. Michael Goebel/Berufsgenossenschaftliche Unfallklinik Murnau/
Prof. Küntscherstr. 8/82418 Murnau/Deutschland/Tel.: 08841 482568/Fax: 08841 482203/
E-Mail: michaelgoebel@yahoo.de

Die traumatische Quadricepssehnenruptur – ein längerfristig invalidisierendes Ereignis ?

A. Stütz (Hamburg), M. E. Wenzl, R. Kirchner, Ch. Jürgens

Fragestellung

Komplette Quadrizepssehnenrupturen gelten als seltene Verletzungen. Berichtet wird in der Literatur hauptsächlich über spontane bilaterale Rupturen, zumeist bei einer zur Sehnendegeneration führenden Grunderkrankung. Uns interessierte das funktionelle Ergebnis nach operativ behandelter Quadrizepssehnenruptur und die Frage, ob bestimmte patienten- oder operationsspezifische Faktoren das Ergebnis beeinflussen.

Methoden

Von den von 1985–1999 operativ behandelten 35 Patienten mit 36 Quadrizepssehnenrupturen konnten 29 Patienten im Median nach 41,5 Monaten (7–168) klinisch nachuntersucht werden. 5 Patienten waren altersbedingt, 1 Patient postoperativ an ei-

ner fulminanten Lungenembolie verstorben. Bei 28 Patienten konnte eine isokinetische Kraftdiagnostik mit dem Biodex 3® System vorgenommen werden.

Ergebnisse

Bei 32 Patienten lagen adäquate Traumen vor, bei 3 Patienten konnte kein eigentliches
Trauma festgestellt werden. Eine prädisponierende Grunderkrankung war bei keinem
Patienten zu eruieren. Eine Reruptur trat nicht auf. 1 tiefer Spätinfekt, 2 tiefe Beinve-
nenthrombosen wurden beobachtet. 1 Patient erlag einer fulminanten postoperativen
Lungenembolie. Der ROM (range of motion) lag im Median bei 140° (50–150°). Ein ak-
tives Streckdefizit >10° bestand bei 2 Patienten. Der Lysholm Score betrug im Median
96,0 Punkte (46–100). Bei 60°/sec isokinetischer Kraftmessung hatten 18 Patienten ein
Kraftdefizit <20%, 4 Patienten <30% und 7 Patienten >30%. Es bestand keine Korrelation zwischen Lysholm Score und der Extensionskraft (r=0,66). Unter Wertung von
Lysholm Score, isokinetischer Kraftmessung und Kniegelenkbeweglichkeit fanden
sich 20 sehr gute, 6 gute, 1 befriedigendes und 3 schlechte Ergebnisse. Spätversorgte
Patienten ≥14 Tage nach Unfall zeigten ein signifikant schlechteres Ergebnis (Chi-
Quadrat Test, p<0,01). Von den 23 zum Unfallzeitpunkt Berufstätigen konnten 21 in
ihren alten Beruf zurückkehren, 2 mussten berentet werden. Alter (r=0,19) und body
mass index (r=0,41) der Patienten zeigten keine Beeinflussung des Ergebnisses. Beim
Vergleich der 4 verschiedenen Operationsverfahren – direkte Sehnennaht, direkte
Sehnennaht mit Augmentation, transossäre Sehnennaht und transossäre Sehnennaht
mit Augmentation – waren keine wesentlichen Unterschiede festzustellen.

Schlussfolgerung

Eine gute funktionelle Restitution ist nach Quadrizepssehnenruptur zu erwarten,
wenn eine operative Versorgung in den ersten 14 Tagen erfolgen kann. Differentialdia-
gnostisch sollte die Quadrizepssehnenruptur bei Knieverletzungen immer bedacht
werden und bei unklaren Befunden rasch durch bildgebende Verfahren (Sono/MRT)
abgeklärt werden, um eine möglichst frühe Versorgung zu gewährleisten.

Arndt Stütz/BG Unfallkrankenhaus Hamburg Boberg/Bergedorfer Str. 10/21033 Hamburg/
Deutschland/Tel.: 040/7306-0/E-Mail: a.stuetz@t-online.de

Ergebnisse eines standardisierten Operationsverfahren bei 203 Patienten mit einem Rezidiv eines Karpaltunnel-Syndroms

T. Kleinen (Münster), M. Epping, A. Probst, M. Schult

Fragestellung

Das Karpaltunnelsyndrom ist eine Volkskrankheit. Obwohl die operative Behandlung
nicht schwierig ist, scheint die Anzahl der Patienten, bei denen es postoperativ nicht

dauerhaft zu einer Beschwerdefreiheit kommt, zuzunehmen. Wir stellen unser standardisiertes Behandlungskonzept und unsere Ergebnisse der Behandlung von sog. Rezidiven eines Karpaltunnelsyndromes vor.

Methoden

Eingeschlossen wurden alle Patienten, die zwischen dem 01.01.1990 und dem 31.12. 2001 wegen der genannten Diagnose in unserer Klinik standardisiert operiert worden waren. Der Eingriff beinhaltete eine subtile Neurolyse des Nervus medianus bis in Höhe des oberflächlichen Hohlhandbogens, eine Reduktion des entzündlich verdickten Nervengleitgewebes und gründsätzlich eine Karpaldacherweiterungsplastik durch Einnähen der proximal abgesetzten und auseinandergefaserten Sehne des Musculus palmaris longus. Anhand der Krankenunterlagen und eines Fragebogen wurde die Anamnese und postoperative Verlaufs erfasst. Bei 89 Patienten, die in den letzten 4 Jahren des Erfassungszeitraumes operiert wurden, erfolgte außerdem eine neurophysiologische Nachuntersuchung.

Ergebnisse

In dem genannten Zeitraum wurden 203 Patienten (132 Frauen/71 Männer, Durchschnittsalter 55,6 Jahre) in unserer Klinik wegen der Diagnose: Karpaltunnelsyndrom-Rezidiv operiert. In 121 Fällen war die rechte, in 82 Fällen die linke Hand betroffen. Intraoperativ fand sich bei 106 Patienten eine inkomplette Spaltung des Karpaldaches, bei 97 eine fibrotische bzw. narbige Einengung des Nervus medianus. Der Zeitraum zwischen der Erstoperation und dem Revisionseingriff betrug bei den inkompletten Karpaldachspaltungen im Durchschnitt 16,4 Monate, bei den fibrotischen Nerveneinengungen 27,3 Monate. Bei den von uns operierten Patienten war in der weiteren Folge keine erneute Operation wegen Beschwerdepersistenz erforderlich. Klinische und neurophysiologische Parameter zeigten im wesentlichen normale Befunde.

Schlussfolgerung

Das von uns beschriebene Verfahren führt zuverlässig zur Beseitigung persistierender Beschwerden nach vorangegangener Operation eines Karpaltunnelsyndroms. Der hohe Anteil an inkompletten Spaltungen des Karpaldaches zeigt, das die chirurgische Behandlung häufig insuffizient ist und hier eine Verbesserung der Behandlungsqualität im Sinne des Patienten dringend gefordert werden muß.

Dr. med. Thomas Kleinen/Universitätsklinik Münster, Klinik und Poliklinik für Unfall- und Handchirurgie/Waldeyerstr.1/48129 Münster/Deutschland/Tel.: 0251/8356301/ Fax: 0251/8356341/E-Mail: thomas.kleinen@planet-interkom.de

Thorakoskopische ventrale Stabilisierung thorakolumbaler Frakturen mit einem neuen distrahierbaren Titan-Cage (x-tenz). Erste Erfahrungen und Ergebnisse

L. Lindemann-Sperfeld (Halle), I. Marintschev, W. Wawro, W. Otto

Fragestellung

Zur Minimierung des Operationstraumas und der Zugangsmorbidität hat sich in den letzten Jahren in der Wirbelsäulenchirurgie die endoskopische ventrale Stabilisierung zunehmend etabliert. Zur Rekonstruktion der vorderen Säule wird in jüngster Zeit ein alloplastischer Wirbelkörperersatz favorisiert, da die Verwendung autogener Transplantate in der benötigten Menge mit einer erheblichen Entnahme und Morbidität einhergeht.

Methoden

Unser derzeitiges Behandlungskonzept instabiler thorakolumbaler Wirbelkörperfrakturen umfaßt seit ca. 1 Jahr den thorakoskopischen Wirbelkörperersatz mit einem neuartig konzipiertem Titanimplantat (x-tenz). Dieser hat gegenüber vergleichbaren Produkten den Vorteil, daß er sich mühelos thorakoskopisch in situ distrahieren und durch einen einfachen Schraubmechanismus verriegeln läßt. Die Vorteile dieses Cages bezüglich endoskopischer Implantationsmöglichkeit sowie Handhabbarkeit führen neben der Reduktion des Operationstraumas für den Patienten zu einer erheblichen Zeiteinsparung.

Ergebnisse

Bislang haben wir 22 thorakoskopische Stabilisierungen mit dem neuen Implantat vorgenommen. Die durchschnittliche Operationszeit betrug insgesamt 151 Minuten, die der letzten 5 Eingriffe 129 Minuten. Implantatspezifische Komplikationen (Durchbrechen der Grundplatte bei osteoporotischen Knochen) wurden in 2 Fällen beobachtet, in einem Fall war ein Revisionseingriff erforderlich.

Schlussfolgerungen

Wenngleich Langzeiterfahrungen über das Einheilverhalten dieser neuartigen Cages bislang fehlen, so ist doch aus unserer Erfahrung heraus festzustellen, daß der endoskopische Wirbelkörperersatz in der dargestellten Technik ein minimalinvasives Behandlungsverfahren mit allen bekannten Vorteilen der unmittelbar postoperativen Phase darstellt und hinsichtlich der einfachen Handhabung, insbesondere bei der in-situ-Distraktion eindeutig Vorteile gegenüber vergleichbaren Konkurrenzprodukten besitzt.

Dr. med. Lutz Lindemann-Sperfeld/Univ.-Klinik für Unfall- und Wiederherstellungschirurgie/ Merseburger Str. 165/Halle/Deutschland/Tel.: 0345/1326324/Fax: 0345/1326326/ E-Mail: Lutz.Lindemann-Sperfeld@bergmannstrost.com

Operative Behandlung der destruierten Wirbelsäule bei florider bakterieller Infektion? Strategien und Ergebnisse

J. Isenberg (Köln), U. Hahn, A. Prokop, J. Andermahr

Fragestellung

Die fortschreitende Destruktion von Bewegungssegmenten der Wirbelsäule durch eine chronische Infektion stellt eine besondere Herausforderung an den chirurgischen Umgang mit neurologischen Defekten, Stabilität und Erregerresistenzen dar. Die Zahl der multimorbiden und schwer allgemeinerkrankten Patienten hat sich seit 1999 verdoppelt. Vorgestellt wird ein differenziertes Behandlungskonzept unter Berücksichtigung der CT-basierten computernavigierten Pedikelbohrung.

Methoden

31 Patienten im Alter von 32 bis 81 Jahren wurden zwischen dem 01.01.95 und dem 31.12.01 mit einer destruierenden Infektion der Wirbelsäule behandelt. Die Patienten wurden unverändert nach mehrwöchiger Anamnese mit fortgeschrittenen Entzündungsbefunden und in deutlich eingeschränktem Allgemeinzustand auch mit intraspinaler Abszedierung und neurologischen Defekten zuverlegt. Gehäuft lagen schwere Allgemeinerkrankungen vor. Aber auch iatrogene Ursachen wie Nukleotomie, infizierte Endoprothesen oder Periduralkatheter waren ursächlich. Es wurden in 70% Staphylokokkeninfektionen in 30% methicillinresistent nachgewiesen. Die operative Intervention wird begonnen mit der dorsalen Stabilisierung durch ein Universal Spine Fix System und bei Notwendigkeit der Entlastung der spinalen Abszedierung durch Laminektomie. Mit Verfügbarkeit der CT-basierten computernavigierten Pedikelbohrung wird das Verfahren erfolgreich angewandt. Ein- oder zweizeitig angeschlossen folgt in Abhändigkeit von der klinischen Bedeutung der ventralen Abszedierung ein Debridement von Weichteilen, Bandscheibenfach und benachbarten Wirbelkörpern sowie die Einlage von Antibiotikaträgern. Dieses Vorgehen wird bis zum mikrobiologischen Ausschluss der Persistenz der Infektion fortgesetzt. Gleichzeitig wird eine resistenzgerechte systemische Antibiose eingeleitet und intravenös bis zur Entlassung fortgeführt. Die ventrale Spondylodese erfolgte beim jungen Patienten mit trikortikalem Beckenkammspan, bei mehrsegmentalen Defekten oder mangelnder Qualität des Spans kommt ein Harms-Korb meist in Kombination mit einem Ventrofix-System zur Anwendung. Die mehrwöchige orale Anwendung moderner Reserveantibiotika ist erforderlich.

Ergebnisse

In allen Fällen wurde die Infektion durch Debridement, lokale und systemische Antibiotikaapplikation und Stabilisierung beherrscht. Bei 14 Patienten wurde eine belastungsstabile Versorgung initial, bei zwei Patienten nach sechs Wochen erreicht. Eine revisionsbedürftige Implantatlockerung mit erneuter Infektion fand sich bei einem drogenabhängigen Obdachlosen.

Schlussfolgerung

Behandelt wird eine rasch steigende Zahl multimorbider Patienten mit fortgeschrittener infektiöser Destruktion auch mehrerer Bewegungssegmente der Wirbelsäule. Unter systematischer Anwendung einer differenzierten operativen und antibiotischen Strategie kann der dauerhafte Infekt beseitigt und Belastungsstabilität erreicht werden.

Dr. med. Jörg Isenberg/Uniklinik Koeln – Klinik für Unfall-, Hand- und Wiederherstellungschirurgie/Kerpener Str. 62/50937 Köln/Deutschland/Tel.: 0221 478 4802/Fax: 0221 478 4835/ E-Mail: ulrich.hahn@uni-koeln.de

Die Mikroangiographie der hinteren Extremität der Ratte und die dreidimensionale Darstellung der vaskulären Situation? Eine modifizierte Methode nach Rhinelander

M. Bumann (Ulm), T. Henke, I. Yoshida, P. Augat, L. Claes

Fragestellung

Ist die 3-D Darstellung von Gefäßen an der hinteren Extremität von WISTAR-Ratten möglich?

Methoden

Nach Sicherstellung eines analgo-sedativen Narkosezustandes mit Ketanest/Xylazin wurde entweder a) ein 0,7 mm Gefäßkatheter in den infrarenalen Abschnitt der Aorta abdominalis (n=6) oder b) ein 0,5 mm Katheter in die Aorta femoralis dextra (selektive Mikroangiopathie (n=6) implantiert. Anschließend erfolgte die systemische Heparinisierung (100 I.E. Liquemin). In einem zweizeitigen Vorgehen wurde zunächst 60ml einer 30%igen Barium-Sulfat/Natriumchlorid 0,9%-Lösung über einen Perfuser (Flow: 99,9 ml/h), danach 50 ml einer 30%igen Barium-Sulfat/4%Formalin-Lösung injiziert. Am Ende dieses Terminalversuchs wurde die rechte hintere Extremität entfernt und mit 4%igem Formalin 24 Stunden fixiert. Es folgte sowohl eine konventionelle radiologische Darstellung (Faxitron) als Projektionsaufnahme und eine tomographische Schnittbilduntersuchung mit Hilfe eines Microcomputertomographen bei einer Auflösung von 40 μm. Die Daten des Micro-CT-Systems wurden mit einer 3-D Visualisierungssoftware (Amira 2.3) dargestellt.

Ergebnisse

Die Darstellung des dreidimensionalen Bild zeigt die anatomische Ausrichtung der Gefäßstrukturen am Knochen und im umgebenden Weichteilgewebe. Mit Hilfe der digitalen Software war es erstmals möglich, die gesamte vaskuläre Situation visuell zu erfassen und aus allen möglichen Perspektiven darzustellen. Unterschiede zwischen der selektiven und nicht-selektiven Methode fanden sich nicht.

Schlussfolgerung

Die Ergebnisse zeigen, dass sowohl das Verfahren der selektiven Mikroangiographie am Rattenmodell als auch die nicht-selektive Applikation für die dreidimensionale Darstellung von Gefäßstrukturen geeignet zu sein scheint. Mit diesem Verfahren kann erstmalig die Gefäßanatomie in einer dreidimensionalen Auflösung betrachtet werden und erlaubt die Beurteilung der vaskulären Situation am Knochen und im Weichteilgewebe. In der Möglichkeit der Quantifizierung des gesamten Gefäßvolumens sehen wir jedoch noch Schwierigkeiten, da bisher keine genauen Erkenntnisse über das Ausmaß von möglichen Artefakten (Rauschen, Lufteinschlüsse) vorliegen. Schwierigkeiten bei der Quantifizierung der Daten treten bei der Festlegung von Schwellenwerten bei der Selektion der Gefäße auf. Die Festlegung eines definierten Grauwertbereichs könnte bei reproduzierbarer Gefäßanfärbung die Höhe der einfließenden Artefakte reduzieren und die dreidimensionale Darstellung objektivieren. Im Weiteren wurde mit Hilfe der Laser-Doppler Flowmetrie die Durchblutungssituation in vivo in dem betreffenden Gewebe bis zu einer Tiefe von 5,5mm gemessen. Eine Korrelation der Daten beider Verfahren könnte in der Zukunft weitere Aufschlüsse über die Angioneogenese am Knochen und im umliegenden Weichteilgewebe erbringen.

Mark Bumann/Institut für Unfallchirurgische Forschung und Biomechanik, Universität Ulm/
Helmholtzstr. 14/89081 Ulm/Deutschland/Tel.: 0731 502 3496/
E-Mail: mark.bumann@medizin.uni-ulm.de

Herbert-Whipple-Schraube oder Bold-Schraube zur perkutanen Osteosynthese von Skaphoidfrakturen?

M. Spies (Marburg), G. Böhringer, A. Peter, M. Schädel-Höpfner

Fragestellung

Die operative Behandlung von Skaphoidfrakturen hat wegen der möglichen Verkürzung der Immobilisationszeit und der dadurch bedingten früheren Rehabilitation an Bedeutung gewonnen. Ein perkutanes Vorgehen ohne Exposition des Skaphoids wäre zu bevorzugen, ist aber technisch schwierig. Für eine derartige minimal-invasive Osteosynthese bieten sich kanülierte Schrauben an. Dazu zählen die Herbert-Whipple-Schraube, die Bold-Schraube und neuerdings die Headless-Bone-Screw (HBS). Diese Implantate unterscheiden sich durch ihre Dimensionen und ihr Kompressionsvermögen.

Methoden

Im Rahmen einer retrospektiven klinischen Vergleichs-Studie sollten die Ergebnisse von perkutanen Skaphoidosteosynthesen mittels Herbert-Whipple-Schraube bzw. Bold-Schraube verglichen werden. Analysiert wurden 46 Osteosynthesen bei 44 Patienten. Dabei wurden in einer ersten Serie die Herbert-Whipple-Schraube in 24 Fällen und in einer zweiten Serie die Bold-Schraube in 22 Fällen eingesetzt. Beide Kollektive waren bezüglich Alter, Geschlecht, Frakturtyp und Dauer der postoperativen Ruhigstellung vergleichbar. Alle Patienten wurden im Mittel nach 30 (14–80) Monaten klinisch und radiologisch nachuntersucht.

Ergebnisse

Die Ergebnisse der klinischen und radiologischen Untersuchung wurden nach den gebräuchlichen Scores von Cooney, Martini und Pechlaner ausgewertet. Dabei zeigten sich tendenziell bessere Ergebnisse für die Herbert-Whipple-Schraube als für die Bold-Schraube, was durch schlechtere funktionelle und subjektive Bewertungen aufgrund von Begleitverletzungen bedingt war. Bei zwei Patienten lag eine symptomatische Verkippung des Skaphoids im Sinne einer DISI-Stellung vor. Wegen einer distalen Schraubenüberlänge mußte in drei Fällen eine Metallentfernung nach der Frakturheilung erfolgen. Unter funktioneller Nachbehandlung mit vorzeitiger starker Belastung der Hand kam es in zwei Fällen zur Entstehung einer Pseudarthrose. In den übrigen Fällen war der Heilungsverlauf der Skaphoidfraktur komplikationslos.

Schlussfolgerung

Die perkutane Osteosynthese von Skaphoidfrakturen setzt eine genaue Kenntnis der Frakturmorphologie bezüglich Instabilität und Dislokation voraus. Bestimmte Frakturen sollten abhängig von der Frakturmorphologie von einer minimal-invasiven Osteosynthese und funktionellen Nachbehandlung ausgeschlossen werden. Durch eine präzise Schraubenplazierung unter Röntgenkontrolle sollten störende distale Überstände vermieden werden. Die funktionellen und subjektiven Ergebnisse nach Skaphoidfrakturen werden von den Begleitverletzungen der Hand wesentlich mitbestimmt. Unter Berücksichtigung dieser Umstände erlaubt die perkutane Osteosynthese von Kahnbeinbrüchen sowohl mit der kanülierten Herbert-Whipple-Schraube als auch der Bold-Schraube eine minimal-invasive Therapie, ermöglicht aber nicht in allen Fällen den Verzicht auf eine postoperative Immobilisation.

Dr. med. Markus Spies/Klinik für Unfall-, Wiederherstellungs- und Handchirurgie, Philipps-Universität Marburg/Baldingerstraße/35033 Marburg/Deutschland/Tel.: 06421-2866216/Fax: 06421-2866721/E-Mail: ghumspies@aol.com

Stellenwert der synovialen Flüssigkeitsanalyse in der frühzeitigen Diagnostik bakterieller Gelenkinfektionen

F. G. Huber (München), M. A. Scherer, S. von Gumppenberg

Fragestellung

In einer prospektiven Studie wurde die Wertigkeit der synovialen Flüssigkeitsanalyse als rasche, kostengünstige und zuverlässige Methode in der Differentialdiagnose der akuten, schmerzhaften Gelenkschwellung untersucht. Besonderes Augenmerk galt dabei der Definition eines sogenannten „Cut-off"-Wertes der Zellzahl in der Unterscheidung zwischen septisch-entzündlicher und nichtentzündlicher Arthritis, da diesbezügliche Angaben in der Literatur eine grosse Variationsbreite aufweisen.

Methoden

196 konsekutive, diagnostische Gelenkspunktionen wurden an Hand der synovialen Zellzahl/Hämatokrit, klinischen, laborchemischen, mikrobiologischen und anamnestischen Parametern untersucht und ausgewertet. Die Patienten wurden entsprechend der Abschlussdiagnose in drei Untersuchungsgruppen stratifiziert (A: bakterielle Infektion, B: non-bakterielle Arthritis, C: Kontroll-Gruppe). Auf Grund der Ausschlusskriterien (Hämatokrit >1, makroskopisch blutiges Punktat und unzureichende Beurteilbarkeit bei Gerinnung und zu hoher Viskosität) blieben 83 Punktate bei der Ermittlung des Cut-off-Wertes unberücksichtigt.

Ergebnisse

Die Durchschnittswerte (Spannweite/Median) für die Gruppen A (n=20), B (n=14) und C (n=79) betrugen in der synovialen Flüssigkeitsanalyse:

- Zellzahl A: 10,8 G/L (0,6–28,3/6,9); B: 3,9 G/L (1,1–9,6/3,5); C: 0,3 G/L (0–1,7/0,1)
- Glucose A: 36 mg/dl (Median 28); B: 80 mg/dl (Median 91); C: 79 mg/dl (Median 90).

Für C-reaktives Protein als laborchemischen Entzündungsparameter ergaben sich die folgenden Durchschnittswerte: A 10,6 mg/dl (Median 9,6); B 11,3 mg/dl (Median 6,6); C 2 mg/dl (Median <0,5). Mikrobiologische Kulturen waren in Gruppe A in nur 42% aller Punktate positiv. Die ROC-Analyse (Receiver Operating Characteristic) für die synoviale Zellzahl bei bakterieller Arthritis ergab mit einer Sensitivität von 85% und einer Spezifität von 89% einen Cut-off-Wert von 2,0 G/L. Patienten mit totaler Gelenkendoprothese, Zustand nach kürzlich durchgeführter Arthroskopie oder Gelenkpunktion bedürfen einer weiterführenden Diagnostik.

Schlussfolgerung

Mit Kriterien ähnlich der Liquordiagnistik stellt die Zellzahlanalyse eine kosten-effektive, schnelle und zuverlässige diagnostische Entscheidungshilfe vor allem für den niedergelassenen Arzt dar. Durch die Minimierung der Latenzphase vor Beginn der chirurgischen Therapie kann die synoviale Zellzahlanalyse entscheidend zur Verbesserung der Prognose bakterieller Gelenksinfektionen beitragen.

Florian G Huber/Klinikum rechts der Isar, TU München, Abtlg. für Unfallchirurgie/ Ismaningerstr. 22/81675 München/Deutschland/Tel.: 089/4140-2026/Fax: 089/4140-4890/ E-Mail: scherer@nt1.chir.med.tu-muenchen.de

Die Totalendoprothesenplastik nach fehlgeschlagener Osteosynthese hüftgelenksnaher Frakturen

D. Gottwald (Jena), J. Babisch, R.-A. Venbrocks

Fragestellung

Ziel der Studie ist die Beurteilung des Stellenwertes der sekundären Hüft-TEP-Plastik bei Fehlschlag der osteosynthetischen Stabilisierung hüftgelenksnaher Frakturen unter Berücksichtigung anderer Alternativverfahren.

Methoden

Retrospektive Analyse von 102 Patienten, bei denen wegen hüftgelenksnaher Fraktur (Acetabulum, proximales Femur) zunächst die Osteosynthese und nach Fehlschlag die sekundäre Hüft-TEP-Plastik im Zeitraum zwischen 1980 und 1999 vorgenommen wurde. Die Patienten wurden durchschnittlich 80,6 Monate nach Endoprothesenimplantation zwischen 1994 und 2000 nachuntersucht. Die funktionelle Bewertung erfolgte nach dem Schema von Merle d'Aubigne und Postel unmittelbar vor Hüft-TEP-Implantation und zum Nachuntersuchungszeitpunkt. Für die Berechnung der Überlebensanalyse der Implantate kam die Methode nach Kaplan und Meier zur Anwendung.

Ergebnisse

Zur Nachuntersuchung befanden sich noch bei 74% der Patienten die ursprünglich implantierte Totalendoprothese in situ. Bereits 20% der Patienten waren mit Wechselimplantaten versorgt worden und bei 6% lag eine Girdlestone-Situation als Folge einer tiefen Infektion vor. Die Nachuntersuchung zeigte eine signifikante Verbesserung der Parameter Schmerz, Mobilität und Gehfähigkeit im Vergleich zum Befund unmittelbar vor Kunstgelenksersatz. Danach lag die Gesamt-Score-Bewertung nach

Merle d'Aubigne und Postel zur Nachuntersuchung mit dem Prädikat sehr gut und gut bei 59% aller Patienten vor, zuzüglich 23% mässiger und 18% schlechter Endresultate. Aus der Überlebensanalyse errechnete sich eine Überlebenswahrscheinlichkeit der Implantate nach 8 Jahren von 77%.

Schlussfolgerung

Die Hüft-TEP-Plastik nach fehlgeschlagener Osteosynthese hüftgelenksnaher Frakturen ist in Anbetracht der Problemsituation als effizientes Revisionsverfahren einzustufen. Sie zeigt bessere funktionelle Resultate als andere mögliche Alternativverfahren (Arthrodese, Resektionsarthroplastik) beziehungsweise günstigere Langzeitergebnisse (Hemiarthroplastik).

Dr. med. Dirk Gottwald/Klinik für Orthopädie der Friedrich-Schiller-Universität Jena am Waldkrankenhaus Eisenberg/Klosterlausnitzer Str. 81/Eisenberg/Deutschland/ Tel.: 036691-81484/Fax: 036691-81013/E-Mail: Dirk_Oliver_Gottwald@gmx.de

Knochenzementaustritt in den plexus venosus vertebralis ant. ext. bei Ballonkyphoplastik

L. J. Capeller (Mannheim), M. Sadick, M. Majetschak, G. Voggenreiter

Fragestellung

Wir berichten über eine seltene Komplikation einer neuen Operationsmethode zur Stabilisierung von osteoporotischen Wirbelkörperkompressionsfrakturen, die sich in Deutschland noch in der Anfangsphase der Anwendung befindet.

Methoden

Der 80-jährige Pat. hatte sich bei einem Sturz im November 2001 eine osteoporotische Kompressionsfraktur des LWK I zugezogen. Nach konservativer Behandlung und Analgetikagabe stellte sich der Pat. im Januar 2002 bei persistierenden Schmerzen in unserer Klinik zur Operation mittels Ballonkyphoplastik vor. Bei dieser Operation wird über Stichinzisionen der Wirbelkörper transpedikulär eröffnet und ein Ballonkatheter eingebracht. Durch Auffüllen des Ballons mit einer röntgendichten Flüßigkeit wird der kollabierte Wirbelkörper wieder aufgerichtet. Der Ballonkatheter wird entfernt und der Hohlraum mit Knochenzement aufgefüllt. Die Routinediagnostik besteht präoperativ in Röntgenaufnahmen der LWS in 2 Ebenen, in CT und MRT. Postoperativ werden konventionelle Röntgenaufnahmen und ein CT angefertigt. Begleitend werden die Patienten vor und nach Operation mit dem SF 36 Fragebogen zum Gesundheitszustand befragt.

Ergebnisse

Nach erfolgreicher Wirbelkörperaufrichtung durch Ballondilatation kam es intraoperativ beim vorgestellten Patienten zum Einfließen von Knochenzement in die venösen Gefäße des 1. Lendenwirbelkörpers und zum Austritt von Zement in den vorderen äußeren Venenplexus. Dieses Ereignis wurde zunächst nicht bemerkt und blieb ohne klinische Relevanz. Erst im routinemäßig durchgeführten postoperativen CT zeigte sich die Dislokation des Materials, was bei der intraoperativen Röntgendokumentation mittels Durchleuchtung nicht festzustellen war. Klinisch zeigten sich schon am 1. postop. Tag im Vergleich zum präoperativen Ausgangsbefund deutlich weniger Schmerzen. Diese waren bei einer Kontrolluntersuchung einen Monat postoperativ vollständig rückläufig. Der Pat. konnte ab dem ersten postop. Tag voll belasten und wurde am 2. postop. Tag nach Hause entlassen. Pulmonal traten keine Komplikationen auf. Im SF 36 Fragebogen zum Gesundheitszustand nahmen einen Monat nach OP die schmerzbedingten Einschränkungen bei Alltagsverrichtungen stark ab, der Gesundheitszustand wurde als gut bewertet. In der Röntgenkontrollaufnahme der LWS einen Monat postop. zeigte sich keine Dislokation des Zementmaterials.

Schlussfolgerung

Die Ballonkyphoplastik stellt als neues Verfahren zur operativen Stabilisierung von osteoporotischen Kompressionsfrakturen eine wertvolle minimalinvasive Methode dar. Beim älteren und länger erprobten Verfahren der Vertebroplastik wurden Zementextravasate bis hin zur Lungenembolie beschrieben, bei der Ballonkyphoplastik bis zum heutigen Zeitpunkt nicht. In Bezug auf Langzeitergebnisse, Indikationsstellung und Komplikationen fehlen langfristige Daten zur Ballonkyphoplastik noch völlig. Zur exakten Evaluierung unerwünschter Ereignisse erscheint uns die postoperative CT Diagnostik unerläßlich.

Ludwig Johannes Capeller/Universitätsklink für Unfallchirurgie/
Theodor Kutzer Ufer 1–3/68167 Mannheim/Deutschland/Tel.: 0621-383-2335/
E-Mail: hans.capeller@uch.ma.uni-heidelberg.de

Antegrade oder retrograde Bohrdraht-Osteosynthese bei distalen Metakarpale-5-Frakturen?

R. Strehl (Marburg), M. Baacke, A. Junge, M. Schädel-Höpfner

Fragestellung

Bei der operativen Behandlung stark dislozierter subkapitaler Frakturen des 5. Mittelhandknochens gilt die geschlossene Reposition und Bohrdrahtosteosynthese als bewährtes Verfahren. Traditionell erfolgt die Einbringung der Drähte von distal, d.h. retrograd. Alternativ kann eine antegrade Markraumdrahtung erfolgen. Es wird angenommen, daß bei der retrograden Technik durch Vernarbungen der Streckerhaube häufiger funktionelle Einschränkungen bestehen. Die neuere Technik der antegraden Osteosynthese gilt zudem als zeitsparenderes Verfahren. Bisher sind diese Unterschiede allerdings noch nicht systematisch untersucht worden.

Methoden

Die antegrade Markraumdrahtung kam bei 15 Patienten (Gruppe 1) mit dislozierten distalen MHK-5-Frakturen im Jahr 2001 zum Einsatz. Als Vergleichskollektiv dienten 15 Patienten (Gruppe 2), bei denen in den Jahren 1998 bis 2000 aus gleicher Indikation eine retrograde Bohrdrahtosteosynthese erfolgt war. Beide Kollektive unterschieden sich nicht bezüglich Altersverteilung und Geschlecht. Die Operations-Daten der Eingriffe wurden analysiert. Alle Patienten wurden mindestens 6 Monate postoperativ befragt und klinisch und radiologisch nachuntersucht.

Ergebnisse

Die durchschnittliche Operationszeit unterschied sich für beide Kollektive nicht signifikant, war allerdings für die antegrade Technik etwas geringer (38 vs. 42 min). Die Patientenzufriedenheit mit Ausheilungsergebnis war in der Gruppe 1 durchweg hoch, während in der zweiten Gruppe 5 Patienten das Ergebnis der Operation als schlecht bewerteten. Die klinische Untersuchung zeigte bei 7 von 15 in der retrograden Technik operierten Patienten geringe bis mäßige Bewegungseinschränkungen des Grundgelenkes während bei keinem der antegrad versorgten Patienten funktionelle Einschränkungen zu verzeichnen waren. Die radiologische Nachuntersuchung zeigte für beide Gruppen vergleichbar gute Ergebnisse.

Schlussfolgerungen

Die antegrade Markraumdrahtung ist der retrograden Bohrdrahtung bei der operativen Versorgung von subkapitalen Frakturen des 5. Mittelhandknochens technisch und bezüglich der klinischen Ergebnisse überlegen und sollte deshalb bevorzugt werden.

Roman Strehl/Klinik für Unfall-, Wiederherstellungs- und Handchirurgie, Philipps-Universität Marburg/Baldingerstraße/35033 Marburg/Deutschland/Tel.: 06421-2866216/ Fax: 06421-2866721/E-Mail: schaedel@mailer.uni-marburg.de

Elektive Kniegelenksendoprothetik ohne homologe Transfusion – erreichbares Ziel mit autologer Hämotherapie?
Minimierung des Fremdbluteinsatzes bei Implantation von Kniegelenkstotalendoprothesen durch den optimierten Einsatz aller Möglichkeiten der autologen Hämotherapie

K. Wallroth (Stollberg), W. Hubel, A. Wallroth

Fragestellung

Mit der Steigerung der Lebenserwartung und Zunahme degenerativer Gelenkerkrankungen ist in den nächsten Jahren mit einer deutlichen Zunahme der elektiven Knieprothesenimplantationen zu rechnen. Diese Eingriffe zählen zu den Operationen, die mit hohem Fremdblutbedarf einhergehen. Ist der weitestgehende Verzicht auf Fremdblut durch den Einsatz aller Möglichkeiten der autologen Hämotherapie möglich?

Methoden

Im Rahmen einer retrospektiven Analyse haben wir den Transfusionsbedarf bei der Implantation von Kniegelenksendoprothesen unter Berücksichtigung des Einflusses der präoperativen Eigenblutspende, des operativen Vorgehens, des perioperativen Cell Saver-Einsatzes sowie der autologen maschinellen Retransfusion ohne Waschvorgang untersucht.

Ergebnisse

Innerhalb von 4 Jahren (1998–2001) unterzogen sich in unserem Krankenhaus 431 Patienten einer elektiven Knieprothesenimplantation, von denen 295 Patienten (68%) präoperativ Blut spendeten. Die homologe Transfusionsbedürftigkeit bei Knieprothesenimplantationen konnte in unserer Klinik durch den Einsatz der autologen Verfahren von 20% auf 6% (mit Oberschenkel-Blutsperre und Retransfusionsverfahren ohne Waschvorgang) bzw. ab 2000 auf 12% (ohne Oberschenkel-Blutsperre mit Cell Saver) reduziert werden.

Schlussfolgerung

Wir konnten zeigen, dass durch den differenzierten Einsatz der Möglichkeiten der autologen Hämotherapie im Bereich der Elektivendoprothetik des Kniegelenkes die homologe Transfusionswahrscheinlichkeit halbiert werden kann.

Karsten Wallroth/Kreiskrankenhaus Stollberg gGmbH, Chirurg. Klinik/Jahnsdorfer Str. 2/7/ Stollberg/Deutschland/Tel.: 037296/53200/Fax: 037296/53209/E-Mail: w.hubel@kkh-stl.de

Ist die operative Wiederherstellung der anatomischen Wirbelsäulensymmetrie nach thorakolumbaler Berstungsfraktur in jedem Fall gerechtfertigt?

H. J. Andress (München), H. Braun, T. Helmberger, S. Piltz, G. Lob

Fragestellung

Die isolierte Berstungsfraktur des thorako-lumbalen Übergangsbereichs (Typ A 3 nach Magerl) gehört zu den häufigsten instabilen Wirbelsäulenfrakturen. Die operative Stabilisierung und Aufrichtung mittels dorsaler, winkelstabiler Impantate alleine scheint allerdings die anatomische Wirbelsäulenform nur unzureichend im langfristigen Verlauf wiederherstellen zu können. Es bleibt jedoch unklar, ob ein Zusammenhang zwischen verbleibenden klinischen Beschwerden und der veränderten Wirbelsäulensymmetrie besteht.

Methoden

In einer retrospektiven Studie wurden 50 Patienten nach isolierter instabiler Berstungs-Kompressionsfraktur (Th 11-L2) ohne neurologische Ausfälle nachuntersucht. Alle Patienten wurden nur von dorsal (USS Fixateur interne, Fa. Synthes) stabilisiert. Der Nachuntersuchungszeitraum war zwischen 36 bis 103 Monate. Die Patienten wurden radiologisch (Grundplatten-Deckenwinkel, GDW und Wirbelkörperwinkel, KW) sowie klinisch (Hannover Wirbelsäulenscore, Aktivitätsscore) nachuntersucht.

Ergebnisse

Durch die Operation konnte eine signifikante Verbesserung des KW (von 0,6 auf 0,8) und des GDW (von −16 auf −10 Grad) erreicht werden. Zur Nachuntersuchung war ein Verlust des GDW auf annähernd den praeoperativen Wert bei erhaltenem KW festzustellen. Die klinischen Scores zeigten ebenfalls eine signifikante Verschlechterung. Die Hälfte der körperlich arbeitenden Patienten konnten ihren Beruf nicht mehr ausüben. Es zeigte sich keine Korrelation zwischen dem Punkteverlust im klinischen Score und dem Verlust des GDW's, dem Frakturtyp oder dem Nachuntersuchungszeitraum.

Schlussfolgerung

Die radiologische Wiederherstellung der Wirbelsäulensymmetrie scheint nicht der einzige Faktor zu sein, welcher die klinischen Resultate nach instabilen A3 Frakturen der Wirbelsäule beeinflusst. Es ist deshalb fraglich, ob zusätzliche aufwendige, ventrale Operationsverfahren bei A3 Frakturen eine Verbesserung der klinischen Ergebnisse bringen werden.

PD Dr. med. Hans-Joachim Andress/Unfallchirurgie der Chirurgischen Klinik und Poliklinik, Ludwig-Maximilians-Universität, Klinikum Gr/Marchioninistrasse 15/81277 München/ Deutschland/Tel.: 089-70950/E-Mail: handress@gch.med.uni-muenchen.de

Verlängerungs-Fixateur-externe am Hüftgelenk als Vorbereitung zur endoprothetischen Versorgung

E. Lenz (Leipzig), R. Ascherl

Fragestellung

Beim hochstehenden Femur kann die Primärimplantation einer Hüft-Endoprothese nahezu unmöglich werden, weil der notwendige Längengewinn intraoperativ einzeitig nicht erreichbar ist. Da aber die Implantation in die Primärpfanne als absolutes Ziel gelten muß, stellt sich die Frage nach der Möglichkeit der sekundären Längen-Gewinnung durch ein ein entsprechendes zweizeitiges Verfahren.

Methoden

Der notwendige Längenausgleich läßt sich mittels Transfixation und schrittweiser Verlängerung erreichen. Hierzu wird ein Fixateur externe cranial des Acetabulum und im Femurschaft verankert. Diese Transfixation fungiert über einen Verlängerungs-mechanismus als Distraktor mit einer täglichen Verlängerung um wenige Millimeter (2–3 mm). Nach Erreichen der entsprechenden Länge kann in einer Sitzung die Entfernung des Fixateur und die Implantation der Alloplastik erfolgen. Bisher wurden 15 Patienten derart behandelt.

Ergebnisse

Der erforderliche Längenausgleich ließ sich in allen Fällen problemlos erreichen. Wenige lokale, schnell beherrschbare Pin-Infekte waren die einzigen systemzugehörigen Komplikationen. Die Remobilisation nach Prothesenimplantation vollzog sich komplikationslos und regelrecht. Der reduzierte Mobilitätsgrad während der Wochen der Fixateur-Anlage zwingt fast obligat zum stationären Aufenthalt während dieser Phase. Außerdem ist eine entsprechend engmaschige klinische Kontrolle des Fixateur in dieser Phase unumgänglich. Distraktions-Distanzen von mehr als 10 cm ließen sich bei Bedarf ohne Schwierigkeiten erreichen. Bei einer Patientin war aufgrund eines lokalen Pin-Infektes ein einseitiges Vorgehen mit Fixateur Entfernung und gleichzeitiger TEP-Implantation nicht möglich. In diesem Fall wurde der vollständig gewonnene Längenausgleich nach Explantation des Fixateur zumindest teilweise wieder verloren.

Schlussfolgerung

Zum Erreichen der erforderlichen Länge im Falle eines hochstehenden Femur kann die Transfixation mittels Verlängerungs-Fixateur aufgrund der positiven Ergebnisse empfohlen werden. Die geringe Komplikationsrate, sowie der hohe Längengewinn lassen das Verfahren sinnvoll erscheinen. Während der Dauer der Transfixation ist allerdings ein stationärer Aufenthalt kaum zu vermeiden. Zur Überbrückung der Eintritts-Regionen der Steinmann-Nägel sind Prothesensysteme mit überlangem Stiel zu fordern. Dabei läßt sich problemlos eine zementlose Implantationstechnik anwenden.

Dr. med. Erwin Lenz/Orthopädisch-Traumatologisches Zentrum, Park-Krankenhaus Leipzig-Südost/Strümpellstr. 41/Leipzig/Deutschland/Tel.: 0341/8642280/Fax: 0341/86422021/ E-Mail: lenz.orth@parkkrankenhaus-leipzig.de

Torsionskorrekturen nach Marknagelosteosynthesen der unteren Extremität

M. Nettelmann (Bamberg), S. Oehler, H. Parbus, W. Strecker

Fragestellung

Die mangelhafte intraoperative Torsionskontrolle gilt als typisches Problem von Marknagelosteosynthesen bei Ober- und Unterschenkelfrakturen. Posttraumatische Torsionsabweichungen führen zu klinischen Beschwerden, wenn der rotatorische 0-Durchgang, entsprechend der Neutral-0-Methode, nicht erreicht oder durchschritten werden kann. Indikationen, Erfolg und Risiken von Torsionskorrekturen waren daher durch die Bewertung der erzielten Beingeometrie und der operativen Komplikationen sowie durch Kriterien der Patientenzufriedenheit zu evaluieren.

Methoden

Bei insgesamt 40 nicht selektionierten Patienten erfolgte eine Torsionskorrektur über liegendem Marknagel. Davon hatten 26 Patienten Torsionsdeformitäten des Oberschenkels (OS) von im Mittel +33° (−37°/+67°). 14 Patienten hatten Torsionsdeformitäten des Unterschenkels von durchschnittlich +21° (−21°/+40°). Negative Vorzeichen beschreiben hierbei Innentorsionsabweichungen, positive Vorzeichen Außentorsionsabweichungen. Bei 6 OS-Patienten erfolgte eine zusätzliche Verlängerung durch Kallusdistraktion bis maximal 6,4 cm, bei 1 US-Patienten um 1,8 cm. Die intraoperative Torsionskontrolle erfolgte immer durch ausreichend kräftige Schanz-Schrauben als Zeiger proximal und distal der Osteotomie. Die Knochendurchtrennung wurde mittels Gigli-Säge oder Osteoklasie durchgeführt.

Ergebnisse

Nach knöcherner Ausheilung der Torsionskorrekturen boten alle Patienten einen regelrechten rotatorischen 0-Durchgang bei physiologischen Torsionsverhältnissen von 6° (−3°/+14°) am OS und 7° (−3°/+12°) am US. Ebenfalls ausgeglichen waren die Längenverhältnisse. Komplikationen wie tiefe Infekte und Pseudarthrosen wurden nicht beobachtet. Die Patientenzufriedenheit war hoch: Von den 26 OS-Patienten würden sich 22 erneut operieren lassen, 4 Patienten waren unentschieden. Die analoge Zustimmung der US-Patienten lag bei 12 bzw. 2.

Schlußfolgerung

Torsionsdeformitäten nach Marknagelosteosynthesen von OS und US sind häufig. Korrekturoperationen über dem liegenden Marknagel sind sicher und erfolgversprechend bei valider Meßtechnik, Planung und standardisierter operativer Umsetzung.

Marc Nettelmann/Chirurgie II, Klinikum Bamberg/Buger Straße 80/96049 Bamberg/Deutschland/Tel.: 0951/503-2200/Fax: 0951/503-2205/E-Mail: chirurgie 2@klinikum.bamberg.de

Spinalkanalremodelling bei instabilen Frakturen des thorakolumbalen Übergangs

K. Fischer (Bochum), A. M. Müller, E.-J. Müller, G Muhr

Fragestellung

Bei Frakturen des thorakolumbalen Übergangs kommt es häufig zu einer knöchernen Einengung des Spinalkanals. Bei fehlendem neurologischen Defizit stellt sich die Frage nach der Notwendigkeit einer Revision des Spinalkanals. Ohne die Revision des Spinalkanals ist das postoperative Ergebnis abhängig von der indirekten prä- und intraoperativen Reposition sowie dem knöchernen Umbauprozeß und der Restrukturierung der Wirbelkörperhinterwand („Remodelling"). Der Einfluß dieser Faktoren soll im Rahmen dieser Untersuchung geklärt werden.

Methoden

Es erfolgte die retrospektive Aufarbeitung von 75 operativ versorgten Frakturen des thorakolumbalen Überganges. Alle Frakturen zeigten eine Beteiligung der Wirbelkörperhinterkante mit Einengung des Spinalkanals, ohne Vorliegen neurologischer Ausfälle. Die Frakturversorgung erfolgte in allen Fällen standardisiert (Fixateur interne, dorso-lateraler Spondylodese). Ausgewertet wurden prä- und postoperative CT Bilder sowie die CT Bilder nach Metallentfernung. Der Zeitraum zwischen Unfall und Metallentfernung betrug zwischen 9 und 35 Monaten (Durchschnitt 17). Gemessen wurde der Spinalkanaldurchmesser in der a.-p. Richtung zwischen der Wirbelkörperhinterwand und der knöchernen Begrenzung des Wirbelbogens. Der prätraumatische Spinalkanaldurchmesser wurde als Mittelwert der angrenzenden Wirbel errechnet.

Ergebnisse

Die durchschnittliche posttraumatische Spinalkanaleinengung betrug 38% (10–75%). Durch die geschlossene Reposition präoperativ und die indirekte Reposition während der operativen Versorgung konnte eine Verringerung der Spinalkanalstenose von 10% erreicht werden. Im weiteren Verlauf zeigte sich ein Rekalibrierungsprozeß des Spinalkanals in den CT Aufnahmen. Nach Metallentfernung zeigte sich eine durchschnittliche Zunahme der Spinalkanalweite gegenüber dem postoperativen CT von 13%, zu diesem Zeitpunkt verblieb noch eine Reststenose des Spinalkanals von durchschnittlich 15%. Insgesamt zeigte sich eine signifikante Zunahme des sagittalen Spinalkanaldurchmessers zwischen präoperativ und dem Zeitpunkt kurz nach Metallentfernung von 23% (p>0.0005).

Schlussfolgerung

Nach geschlossener und indirekter intraoperativer Reposition, sowie durch ein statt findendes „Remodelling" der Fragmente der Wirbelkörperhinterwand, konnte eine signifikante Rekalibrierung des Spinalkanals bis kurz nach Metallentfernung dokumentiert werden. Durchschnittlich verblieb eine Reststenose von 15%, ohne jegliche neurologische Ausfallserscheinung, selbst bei signifikanter Einengung. Bei traumatischer Spinalkanaleinengung ohne neurologische Ausfälle und ungehinderter Passage des Kontrastmittels in der intraoperativ durchgeführten Myelografie, sehen wir keine Indikation zur offenen Revision des Spinalkanals mehr. Hierdurch wird die Operationszeit entscheidend verringert, zusätzliche Risiken und eine weitere Traumatisierung vermieden.

Dr. med. Klaus Fischer/Chirurgische Klinik und Poliklinik, BG Kliniken Bergmannsheil, Universitätsklinik der Ruhr-Universit/Bürkle de la Camp Platz 1/44789 Bochum/Deutschland/ Tel.: 0234 3020/Fax: 0234 330734/E-Mail: klaus.fischer-2@ruhr-uni-bochum.de

Die minimalinvasive segmentale Ligamentotaxis – ein erfolgreiches Konzept zur Hinterkantenreposition bei thorakolumbalen Wirbelfrakturen?

C. H. Möckl (Augsburg), E. Mayr, S. Schmid, A. Rüter

Fragestellung

Die Offene Spinalkanalclearence zur Reposition des Hinterkantenfragmentes nach Wirbelkörperfraktur birgt ein erhebliches Risiko für Blutungen und Verletzungen der Dura oder neuraler Strukturen. Erlaubt die minimalinvasive segmentale Ligamentotaxis eine ausreichende Hinterkantenreposition?

Methoden

Seit April 200 wird im Rahmen einer prospektiven Studie die Wertigkeit der segmentalen Ligamentotaxis zur indirekten Hinterkantenreposition bei folgendem Vorgehen untersucht:

Untersucht werden alle Patienten mit A3-Frakturen der thorakolumbalen Wirbelsäule, die keine neurologische Symptomatik aufweisen. Über Stichinzisionen werden die benachbarten Wirbelkörper transpedikulär mit einem temporären Fixateur externe (USS) instrumentiert. Anschließend erfolgt über Distraktion und Lordosierung mittels des Fixateurs eine Aufrichtung des Wirbelkörpers. Der Erfolg dieser segmentalen Ligamentotaxis wird intraoperativ durch ein spinales CT überprüft. Bei suffizienter Reposition erfolgt in gleicher Sitzung eine thorakoskopische ventrale Spondylodese durch autologe Spaninterposition und Verplattung. Anschließend wird der Fixateur externe entfernt. Bei insuffizienter Reposition wird der Spinalkanal revidiert.

Ergebnisse

Seit Beginn der Studie wurden 17 Patienten (16 mit Frakturen des thorakolumbalen Übergangs, 1 mit LWK 4 Fraktur) nach diesem Konzept versorgt. Die Einengung des Spinalkanals konnte dabei im Durchschnitt um 58,5% gebessert werden (von 46,7% Einengung auf 19,4% Einengung; p= 0,0003). In 5 Fällen wurde eine operative Clearence notwendig, viermal von dorsal, einmal thorakoskopisch von ventral. Dabei handelt es sich um die LWK4 Fraktur und in vier Fällen um A3.2.1-Frakturen. Insgesamt hatten die 5 Patienten, die diesen Frakturtyp aufwiesen, ein signifikant schlechteres Ergebnis (Reduktion der Einengung um 24,7%) als die übrigen 12 Patienten (71,6%). Dagegen zeigte der Versorgungszeitpunkt (innerhalb 4 Tagen oder später) keinen Unterschied in der Wirksamkeit der segmentalen Ligamentotaxis.

Schlussfolgerung

Die segmentale Ligamentotaxis schein ein suffizientes, risikoarmes, minimalinvasives Verfahren zur Hinterkantnereposition bei thorakolumbalen Wirbelkörperfrakturen zu sein. A3.2.1-Frakturen und Frakturen der unteren LWS eigen sich jedoch offensichtlich nicht für dieses Vorgehen.

Dr. med. Christian Möckl/Klinikum Augsburg – Unfall- und Wiederherstellungschirurgie/
Stenglinstr. 2/86156 Augsburg/Deutschland/Tel.: 0821-400 2651/Fax: 0821-400 3313/
E-Mail: Papandi@gmx.de

CT-morphologische Quantifizierung der alveolären Rekrutierung unter Open-Lung-Concept beim posttraumatischen Lungenversagen

B. Stichert (Leipzig), D. Schreiter, A. Reske, M. Seiwerts, Ch. Josten

Fragestellung

Die Beatmung nach dem Open Lung Concept wird in der Therapie des Lungenversagens nach wie vor kontrovers diskutiert. Die Quantifizierung eines Therapieerfolges ist bisher in der Literatur auf funktionelle Untersuchungen beschränkt. Um die Morphologie der Rekrutierung darzustellen und mögliche postinterventionelle Lungenschäden auszuschließen, wurden Patienten, die nach dem Open Lung Konzept beatmet wurden, CT-volumetrisch ausgewertet.

Methoden

Seit Dezember 1997 werden auf der chirurgischen ITS Patienten mit Akute Lung Injurie (ALI) und ARDS nach dem Open Lung Concept therapiert. Aus diesem Kollektiv wurden die CT-Daten von bisher 14 Patienten ausgewertet. Es erfolgte die Einstufung der Erkrankungsschwere nach etablierten Scores: ISS, HPT, APACHE II, SOFA) sowie die Erfassung pulmonal relevanter Funktionsdaten: $FiO2$, PEEP, Horovitz-Quotient (HQ) und deren Vergleich mit CT-Volumetriedaten. Die volumetrische Auswertung erfolgte computergestützt (3D-Virtuoso der Firma Siemens) aus den Thorax-CT-Untersuchungen vor und nach Open Lung Concept. Die Einstufung der unterschiedlich ventilierten Lungenareale erfolgte nach der von Gattinoni et al. publizierten Einteilung: nonaerated (+100 bis –100 HE), poorly aerated (–100 bis –500 HE), normaly aerated (–500 bis –900 HE) und hyperinflated (–900 bis –1000 HE). Zur Vergleichbarkeit wurden die Volumenanteile prozentual bezogen auf das initiale Lungengesamtvolumen angegeben.

Ergebnisse

Das Patientenkollektiv wies eine hohe Verletzungs- und Erkrankungsschwere (ISS 50 ±13, HPT 43±12, APACHE II 24±5, SOFA 13±1) auf. Alle untersuchten Patienten erfüllten bei einem medianen HQ von 162±53 die Kriterien des ALI oder ARDS. Nach Beatmung nach dem OLC mit Rekruitment konnte der HQ auf 423±118 gesteigert und der $FiO2$ von 0,8±0,3 auf 0,35±0,1 gesenkt werden. Bei einer signifikanten (p<0,05) Lungenvolumengesamtzunahme auf 130%±40 erhöhte sich ebenfalls signifikant (p<0,005) der Volumenanteil der normal ventilierten Lungenareale von 50%±15 auf 93%±35 und reduzierte sich der Anteil der nicht ventilierten von 23%±11 auf 8%±7. Eine Zunahme der überblähten Anteile konnte nicht nachgewiesen werden. Kein Patient verstarb.

Schlussfolgerung

Neben den funktionellen Verbesserungen konnte mit den CT-morphologischen Analysen der Rekrutierungserfolg durch Anwendung des OLC auch morphologisch nachgewiesen werden. Eine Überblähung gesunder Lungenareale sowie postinterventionelle artefizielle Lungenläsionen wurden ausgeschlossen. Diese Resultate bestätigen die guten klinischen Ergebnisse dieses Beatmungsregimes in der Behandlung von Patienten mit posttraumatischem Lungenversagen.

Bastian Stichert/Universität Leipzig, Zentrum für Chirurgie, Chirurgische ITS/
Liebigstr. 20A/Leipzig/Deutschland/Tel.: 0341/ 97 17 300/Fax: 0341/ 97 17 309/
E-Mail: stichert@medizin.uni-leipzig.de

Die Behandlung der lateralen Klavikulafraktur mit PDS-Kordel und elastisch stabiler intramedullärer Osteosynthese

A. Jubel (Köln), J. Andermahr, A. Prokop, K. E. Rehm

Fragestellung

Verschiedene Operationstechniken zur Behandlung der lateralen Klavikulafraktur wurden beschrieben. Aufgrund der hohen Belastungen kommt es häufig zum Implantatversagen. Hier soll eine neue Technik beschrieben werden, die eine Kombination aus einem resobierbaren Implantat und einer elastisch stabilen intramedullären Osteosynthese zur Versorgung einer dislozierten lateralen Klavikulafraktur ermöglicht.

Methoden

Mit Hilfe einer 1,5 mm PDS Kordel wird die reponierte Klavikula achtertour-förmig an das Coracoid gefesselt. Zusätzlich wird von lateral über das Acromion ein elastischer Titan-Nagel (TEN) transartikulär in den Markraum der Klavikula eingebracht. Nach Abschluß der 6. postoperativen Woche wird dieses Implantat in Lokalanästhesie entfernt, während die PDS-Kordel resorbiert wird. Die bisher operierten Patienten wurden prospektiv klinisch und radiologisch verfolgt.

Ergebnisse

Bisher wurden mit dieser Technik in einer Pilotstudie 5 Patienten versorgt. Hierbei handelte es sich um 4 Männer und 1 Frau im mittleren Alter von 34 Jahren. Das mittlere Follow-up beträgt 4,8 Monate. Alle Frakturen heilten. Implantatdislokationen oder Implantatbrüche traten nicht auf. Es wurden keine Infektionen oder Wundheilungsstörungen beobachtet.

Schlussfolgerung

Wir schließen aus unseren bisherigen Ergebnissen, dass die Kombination einer bioresorbierbaren Kordel und einem elastischen intramedullären Implantat eine mögliche Technik zur Versorgung der dislozierten lateralen Klavikulafraktur ist.

Dr. med. Axel Jubel/Unfall-, Hand- u. Wiederherstellungschirurgie/Kerpenerstr. 62/50937 Köln/ Deutschland/Tel.: 0221 478 4802/Fax: 0221 478 4835/E-Mail: axeljubel@t-online.de

Die geschlossene Therapie der kindlichen suprakondylären Humerusfraktur

G. Meurer (Wuppertal), S. Hullmann, A. Pommer, A. Dávid

Fragestellung

Die Therapie der häufigen supracondylären Humerusfraktur im Kindesalter ist umstritten. Während einige Kliniken obligat ein offene Reposition fordern, verfolgen wir ein möglichst weichteilschonendes geschlossenes Konzept. Studienziel war es zu prüfen ob ein geschlossenes Vorgehen in allen Fällen möglich ist.

Methoden

Im Zeitraum 10.99 bis 10.2001 wurden 60 Kinder mit einer Felsenreich 2 oder 3 Fraktur in die offene prospektive Untersuchung eingeschlossen. Ausschlußkriterien waren primäre Gefäß- oder Nervenläsionen sowie irreponible Weichteilinterponate. Das Durchschnittsalter betrug 6,7 Jahre (2–10 J). Es waren 32 Jungen und 28 Mädchen betroffen. Nach Narkosereposition folgte eine Osteosynthese mit 2–3 gekreuzten Bohrdrähten, die ausschließlich von radial eingebracht wurden. Alle Kinder konnten zur ME und 6 bis 12 Monate später erneut untersucht werden.

Ergebnisse

Die geschlossene Reposition in Narkose war in allen Fällen möglich. Drei Kinder mit abgeschwächtem Radialispuls hatten nach Reposition einen regelhaften Pulsstatus, so daß auf eine Exploration verzichtet wurde. An Komplikationen traten Weichteilirritationen durch die Drähte bei 4 Kindern und eine Nagelmigration bei einem Kind auf. Postoperative Nerven- oder Gefäßläsionen traten nicht auf. Zum Zeitpunkt der Nachuntersuchung hatten 2 Kinder noch ein Beugedefizit von >10°. Meßbare Varus- oder Valgus Abweichungen traten nicht auf.

Schlussfolgerung

Die geschlossene Reposition und Bohrdraht Osteosynthese ist ein zuverlässiges und kindgerechtes Verfahren. Die in der Literatur beschriebene Komplikation der iatrogenen Ulnarisläsion in 4–15% kam bei unserem Verfahren nicht vor.

Guido Meurer/Klinikum Wuppertal/Heusnerstr 40/42283 Wuppertal/Deutschland/
Tel.: 0202 896 3301/Fax: 0202 896 3315/E-Mail: uchir@klinikum-wuppertal.de

Frühzeitige Therapie periartikulärer Ossifikationen nach Ellbogengelenksverletzungen

T. Ebinger (Ulm), M. Mentzel, L. Kinzl

Fragestellung

Im Gegensatz zum Hüft-, Knie- und Schultergelenk führt das Auftreten bereits kleiner Formationen periartikulärer Ossifikationen im Ellbogenbereich zu funktionellen Beeinträchtigungen. Aufgrund der Komplexität des Ellbogengelenkes kommt es im Rahmen der Immobilisation frühzeitig zu funktionell limitierenden Muskel- und Kapselbandkontrakturen, so dass die Entfernung des ausgereiften periartikulären Knochens nach 12 Monaten oftmals nicht mehr die freie Funktion bringen kann. Demzufolge wurde bereits in der Vergangenheit bei Patienten mit periartikulären Ossifikationen des Ellbogengelenkes eine frühzeitige operative Ausräumung ohne Berücksichtigung der Ausreifungsphase durchgeführt. Die publizierten Studien weisen meist eine kurze Nachuntersuchungszeit auf.

Methoden

Im Rahmen einer prospektiven Studie führten wir zur Vermeidung einer Gelenkkontraktur bei 14 Patienten mit periartikulären Ossifikationen des Ellbogengelenkes eine frühzeitige operative Ausräumung 3- 6 Monate nach dem Unfall durch. Der Eingriff erfolgte ohne Berücksichtigung der Ausreifungsphase der Knochenspangen. Die Rezidivprophylaxe erfolgte durch eine single dose Radiatio mit 7 Gy.

Ergebnisse

Eine klinische und radiologische Nachuntersuchung erfolgte fünf Jahre nach der Operation. Die Patienten zeigten eine dauerhafte Steigerung der Bewegungsumfänge. Der durchschnittliche Bewegungsumfang für Streckung/Beugung betrug 0-15-130 Grad und 80-0-80 Grad für die Umwendbewegung. Die radiologischen Kontrollbefunde zeigten kein wesentliches Ossifikationsrezidiv. Nach dem Morrey Score wurde eine Punktsteigerung von durchschnittlich präoperativ 31 auf 87 erzielt (max 100 Punkte).

Schlussfolgerung

Zusammenfassend ist die frühzeitige operative Ausräumung von periartikulären Ossifikationen 3–6 Monate nach der Primärverletzung technisch einfacher und verhindert Muskel- und Kapselbandkontrakturen dauerhaft. Zur Diagnostik und Planung der Operation ist ein Arthro-CT sehr hilfreich.

Dr. med. Thomas Ebinger/Abteilung für Unfallchirurgie, Hand-, Plastische- und Wiederherstellungschirurgie, Universität Ulm/Steinhoevelstrasse 9/89075 Ulm/Deutschland/ Tel.: 0731-50027342/Fax: 0731-500-27349/E-Mail: thomas.ebinger@medizin.uni-ulm.de

Revisionschirurgie nach Ellbogenluxationsfraktur: Konzept oder Kapitulation?

E. Kollig (Bochum), F. Kutscha-Lissberg, F. Hopf, G. Muhr

Fragestellung

Bei komplexen Verrenkungsbrüchen des Ellbogengelenkes resultiert nach nicht suffizienter Primärbehandlung regelhaft eine hochgradige und schmerzhafte Bewegungseinschränkung bei Subluxation mit und ohne Instabilität. Für diese Konstellation stellt die Totalendoprothetik des Ellbogengelenkes beim jüngeren Menschen kein befriedigendes Langzeitkonzept dar. Die Arthrodese des Ellbogengelenkes ist im Hinblick auf die fehlende funktionelle Kompensationsmöglichkeit als ultima ratio anzusehen. Vorrangiges Ziel ist die Wiederherstellung von Stabilität und weitestmöglichem Bewegungsumfang unter Nutzen noch vorhandenener Elemente. Das dazu eingesetzte therapeutische Konzept soll an Hand des vorgestellten Patientenkollektives dargestellt und evaluiert werden.

Methoden

Im Zeitraum vom 01.01.2000 bis zum 31.10.2001 wurde bei 13 Patienten durchschnittlich 4 Monate nach Ellbogenverrenkungsbruch eine Revisions-OP vorgenommen. Das Radiusköpfchen war initial bei 9 Fällen entfernt und dabei einmal prothetisch ersetzt worden. In 12 Fällen lag ein nicht rekonstruierter Koronoidabriß vor. 4 Ellbogengelenke waren schmerzhaft wackelsteif, die übrigen wiesen erhebliche Bewegungsdefizite auf. 8 standen subluxiert. 3 mal persistierte eine ulnare Instabilität, 2 mal eine bilaterale. Bei einer Patientin hatte sich ein Infekt entwickelt. Neurologische Begleitläsionen lagen in 2 Fällen vor. Für die Rekonstruktion wurde nach offener Arthrolyse mit Neurolyse des N. ulnaris 10 mal ein Kronenfortsatz durch eine autologe Spanplastik aufgebaut, es wurden 7 Radiusköpfchenprothese implantiert. Es wurden 3 Reosteosynthesen vorgenommen, 4 mal wurde autologer Knochen transplantiert. Die Rekonstruktion der Seitenbänder erfolgte zusätzlich bei weiterbestehender Kollateralinstabilität. Bei 6 Fällen wurde ein Bewegungsfixateur eingesetzt. Das Follow-up erstreckte sich bei regelmäßigen ambulanten Kontrollen über mindestens 6 Monate.

Ergebnisse

Alle operierten Gelenke waren stabil. In drei Fällen wurden weitere Eingriffe zur Arthrolyse und PAO-Abtragung durchgeführt, 2 Radiusköpfchenprothesen wurden bei wieder stabilem Gelenk entfernt. Die aktive Beweglichkeit konnte deutlich gesteigert werden: ausgehend von 0-41.5-83.5° für Ext./Flex. sowie 33.5-0-35.8° für Pro./Sup., wurden erreicht 0-31.9-111.9° sowie 66.5-0-65.3°. In zwei Fällen kam es nach der Operation zu einer passageren sensorischen Ulnaris- und einer Radialisläsion. Bei dem infizierten Ellenbogengelenk gelang nach der erfolgreichen Stabilisierung die Infekteradikation nicht.

Schlussfolgerung

Ungünstigen Behandlungsergebnissen nach Terrible Triad des Ellbogengelenkes kann auch noch (spät)sekundär erfolgreich begegnet werden. Erforderlich ist ein operatives Konzept für die Wiederherstellung von Funktion und Stabilität. Der funktionelle Bogen des Ellbogengelenkes kann damit nahezu vollständig wiedergewonnen werden. Es steht damit insbesondere für den jüngeren Patienten eine Alternative zur Endoprothetik oder der Arthrodese zur Verfügung.

Dr. med. Erwin Kollig/BG Kliniken Bergmannsheil Bochum, Universitätsklinik, Chirurgische Klinik/Bürkle de la Camp Platz 1/44789 Bochum/Deutschland/Tel.: 0234-3020/ Fax: 0234-3026542/E-Mail: erwin.w.kollig@ruhr-uni-bochum.de

Die operative Versorgung von Radiuskopffrakturen

U. Frerichmann (Münster), M. Schult, F. Schiedel, A. Joist

Fragestellung

Die Radiuskopffraktur ist eine intraartikuläre Fraktur, die bei einer Dislokation von mehr als 1 mm eine operative Versorgung erfordert. Wann sollte eine Osteosynthese und wann eine Resektion erfolgen?

Methoden

Retrospektive Studie zur Ermittlung des funktionellen Ergebnisses nach operativer Versorgung von Radiusköpfchenfrakturen. In dem Zeitraum von 1980 bis 2000 wurden 161 Patienten mit dislozierten Radiuskopffrakturen operativ versorgt. 130 Patienten (80,7%) konnten durchschnittlich 18 Monate (Spannweite 6 Monate bis 6 Jahre) nachuntersucht werden. Die Frakturen wurden nach der Klassifikation von Mason modifiziert nach Johnsten eingeteilt. Die Bewertung des funktionellen Ergebnisses erfolgte nach dem Score von Geel und Palmer, bei dem die Kriterien Bewegungsausmaß, Kraft, Stabilität sowie Schmerz einfließen.

Ergebnisse

Bei 77 Patienten (59,2%) handelte es sich um dislozierte Meißelfrakturen (Mason 2), 35 Patienten (26,9%) erlitten eine Mehrfragmentfraktur (Mason 3) und 18 Patienten (13,8%) zogen sich eine Radiuskopffraktur im Rahmen einer Ellenbogenluxation (Mason 4) zu. In 77,5% (n=101) erfolgte eine primäre operative Osteosynthese. Bei 29 Patienten war eine Rekonstruktion der Gelenkfläche nicht möglich, so daß eine Resektion des Radiuskopfes erforderlich war (Mason 3), bei denen in 6 Fällen eine Radiuskopfprothese eingesetzt wurde. Patienten mit primärer Osteosynthese wiesen durchschnittlich gute bis sehr gute Ergebnisse auf. Patienten mit sekundärer Osteosynthese zeigten durchschnittlich befriedigende Ergebnisse. Patienten mit primärer Radiuskopfresektion zeigten gute bis befriedigende funktionelle Ergebnisse. Patienten mit sekundärer Resektion wiesen durchschnittlich schlechte Ergebnisse auf.

Schlussfolgerung

Die primäre Osteosynthese von dislozierten Radiusköpfchenfrakturen ist einer Resektion vorzuziehen. Ist eine stabile Osteosynthese nicht möglich sollte eine Resektion primär durchgeführt werden.

Dr. med. Uwe Frerichmann/Klinik und Poliklinik für Unfall- und Handchirurgie, Universitätskliniken Münster/Waldeyerstr. 1/48129 Münster/Deutschland/Tel.: 0251-8356301/ Fax: 0251-8356318/E-Mail: Uwe.Frerichmann@mednet.uni-muenster.de

Stabilisierung von diaphysären Humeruspseudarthrosen – Platte oder Fixateur interne?

M. E. Wenzl (Hamburg), T. Porté, S. Fuchs, C. Jürgens

Fragestellung

Die Plattenosteosynthese in Verbindung mit einer autologen Spongiosaplastik stellt den Standard in der Behandlung von diaphysären Humeruspseudarthrosen dar. Mit jeder Revision steigt jedoch die Gefahr einer Nervus radialis Schädigung. Es stellt sich die Frage, ob durch winkelstabile interne Plattenfixateure die Gefahr einer knöchernen Heilungsstörung reduziert und so ein weiterer Revisionseingriff vermieden werden kann.

Methoden

Wir haben eine retrospektive Studie an zwei Patientenkollektiven mit diaphysären Humeruspseudarthrosen durchgeführt, von denen eines mit LCDCP (Gruppe A), und eines mit einem multidirektional winkelstabilen Titan-Fixateur-interne-System (Gruppe B), jeweils in Verbindung mit einer autologen Spongiosaplastik, stabilisiert worden war.

Tabelle 1. Patientencharakteristika

	Gruppe A	Gruppe B
Zeitraum	1.1.1995–30.9.1998	1.10.1998–30.6.2001
Patientenzahl	14 (3w, 11m)	19 (8w, 11m)
Alter (Jahre)	38,9 (18–76)	54,3 (21–81)
Anzahl Vor-OP	1,1 (0–2)	1,6 (0–4)
Primäre Nervenschäden	1	6
Primäre Implantate vor Pseudarthrosenstabilisierung	Keines: 3; Seidelnagel: 2; Bündelnägel: 6; sonstiger Nagel: 1; Platte: 1; Fix. ex.: 1	Keines: 2; Seidelnagel: 2; Bündelnägel: 10; sonstiger Nagel: 6; Fix. ex.: 3

An postoperativen Komplikationen beobachteten wir in der Gruppe A eine komplette Radialisparese und einen Plattenausriss 7 Tage postoperativ bei vorbestehender schwerer Osteoporose, in Gruppe B 2 komplette und eine partielle Radialisparese. Tiefe Infekte zeigten sich nicht.

Ergebnisse

Von den 33 Patienten konnten 31 nachuntersucht werden (Gruppe A nach $\varnothing$ 15,3 Monaten, Gruppe B nach $\varnothing$ 44,2 Monaten) (NU-Quote 94%). Sämtliche Pseudarthrosen kamen ohne weitere operative Eingriffe zu einem knöchernen Durchbau. Spätkomplikationen wie Materialversagen, Infekte oder Achsfehler traten nicht auf. Sämtliche postoperativ aufgetretenen Radialisparesen bildeten sich nach spätestens 6 Monaten komplett zurück. Die Beweglichkeit der angrenzenden Gelenke konnten erheblich verbessert werden. Von 20 Berufstätigen kehrten 19 in den alten Beruf zurück. Obwohl die Fixateur-interne Gruppe im Schnitt deutlich älter und lokal schwerer verletzt war (6 gegen 1 Nervenschaden), die Pseudarthrosen länger bestanden hatten und mehr Voroperationen durchgeführt worden waren, kam es zu keiner knöchernen Heilungsstörung und zu keinem Materialversagen.

Schlussfolgerung

Sowohl mit der LCDCP als auch mit dem Titanfixateur-interne-System kann in den allermeisten Fällen ein knöcherner Durchbau erzielt werden. Bei schlechten Knochenverhältnissen bieten jedoch die winkelstabilen Systeme Vorteile bezüglich der Stabilität. Unter dem Aspekt einen nochmaligen Revisionseingriff möglichst zu verhindern empfehlen wir auf der Basis unserer Studie für die Stabilisierung von diaphysären Humeruspseudarthrosen einen winkelstabilen Plattenfixateur interne in Verbindung mit einer autologen Spongiosaplastik.

Dr. med. Michael Ernst Wenzl/Berufsgenossenschaftliches Unfallkrankenhaus Hamburg/-Bergedorferstraße 10/21033 Hamburg/Deutschland/Tel.: 040/7306-2456/Fax: 040/7306-2403/ E-Mail: m.wenzl@buk-hamburg.de

Therapie der Femurschaftfraktur
bei einliegender Hüfttotalendoprothese
durch Implantation eines zementfreien Revisionschaftes

G. Tauber (Tübingen), E. Winter, K. Weise

Fragestellung

Femurfrakturen bei einliegeder Hüfttotalendoprothese sind häufig mit einer Lockerung kombiniert so dass knöcherne Defekte des coxalen Femur die operative Therapie
komplizieren. Im Rahmen dieser Studie soll die therapeutische Option der Schaft-
wechseloperation mit Implantation einer Revisionsschaftprothese mit distaler Verankerung (BiContact® Revisionschaft, Fa. Aesculap, Tuttlingen) bezüglich der Konsolidierung der Fraktur, des Remodelling des proximalen Femurrohres, der subjektiven
Beschwerdesymtomatik sowie des klinischen Befundes untersucht werden.

Methoden

Retrospektive Studie unter Auswertung der Anamnese sowie klinischer und radiologischer Befunde

Ergebnisse

In einem Zeitraum von 1992 bis 2001 wurden bei 18 Patienten 19 periprothetische Fe-
murfrakturen mittels zementfreier Revisionsschaftprothese durch Nutzung bzw. ggf.
Erweiterung des Frakturspaltes im Sinne eines transfemuralen Zuganges behandelt.
Bei 4 Pat. waren bereits Revisionsoperationen vorausgegangen, in 15 Fällen traten
Frakturen nach Primärimplantation ein. Bei 17 Pat. bestand bereits eine Lockerung
des Kunstgelenkes als wesentliche Ursache der eingetretenen Fraktur. Es erfolgten klinische und radiologische Nachuntersuchungen in einem Zeitraum zwischen 3 und 44
Monaten. In 18 Fällen trat eine Konsolidierung der Femurfraktur ein, bzw. zeichnete
sich ab. In einem Fall entwickelte sich eine Pseudarthrose. In 5 Fällen kam es im weiteren Verlauf zu einer Lockerung. Dabei bestanden im coxalen Femur 2 mal deutlich
verbesserte Knochenverhältnisse, so dass die Implantation einer Standardprothese in
zementierter Technik möglich war. Ebenfalls zweimal war die Implantation eines er-
neuten Revisisonschaftes in gleicher Technik notwendig. In einem Fall erfolgte die Fi-
bulatransplantation in Kombination mit einem strukturellen Allograft. Bezüglich des
erreichten Bewegungsausmaßes zeigte sich in allen Fällen eine Extensionsfähigkeit
zwischen 0° und 10°, die Flexion betrug in 5 Fällen zwischen 70° und 90°, in den
verbliebenen 12 Fällen zwischen 90° und 110°. Subjektiv wurden in 7 Fällen belas-
tungsabhängige Schmerzen angegeben. 9 Patienten waren nachfolgend weitgehend
schmerzfrei. In 3 Fällen waren keine Angaben dokumentiert. 4 Pat. waren nicht auf die
Benutzung von Gehstützen angewiesen, 7 benutzten 1 Gehstütze und 8 Pat. 2 bzw. in
einem Fall einen Rollator.

Schlussfolgerung

Unter Berücksichtigung der schwierigen Ausgangsbedingungen wie oben dargestellt sehen wir in der Therapie der periprothetischen Fraktur durch Implantation eines Revisionsschaftes, insbesondere bei begleitender und in aller Regel vorangegangenen Lockerung des Kunstgelenkes, eine gute Indikation.

Dr. med. Günther Tauber/Berufsgenossenschaftliche Unfallklinik/Schnarrenbergstr. 95/ 72072 Tübingen/Deutschland/Tel.: 07071/6060/Fax: 07071/6061002/ E-Mail: tauber@tesionmail.de

Funktion des Kniegelenkes, Zeitraum nach der Läsion und der Beitrag der hinteren Muskeln des Oberschenkels zur Stabilität des Kniegelenkes nach vorderer Kreuzbandruptur

A. D. Georgoulis (Ioannina), I. Tsepis, G. Vagenas, I. Giakas, A. V. Tokis, C. D. Papageorgiou

Fragestellung

Ziel dieser Studie war es den Zusammenhang zwischen Muskelstatus der hinteren Muskeln des Oberschenkels, den Einfluss des Zeitfaktors nach der Läsion und der Funktionsfähigkeit des Kniegelenkes nach VKB-Ruptur zu untersuchen.

Methoden

Untersucht wurde die Maximalkraft der hinteren Muskeln des Oberschenkels (Biodex 60°/sec) bei 26 männlichen Patienten nach Ruptur des vorderen Kreuzbandes im Vergleich zu einem altersangepassten Kontrollkollektiv (n=12). Um den Einfluss des Zeitfaktors nach der VKB-Ruptur zu untersuchen wurden die Patienten in drei Gruppen unterteilt. Gruppe T1: kurzfristig nach der VKB-Ruptur (3.3 Monate), Gruppe T2: 8.9 Monate, Gruppe T3: längere Zeit (62.2 Monate). Ausserdem wurden die Patienten in zwei Gruppen gemäss des erbrachten Lysholm-Scores unterteilt (Gruppe A: durchschnittliche Punktezahl 86 und Gruppe B: 62.4 Punkte) .

Ergebnisse

Es ergab sich ein signifikant höheres Muskelkraftdefizit sowohl der hinteren Muskeln des Oberschenkels wie auch des Quadriceps in der Gruppe T1 im Verhältnis zu den Patienten der Gruppe T3 (p<0.05). Das Muskeldefizit der hinteren Muskeln des Oberschenkels betrug 0.74% in der Gruppe T3, 4.7% in der Gruppe T2 und 17.7% in der Gruppe T1. In der Gruppe A betrug das Muskelkraftdefizit der hinteren Muskeln des Oberschenkels durchschnittlich 0.4% (p<0.05) im Vergleich zu Gruppe B: 16.64% (p<0.05).

Schlussfolgerung

Es scheint, dass durch das Anpassen der Funktion der unteren Extremitaeten nach einer VKB-Ruptur sich das Muskelkraftdefizit der hinteren Muskeln des Oberschenkels nach längerer Zeit mindert. Das Anpassungsvermögen dieser Muskeln ist so hoch, dass nach einem Zeitraum von mindestens 18 Monaten das Kraftdefizit im Vergleich zum gesunden Kniegelenk ausgeglichen wird. Daraus lässt sich schließen, dass die hinteren Muskeln des Oberschenkels eine wichtige Rolle zur Stabilisierung des Kniegelenkes spielen. Es ist aber auch nicht auszuschließen, dass die hohe Muskelkraft der hinteren Muskeln des Oberschenkels in der Gruppe T3 auch vor der VKB-Ruptur vorhanden war und dies der Grund war, dass diese Patienten nicht operiert wurden. Außerdem ergab sich bei den Patienten der Gruppe I, die eine gute Funktion des VKB-defiziten Kniegelenkes hatten, fast absolute Symmetrie der Muskelkraft der hinteren Muskeln des Oberschenkels. Die gesamten Ergebnisse weisen auf die Bedeutung sowohl der Funktionsfähigkeit des Kniegelenkes wie auch des Zeitraumes nach der Läsion für das folgende Anpassen der Muskeln der unteren Extremität nach einer VKB-Ruptur.

Prof. Dr. med. Aastasios Georgoulis/Orthopaedic Sports Medicine Centre, Dept. of Orthopaedics, University of Ioannina/P.O. box1330/Ioannina/Griechenland/ Tel.: +30 651064980/Fax: +30 651064980/E-Mail: oaki@cc.uoi.gr

Minimal-invasive Refixierung der distalen Bizepssehne an der Tuberositas radii-Technik und Ergebnisse in 11 Fällen

D. Loitz (Braunschweig), A. Klonz, H. Reilmann

Fragestellung

Die offene, anatomische Refixierung der rupturierten distalen Bizepssehne ist ein technisch anspruchsvolles Verfahren. Unter Verwendung von arthroskopischen Instrumenten wurde ein gedecktes Verfahren zur Reduzierung des Operationstraumas und der Komplikationsrate standardisiert. Die Technik wird beschrieben, kurz- und mittelfristige Ergebnisse werden dargestellt.

Methoden

In Blutleere wird über eine ca. 4 cm lange, quere Inzision in einer Ellenbeugefalte in Blutleere der Synoviaschlauch der langen Bizepssehne unter Schonung der sensiblen Nerven eröffnet. In Supination kann mit einem stumpfen Instrument ggf. unter radiologischer Kontrolle die Tuberositas radii durch den Synoviaschlauch widerstandslos palpiert werden. Durch eine Arbeitskanüle werden zwei resorbierbare Ankerhaken, welche mit 2er resorbierbaren Fäden armiert sind, in die Tuberositas eingebracht. Nach Durchflechtung des Sehnenstumpfes wird die distale Bizepssehne an die Tuberositas herangeführt und dort durch Verknoten der Fäden fixiert. Einzelne Operationsschritte können endoskopisch unterstützt werden (Aufsuchen des proximalisierten Sehnenstumpfes, Visualisieren der Tuberositas radii). Postoperativ Ruhigstellung in Gipsschiene für 3 Wochen, ab dem 10. Tag geführte Bewegungen. Zunehmende Belastung in der 7.–12. Woche, keine Maximalbelastungen für 6 Monate.

Ergebnisse

Von 5/1999 bis 2/2002 wurden 11 männliche Patienten ohne wesentliche Begleiterkrankungen mit einem Durchschnittsalter von 44 (37–56) Jahren operiert. Es lagen ausschließlich ansatznahe Rupturen vor, histologisch immer mit Degeneration. An perioperativen Komplikationen wurde eine innerhalb von 3 Wochen reversible Läsion des N. cut. antebr. lat. beobachtet. Es gab keine Infektionen oder Rerupturen. Eine Fehlplatzierung der Ankerhaken konnte durch radiologischen Nachweis der Bohrlöcher ausgeschlossen werden. Die Kontur des M. bizeps wurde jedes Mal wieder hergestellt. Eine klinische und radiologische Nachuntersuchung konnte bisher bei 7 Patienten nach 3–30 Monaten durchgeführt werden. Alle Patienten kehrten an ihren alten Arbeitsplatz zurück. Ein Patient entwickelte ein ausgeprägtes Narbenkeloid mit lokalen Belastungsschmerzen, einer schmerzbedingten Kraftminderung und einem Streckdefizit von 10°. Ein weiterer Patient gab Beschwerden bei stärkeren Belastungen an. Ansonsten waren alle Patienten ohne Funktionseinschränkung belastbar. Asymptomatische heterotope Ossifikationen wurden bisher dreimal gesehen. Die Arbeitsunfähigkeit belief sich auf 11,1 (5–14) Wochen.

Schlussfolgerung

Aufgrund der bisherigen Ergebnisse bietet sich die minimal-invasive Refixierung der distalen Bizepssehne als Alternative zu den bisherigen aufwendigeren Techniken an. Das Operationstrauma ist minimiert. Bei den überwiegend körperlich sehr aktiven Patienten wurde ein gutes funktionelles Ergebnis mit Wiederaufnahme der bisherigen Tätigkeit beobachtet. Der Operateur sollte Erfahrung mit der Verwendung des arthroskopischen Instrumentariums haben.

Dr. med. Dietmar Loitz/Unfallchirurgie, Städtisches Klinikum Braunschweig/Holwedestraße 16/ 38118 Braunschweig/Deutschland/Tel.: 0531-5951358/Fax: 0531 -5951462/
E-Mail: d.loitz@klinikum-braunschweig.de

Modifizierte Deltalappenplastik als Zusatzverfahren bei degenerativer oder teilrekonstruierbarer Rotatorenmanschettenruptur

D. Wagner (Stuttgart), A. Roller, G. Bauer

Fragestellung

Eine problemlose operative Versorgung einer Rotatorenmanschettenruptur kann nicht immer erfolgen. Nach Rekonstruktion ist bei degenerativer Ausdünnung der

Therapieerfolg gefährdet oder bei unvollständigem Verschluß eine Defektsituation vorhanden. Bei beiden Situationen sehen wir die Indikation zum Deltaflap. Die klassische Technik nach Augereau kann Probleme aufgrund einer Deltalücke sowie Abduktionsschwäche mit sich bringen. Deshalb verwenden wir eine „Sandwich"-Technik, bei der durch horizontales Spalten die innere Hälfte als gestielter Lappen zur Defektdeckung oder Manschettenverstärkung gewonnen wird ohne dass die äußere Kontur des Deltoideus gestört wird.

Methoden

Zwischen 1/98–12/01 wurden insgesamt 105 Deltaflaps in oben genannter Technik durchgeführt. 49 bei unter 60-jährigen Patienten und 56 bei über 60-jährigen. Das Durchschnittsalter betrug 64 Jahre (44–78 J.), es handelte sich um 27 weibliche und 78 männliche Patienten. 52 mal kam die Technik bei stark degenerativer Sehne zum Einsatz, 37 mal bei Defektsituation und 16 mal bei Rerupturen.

Ergebnisse

91 Patienten konnten 6–12 Monate postoperativ klinisch und sonographisch kontrolliert werden. An Frühkomplikationen hatten wir 2 aseptische Nekrosen der teilrekonstruierten R M. Beide Patienten wurden revidiert und ohne Resektion des Deltalappens zur Ausheilung gebracht. Der Constant-Score konnte um durchschnittlich 15 Punkte gesteigert werden.

Schlussfolgerung

Die von uns vorgestellte Sandwich-Technik des Deltaflaps eignet sich ausgezeichnet zur Deckung eines Restdefekts bei teilrekonstruierbarer RM-Rupturen oder zur Verstärkung einer degenerativ ausgedünnten Sehne ohne Nachteile der klassischen Technik nach Augereau.

Daniel Wagner/Sportklinik Stuttgart/Taubenheimstr. 8/70372 Stuttgart/Deutschland/
Tel.: 0711/5535100/Fax: 0711/5535120/E-Mail: daniwa@mb-c.de

Die distale Bizepssehnenruptur –
Ergebnisse der Refixation mittels Knochenankern

W. Jung (Duisburg), M. Zimmermann, I. Emmanouilidis, H.-R. Kortmann

Fragestellung

Stellt die Refixation der distalen Bizepssehne mittels Knochenankern ein geeignetes operatives Verfahren dar?

Methoden

Die Ruptur der distalen Bizepssehne ist mit einer Häufigkeit vom 3% aller Bizepssehnenzerreißungen eine seltene Verletzung. Über die Operationsindikation besteht im Wesentlichen Übereinstimmung aufgrund des zu erwartenden Kraftverlustes für die Armbeugung sowie die Unterarmauswärtsdrehung. In die Überlegung zur OP-Indikationsstellung wird weiterhin die störende Kosmetik einbezogen. In der Literatur werden verschiedene Operationsverfahren beschrieben. Im eigenen Patientengut wird die Refixation der Sehne mit Knochenankern an die Tuberositas radii bevorzugt. Die retrospektive Untersuchung umfasst den Zeitraum von Januar 1997 bis Juni 2001. In dieser Zeit wurden 32 Patienten operiert. In allen Fällen erfolgte die Refixation der Bizepssehne mittels Knochenankern. 86% der Patienten waren männlich, 14% weiblich. Das Durchschnittsalter lag bei 46 Jahren (37 bis 58 Jahre). Regelmäßig wurden Biopsien zur feingeweblichen Untersuchung entnommen.

Ergebnisse

26 Patienten konnten durchschnittlich acht Monate postoperativ klinisch, röntgenologisch sowie isokinetisch nachuntersucht werden. Bewertet wurden die klinischen Untersuchungsergebnisse, die Ergebnisse der isokinetischen Komplexanalyse (Biodex) sowie die subjektive Einschätzung des Patienten, ermittelt anhand des Scores nach Morey et al. In 82% der Fälle fanden sich bei den Nachuntersuchungen gute bis sehr gute funktionelle Ergebnisse. An Komplikationen traten zwei oberflächliche Wundheilungsstörungen sowie eine passagere Hypästhesie im Versorgungsbereich des Nervus radialis auf. Rerupturen bzw. Ausrisse der Knochenanker konnten nicht beobachtet werden.

Schlussfolgerung

Unseres Erachtens stellt die Refixation der distalen Bizepssehne an die Tuberositas radii mittels Knochenankern ein sicheres Verfahren dar, durch welches mit einem vergleichsweise gering traumatisierenden operativen Eingriff ein gutes bis sehr gutes Operationsergebnis zu erzielen ist.

Dr. med. Wolfgang Jung/BG-Unfallklinik Duisburg/Großenbaumer Allee 250/47249 Duisburg/Deutschland/Tel.: 0203/7688-0/Fax: 0203/76882265/E-Mail: wolfgang.jung@bgu-duisburg.de

Analyse der Biokompatibilität von Ni-Ti-Formgedächtnislegierungen („Nitinol") nach Beschichtung mit Calciumphosphaten aus Lösung

M. Köller (Bochum), D. Bogdanski, D. Müller, J. Choi, M. Epple, G. Muhr

Fragestellung

Formgedächtnislegierungen (FGL) auf der Basis von Nickel und Titan („Nitinol") haben als besondere mechanische Eigenschaften den Formgedächtniseffekt, der eine

„Speicherung" der ursprünglichen Geometrie bei verformten Proben erlaubt, zum anderen die Superelastizität, d.h. eine besonders hohe Elastizität über einen weiten Verformungsbereich. Diese Eigenschaften werden auch für bestimmte medizinische Implantate genutzt (Osteosyntheseklammern, intravaskuläre Stents, orthodontische Drähte). Der Einsatz von Nitinol-FGL-Implantaten wird aufgrund des hohen Ni-Gehaltes von Nitinol kontrovers diskutiert. Ziel der Studie war es, bei Nitinol-Werkstücken durch Beschichtung mit Calciumphosphat die Biokompatibilität zu erhöhen.

Methoden

Nitinol-Probekörper ($10 \times 10 \times 0.2$ mm^3) wurden mit Calciumphosphat aus wäßriger Lösung beschichtet. Die Biokompatibilität von beschichteten vs. unbeschichteten Probekörpern wurde durch Kokultivierung mit humanen Osteoblasten (primäre Osteoblasten, osteoblastenartige Osteosarkoma-Zellen SAOS-2 und MG-63) und humanen Leukozyten-Fraktionen (periphere mononukleäre Zellen PBMC sowie neutrophile Granulozyten PMN) untersucht. Proliferation und Cytotoxizität der Osteoblasten und Leukozyten auf den Probekörpern wurde fluoreszenzmikroskopisch nach Calcein-AM- bzw. Propidium-Jodid-Färbung bestimmt und mittels digitaler Bildanalyse quantifiziert (analySIS 3.1, Soft Imaging System). Die Aktivierung von Leukozyten wurde durch Freisetzung von Interleukin (IL)-8 und IL-1ra mittels ELISA bestimmt. Die Freisetzung von neutrophil-chemotaktischen Faktoren wurde durchflußcytometrisch (FACSCalibur) im Migra-Test (Orpegen) bestimmt.

Ergebnisse

Die Beschichtung der Probekörper mit Calciumphosphat zeigte eine Morphologie mit typischen plättchenförmigen Kristallen. Eine zweite Immersion ergab eine verbesserte Stabilität der Beschichtung durch Quervernetzung. Im Vergleich zu unbeschichteten Probekörpern war die Proliferation der Osteoblasten auf der Calciumphosphatschicht ab Tag 3 in Zellkultur signifikant vermindert ($p<0.01$). Im Gegensatz dazu kam es zu einer signifikanten ($p<0.01$) erhöhten Adhärenz von PBMC und PMN an beschichtete Probekörper. Die erhöhte Leukozytenadhärenz war mit einer signifikanten Zunahme in der Freisetzung von IL-8, IL-1ra und neutrophil-chemotaktischen Faktoren verbunden (Steigerung bis 880%).

Schlussfolgerung

Das vorgestellte Verfahren erlaubt das Beschichten komplexer dreidimensionaler Strukturen und im Vergleich zum Plasmaspray-Verfahren eine bessere Kontrolle der Schichtstruktur und das Einbringen von bioaktiven Substanzen (z.B. Wachstumsfaktoren oder Antibiotika). Die bisher zu konstatierende mangelnde Biokompatibilität soll durch Beschichtung mit einem dünnen Überzug eines biokompatiblen Polymers verbessert werden.

Manfred Köller/Chirurgische Klinik und Poliklinik, BG Kliniken Bergmannsheil – Universitätsklinik/Bürkle-de-la-Camp-Platz 1/44789 Bochum/Deutschland/Tel.: 0234-3074722/
E-Mail: Manfred.Koeller@ruhr-uni-bochum.de

In vitro Züchtung von Knorpel
auf einem bioresorbierbarem Hydroxylapatit-Träger

J. Schröder (Hamburg), F. Feyerabend, C. Göpfert, J. Petersen, N. Meenen, P. Adamietz

Fragestellung

Für einen Tissue Engineering-Ansatz zur Gelenkflächenreparatur sind Implantate gefordert, die in einem kompletten in vitro Prozeß durch Zellvermehrung, Differenzierung zu reifen Chondrozyten mit entsprechender Matrixproduktion, Formung und Verdichtung zu produzieren sind. Ferner muß die Züchtung des Knorpels auf einem osteokonduktivem Träger erfolgen, da nur so der Verbund des Implantates mit dem subchondralen Knochen zu erreichen ist. Bei der Entwicklung eines transplantierbaren, biohybriden Gelenkflächenersatzes stellt sich jedoch die Problematik, daß sich auf einem Träger adhärierte Chondrozyten zwar zur Proliferation, nicht aber zur Knorpelbildung stimulieren lassen. Umgekehrt adhärieren Chondrozyten, die hormonell zur Matrixsynthese stimuliert wurden, nicht auf einem Träger. Die durchgeführten Untersuchungen sollten klären, ob die dargestellte Problematik durch zeitliche Koordinierung von Proliferation und Differenzierung in aufeinanderfolgende Phasen der auf einem Hydroyxapatit-Träger aufgebrachten Chondrozyten umgangen werden kann.

Methoden

Aus Kniegelenken adulter mini-pigs wurde Knorpel entnommen und die Chondrozyten durch Verdau mit Kollagenase und Hyaluronidase isoliert. Der bioaktive Hydroxylapatit-Träger wurde durch Zentrifugation mit unterschiedlichen Zellzahlen besiedelt. Die Chondrozyten wurden für fünf bis zehn Tage mit Substitution von FGF und EGF in vitro unter Ausschaltung der Matrixsynthese proliferiert. Die Matrixsynthese der verdichteten Chondrozyten wurde erst hiernach durch dreiwöchige Substitution von TGF und IGF stimuliert Die erzielten Implantate wurden immunologisch auf ihren Kollagengehalt mittels Westernblot, biochemisch auf ihren Glykosaminglykan- und DNA-Gehalt mittels Photometrie, sowie histologisch untersucht.

Ergebnisse

Unabhängig von der eingesetzten Zelldichte konnte bereits nach fünf Tagen festgestellt werden, daß die auf dem Hydroxylapatit-Träger proliferierten Chondrozyten eine multilayer-Schicht gebildet hatten. Durch Änderung der hormonellen Stimulation nach Verdichtung der Zellen konnte dann innerhalb drei Wochen weiterer Kultur eine Matrixproduktion erreicht werden. Die Adhärenz des so auf dem Hydroylapatit-Träger in vitro gezüchteten Knorpels war nicht beeinträchtigt. Durch die zeitliche Trennung von Proliferation und in vitro Chondrogenese konnte zudem die benötigte Zellzahl zur Herstellung eines Implantates deutlich reduziert werden.

Schlussfolgerung

Mit dem von uns entwickeltem Verfahren entsteht ein biohybrides Knorpelimplantat, das die entscheidende Voraussetzung für eine zuverlässige Osteointegration des Implantats im subchondralen spongiösen Knochen sicherstellt

Dr. med. Jens Schröder/Institut für Medizinische Biochemie und Molekularbiologie, Universitätsklinikum Eppendorf/Martinistr. 52/20146 Hamburg/Deutschland/ Tel.: 040/42803-2811/Fax: 040/42803-5430/E-Mail: jeschroe@uke.uni-hamburg.de

Aktueller Stellenwert der Magnetresonanztomographie (MRT) zur Darstellung biodegradierbarer Implantate, deren Degradation und klinischer Komplikationen

B. Evers (Ulm), T. Solbach, A. Ignatius, L. Claes, H. Gerngroß, W. Bähren

Fragestellung

Der Einsatz von biodegradierbaren Implantaten (BDI) in der Extremitätenchirurgie vermeidet den Folgeeingriff zur Metallentfernung, wodurch sich erhebliche Kosten einsparen sowie eine bedeutende Erhöhung des Patientenkomforts erzielen lassen. Bisherige Erkenntnisse hinsichtlich Morphologie und zeitlichen Verlaufes des Abbaus der BDI basieren auf tierexperimentellen Studien sowie wenigen klinischen Fallbeispielen. Daher waren Ziele dieser prospektiven Studie, die Bedeutung der MRT zur Darstellung von Lage und Größe von BDI zu untersuchen, die MRT-Befunde während des Degradationsprozesses der BDI zu analysieren sowie Komplikationen darzustellen und auszuwerten.

Methoden

40 männliche Patienten (22 (20–33) Jahre) wurden untersucht. In Gruppe I erfolgte die Versorgung von 20 dislozierten Sprunggelenksfrakturen bei 20 Patienten unter Verwendung von SR-polyglycolic acid (SR-PGA)-Schrauben. In Gruppe II wurden 20 Radiusköpfchenfrakturen bei 20 Patienten mit Poly-DL-lactid-Stiften (70/30) (PDLLA) operiert. Das Zeitintervall zwischen Eingriff und MRT lag zwischen 2 Tagen und 24 Monaten. Das MRT (1.5 Tesla) wurde bei jedem Patienten mindestens einmal durchgeführt. Auf insgesamt 77 MRT wurde die Implantatmorphologie unter besonderer Berücksichtigung von Lage und Größe der BDI und der Signalveränderung während des Degradationsprozesses analysiert.

Ergebnisse

In allen Fällen ließen sich Lage und Größe der BDI mittels MRT adäquat nachweisen. Dabei zeigten SR-PGA-Schrauben zunehmende Heterogenität nach längeren Nachuntersuchungsintervallen. Der Gewindegang der Schrauben kam nach 6–10 Wochen zunehmend verschwommener zur Darstellung und war nach 3 Monaten nicht mehr nachweisbar. Im Gegensatz dazu erschienen die PDLLA-Stifte in der MRT über einen Nachuntersuchungszeitraum von bis zu 24 Monaten annähernd gleichermaßen homogen. Außerdem konnte eine in einem Fall aufgetretene Flüssigkeitsansammlung mit dem MRT im Verlauf bis zur kompletten Ausheilung präzise dargestellt werden.

Schlussfolgerung

Die MRT erwies sich als geeignetes Verfahren zur nichtinvasiven Darstellung von Größe und Lokalisation von BDI. Erstmals konnten Signalveränderungen von SR-PGA-Schrauben nach unterschiedlichen Nachuntersuchungszeiträumen als Ausdruck der Degradation nachgewiesen werden, die mit der Implantatdegradation in Einklang zu bringen sind. Außerdem erscheint ein detailliertes Monitoring von Komplikation wie lokalen Flüssigkeitsansammlungen möglich, so dass die ursächlichen Zusammenhänge besser verstanden werden könnten. Zur abschließenden Beurteilung der Bedeutung der MRT insbesondere bei langsamer abbaubaren Implantaten wie PDLLA-Stiften sind weitere Untersuchungen mit längeren Nachuntersuchungszeiträumen erforderlich. Eine verlässliche Methode zur in-vivo-Beurteilung des Abbaus von BDI wäre von hoher klinischer Relevanz zur Bestimmung des zeitlichen Verlaufes und der Art der Degradation verschiedener Implantate sowie zur Beurteilung möglicher Komplikationen.

Dr. med. Bernd Evers/Bundeswehrkrankenhaus Ulm, Abt. Chirurgie/
Oberer Eselsberg 40/89081 Ulm/Deutschland/Tel.: 0731-1710-1234/
Fax: 0731-553100/E-Mail: berndevershome@aol.com

Einfluss des Operationstraumas auf den Immunstatus von polytraumatisierten Patienten

S. Lendemans (Essen), S. Flohé, D. Nast-Kolb, E. Kreuzfelder

Fragestellung

Polytraumatisierte Patienten zeigen charakteristische Veränderungen immunologischer Funktionsparameter. Operative Eingriffe nehmen zusätzlich Einfluss auf das Immunsystem. Daher stellt der Zeitpunkt einer operativen Versorgung eine entscheidende Frage dar. In der hier präsentierten prospektiven Studie wurde ein Patientenkollektive bezüglich der Merkmale MHC-Klasse II-Molekülen (HLA-DR) auf peripheren Monozyten und der ex vivo Endotoxin-induzierten TNFα-Synthese im Vollblut nach primärer/sekundärer Versorgung und in Abhängigkeit von der Art des operativen Eingriffs untersucht.

Methoden

In heparinisiertem Vollblut von 16 polytraumatisierten Patienten (ISS 38±9, Alter: 46±17 Jahre), die primär (i. S. einer („Damage Control" Operation) und/oder devinitiv sekundär operativ versorgt wurden, wurde die Expression von HLA-DR und die TNFα-Synthese am Tag 1 nach Unfall und direkt vor bzw. nach operativem Eingriff bestimmt. Das HLA-DR wurde als mittlere Fluoreszenzintensität (MFI±SD) ausgedrückt. Die TNFα-Synthese wurde aus Vollblutüberständen nach 20 h Stimulation mit 10 ng/ml LPS mittels ELISA gemessen. Ein gesundes Probandenkollektiv (n=12) wurde entsprechend analysiert. (Statistik: ANOVA, t-Test).

Ergebnisse

Am Tag 1 nach Trauma war die HLA-DR-Expression und die TNFα-Synthesefähigkeit im Vergleich zu Probanden signifikant erniedrigt (438±53 vs. 727±60 MFI HLA-DR (p<0.01); 175±279 vs. 805±1047 ng/ml TNFα (p<0.05). Es existierte kein Unterschied zwischen Patienten mit primärer „Damage control" Operation und nicht operierten Patienten (435±58 vs. 429±40 MFI HLA-DR (p>0,5); 210±279 vs. 101±88 ng/ml TNFα (p>0,5)). Diese beiden Gruppen unterschieden sich nicht signifikant im ISS 31±9 mit Primär-OP vs. 27.1±2 ohne Primär-OP. Alle operative Eingriffe (n=25) in der 2. und 3. Woche nach Trauma zusammen verursachten keine Reduktion der HLA-DR-Expression und der TNFα-Synthesefähigkeit (535±114 MFI HLA-DR prä-OP vs. 544±120 MFI HLA-DR post-OP (p>0.5); 480±610 ng/ml TNFα prä-OP vs. 381±288 ng/ml TNFα post-OP (p>0.5). Kleine chirurgische Eingriffe (n=9) zeigten keine Auswirkung auf die untersuchten Parameter. Große chirurgische Eingriffe (n=11) hingegen reduzierten die HLA-DR-Expression auf Monozyten (p<0.05), sowie die ex vivo TNFα-Synthesefähigkeit von Vollblut (p<0.05) im Vergleich zum präoperativen Ausgangswert signifikant. Eingriffe zur Sanierung eines septischen Herdes (n=5) hingegen führten zu einer deutlichen Erholung beider Parameter.

Schlussfolgerung

Die Ergebnisse unterstützen bezüglich großer Operationen das Prinzip einer „Damage Control" und einer verzögerten (Tag 8) definitiven operativen Versorgung. Von dieser Regel kann bei Kleinen und sollte bei operativer Beseitigung von Herdinfektionen abgewichen werden.

Dr. med. Sven Lendemans/Klinik und Poliklinik für Unfallchirurgie Universitätsklinikum Essen/Hufelandstr. 55/45122 Essen/Deutschland/Tel.: 0201 723-1396/Fax: 0201 723-1397/ E-Mail: sven.lendemans@gmx.de

Biomechanische Evaluation des L.I.S. Systems (Less Invasive Stabilization System), der 95-Grad Winkelplatte und des Retrograden Intramedullären Nagels für die Stabilisierung von distalen Frakturen des Femurs (AO 33-A3) am osteoporösem Cadavermodel

M. Zlowodzki (Jackson), S. Williamson, L. Zardiackas, P. J. Kregor

Fragestellung

Die am häufigsten verwendeten Implantate für die Stabilisierung von distalen Frakturen des Femurs sind der retrograde Femurnagel und die 95-Grad Winkelplatte. Das Problem bei diesen Implantaten ist ein Versagen der distalen Fixierung insbesondere bei sehr distalen Frakturen und/oder in osteoporösen Knochen. Das LIS System (LISS) ist ein Implantat für die Stabilisierung von distalen Femurfrakturen. Es wird submuskulär eingeführt, und erlaubt anschliessend die percutane Plazierung von selbstschraubenden, monocorticalen, winkelstabilen Schrauben. Klinische Versuche haben die Effektivität des LISS gezeigt, allerdings bestehen Zweifel an der Stabilität, insbesondere wegen der monocorticalen Schrauben. Das Ziel dieser Studie war die Evaluation des retrograden Femurnagels, der 95-Grad Winkelplatte, und des LISS unter einmaliger katastrophaler axialer und torsionaler Belastung.

Methoden

Es wurden 32 frisch-gefrorene humane Femurpaare in vier Gruppen unterteilt, so dass in jeder Gruppe acht Paare getestet wurden: LISS vs Winkelplatte (Axial), LISS vs Winkelplatte (Torsion), LISS vs Nagel (Axial), LISS vs Nagel (Torsion). Ein segmentales Frakturmodell wurde erzeugt, welches dem Frakturtyp 33-A3 der AO Klassifikation entspricht. In jedem Paar wurde ein Knochen dem LIS System zugewiesen, während der andere mit entweder einer Winkelplatte oder einem Nagel instrumentiert wurde. Anschliessend wurde axiale bzw. torsionale Belastung bis zum Versagen durchgeführt.

Ergebnisse

LISS vs Winkelplatte: Unter axialer Belastung war die Versagensursache im Fall des LISS immer ausschließlich plastische Deformation des Implantats, während bei der Winkelplatte in 3 von 8 Fällen ein Verlust der distalen Fixierung auftrat. Die durchschnittliche Versagenslast war um 38% höher beim LISS im Vergleich zur Winkelplatte (1116 N vs. 811 N, p=0.005). Die durschnittliche torsionale Versagenslast betrug 38.9 Nm (LISS) bzw. 50.3 Nm (Winkelplatte) (p=0.155). LISS vs Nagel: Versagensursache des LISS war unter axialer Belastung in 7 von 8 Fällen plastische Deformation des Implantats. Eine Verlust der distalen Fixierung war in 8 von 8 Nägeln die Versagensursache im Vergleich zu 1 von 8 Fällen beim LISS. Die durchschnittliche Versagenslast war um 19% höher für das LISS im Vergleich zum Nagel (1022 N vs. 860 N, p=0.158). Die durchschnittliche torsionale Versagenslast war höher für den Nagel (53 Nm vs. 34 Nm, p<0.001).

Schlussfolgerung

Das LIS System ist der 95-Grad Winkelplatte und dem retrograden intramedullären Nagel überlegen hinsichtlich der Fixierung des distalen „Femurblocks". Eine einmalige katastrophal hohe axiale Last resultiert in plastischer Deformation des LISS, und führt nicht zum Ausriss der Schrauben bzw. des kompletten Implantats. Alle drei getesteten Implantate zeigen suffizientes Verhalten gegenüber torsionaler Belastung, wobei die Versagenslast für Winkelplatte und Nagel jeweils im Vergleich zum LISS höher ist.

Dr. med. Michael Zlowodzki/University of Mississippi, UMC, Department of Orthopaedic Surgery/2500 N State Street/39216 Jackson, MS/Amerika/Tel.: 001-601-9845463/ E-Mail: Zlowi@web.de

Einfluss des geschlossenen Weichteiltraumas auf die lokale Infektresistenz. Experimentelle Untersuchung an einem Rattenmodell

S. Arens (Bochum), U. Schlegel, G. Printzen, E. Schneider, G. Muhr, T. Kälicke

Fragestellung

Die Entstehung eines Knochen-Weichteil-Infektes wird durch Anzahl, Virulenz und Pathogenität der eingebrachten Mikroorganismen und durch den lokalen und systemischen Wirtsschaden in Abhängigkeit von Art/Ausmass der unfallbedingten/operativen Traumatisierung bestimmt. Die relative Bedeutung dieser Faktoren untereinander ist jedoch unklar. Ziel dieses Projektes war es, ein Infektmodell am Rattenunterschenkel zu entwickeln, um in einem ersten Versuch die Bedeutung des unfallbedingten lokalen Weichteiltraumas auf die posttraumatische lokale Infektresistenz zu evaluieren.

Methoden

Es erfolgte bei 26 Sprague-Dawley-Ratten mit (Gruppe I: n=13) und ohne (Gruppe II: n=13) standardisiertem, geschlossenem Weichteiltrauma im Bereich des M. tibialis anterior paarweise die lokale Inokulation definierter Konzentrationen von S. aureus in das traumatisierte Gewebe. Um eine 50% Infektdosis (ID50) für die jeweilige Gruppe zu ermitteln, wurden Bakterienkonzentrationen von 2×10^4, 1×10^5, 2×10^5, 1×10^6 und 2×10^6 Kolonie-bildenden-Einheiten pro ml inokuliert. Zur Erzeugung des standardisierten, geschlossenen Weichteiltraumas diente eine computergesteuerte Apparatur mit einem 8 mm durchmessenden Stempel, der mit definierter Anpralltiefe, -geschwindigkeit und -dauer in den Muskel eindrang. Die Anästhesie erfolgte durch Inhalation von Isofluran in einer Induktionskammer und i.p. Applikation von 2,0–2,5 ml/kg KG Dormicum/Hypnorm. Nach 5 Tagen wurden die Tiere durch CO_2-

Inhalation in einer Induktionskammer getötet, der M. tibialis anterior und die Tibia entnommen und das bakterielle Wachstum quantitativ und qualitativ ausgewertet. Der Zielwert Infektion war definiert als positives bakterielles Wachstum im Weichteil- und/oder Knochengewebe. Die ID50 wurde mittels einer gruppiert-sequentiellen Methode, die statistische Signifikanz des Unterschiedes der Infektraten zwischen beiden Gruppen mittels Fisher Exact Test (p<0,05) bestimmt.

Ergebnisse

Die Gesamtinfektrate betrug 46%. Die Infektrate nach geschlossenem Weichteiltrauma betrug 69% (9/13 Tiere) im Gegensatz zu einer Infektrate von 23% (3/13 Tiere) in der Gruppe ohne Weichteiltrauma. Der Unterschied ist statistisch signifikant. Für die Gruppe mit Weichteiltrauma wurde eine ID50 von $1{,}32{\times}10^5$ KBE und für die Gruppe ohne Weichteiltrauma eine ID50 von $1.05{\times}10^6$ KBE errechnet.

Schlussfolgerung

Ein unfallbedingtes, geschlossenes Weichteiltrauma senkt die Infektresistenz. Nach einem standardisierten, geschlossenen Weichteiltrauma ist unter experimentellen Bedingungen die ID50 von S. aureus signifikant geringer und die Infektrate signifikant höher als ohne Weichteiltrauma. Das experimentelle Modell am Rattenunterschenkel ist zur Untersuchung der posttraumatischen Infektentstehung geeignet und soll im nächsten Schritt zur Evaluation weiterer Einflussfaktoren und deren relativer Bedeutung angewendet werden.

PD Dr. med. Stephan Arens/BG Kliniken Bergmannsheil, Chirurgische Klinik und Poliklinik, Universitätsklinik/Bürkle de la Camp Platz 1/44789 Bochum/Deutschland/Tel.: 0234 3020/ E-Mail: stephan.arens@ruhr-uni-bochum.de

Kinematische Wirbelsegmentanalyse nach passagerer dorsaler Fixation thorakolumbaler Berstungsfrakturen

E. Gercek (Mainz), L. Rudig, P. M. Rommens

Fragestellung

Verletzungen der Rumpfwirbelsäule betreffen meist den thorakolumbalen Übergang. Instabile und stark zur Kyphosierung neigende Frakturen werden meist operativ behandelt. Überwiegend werden solche Verletzungen bisher von dorsal operiert, ein einheitlich Versorgungskonzept liegt nicht vor. Morhologische Veränderungen im Sinne von verbleibenden Fehlstellungen und sekundären Korrekturverlusten mit Kyphosierung werden für Beschwerden verantwortlich gemacht. Ziel dieser Studie war es die segmentale Beweglichkeit von verletzten und benachbarten Wirbelsegmenten in vivo nach passagerer dorsaler Fixation zu untersuchen.

Methoden

Bisher wurden 12 Patienten mit Berstungsfrakturen der thorakolumbalen Wirbelsäule gemessen. Nach der Klassifikation von Magerl und Aebi handelte es sich um 11 A3 Frakturen und eine B1 Fraktur. Alle Verletzungen wurden primär mit einem Fixateur interne (Typ Universal Spine System) stabilisiert. Die Entfernung der Implantate erfolgte nach 6 bis 10 Monaten. In allen Fällen fand sich zum Zeitpunkt der Nachuntersuchung ein Korrekturverlust und ein paravertebraler Muskelhartspann. Die kinematische Analyse der segmentalen Beweglichkeit wurde mit dem Echtzeitanalysesystem CMS 70P (Zebris, Isny, Deutschland) durchgeführt. In Lokalanästhesie wurden Kirschner Drähte in den Dornfortsätzen des thorakolumbalen Überganges (TH11-L2) verankert und an diesen das ultraschallgestützte Meßsystem konnektiert. Von den Patienten wurden die Bewegungen Flexion-Extension, Seitneigung bilateral und Rotationen aufgezeichnet. Die Untersuchung wurde von der Ethikkommission des Landes Rheinland Pfalz genehmigt.

Ergebnisse

Es handelt sich hier erstmals um kinematische Daten der thorakolumbalen Wirbelsäule nach Berstungsfrakturen und rein dorsaler Instrumentierung. Die Auswertung zeigte bei allen Patienten paradoxe Bewegungsmuster in unterschiedlichem Ausmaß. Es fanden sich 7 Patienten mit einer Hypomobilität und 5 Patienten mit einer Kombination aus Hypo- und Hypermobilität im Bereich des thorakolumbalen Übergangs. Gekoppelte Bewegungen zeigten keine konstanten Verhaltensmuster.

Schlussfolgerung

Die paradoxen Bewegungsmuster, die sich bei allen Patienten fanden, können ursächlich für muskuläre Überbeanspruchungen mit Entwicklung muskulärer Dysbalancen sein. Neben den bekannten morphologischen Veränderungen nach Wirbelfrakturen mit Statikveränderung, kommt den Veränderungen der Beweglichkeit in den einzelnen Bewegungssegmenten für das Entstehen von Beschwerden eine große Bedeutung zu. Aufgrund des Entstehens paradoxer Bewegungsmuster ist die isolierte dorsale Stabilisierung zu diskutieren.

Dr. med. Erol Gercek/Universitätsklinikum Mainz, Klinik für Unfallchirurgie/ Langenbeckstr. 1/55131 Mainz/Deutschland/Tel.: 06131-17-2845/Fax: 06131-17-6687/ E-Mail: gercek@unfall.klinik.uni-mainz.de

Einfluss der lokalen Applikation von basic Fibroblast Growth Factor (bFGF) auf die lokale Infektresistenz nach standardisiertem, geschlossenem Weichteiltrauma. Eine experimentelle Studie an Ratten

T. Kälicke (Bochum), U. Schlegel, O. Sprutacz, G. Printzen, G. Muhr, S. Arens

Fragestellung

Ziel dieses Projektes ist es, Informationen über die Bedeutung/den Einfluss der lokalen Applikation eines angiogenen Wachstumsfaktors (bFGF) auf die lokale Infektionsresistenz nach Weichteiltrauma zu gewinnen. Da in klinischen Patientenkollektiven auf Grund ihrer Heterogenität die Beziehung zwischen Weichteiltrauma (mit und ohne lokaler Applikation von bFGF) und Infektion nicht unter ausreichend standardisierten Bedingungen untersucht werden kann, erfolgte die Untersuchung an einem standardisierten, tierexperimentellen in vivo Modell. Die Hypothese besagte, dass durch die lokale Applikation eines angiogenen Wachstumsfaktors (bFGF) die lokale Infektionsresistenz nach Weichteiltrauma steigt einhergehend mit einer Abnahme der Infektionsraten im Vergleich zur nicht mit angiogenem Wachstumsfaktor behandelten Kontrollgruppe.

Methoden

Es erfolgte der paarweise Vergleich der Infektionsraten nach einem standardisierten, geschlossenen Weichteiltrauma und lokaler, perkutaner Bakterieninokulation verschiedener Konzentrationen (2×10^4–2×10^7) am mit bFGF (Gruppe I: n = 13) und ohne bFGF (Gruppe II: n = 13) behandelten Unterschenkel von Sprague-Dawley-Ratten. Zur Erzeugung des standardisierten, geschlossenen Weichteiltraumas diente eine computergesteuerte Apparatur mit einem 8 mm durchmessenden Stempel, der mit definierter Anpralltiefe, -geschwindigkeit und -dauer in den Muskel eindrang. Die Anästhesie erfolgte durch Inhalation von Isofluran in einer Induktionskammer und i.p. Applikation von 2,0–2,5 ml/kg KG Dormicum/Hypnorm. Nach 5 Tagen wurden die Tiere durch $CO2$-Inhalation in eincr Induktionskammer getötet, der M. tibialis anterior und die Tibia entnommen und das bakterielle Wachstum quantitativ und qualitativ ausgewertet. Der Zielwert Infektion war definiert als positives bakterielles Wachstum im Weichteil- und/oder Knochengewebe. Die ID50 wurde mittels einer gruppiert-sequentiellen Methode, die statistische Signifikanz des Unterschiedes der Infektraten zwischen beiden Gruppen mittels Fisher Exact Test (p<0,05) bestimmt.

Ergebnisse

Die Gesamtinfektrate betrug 50%. Die Infektrate in der mit bFGF behandelten Gruppe betrug 77% (10/13 Tiere) im Gegensatz zu einer Infektrate von 23% (3/13 Tiere) in der Gruppe ohne bFGF. Der Unterschied ist statistisch signifikant. Für die Gruppe mit bFGF wurde eine ID50 von $1{,}75 \times 10^5$ KBE und für die Gruppe ohne bFGF eine ID50 von 1.5×10^6 KBE errechnet.

Schlussfolgerung

Die vorliegenden Ergebnisse sind vom theoretischen Standpunkt sehr überraschend, zugleich aber auch sehr interessant und wichtig. Denn sollten sich diese initialen Ergebnisse auch bei anderen angiogen potenten Wachstumsfaktoren wie z.B. TGFbeta bestätigen, müsste der lokalen Applikation von Wachstumsfaktoren zur Stimulation der Knochenbruchheilung – einem derzeitigen Schwerpunkt der traumatologischen Forschung – eine sehr strenge Risiko-Nutzen-Abwägung vorangehen bzw. deren Anwendung überdacht werden.

Dr. med. Thomas Kälicke/BG Kliniken Bergmannsheil, Chirurgische Klinik und Poliklinik, Universitätsklinik/Bürkle de la Camp Platz 1/44789 Bochum/Deutschland/Tel.: 0234 3020/ E-Mail: tkaelicke@compuserve.de

IGF-1 und TGF-β1 stimulieren die Osteoblastendifferenzierung und nicht deren Proliferation

B. Wildemann (Berlin), G. Schmidmaier, M. Lübberstedt, M. Raschke

Fragestellung

Zahlreiche Studien untersuchten den Effekt von Wachstumsfaktoren auf unterschiedliche zelluläre Prozesse und die Knochenbildung. Die lokale Applikation von IGF-I und TGF-β1 von einer resorbierbaren Poly(D,L-Laktid)-Beschichtung (PDLLA) intramedullärer Kraftträger zeigte einen stimulierenden Effekt auf die Frakturheilung der Rattentibia. In der vorliegenden Arbeit soll der Einfluss von IGF-I und TGF-β1 und des PDLLA auf Osteoblasten untersucht werden.

Methoden

IGF-I (33 µg) und TGF-β1 (6 µg) (R&D-Systems, USA) wurden in die PDLLA-Beschichtung eingearbeitet. Gruppen:

1. Kontrolle
2. Titan
3. PDLLA
4. PDLLA+IGF-I+TGF-β1

Zellkultur: Die Osteoblastenlinie hFOB 1.19 wurden in DMEM+HEPES bei 34°C und 7% CO2 kultiviert. Der pH des Mediums lag während der Versuche zwischen 7.6 und 8.0. Die Implantate wurden nach 12, 24 h, 2, 4, und 10 Tagen entnommen (n=6/Zeitpunkt und Gruppe). Inkubation der Kulturen für insgesamt 10 Tage.

Trypanblau Färbung: Proliferation/Vitalität,

WST-Test: Zellmetabolismus,

Prokollagen-ELISA.

Immunologischer Test: Maus Monocyten/Macrophagen wurden für 3 Tage mit dem Zellkulturmedium aus dem o.g. Versuch inkubiert und die IL-1b Produktion mittels ELISA gemessen.

Ergebnisse

Die Vitalität lag zwischen 93 und 97% in allen Gruppen.

Proliferation: In den mit Wachstumsfaktoren inkubierten Kulturen war die Zellzahl an allen untersuchten Zeitpunkten stark reduziert. Die PDLLA-Beschichtung alleine bewirkte eine geringe Minderung der Proliferation. Das Titanimplantat stimulierte leicht die Proliferationsaktivität der Osteoblasten.

Aktivität: In den Kulturen mit Titan und PDLLA Implantat waren nur geringe Unterschiede in der Osteoblastenaktivität verglichen zur Kontrolle zu messen. Die mit Wachstumsfaktoren behandelten Kulturen zeigten in der Anfangsphase eine reduzierte mitochondriale Aktivität. Nach 4–10-tägiger Inkubation mit Wachstumsfaktoren zeigte sich ein leichter Anstieg.

Kollagen-1: Ein starker Anstieg der Prokollagensynthes war in der Wachstumsfaktoren-Gruppe zu allen untersuchten Inkubationszeitpunkten messbar. Die PDLLA-Beschichtung allein hatte keinen deutlichen Effekt auf die Kollagensynthese.

Immunologischer Test: Keines der analysierten Medien zeigte eine Stimulation der IL-1b Produktion.

Schlussfolgerung

Die Ergebnisse zeigen einen deutlichen Effekt von IGF-I und TGF-β1 auf Osteoblastendiffernzierung. Nicht die Proliferation wurde stimuliert, sondern die Kollagensynthese und somit die Differenzierung der Zellen. Weder die Wachstumsfaktoren noch die PDLLA-Beschichtung haben einen negativen Einfluss auf die Zellvitalität. Aufgrund der geringeren Zellzahl in der Wachstumsfaktoren-Gruppe könnte der Anstieg der mitochondrialen Dehydrogenese Aktivität nach 4 und 10 tägiger Inkubation auf einen Anstieg der Zellaktivität hindeuten. Es konnte kein deutlicher Effekt der PDLLA-Beschichtung auf Osteoblasten in Kultur nachgewiesen werden. Keine Versuchsgruppe rief eine immunologische Reaktion hervor.

Dr. rer.nat. Britt Wildemann Dr. rer. nat/Unfall- und Wiederherstellungschirurgie/-
Augustenburger Platz 1/13353 Berlin/Deutschland/Tel.: 030 450 559618/Fax: 030 450 559938/
E-Mail: britt.wildemann@charite.de

Migrationsaktivität neutrophiler Granulocyten nach hämorrhagischem Schock in Abhängigkeit von der Volumentherapie – eine kontrollierte, experimentelle Studie am Schwein

M. Raum (Köln), M. Riehl, U. Schäfer, B. Holzgräfe, R. Linker, S. Gregor, D. Rixen, E. Neugebauer

Fragestellung

Die Wahl der zu verwendenden Infusionslösung zur Volumentherapie nach hämorrhagischem Schock wird nach wie vor kontrovers diskutiert. Im Besonderen für Ringer-Laktat wird in der Literatur eine Aktivierung der neutrophilen Granulocyten nachgewiesen, die über „Sticking" und „Rolling" in der Lungenstrombahn zu einer Schädigung des Organs führen kann. Hypertone Kochsalzlösung soll diesen Effekt vermindern und hier protektiv wirken. Ziel der Studie war es, in einer prospektiven kontrollierten Studie am Großtiermodell (Schwein) den Einfluss verschiedener Infusionsregimes auf diesen Parameter zu überprüfen.

Methoden

Die Tiere wurden in Narkose einer 60-minütigen Hämorrhagie ausgesetzt und anschließend mittels Volumentherapie reanimiert.

- Gruppe 1: Ringer-Laktat (RL) (n= 6),
- Gruppe 2: Ringer-Malat (RM) (n= 8),
- Gruppe 3: 7,5%ige NaCl-Lösung(NaCl) (n= 7),
- Gruppe 4: 7,5%ige NaCl-Lösung+ Dextrane(NaCL/D) (n= 9),
- Gruppe 5: Carbonat/Gelatine-Lösung (C/G) (n= 10),
- Gruppe 6: SHAM (S) (n= 7),
- Gruppe 7: Hämorrhagie ohne Therapie (NT) (n= 4).

Die Wahl der Volumenlösung erfolgte randomisiert. Nach der 1-stündigen Blutungsphase erfolgte eine 2-stündige Reanimations- und Stabilisierungsphase mit ausführlichem kardio-pulmonalem Monitoring. Anschließend wurden die Tiere ausgeleitet, 3 Tage beobachtet und dann getötet und obduziert. Vorher verstorbene Tiere wurden ebenfalls einer Obduktion zugeführt. In 30minütigem Abstand wurde den Tieren Blut entnommen und auf eine Migrationskammer aufgetragen (Fa. NeuroProbe USA). In dieser Kammer wurde ein Filter mit 5 µm Porengröße aufgebracht und Casein als Cytotaktikum eingesetzt. Die Anzahl der migrierten Zellen unter dem Filter wurde ausgezählt und der Gesamtzahl der neutrophilen Zellen entgegengesetzt. Der prozentuale Anteil der migrierten aktivierten Zellen wurde berechnet.

Ergebnisse

Tabelle 1. Prozentualer Anteil der migrierten Zellen nach Hämorrhagie (60. min), 1 und 2 h nach Infusionsbeginn (120. + 180. min.)

Grp.	60. min	120. min	180. min
RL	8,3 +8,3	10,5+7,8	8,2+5,7
RM	4,4 +2,3	7,3+6,7	13,0+8,1
NaCl	9,9 +6,7	6,6+4,4	7,7+7,7
NaCl/D	5,5 +7,9	4,8+6,5	8,5+7,1
C/G	8,27+6,4	6,3+4,7	9,3+7,5
S	6,3 +5,6	5,8+3,9	6,8+6,7
NT	7,7 +9,9	verstorben	verstorben

Schlussfolgerung

Nach 60minütiger Hämorrhagie zeigen sich keine relevanten Änderung der Neutrophilen-Migration im Vergleich zur Sham-Gruppe. In der RL-Gruppe kommt es in der 120. min und in der RM-Gruppe in der 180.min zu einem Anstieg der Neutrophilen unter dem Filter. Hypertone Kochsalzlösung zeigte keinen positiven Effekt auf die Migrationsaktivität neutrophiler Granulocyten. Publizierte Ergebnisse anderer Arbeitsgruppen sollten somit kritisch dikutiert werden.

Dr. med. Marcus Raum/Klinikum Merheim/Ostmerheimerstr. 200/51109 Köln/ Deutschland/Tel.: 0221-8907-0/Fax: 0221-893096/E-Mail: Marcus.Raum@Uni-Koeln.de

Immunmodulation verschiedener Infusionslösungen im hämorrhagischen Schock – Apoptotischer Zelltod von Granulozyten und Lymphozyten

R. Linker (Aachen), M. Raum, S. Rehberg, E. Neugebauer

Fragestellung

Die Anwendung verschiedener Infusionslösungen im hämorrhagischen Schock und deren immunmodulierende Wirkung wird weiterhin kontrovers diskutiert. Volumenmangel induziert neben nekrotischem Zelluntergang auch den autoregulativen Vorgang der Apoptose peripherer Blutzellen im traumatisierten Patienten. Insbesondere hypertone Kochsalzlösung soll die Aktivierung der Neutrophilen blockieren und Hämorrhagie bedingte Organschäden minimieren. Wir untersuchten Apoptose und Nekrose von Granulo(G)- und Lymphozyten(L) im Blutungsschock in Abhängigkeit verschiedener Infusionslösungen.

Methoden

In einer kontrollierten experimentellen Studie an einem standardisierten Tiermodell (Hausschwein (n=40)) wurden nach 60-minütiger Hämorrhagie verschiedene Infusionslösungen appliziert. Eine Randomisierung der Lösungen hat stattgefunden (Sham(S) n=8; Ringer Lactat(RL) n=7; Ringer Malat(RM) n = 6; NaCl Dextrane(Ndex) n=5; Carbonat(C) n=6; hypertone Kochsalzlösung 7,5%(NH) n=6; Non-treated n=2). Blutentnahmen erfolgten vor Infusion und zum Zeitpunkt 120 min, 24 h und 72 h. Der Nachweis von Apoptose und Nekrose erfolgte fluoreszensmikroskopisch mit der Annexin FITC Färbung der Phosphatidylserin exprimierenden Zellen.

Ergebnisse

Apoptotischer Zelltod war nach Hämorrhagie und Infusionstherapie deutlicher nachzuweisen als die Nekrose. Nach zwei Stunden der Volumensubstitution zeigte sich ein stärkeres Ausmaß der Granulozytenapoptose im Falle der Carbonatlösung (C) welche 3-mal höher zur Sham Kontrolle war (RL: 1,8; gleich oder geringer zu Sham-HS: 1,0; Sdex und RM: 0,7). Eine ähnliche Wirkung registrierten auf lymphozytärer Seite (C: 2,3; RL: 1,6; HS: 1,3; Sdex: 1,2 oder gleich zu Sham und RM). Nach 24 und 48 Stunden der experimentellen Hämorrhagie zeigten alle Infusionslösungen einen inhibitorischen Effekt der lymphozytären Apoptose (24h-Sdex 0,9; C: 0,7; RL: 0,7; HS: 0.3; RM: 0,3; 48 h-C: 0,4; Sdex: 0,4; RL: 0,3; RM: 0,3) Eine Hemmung der granulozytären Apoptose fand sich ebenso deutlich außer bei Sdex (1,4) (RL: 0,8; HS: 0,4; RM: 0,4; C: 0).

Schlussfolgerung

Die Infusionslösungen beeinflussen die zelluläre Apoptose in unterschiedlichen Ausmaßen und Zeiten der Volumensubstitution im Blutungsschock. Anknüpfende zelluläre Experimente müssen unser Wissen zur Apoptose, Immunmodulation und zellulärer Signaltransduktion erweitern.

Dr. med. Ralph Linker/Klinik für Unfallchirurgie/Pauwelsstraße 30/52074 Aachen/Deutschland/ Tel.: 0241-80-88004/E-Mail: rlinker@ukaachen.de

Nachweis α-smooth-muscle Actin exprimierender Fibroblasten im Arthrofibrosegewebe des Kniegelenkes

F. N. Unterhauser (Berlin), U. Bosch, J. Zeichen, N. P. Haas, A. Weiler

Fragestellung

α-smooth muscle Actin (ASMA) exprimierende Fibroblasten, sogenannte Myofibroblasten, wirken aufgrund ihrer kontraktilen Potenz im Rahmen der Wundheilung bei

der Kontraktur des Narbengewebes mit. In der vorliegenden Studie wurde hypothetisiert, daß Myofibroblasten ebenfalls bei der Entstehung der Kapselkontraktur bei
Arthrofibrose involviert sind.

Methoden

Im Rahmen von Revisionseingriffen konnte bei 9 Patienten mit Arthrofibrose des
Kniegelenkes Gewebe aus dem Hoffa'schen Fettkörper entnommen werden. Als Kontrollgruppe diente Gewebe von 5 asymtomatischen Patienten, bei denen ein primärer
Kreuzbandersatz durchgeführt wurde. Das Gewebe wurde histologisch aufgearbeitet
und ein immunhistologischer Nachweis von Myofibroblasten mit einem monoklonalen Antikörper gegen ASMA (anti-human IgG vom Kaninchen) durchgeführt. Die
Präparate wurden mit Hilfe eines digitalen Bildanalysesystems histomorphometrisch
ausgewertet. Analysiert wurde die Gesamtzellzahl, die Anzahl der Myofibroblasten sowie die Gefäßanschnitte pro Fläche. Als Positivkontrolle dienten glatte Gefäßmuskel-
zellen. Perizyten und Myofibroblasten wurden morphologisch aufgrund ihrer unterschiedlichen Zellform, Lage zu den Gefäßen und Verteilung im Binde- und Fettgewe-
be unterschieden.

Ergebnisse

Das Arthrofibrosegewebe zeigte eine signifikant höhere Gesamtzellzahl (624 ± 193 vs.
358 ± 139, $p<0,0001$) sowie eine signifikant höhere Myofibroblastendichte (146 ± 100 vs.
8 ± 11, $p<0,001$) als das Kontrollgewebe. Dies entspricht einer etwa 18fachen höheren
Zelltypendichte. Im Vergleich zur Kontrollgruppe konnte weiterhin eine signifikant
niedrigere Gefäßdichte (34 ± 19 vs. 51 ± 26, $p<0,001$) nachgewiesen werden.

Schlussfolgerung

Wir konnten eine massive Hochregulation von kontraktilen Fibroblasten im Arthrofibrosegewebe nachweisen. Klinisch spiegelt sich dies in einer Kontraktur der Gelenk-
kapsel, bzw. des Narbengewebes mit einer zunehmenden Bewegungseinschränkung
des Kniegelenks wieder. Daher könnte die therapeutische Beeinflussung der Myo-
fibroblastenexpression ein wichtiger Ansatz zur Behandlung der Arthrofibrose sein.

Frank N. Unterhauser/Unfall- und Wiederherstellungschirurgie, Charité, Campus Virchow
Klinikum, Humboldt-Universität/Augustenburger Platz 1/13353 Berlin/Deutschland/
Tel.: 030450552403/E-Mail: frank.unterhauser@charite.de

Muskelkraftregeneration nach akutem Kompartmentsyndrom am Kaninchenunterschenkel

R. H. Meffert (Münster), S. Frey, D. Würth, H. Janssen

Fragestellung

Eine mögliche Behandlungsstrategie komplexer Extremitätenverletzungen stellt die akute Verkürzung und sekundäre Gewebsdistraktion dar. Zur Quantifizierung der Muskelkraftregeneration wird ein reproduzierbares Tiermodell am Kaninchen vorgestellt.

Methoden

Die transkutane Stimulation des N. peronaeus erfolgt zur Kraftmessung der M. tibialis anterior im Kaninchenmodell in definierter Gelenkstellung mit einer Reizamplitude von 5,1 mA, einer Reizlänge von 2,56 ms und einem Reizintervall von 50 ms. Zuvor war ein definiertes Weichteiltrauma mit signifikanter Kompartmentdruckerhöhung erzeugt worden und durch eine Verkürzung des Unteschenkels um 10% der Ausgangslänge behandelt worden. Die Muskelkraft wurde nach Trauma, in Verkürzung und nach gradueller Distraktion quantifiziert.

Ergebnisse

Die Ausgangskraft der Tibialis anterior Muskulatur betrug im Seitenvergleich 100± 13%. Die Kraftregeneration des experimentell induzierten, traumatischen Kompartmentsyndroms der M. tibialis anterior Loge zeigt nach akuter, therapeutischer Verkürzung trotz der sofortigen Drucksenkung in seiner rekonstruierten Ausgangslänge nur eine Erholung der Muskelkraft auf 61±28% am 30. Tag post Trauma. Initial kritisch erhöhte Kompartmentdrücke blieben nach Extremitätenverkürzung erniedrigt.

Schlussfolgerung

Die transkutane Nervenstimulation ist ein geeignetes Verfahren zur Quantifizierung traumatisierter Muskulatur im Kaninchenmodell. Das Verfahren erscheint sehr geeignet zu sein, klinisch relevante Einflußfaktoren zur Regeneration der traumatisierten Muskulatur zu erfassen. Die Muskelkraft erholt sich nach akut traumatischem Kompartmentsyndrom trotz sofortiger Behandlung nur auf 2/3 der Ausgangskraft.

PD Dr. med. Rainer Meffert/Unfall- und Handchirurgie, UKM/Waldeyerstr. 1/48149 Münster/ Deutschland/Tel.: 0251-8356301/Fax: 0251-836318/E-Mail: rmeffert@uni-muenster.de

Zyklische Dehnung von humanen Fibroblasten moduliert zeitabhängig die Synthese von Kollagen Typ I und III

M. Jagodzinski (Hannover), J. Zeichen, M. Skutek, M. van Griensven, N. Gässler, U. Bosch

Fragestellung

Bestimmung von Kollagen Typ I und III bei humanen Fibroblasten nach zyklischer Dehnung in vitro über 15 und 60 Minuten.

Methoden

Bei Band- und Sehnengewebe wird der Einfluss von Belastung in Form von Dehnung auf die Struktur der extrazellulären Matrix und den Zellmetabolismus allgemein anerkannt. Biomechanische Studien haben gezeigt, dass das vordere Kreuzband und mediale Seitenband während normalen Alltagsaktivitäten einer Dehnung um 4 bis 5% ausgesetzt sind. Kenntnisse über die zelluläre Antwort auf zyklische Dehnung wären für das Verständnis der Band-, Sehnen- und Transplantatheilung von Bedeutung und könnten für die Optimierung von Rehabilitationsprogrammen hilfreich sein. Das Ziel der in vitro Studie war daher den Einfluss von zyklischer Dehnung auf die Synthese von Kollagen Typ I und III bei humanen Fibroblasten aus der Patellarsehne zu bestimmen.

Im Rahmen von Operationen zum Ersatz des vorderen Kreuzbandes wurden Gewebeproben aus der Patellarsehne von 5 Patienten (Alter: 18–40 Jahre) gewonnen. Die humanen Fibroblasten wurden unter Standardbedingungen (37°, 5% CO_2, 95% Luft) in Dulbeco's Modified Eagle Medium kultiviert. Zellen der 2. Passage wurden auf flexible Silikonschalen transferiert (500 000 Zellen/Schale). Die rechteckförmigen Silikonschalen wurden mit einem elekromechanischen Stimulationsgerät in Längsrichtung zyklisch gedehnt (Dehnung 5%, Frequenz 1Hz, Dauer 15′ bzw 60′). 6 und 12 h nach Stressende wurden das carboxterminale Kollagen-Typ I-Propeptid (C-I-CP) und das aminoterminale Kollagen-Typ III-Propeptid (C-III-NP) mit einem Radioimmunassay im Überstand bestimmt. Als Kontrolle dienten die jeweiligen Fibroblasten aus gleicher Passage auf Silikonschalen ohne mechanische Dehnung. Statistik: t-Test für paarige Stichproben, Signifikanzniveau $p < 0.05$.

Ergebnisse

Zyklische Dehnung über 15′ führt i. Vgl. zur Kontrolle nicht zu einer signifikanten Zunahme der C-I-CP- Synthese. 6 h nach 60′ zyklischer Dehnung ist die C-I-CP Synthese im Mittel um 49% erhöht (p=0.04), während sie nach 12 h nicht mehr signifikant gegenüber der Kontrolle erhöht ist. Für C-III-NP ergibt sich 12 h (14%) nach 15′ zyklischer Dehnung sowie 6h (32%) und 12 h (21%) nach 60′ zyklischer Dehnung eine signifikante Zunahme gegenüber der Kontrolle.

Schlussfolgerung

In Abhängigkeit von der Zeitdauer stimuliert zyklische Dehnung sowohl die Kollagen Typ I als auch Typ III Synthese. Die Zunahme der Synthese von Kollagen Typ I ist dabei nur nach 60′ Dehnung transient ausgeprägt, während die Zunahme der Expression von Kollagen Typ III nach 60′ Dehnung auch noch nach 12h zu beobachten ist. Diese Effekte können die Gewebequalität und damit die mechanischen Eigenschaften des Reparaturgewebes nach Band- und Sehnenrupturen beeinflussen.

Michael Jagodzinski/Medizinische Hochschule Hannover/Carl-Neuberg-Str. 1/30625 Hannover/ Deutschland/Tel.: 0511 9060/Fax: 0511 3365893/E-Mail: michael@jagodzinski.com

Erzeugung und Quantifizierung metallischer Verschleißprodukte im physiologischen Medium für die in vitro Untersuchung

L. E. Podleska (Essen), G. Taeger, I. Tikhovski, B. Schmidt, R. Buescher, D. Nast-Kolb

Fragestellung

Zur Untersuchung der zellulären Reaktionen auf metallische Partikel von Implantatwerkstoffen in vitro werden bislang „getrocknete" Partikel verwendet. Dabei bleibt unklar welche Rolle metallionische und metallorganische Verbindungen (Nanokolloide) spielen, die bei der Verschleißbildung entstehen. Zur Quantifizierung des Anteils dieser genannten Verbindungen und für Zellkontaminationen in vitro entwickelten wir eine Methode für die Erzeugung von Verschleißpartikeln im pseudophysiologischen Milieu.

Methoden

Phagozytierbare Partikel aus CrNi- und CrMn-Stahl wurden standardisiert mit der Disc on Pin Methode erzeugt. Als Verschleißmedium wurden Aqua dest., Ringer-Lösung, Phosphatpuffer (PBS), und PBS mit 2% fetalem Kälberserum (FCS) verwendet. Zur getrennten Analyse von (i) Verschleißmedium, (ii) Partikeln und (iii) Nanokolloiden wurde durch sequenzielle Dichtezentrifugation und Ultrafiltration (200 nm) die Separation dieser Fraktionen vorgenommen. Die Analytik beinhaltete die Rasterelektronenmikroskopie zur morphologischen Untersuchung sowie die Atom-Absorptions-Spektrometrie (AAS) zur Massenbestimmung der Legierungsbestandteile.

Ergebnisse

Mit der oben beschriebenen Methode wurden reproduzierbare Mengen an Verschleißprodukten erzeugt. Morphologisch lagen die Partikelgrößen für CrMn-Stahl zwischen 200 nm und 1 µm, sowie für den weicheren CrNi-Stahl zwischen 1 und 50 µm. Quantitativ spiegelte die AAS mit Fe=9,6±0,7 mg/l und Cr=3,0±1,3 mg/l für CrNi-Stahl, sowie mit Fe=8,5±0,7 mg/l und Cr=2,6±0,65 mg/l für CrMn-Stahl die Elementeverteilung in der Legierung wieder. Die Wahl des Verschleißmediums beeinflusste die Verschleißbildung maßgeblich: Aqua dest (Fe=0,78±0,4 mg/l; Cr=0,17±0,14 mg/l) Ringer (Fe=8,5±0,7 mg/l; Cr=2,7±0,6 mg/l) PBS (Fe=5,80±3,8 mg/l; Cr=1,7±1,2 mg/l). Bei der Analyse von Filtrat, Überstand und Gesamtlösung wurde im pseudophysiologischen Medium (PBS, PBS/FCS) für beide Stähle (CrNi und CrMn) eine massive Anhäufung von Legierungsbestandteilen (Nanokolloiden) im Filtrat (flüssige Fraktion) gemessen: Ringer (Fe=0,032±42 mg/l; Cr<0,01 mg/l) PBS (Fe=3,5±0,1 mg/l; Cr=0,25±0,01 mg/l) PBS/FCS (Fe=3,7 mg/l; Cr=0,2 mg/l) für CrNi-Stahl und Ringer (Fe<0,01 mg/l; Cr= 0,01±0,07 mg/l) PBS (Fe=0,72±0,05 mg/l; Cr=0,05±0,008 mg/l) PBS/FCS (Fe=3,2 mg/l; Cr=0,3 mg/l) für CrMn-Stahl.

Schlussfolgerung

Die Ergebnisse zeigen, dass bei Simulation einer Verschleißbildung im pseudophysiologischen Medium und dessen Analyse eine erhebliche Menge an gelösten bzw. nanokolloidalen Metallen vorliegt, welche bei den bisher durchgeführten in vitro Untersuchungen zur Biokopabilität nicht berücksichtigt worden sind. Weiterführende Untersuchungen an Makrophagenkulturen werden zeigen, wie groß der Einfluss nanokolloidaler Strukturen im Vergleich zu herkömmlich produzierten Partikeln ist.

Lars Erik Podleska/Klinik und Poliklinik für Unfallchirurgie, Universitätsklinikum Essen/ Hufelandstr. 55/45122 Essen/Deutschland/Tel.: 0201-723-1304/Fax: 0201-723-5629/ E-Mail: lars.podleska@uni-essen.de